实验室生物安全
管理体系构建指导手册

主　审　魏　强

主　编　顾　华　翁景清

副主编　姚航平　吕火烊　陶志华　岑　斌　张琪峰

人民卫生出版社

·北京·

图书在版编目（CIP）数据

实验室生物安全管理体系构建指导手册 / 顾华，翁景清主编 . -- 北京 ： 人民卫生出版社，2025. 3.
ISBN 978-7-117-37252-7

Ⅰ. Q-338

中国国家版本馆 CIP 数据核字第 2025Q2B132 号

人卫智网	www.ipmph.com	医学教育、学术、考试、健康，购书智慧智能综合服务平台
人卫官网	www.pmph.com	人卫官方资讯发布平台

实验室生物安全管理体系构建指导手册

Shiyanshi Shengwu Anquan Guanli Tixi Goujian Zhidao Shouce

主　　编：顾　华　翁景清
出版发行：人民卫生出版社（中继线 010-59780011）
地　　址：北京市朝阳区潘家园南里 19 号
邮　　编：100021
E - mail：pmph @ pmph.com
购书热线：010-59787592　010-59787584　010-65264830
印　　刷：北京顶佳世纪印刷有限公司
经　　销：新华书店
开　　本：710×1000　1/16　印张：33
字　　数：610 千字
版　　次：2025 年 3 月第 1 版
印　　次：2025 年 7 月第 1 次印刷
标准书号：ISBN 978-7-117-37252-7
定　　价：98.00 元
打击盗版举报电话：010-59787491　E-mail：WQ @ pmph.com
质量问题联系电话：010-59787234　E-mail：zhiliang @ pmph.com
数字融合服务电话：4001118166　E-mail：zengzhi @ pmph.com

编者名单

（按姓氏笔画排序）

吕火烊　浙江省人民医院

朱　青　浙江省医学科技教育发展中心

朱　斐　浙江省医学科技教育发展中心

李　婵　浙江省疾病预防控制中心

杨章女　浙江省疾病预防控制中心

岑　斌　杭州市疾病预防控制中心

张双凤　浙江省疾病预防控制中心

张严峻　浙江省疾病预防控制中心

张琪峰　浙江省医学科技教育发展中心

胡庆丰　浙江省人民医院

胡薇薇　杭州市疾病预防控制中心

段秀枝　浙江大学医学院附属第二医院

姚航平　浙江大学医学院附属第一医院

顾　华　浙江省医疗服务管理评价中心

翁景清　浙江省医学科技教育发展中心

高颜超　浙江省医学科技教育发展中心

陶志华　浙江大学医学院附属第二医院

黄　忱　浙江省疾病预防控制中心

葛玉梅　浙江省人民医院

裘丹红　台州市疾病预防控制中心

虞晓珍　浙江省疾病预防控制中心

秘　书（兼）　高颜超

前　言

　　生物安全是国际社会高度关注的非传统安全内容,实验室生物安全是生物安全重要组成部分。生物安全实验室是开展生命科学研究、医学教育、疾病诊治、传染病防控,以及生物医药产业发展的重要条件,因此各国对生物安全实验室的建设和管理均予以高度重视。近年来,全球实验室生物安全意外事件仍时有发生,一些实验室安全事件甚至造成严重的后果,成为全球广泛关注的焦点。

　　我国高度重视实验室生物安全管理工作,2004 年颁布了《病原微生物实验室生物安全管理条例》,进一步加强了对实验室生物安全管理。2008 年,在《实验室生物安全通用要求》(GB 19489—2008)中对实验室文件控制、预防措施、纠正措施、持续改进、管理评审等管理体系建设与运行提出了具体要求。2020 年颁布的《中华人民共和国生物安全法》第四十八条明确提出病原微生物实验室的设立单位负责实验室的生物安全管理,制定科学、严格的管理制度,定期对有关生物安全规定的落实情况进行检查。近年来,全国各地生物安全实验室建设发展迅速,实验室数量逐年增加,硬件投入得到持续加强,但是由于实验室数量庞大,涉及微生物种类繁多,实验人员能力参差不齐,实验室规范管理仍然任务艰巨。

　　实验室生物安全管理体系文件是生物安全实验室管理运行需遵守的最基本的规则,也是每个实验室设立单位必须建立的一整套体系,是保障实验室安全有效运行的基础前提条件之一。由于管理体系建设涉及法律法规和标准规范非常多,专业技术要求高,编写工作量大,文件用语和表格规范性强,且在各级各类实验室安全检查中管理体系是必查的内容,存在问题也比较多,长期以来,如何快速建立科学规范的管理体系和管理文件一直困扰着基层的实验室管理人员。

本书的编者长期从事实验室管理和评价工作,具有丰富的管理经验,编写过程中根据国家法律法规和标准规范的要求,综合了疾控机构、医疗机构、高校和科研院机构等多种类型单位管理需求,以及既往在实验室现场检查中发现的主要问题,编写了本手册。手册中对如何构建管理体系提出了基本要求,介绍了生物安全管理、管理程序文件、作业指导书、安全手册的编制等主要内容,并提供了有关记录表单,对实验室标识、风险评估、意外事件应急处置等内容进行了专门介绍。本手册前期在浙江省内进行培训及应用,取得了一定的效果,提高了生物安全实验室的规范管理水平。

生物安全无小事,即使有了健全的管理体系和整套文件,如果没有严格执行,再好的体系也会成为一纸空谈。实验室生物安全管理需要在使用过程中及时审核、评审和评估发现的问题,做到持续改进,以确保管理体系运行持续有效。此外,每个实验室的管理内容、管理对象、管理模式有所不同,实验室级别和病原微生物种类也不尽相同,管理体系建设要根据具体情况进行调整修改,以确保与实验室实际情况相适应。

希望本书可以为广大实验室管理者提供有益的帮助,由于编者能力水平有限,难免有所纰漏或不妥之处,敬请大家批评指正。

编者

2024 年 12 月

目 录

第一章
实验室生物安全管理概述

第一节　实验室生物安全基本概念

一、基本概念

生物安全有广义和狭义两种含义。广义的生物安全既包括生物安全（biosafety），也包括生物安保（biosecurity）。2021 年 4 月发布的《生物安全法》将广义的生物安全分为了九大类，包括防控重大新发突发传染病，防控重大新发突发动植物疫情，加强生物技术研究、开发与应用管理，加强病原微生物实验室生物安全管理，加强人类遗传资源与生物资源安全管理，防范外来物种入侵，保护生物多样性，应对微生物耐药和防范生物恐怖袭击与防御生物武器威胁。

新型冠状病毒感染暴发以来，世界各国公共卫生应急管理体系、社会经济、市场供应、基层治理等领域面临严峻挑战，各国高度重视生物安全管理工作，生物安全建设俨然成为大国之间博弈的战略制高点。全面提高我国生物安全治理能力，牢固建立我国生物安全管理的安全防线，是事关我国国际地位、人民利益、维护国家稳定安全与长治久安的重要举措。实验室生物安全是生物安全的重要内容之一，是国家安全和公共安全的重要组成部分，是重大突发传染病疫情防控的关键场所，也是疾病医疗救治服务中的重要环节，直接关系到实验人员健康安全和环境安全。

近年来我国陆续颁布了《中华人民共和国生物安全法》《中华人民共和国传染病防治法》《病原微生物实验室生物安全管理条例》等一系列法律法规与行业标准，坚持在实验活动中保护实验人员和公众健康的宗旨，防控生物安全事件发生并对实验室生物安全管理工作的规范性提供指导方针。生物安全实验室是指配备必要的物理、生物防护设施和设备,通过规范的设计建造、合理的设备配置、正确的装备使用、标准化的程序操作、严格的管理规定等,确保操作生物危险因子的工作人员不受实验对象的伤害,周围环境不受其污染,实验因子保持原有本性,达到生物安全要求的实验室。

根据病原微生物的传染性及感染后对个体或者群体的危害程度,我国将病原微生物分为四类,其中第一类、第二类病原微生物统称为高致病性病原微生物。

第一类病原微生物:能够引起人类或者动物非常严重疾病的微生物,以及我国尚未发现或者已经宣布消灭的微生物。如埃博拉病毒、天花病毒、猴痘病毒、黄热病病毒、尼帕病毒、马尔堡病毒等。

第二类病原微生物:能够引起人类或者动物的严重疾病,比较容易直接或者间接在人与人、动物与人、动物与动物之间传播的微生物。如 SARS 冠状病毒、基孔肯尼亚病毒、汉坦病毒、艾滋病病毒(Ⅰ型和Ⅱ型)、高致病性禽流感病毒、口蹄疫病毒、乙型脑炎病毒、狂犬病病毒、脊髓灰质炎病毒、炭疽芽孢杆菌等。

第三类病原微生物:能够引起人类或者动物疾病,但一般情况下对人、动物或者环境不构成严重危害,传播风险有限,实验室感染后很少引起严重疾病,并且具备有效治疗和预防措施的微生物。如急性出血性结膜炎病毒、腺病毒、沙眼衣原体、甲型肝炎病毒、乙型肝炎病毒、麻疹病毒、流行性腮腺炎病毒、风疹病毒等。

第四类病原微生物:在通常情况下不会引起人类或者动物疾病的微生物。如金黄地鼠白血病病毒、豚鼠疱疹病毒等。

为加强病原微生物实验室生物安全管理,规范病原微生物实验活动,根据《病原微生物实验室生物安全通用准则》(WS 233—2017)的规定,原卫生部于2006 年制定了《人间传染的病原微生物名录》(以下简称《名录》)。随着新的病原微生物不断出现,以及对现有病原微生物认识的更新和实验室生物安全研究的深入,国家卫生健康委此次组织对《名录》进行了修订,形成《人间传染的病原微生物目录》(以下简称《目录》)。《目录》对病原微生物的危害等级进行分类,并根据不同实验活动的风险明确了生物安全实验室的防护级别,是实验室生物安全备案、监督评价和日常管理的重要依据。《目录》由病毒、细菌类、真菌 3 部分组成,其中将有关病毒的实验活动分为五种,分别是病毒培养、动物感染实验、未经培养的感染材料的操作、灭活材料的操作、无感染性材料的操作。病毒的培养包括病毒分离、培养、滴定、中和试验、活病毒及其蛋白纯化、病毒冻干以及产生活病毒的重组试验等操作。利用活病毒及其感染细胞或细胞提取物,不经灭活,直接进行生化分析、血清学检测、免疫学检测等操作视同病毒培养。使用病毒培养物提取核酸,裂解剂或灭活剂加入后可比照未经培养的感染性材料的防护等级进行操作。未经培养的感染性材料操作,是未经培养的感染性材料在采用可靠方法灭活前进行的病毒抗原检测、血清学检测、核酸检测、生化分析等操作,未经可靠灭活或固定的人和动物组织标本因含病毒量较高,其操作的防护等级应该参照病毒培养。灭活材料操作是感染性材料或活病毒在采用可靠方法灭活后进行的病毒抗原检测、血清学检测、核酸检测、生化分析、分子生物学实验等不含致病性活病毒的操作。无感染性材料包括但不限于无感染性的病毒 DNA 或 cDNA 操作。

细菌的实验活动分为四类,包括大量活菌操作,动物感染实验,样本检测,非感染性材料的实验。大量活菌操作是实验操作涉及大量病原菌的制备,或易产生气溶胶的实验操作如病原菌离心、冻干等。样本检测包括样本的病原菌分离纯化、药物敏感性实验、生化鉴定、免疫学实验、PCR 核酸提取、涂片、显微观察等初步检测活动。非感染性材料的实验,如不含致病性活菌材料的分子生物学、免疫学等实验。

真菌的实验活动和细菌一样分为四类,包括大量活菌操作,动物感染实验,样本检测,非感染性材料的实验。

与《名录》相比,《目录》主要有如下变化:在病毒部分,《目录》对部分病毒的危害程度分类进行了调整,并相应调整实验活动和运输管理要求;同时,修改部分病毒的名称,调整了部分病毒的病毒学地位。在细菌类部分,《名录》中细菌类病原微生物为 155 种,《目录》改为 190 种。《目录》将嗜吞噬细胞无形体(原名称:人粒细胞埃立克体)的危害程度分类由第三类升为第二类。在真菌部分,《名录》中真菌类病原微生物为 59 种,《目录》改为 151 种。《目录》将原皮炎芽生菌的危害程度分类由第三类升为第二类。

二、生物安全实验室分类

根据病原微生物的传染性、感染后对人和动物的个体或群体的危害程度,我国对所操作生物因子采取的防护措施,将实验室生物安全防护水平分为一级、二级、三级和四级,一级防护水平最低,四级防护水平最高。依据国家相关规定:

(1)生物安全防护水平为一级的实验室适用于操作在通常情况下不会引起人类或者动物疾病的微生物,或非经空气传播致病性生物因子的实验室。

(2)生物安全防护水平为二级的实验室适用于操作能够引起人类或者动物疾病,但一般情况下对人、动物或者环境不构成严重危害,传播风险有限,实验室感染后很少引起严重疾病,并且具备有效治疗和预防措施的微生物,可有效利用安全隔离装置(如生物安全柜)操作常规量经空气传播致病性生物因子。

(3)生物安全防护水平为三级的实验室适用于操作能够引起人类或者动物严重疾病,比较容易直接或者间接在人与人、动物与人、动物与动物间传播的微生物,不能有效利用安全隔离装置操作常规量经空气传播致病性生物因子。

(4)生物安全防护水平为四级的实验室适用于操作能够引起人类或者动物非常严重疾病的微生物,以及我国尚未发现或者已经宣布消灭的微生物,利用具有生命支持系统的正压服操作常规量经空气传播致病性生物因子。

Biosafety level(BSL)表示仅从事人体操作的实验室的相应生物安全防护水平,以 BSL-1、BSL-2、BSL-3、BSL-4 表示。Animal biosafety level(ABSL)表示从事动物操作的实验室的相应生物安全防护水平,以 ABSL-1、ABSL-2、ABSL-3、ABSL-4 表示。

实验室的选址、设计和建造应符合国家和地方建设规划、生物安全、环境保护和建筑技术规范等规定和要求,并且保证对生物、化学、辐射和物理等危险源的防护水平控制在经过评估的可接受的风险程度内。对于建筑材料的选择,在充分满足生物安全需要的基础上,要综合考虑环保节能、经济、安全等因素。实验室内环境参数应符合工作要求以及人员的舒适性和卫生学要求。另外,实验室走廊、通道、紧急逃生路线、门锁等要符合要求。实验室要设置状态标识,采取适当的警示和限制进入措施。

三、二级生物安全实验室

二级生物安全实验室适用于操作能引起人类或动物发病,但一般情况下对人、动物或环境不构成严重危害,传播风险有限,感染后引发具有有效治疗方式的疾病,并且具备有效预防措施的病原微生物。按照生物安全实验室是否具备机械通风,将二级生物安全实验室分为了普通型和加强型两类。

根据行业现行标准《病原微生物实验室生物安全通用准则》(WS233)对二级生物安全实验室的要求,在满足一级实验室要求的基础上,要满足以下内容:

(1)主入口的门、放置生物安全柜实验室的门应可自动关闭,实验室主入口的门应有进入控制措施。

(2)实验室工作区域外应有存放备用物品的条件。

(3)应在实验室工作区配备洗眼装置,必要时,应在每个工作间配备洗眼装置。

(4)应在实验室或其所在的建筑内配备高压蒸汽灭菌器或其他适当的消

毒灭菌设备,所配备的消毒灭菌设备应以风险评估作为依据。

(5)应在操作病原微生物样本的实验间内配备生物安全柜,应按产品设计、使用说明书的要求安装和使用生物安全柜。

(6)使用管道排风的生物安全柜和房间应通过独立于建筑物其他公共通风系统的管道排风。

(7)实验室入口应有生物危害标识,出口应有逃生发光指示标识。

加强型二级生物安全实验室的技术要求除应满足上述普通型二级生物安全实验室技术要求之外,还应满足如下条件:

(1)应包含缓冲间和核心工作间。

(2)缓冲间可兼做防护服更换间。必要时,可设置准备间和洗消间。

(3)缓冲间的门宜能互锁。如果使用互锁门,应在互锁门附近设置紧急手动互锁解除开关。

(4)实验室应设置手消卫生装置,包括洗手池或手消器等;宜设置在靠近核心工作间出口处。

(5)采用机械通风系统,送风口和排风口应采取防雨、防风、防杂物、防昆虫及其他动物的措施,送风口应远离污染源和排风口。排风系统应使用高效空气过滤器。

(6)核心工作间内送风口和排风口的布置应符合定向气流的原则,以利于减少房间内的涡流和气流死角。

(7)核心工作间气压相对于相邻区域应为负压,压差不宜低于10Pa。在核心工作间入口的显著位置,应安装显示房间压力状况的显示装置。

(8)应通过自动控制措施保证实验室压力及压力梯度的稳定性,并可对异常情况报警。

(9)实验室的排风应与送风连锁,排风先于送风开启,后于送风关闭。

(10)实验室应有措施防止产生对人员有害的异常压力,围护结构应能承受送风机或排风机异常时导致的空气压力载荷。

(11)核心工作间温度范围18~26℃,噪声应低于68dB(A)。

(12)实验室内应配置压力蒸汽灭菌器,以及其他适用的消毒设备。

四、生物安全实验室参照标准

2018年我国《中华人民共和国标准化法》正式实施,规定"对保障人身健康和生命财产安全、国家安全、生态环境安全以及满足经济社会管理基本需要的技术要求,应当指定强制性国家标准"。生物安全实验室必须满足法律法规和强制性标准的要求,对于相关推荐性标准的要求,实验室可以自愿选择满足,管理部门也可以采信作为监管要求。在设计之前,实验室应了解相关的管理要求和技术要求,避免建成后因不符合特定的要求而不能启用。

我国现行主要的实验室生物安全标准包括:

- 《实验室生物安全通用要求》GB 19489
- 《生物安全实验室建筑技术规范》GB 50346
- 《移动式实验室生物安全要求》GB 27421
- 《实验动物环境及设施》GB 14925
- 《实验动物设施建筑技术规范》GB 50447
- 《病原微生物实验室生物安全通用准则》WS 233
- 《兽医实验室生物安全要求通则》NY/T 1948
- 《检验检疫二级生物安全实验室通用要求》SN/T 3902
- 《临床实验室生物安全指南》WS/T 442
- 《实验室设备生物安全性能评价技术规范》RB/T 199
- 《病原微生物实验室生物安全标识》WS 589
- 《医用Ⅱ级生物安全柜核查指南》YY/T 1540
- 《生物安全柜使用和管理规范》SN/T 3901
- 《医学生物安全二级实验室建筑技术标准》T/CECS 662

浙江省于 2022 年 10 月 30 日发布了浙江省地方标准《生物安全实验室管理评价规范》(DB33/T 2540—2022),并已正式在省内实施。这是我省首部专门用于生物安全实验室管理评价的标准,明确了实验室组织管理、实验室设施设备、人员管理、菌(毒)种和生物样本管理、实验废物管理、实验室内务及实验材料、标识管理、消防安保管理、其他日常管理评价等 8 个方面 67 条内容,适用于从事人感染病原微生物研究、教学、检测、诊断实验活动的二级生物安全实验室管理的内部或外部评价,为其他省、市、自治区提供了新的参考依据。

第二节 生物安全实验室管理国内外历史与现况

一、国内外代表性实验室感染事件

实验室生物安全管理是在不断总结实验室感染事件的基础上逐步发展起来的。

有记载的首例病原微生物实验室感染事件发生在 1826 年,听诊器发明者、法国医生 Laennec 被感染了皮肤结核,但那时人们还误以为是肿瘤。直到 1882 年结核分枝杆菌被正式发现,随后,人们在皮损中检测到该菌,皮肤结核的迷雾才被拨开。1893 年,法国首次报道了世界上第一例实验室感染事件;1941 年,美国 Meyer 和 Eddie 的调查报告描述了在美国所发生的 74 例实验室相关的布鲁氏杆菌感染,并得出结论:处理微生物培养物或标本,以及吸入含有布鲁氏杆菌的灰尘等对实验室人员有明显的危险性。很多实验室感染病例都是由于处理传染性物质时疏忽大意或操作不当引起的。二战期间,日本军国主义对中国实施了惨无人道的细菌战,他们的实验室工作人员也有上万人受到感染,死亡上千人。

1949 年,Sulkin 和 Pike 发表了第一篇实验室相关性感染的调查报告,总结了 222 例病毒性感染病例,其中 21 例(9.4%)是致死的;至少 1/3 病例的感染与操作传染性动物组织有关。他们对 5 000 名实验人员进行问卷调查,结果发现在 1 342 个病例中,只有 1/3 的感染事件曾被报道,这些事故大部分与用口吸移液管以及针头和注射器使用不当有关,而 80% 以上的报道病例可能是由于感染性气溶胶暴露引起的。

1967 年 8 月,德国马尔堡和法兰克福等地的脊髓灰质炎疫苗研究实验室从乌干达运送 500 多只长尾绿猴经伦敦进入德国用于研制疫苗,在实验过程中实验人员使用猴肾细胞进行培养,因接触了感染病毒的猴肾组织,先后有 31 人感染发病,7 人死亡。直到 3 个月后德国科学家才找到罪魁祸首的马尔堡病毒,由猴传染人类,与埃博拉病毒同一家族,危险性高于埃博拉病毒。1976 年 Harrington 和 Shannon 的调查也显示,在英国医学实验室工作的人员"获结核感染的危险比普通人群高 5 倍"。Skinhol 报道,丹麦一个临床化学实验室的肝炎发病率比普通人群高 7 倍。1979 年苏联斯维尔德洛夫斯克发生炭疽杆菌泄漏事件。据有关记载显示,至 1979 年 4 月,共计 350 人因此发病,45 人死亡,214 人濒临死亡。从 1981 年发现首例艾滋病患者到 1995 年,至少有 223 个病例在实验工作中被感染,其中 34 例发生在临床实验室,5 例发生在非临床实验室。痘苗病毒常被用作实验室研究工具,英国、巴西和美国等国曾先后发生因为操作意外而引起的痘苗病毒感染事件。即使在操作中无意外发生,痘苗病毒也可通过气溶胶引起实验室内感染。

2002 年美国发生 2 例西尼罗病毒实验室感染病例。2003 年美国德克萨斯理工大学生物安全实验室 30 份鼠疫耶尔森菌样本丢失,最终也未曾找到。2003 年 9 月,即在全球控制严重急性呼吸综合征(SARS)流行后的 3 个月,新加坡 1 名实验室工作人员感染 SARS 冠状病毒(SARS-CoV),并被确诊为 SARS。同年 12 月 17 日,台湾 1 名研究人员被确诊为 SARS。2004 年 4 月中国大陆某研究室采用未经证实的灭活方法处理 SARS-CoV 后,将病毒从 3 级生物安全实验室(BSL-3)带至普通实验室内操作,从而引起 2 例 SARS 发病,其中 1 例又引起 2 人感染成为 2 代病例,继而又传染给 5 例 3 代病例,共 9

人发病,1 人死亡。2004 年 4 月,我国台湾中部 1 名学生因感染了 1987 年或 1988 年保存于实验室的登革热病毒而发病。

生物安全四级实验室也曾报道过一些事故。2004 年,一位病毒学家在美国陆军传染病医学研究所四级实验室操作 2 天前已感染埃博拉病毒扎伊尔毒株变异株的老鼠时,老鼠踢了注射器,操作者被血液污染的针头刺破了左手。2004 年俄罗斯新西伯利亚病毒学与生物技术国家科学中心的女科学家在 BSL-4 实验室中对感染埃博拉病毒的豚鼠进行抽血操作时,被带有豚鼠血液的注射器意外扎伤左手掌,一周后出现临床症状,14 天后因救治无效死亡。2014 年,位于亚特兰大的美国 CDC 所属的特殊病毒部实验室发现一名实验员可能将活性埃博拉病毒样品携带出 BSL-4 实验室并在 BSL-2 实验室开展核酸检测操作,所幸经后续检测结果表明,动物样本中未检测到真实的活病毒。2014 年 7 月,美国国立卫生研究院在清理一个多年未用的实验室冷藏室时,发现了 6 瓶被遗忘的天花病毒,以致美国疾病控制与预防中心主任在国会听证会上承认联邦政府实验室存在系统性安全问题,并公开承诺将会持续加强改进,重视生物安全问题。

我国也曾于 2011 年在东北农业大学发生过实验室安全事故,一名学生在进行未经检疫的活羊解剖时,因未采取适当的个体防护措施,最终导致 28 名师生感染布鲁氏菌。2019 年兰州生物药厂在兽用布鲁氏杆菌疫苗生产过程中使用过期消毒剂,生产发酵罐废气排放灭菌不够彻底,携带含菌发酵液的废气形成含菌气溶胶在空气中扩散传播,导致市民大面积感染布鲁氏菌多达 6 000 余人。

基因重组技术的发展带来新的风险。2013 年中国农业科学院哈尔滨兽医研究所陈化兰团队研究发现,H5N1 病毒确有可能通过与人流感病毒的基因重配,获得在哺乳动物之间高效空气传播的能力,从而引起人间大流行。该研究从全新角度揭示了 H5N1 病毒对全球公共卫生构成的现实威胁。同年 5 月 3 日,《科学》在线发表了相关论文,并配发了摘报评论和专题报道。同时,《自然》杂志也对此进行了报道。

在近三年新型冠状病毒感染防控过程中,我国有数千名医护人员在医疗诊治中发生职业感染,甚至有多名医护人员因公殉职。据公开报道,美国、意大利、英国等西方国家在诊治过程中感染新型冠状病毒的医护人员更是达到数万人,严重威胁到医护人员的生命安全。

造成实验室感染的原因是多方面的,包括管理不到位、培训不够充分、违反操作规程、操作发生意外等;感染的途径也是多样的,如吸入污染的气溶胶扩散、被经病毒或细菌污染的利器伤害等。从多起实验室事故报道来看,主要原因还是在于实验人员缺乏安全意识,进行了违规操作。但从新型冠状病毒肺炎防控中相关人员的感染情况分析,主要是对病毒的特性了解不够,以及疫情早期缺乏必要的个体防护装备,加之长时间高强度工作导致医护人员身体免疫力骤降等原因所致。加强实验室生物安全是长期、重要而紧迫的任务,要抓紧制定实验室生物安全管理法规,依法加强生物安全管理,增强安全意识,完善规章制度,加强实验室规范化建设与管理,把生物安全管理责任和措施落到实处,消除安全隐患。

二、国外实验室生物安全管理发展

实验室管理和建设必须要建立在科学的运行机制上,科学合理的技术标准体系,是病原微生物实验室正常运转的基础。目前多个国家和国际组织都已制定了较为完善的病原微生物实验室生物安全标准管理体系,并根据不同时期生物安全威胁的变化及时修订。

美国早在20世纪50至60年代就提出了实验室生物安全的概念,当时主要是为了防止生物制剂的泄漏;针对实验室设施建设、建筑设计,1983年WHO出版了第一版《实验室生物安全手册》(*Laboratory Biosafety Manual*)。该手册鼓励各国接受和执行生物安全的基本概念,提倡各国制定安全处理病原微生物的操作规范,并提供专家指导。该手册的第二版于1993年出版,第三版于2004年出版,第四版于2020年出版。

《实验室生物安全手册》对各个国家都有指导性作用,它可以帮助制定并建立实验室操作规范,确保微生物病原的安全管理,进而确保其可用于临床、研究和流行病学等各项工作。目前全球各国的实验室生物安全规范主要参考此手册制定。同时,将二级生物安全实验室纳入基础实验室范围,主要用于诊断、研究等初级卫生服务。手册对二级生物安全实验室的进入规定、人员防护、操作规范、生物安全管理、实验室设计和设施、健康和医学监测、培训、废弃物处理、污染处理等都作了比较明确的规定。

美国CDC和NIH于1983年联合发布了第一版《微生物和生物医学实验室生物安全》(*Biosafety in Microbiological and Biomedical Laboratories*,BMBL),该手册是国际公认的比较详细的实验室生物安全操作指南,目前已经更新至2020年的第六版(*United States Department of Health and Human Services/ Centers for Disease Control and Prevention/National Institutes of Health*,2020)。其中,在第四版中,对二级生物安全实验室标准微生物操作、特殊操作作出了明确的规定,将实验室的防护分为一级和二级防护,并提出了比较明确的要求。

1977年2月,加拿大医学研究委员会(Medical Research Council,MRC)出版了有关处理重组DNA分子、动物病毒和细胞的指南——《实验室生物安全指南》(*Laboratory Biosafety Guidelines*),MRC 的指南与美国、英国的生物安全指南非常类似。MRC 承担了制定有关实验室生物安全规则的任务。2004 年,第三版《实验室生物安全指南》正式出版,内容包括生物安全(包括危险等级、防护等级、危险评价、生物安全官员和生物安全委员会)、感染材料的处理、实验室动物的生物安全、从事特殊危害工作的生物安全指南的选择、消毒、生物安全柜的使用、感染性病原体进出口的生物安全等。该指南将防护等级分为四级,分别用 CL1、CL2、CL3、CL4 表示,CL2 相当于 BSL-2 实验室防护水平。该指南对二级实验室的出入控制和位置布局、实验室表面处理和封套防护设备、供应设备都有非常具体的要求。

基因组学和基因工程的研究,也是有相应研究指南的。1976 年,美国国立卫生研究院首次发布了《涉及重组 DNA 分子研究指南》(*Guidelines for Research Involving Recombinant DNA Molecules*,NIH Guidelines),并不断进行更新,目前版本为第六版,更名为《涉及重组或合成核酸分子研究指南》(*Guidelines for Research Involving Recombinant or Synthetic Nucleic Acid Molecules*,NIH Guidelines)。该指南把实验室内进行重组 DNA 分子的研究分为微生物、植物和动物三种类别,以及实验室级和大规模级两种规模。其实验室生物安全的分类标准、操作标准、防护等级等,都与《微生物和生物医学实验室生物安全》一致。

英国、法国、比利时、荷兰、德国和瑞士等国家也有相应的病原体分类标准,均依据病原体的危害程度进行划分,基本一致。

三、我国实验室生物安全管理发展

我国生物安全实验室建设起步较晚。为了研究流行性出血热的传播途径,中国人民解放军军事医学科学院和天津市春信制冷净化设备有限公司于 1987 年合作修建了我国第一个国产生物安全三级防护水平的实验室。1988 年,为了开展艾滋病的研究,中国预防医学科学院(现中国疾病预防控制中心)从德国引进了技术和设备,完成 BSL-3 实验室的建设。此后数年间,一些国内大学、研究所、省级卫生防疫站等(现疾病预防控制中心)也建设了一些小规模的 BSL-3 实验室。但当时我国的生物安全实验室没有统一的标准,生物安全实验室的活动也没有统一管理。20 世纪 90 年代后期,原中国预防医学科学院的一些专家开始酝酿和建议制定我国实验室生物安全准则或规范。原卫生部在中国预防医学科学院启动了行业标准《微生物和生物医学实验室生物安全通用准则》的研究和编制工作。2002 年 12 月 3 日,原卫生部发布了卫生行业标准《微生物和生物医学实验室生物安全通用准则》(WS 233—2002),该准则于 2003 年 8 月 1 日开始实施,2017 年进行了重新修订,并更名为《病原微生物实验室生物安全通用准则》(WS 233—2017)。农业农村部参照国际有关实验室生物安全要求,制定了《兽医实验室生物安全管理规范》,于 2003 年 10 月15 日颁布施行。

2003 年 3 月,我国 SARS 暴发并流行,对全国造成了很大面积的影响,并发生了多起医务人员的感染事件。科技部、原卫生部等部委联合成立了 SARS科技攻关指挥部,并成立了实验室生物安全专家组,对申请从事 SARS 科技攻关的实验室进行了生物安全评估,批复了 15 家机构的 23 个 BSL-3 实验室的资质,这些实验室在抗击 SARS 的科研工作中发挥了非常重要的作用。同时,科技部、原卫生部、国家食品药品监督管理总局和国家环境保护总局联合发布了《传染性非典型肺炎病毒研究实验室暂行管理办法》和《传染性非典型肺炎病毒的毒种保存、使用和感染动物模型的暂行管理办法》。这两个文件在当时起到了一定对实验室生物安全的保障和指导作用。

与此同时,国家政府和相关职能部门对生物安全实验室的管理给予了高度重视,陆续从政府层面出台了一系列法规和标准。2004 年 5 月,中华人民共和国质量监督检验检疫总局和标准化管理委员会正式颁布了《实验室生物安全通用要求》(GB 19489—2004),并于 2008 年进行了修订(GB 19489—2008),于 2009 年 7 月 1 日开始实施。2004 年 11 月 12 日,国务院总理温家宝签署国务院令,颁布了《病原微生物实验室生物安全管理条例》(第 424 号),并于 2018 年进行了再次修订,这是目前我国二级生物安全实验室建设与管理的主要法律依据。根据《病原微生物实验室生物安全管理条例》有关要求,国家制定发布了生物安全实验室体系建设规则,规定了在病原微生物实验活动中保护试验人员和公众健康的宗旨,各有关部门也陆续出台了生物安全实验室建设与管理的相关规章和标准,我国病原微生物实验室的生物安全管理工作步入了法制化建设和管理的轨道。

2005 年原卫生部发布第 45 号令《可感染人类的高致病性病原微生物菌(毒)种或样本运输管理规定》,对运输审批、接收单位条件、样本包装容器、运输路径、运输途中的安全保障等提出要求。2006 年,国家环境保护总局发布了第 32 号令《病原微生物实验室生物安全环境管理办法》,从环境保护角度对新建、改建和扩建的生物安全实验室提出了环境评价和保护的原则要求。为了适应实验室生物安全管理的需要和实际情况,我国分别于 2008 年、2011 年、2017 年对 GB 19489、GB 50346、WS 233 等标准进行了改版。2004 年至 2018年,我国共制定和颁布实施了 20 多个生物安全相关的法律法规、技术标准和技术规范。

目前,我国已经建立了较为完善的实验室生物安全法律法规体系和技术标准体系,对病原微生物实验室生物安全的建设和发展起到了关键的指导作用。为贯彻落实党中央关于加强国家生物安全风险防控和治理体系建设的要求,亟需建立更完备的实验室生物安全管理体系,实现生物安全实验室备案、实验活动审批、运输监管、培训、安全评价等全面监管,提升我国实验室生物安全综合管理水平,加强我国实验室生物安全标准化建设,以期建立我国生物安全保障的坚实防线。

第三节　实验室生物安全管理体系

一、实验室生物安全管理工作的重要性

目前我国二级生物安全实验室管理还存在很多困难与挑战。首先,二级生物安全实验室数目庞大,近年来全国涌现出数量庞大的第三方检测机构。生物安全实验室管理难度大,管理效率不高;其次,生物安全实验室涉及的行业部门数量多,主要应用于公共卫生、生命科学、医学检验、出入境检验检疫等基础领域,能力建设和管理水平层次不齐,标准规范执行力度地域差异较大,导致生物安全事件时有发生,风险防范压力大;最后,实验室生物安全管理工作量大,管理层级多,数字化程度低,风险因素监测及预警不及时,应急处置指挥协调快速响应机制不健全。

二级生物安全实验室在抗击新型冠状病毒感染中发挥了重要作用。然而,这次抗击新型冠状病毒感染也暴露了我国二级生物安全实验室建设存在一些不足。依据《新型冠状病毒实验室生物安全指南》(第二版),新型冠状病毒核酸检测应当在二级生物安全实验室中进行。为满足新型冠状病毒感染防控和检测需求,国家要求县级疾控、医疗实验室建设二级生物安全实验室,具备独立开展新型冠状病毒检测的能力。为最大限度降低实验室感染事件的发生,除了建造合格实验室,配备生物安全设备等“硬件”建设,更为重要的是加强管理的“软件”建设,而通常情况下软件建设和管理要比硬件更加困难,但又往往容易被忽视。

生物安全管理体系是生物安全实验室的重要组成部分,是实验室生物安全的重要保证。实验室生物安全管理体系是由生物安全管理组织体系和制度体系构成的。建立生物安全管理体系的目的是对所有影响实验室生物安全的活动(因素)进行有效、连续地控制;注重并能够采取预防措施,减少或避免生物安全事故的发生;如发生生物安全事故可以及时做出反应并处理,将生物安全事故可能造成的影响降到最低。病原微生物实验室的生物安全管理工作日益引起政府和实验室所在部门以及实验人员的高度重视,建立一套完善的实

验室生物安全管理体系显得尤为重要。

二、实验室生物安全管理组织体系架构

我国的实验室生物安全管理组织体系由国家、地区级、实验室设立单位和实验室四个层面构成。为履行对病原微生物实验室生物安全管理职责,各级、各部门应成立相应的实验室生物安全专家委员会和组织管理机构,以确保实验室生物安全管理工作的正常运行。

《病原微生物实验室生物安全管理条例》第三条规定:"国务院卫生主管部门主管与人体健康有关的实验室及其实验活动的生物安全监督工作;国务院兽医主管部门主管与动物有关的实验室及其实验活动的生物安全监督工作;国务院其他有关部门在各自职责范围内负责实验室及其实验活动的生物安全管理工作;县级以上地方人民政府及其有关部门在各自职责范围内负责实验室及其实验活动的生物安全管理工作。"第六条规定:"实验室的设立单位及其主管部门负责实验室日常活动的管理,承担建立健全安全管理制度,检查维护实验设施、设备,控制实验室感染的职责。"

(一) 国家级管理层

《中华人民共和国生物安全法》第十条规定:"中央国家安全领导机构负责国家生物安全工作的决策和议事协调,研究制定、指导实施国家生物安全战略和有关重大方针政策,统筹协调国家生物安全的重大事项和重要工作,建立国家生物安全工作协调机制"。第十一条规定:"国家生物安全工作协调机制由国务院卫生健康、农业农村、科学技术、外交等主管部门和有关军事机关组成,分析研判国家生物安全形势,组织协调、督促推进国家生物安全相关工作。国家生物安全工作协调机制设立办公室,负责协调机制的日常工作。国家生物安全工作协调机制成员单位和国务院其他有关部门根据职责分工,负责生物安全相关工作"。《病原微生物实验室生物安全管理条例》第四十一条规定:"国务院卫生主管部门和兽医主管部门会同国务院有关部门组织病原学、免疫学、检验医学、流行病学、预防兽医学、环境保护和实验室管理等方面的专家,组成国家病原微生物实验室生物安全专家委员会。"

国家级卫生行政主管部门应成立国家生物安全协调机制办公室和病原微生物实验室生物安全专家委员会,建立国家生物安全工作协调机制,承担从事高致病性病原微生物相关实验活动的实验室的设立与运行的生物安全评估和技术咨询、论证工作,并成立协调机制办公室,设立协调机制专家委员会,为国家生物安全战略研究、政策制定及实施提供决策咨询。

国家级管理层的具体职责主要包括:

1. 国家发展改革委员会同其他主管部门制定高级别生物安全实验室体

系建设规划。

2. 国家科技部负责高等级生物安全实验室的建设审查。

3. 国家和地方环境保护部门负责组织进行实验室环境评价并审查批准。

4. 中国合格评定国家认可委员会负责实验室认可。

5. 省级以上人民政府卫生主管部门或者兽医主管部门分别负责人间传染的和动物间传染的病原微生物实验活动的审批。

（二）地区级管理层

《中华人民共和国生物安全法》第十条规定："地方各级人民政府对本行政区域内生物安全工作负责。县级以上地方人民政府有关部门根据职责分工,负责生物安全相关工作"。第二十五条规定："县级以上人民政府有关部门应当依法开展生物安全监督检查工作,被检查单位和个人应当配合,如实说明情况,提供资料,不得拒绝、阻挠。涉及专业技术要求较高、执法业务难度较大的监督检查工作,应当有生物安全专业技术人员参加"。《病原微生物实验室生物安全管理条例》第四十一条同时规定："省、自治区、直辖市人民政府卫生主管部门和兽医主管部门会同同级人民政府有关部门组织病原学、免疫学、检验医学、流行病学、预防兽医学、环境保护和实验室管理等方面的专家,组成本地区病原微生物实验室生物安全专家委员会。"第四十九条规定："县级以上地方人民政府卫生主管部门、兽医主管部门依照各自分工,负责对病原微生物菌(毒)种、样本的采集、运输、储存进行监督检查;对从事高致病性病原微生物相关实验活动的实验室是否符合本条例规定的条件进行监督检查;对实验室或者实验室设立单位培训、考核其工作人员以及上岗人员的情况进行监督检查;对实验室是否按照有关国家标准、技术规范和操作规程从事病原微生物相关实验活动进行监督检查。"

省级卫生行政主管部门应建立跨部门和跨行业的领导协调机制和机构,各相关的主管部门履行各自监管职责,建立本地区和本行业的实验室生物安全管理办法或规范,加强日常监管,统筹规划,加快传染病疫情防空相关高等级生物安全实验室的布局、规划和建设等,做好应对重大传染病疫情的专业人员队伍建设,并成立病原微生物实验室生物安全专家委员会,承担本地区实验室设立和运行的技术咨询工作。市级卫生行政主管部门应成立生物安全委员会,主要职责应包括制订辖区内管理单位的生物安全规章规范等,负责辖区内单位生物安全的日常监督、检查,负责制订新的安全政策。

（三）设立单位管理层

《中华人民共和国生物安全法》第四十八条规定："病原微生物实验室的设立单位负责实验室的生物安全管理,制定科学、严格的管理制度,定期对有关生物安全规定的落实情况进行检查,对实验室设施、设备、材料等进行检查、维护和更新,确保其符合国家标准。病原微生物实验室设立单位的法定代表人和实验室负责人对实验室的生物安全负责。"《病原微生物实验室生物安全管理条例》第三十一条规定:"实验室的设立单位负责实验室的生物安全管理。实验室的设立单位应当依照本条例的规定制定科学、严格的管理制度,并定期对有关生物安全规定的落实情况进行检查,定期对实验室设施、设备、材料等进行检查、维护和更新,以确保其符合国家标准。实验室的设立单位及其主管部门应当加强对实验室日常活动的管理。"第四十二条规定:"实验室的设立单位应当指定专门的机构或者人员承担实验室感染控制工作,定期检查实验室的生物安全防护、病原微生物菌(毒)种和样本保存与使用、安全操作、实验室排放的废水和废气以及其他废物处置等规章制度的实施情况。负责实验室感染控制工作的机构或者人员应当具有与该实验室中的病原微生物有关的传染病防治知识,并定期调查、了解实验室工作人员的健康状况。"

实验室生物安全管理实行法人责任制及实验室主任负责制,实验室设立单位或其母体组织应有明确的法律地位和从事相关活动的条件。实验室所在单位不是独立法人时,应获得其母体组织法定的代表人的正式书面授权,并承诺为其承担法律责任。实验室设立单位应严格按照法律法规的要求承担实验室生物安全管理的主体责任,建立健全组织架构和管理体系,成立生物安全领导小组和生物安全委员会,组织编写生物安全管理体系文件(包括生物安全管理手册、程序文件、标准操作规程及体系运行相关的各种记录表格等),制定相关制度,审议实验室生物安全体系文件和规章制度,对实验室操作的病原微生物生物危害进行评估,监督和检查实验室管理体系运行和体系文件的执行情况,审查生物安全事故应急预案,对生物安全事故进行评估并提出处理和改进意见等,为实验室生物安全管理体系的顺利运行提供人员、设施设备、培训、经费等方面的保障,确保管理体系高效有序运行。

(四)实验室管理层

《病原微生物实验室生物安全管理条例》第三十二条规定:"实验室负责人为实验室生物安全的第一责任人。实验室从事实验活动应当严格遵守有关国家标准和实验室技术规范、操作规程。实验室负责人应当指定专人监督检查实验室技术规范和操作规程的落实情况。"第三十七条规定:"实验室应当建立实验档案,记录实验室使用情况和安全监督情况。实验室从事高致病性病原微生物相关实验活动的实验档案保存期,不得少于 20 年。"第三十八条规定:"实验室应当依照环境保护的有关法律、行政法规和国务院有关部门的规定,对废水、废气以及其他废物进行处置,并制定相应的环境保护措施,防止环境污染。"

1. 实验室管理层职责　实验室应当设置管理层,负责本实验室的生物安全管理工作。实验室管理层的管理责任应在安全管理手册中明确,并制定相应的配套管理和监督措施。实验室管理层应充分了解实验室的风险和其所承担的责任,认真学习、领会和掌握国家相关法规和标准的要求,与员工和上级管理部门充分沟通,确保履行职责。最终责任由实验室负责人或其指定的与其地位相当者承担。

实验室管理层职责主要为:

(1)实验室负责人为实验室生物安全第一责任人,同时应至少是所在设立单位生物安全委员会有职权的成员。

(2)指定一名安全负责人,赋予其监督所有活动的权力,包括制定、维持、监督实验室安全计划的责任,阻止不安全行为或活动的权力,直接向决定实验室政策和资源的管理层报告的权力。安全负责人应具备一定的微生物学或流行病学的专业背景,具有基础的实验室知识、临床实践知识和安全(包括防护设备)知识,以及与实验室设施的设计、操作和维护有关的工程原理方面的知识。安全负责人还应具有与行政、技术与后勤等保障人员的良好沟通能力。

(3)指定负责技术运作的技术管理层,并提供可以确保满足实验室规定的安全要求和技术要求的资源。

(4)指定每项实验活动的项目负责人,负责制定并向实验室管理层提交活动计划、风险评估报告、安全及应急措施、项目组人员培训及健康监督计划、安全保障计划及资源要求。

(5)根据实验室情况,可设置设施设备负责人,负责实验室设施设备全过程管理,包括设施设备计划、采购、安装调试、使用、维护、校准和验证等,维持设施设备处于良好技术状态,确保设备安全稳定运行。

(6)建立机制以避免实验室管理层和实验室人员受任何不利于其工作质量或影响力(如财务、人事或其他方面的),或卷入任何可能降低其公正性、判断力和能力的活动。

2. 实验室管理职责　《病原微生物实验室生物安全管理条例》第四十三条规定:"实验室工作人员出现与本实验室从事的高致病性病原微生物相关实验活动有关的感染临床症状或者体征时,实验室负责人应当向负责实验室感染控制工作的机构或者人员报告,同时派专人陪同及时就诊;实验室工作人员应当将近期所接触的病原微生物的种类和危险程度如实告知诊治医疗机构。接诊的医疗机构应当及时救治;不具备相应救治条件的,应当依照规定将感染的实验室工作人员转诊至具备相应传染病救治条件的医疗机构;具备相应传染病救治条件的医疗机构应当接诊治疗,不得拒绝救治。"

(1)应制定明确的准入政策并主动告知所有员工、来访者、合同方可能面临的风险。

(2)应尊重员工的个人权利和隐私。

(3)应为员工提供持续培训及继续教育的机会,保证员工可以胜任所分配的工作。

(4)应为员工提供必要的免疫计划、定期的健康检查和医疗保障.

(5)应保障实验室设施、设备、个体防护装备、材料等符合国家有关的安全要求,并定期检查、维护、更新,确保不降低其设计性能。

(6)应为员工提供符合要求的适用实验室物品和器材。

(7)应为员工提供符合要求的适用防护用品和器材,保证员工不疲劳工作和不从事风险不可控制的或国家禁止的工作。

3. 实验室生物安全负责人职责 实验室生物安全负责人应为微生物学专家或其它相关领域的专业人员,必须具备微生物学和生物化学等及基础的物理学和生物科学的技术背景、实验室知识、临床实践知识和安全(包括防护设备)知识以及与实验室设施的设计、操作和维护有关的工程原理方面的知识。实验室生物安全负责人还应能与行政、技术与后勤保障人员有效沟通。

实验室生物安全负责人可以兼职的形式来履行职责,不管其参与安全工作的程度如何,所任命的实验室生物安全负责人应能对某些符合适当的生物防护和生物安全程序的活动提出建议、进行检查并同意实施。实验室生物安全负责人应运用相关的国家和国际法律、规章、规定和指南,此外还应能帮助实验室制定标准操作规范。

三、生物安全管理体系建立的原则

《病原微生物实验室生物安全管理条例》第三十一条规定:"实验室的设立单位负责实验室的生物安全管理。实验室的设立单位应当依照本条例的规定制定科学、严格的管理制度,并定期对有关生物安全规定的落实情况进行检查。"在组织框架内,组织高效、科学、合规、实操性强的生物安全管理制度,使之既能有效地加强本单位生物安全管理,又能提高实验工作质量。

实验室生物安全管理体系应与实验室规模、实验活动的复杂程度和风险相适应。实验室应明确内部的组织架构,明确安全管理、技术和后勤服务之间的职责和互相关系。确定组织架构应尽可能坚持精简效能的原则,尽量避免和减少部门之间职能的交叉。

生物安全管理体系建立时应遵循以下几条原则:

1. 依法建立原则 随着《中华人民共和国生物安全法》《病原微生物实

验室生物安全管理条例》等法律法规文件的颁布与实施,我国生物安全工作也正式进入了法制化轨道。实验室设立单位的生物安全管理体系必须要符合《中华人民共和国生物安全法》《病原微生物实验室生物安全管理条例》《实验室生物安全通用要求》(GB 19489—2008)的要求。在体系建立和维护的过程中,要随时根据国家相关法律、法规和标准的变化以及卫生行政主管部门的要求予以修订,此外还可以参考 WHO《实验室生物安全手册》等资料。

2. 注重实操原则 每个单位的实验室建筑和设施设备条件不同,所涉及的病原微生物种类和实验活动类别也不同,实验室工作人员的知识、技能、素养水平、生物安全防护知识水平也有一定差别。因此,在制定本单位管理体系时要充分考虑到共性和个性的问题,结合本单位和实验室的实际情况制订适宜的管理体系,务求实用,量身打造,切忌照搬照抄。同时,文件应能"便于管理、修订,方便查阅、使用,易于学习",借鉴质量管理体系的方法,对文件进行控制,保证其权威性、唯一性和可溯源性。

3. 全面覆盖原则 管理体系文件要体现生物安全的一切要素,在法律法规下进行必要的补充和扩展,确保本单位生物安全管理全面到位、不留死角、不留盲区,力争达到"实验室所有与安全有关的活动都有据可依,所有过程均有记录可查"。

4. 持续改进原则 生物安全管理体系很难一步到位,很难确保完美无缺、天衣无缝,即使通过了国家实验室认可也并不代表生物安全管理没有漏洞。因此应秉承"持续改进,不断完善"的思想,根据国家和地方的相关法律、法规和标准的变化以及本单位的工作实际和存在的问题,及时修订、完善,不断改进管理体系。

四、管理体系的建立步骤

实验室初次建立管理体系一般包括以下五个阶段:

1. 统一思想 设立单位和实验室管理层是实验室生物安全管理的领导核心和决策者,对于实验室生物安全管理体系的建立、机构的设置和职能的划分以及资源的配置等起着决定性作用,因此领导层须统一思想认识,步调一致。

2. 宣传发动 实验室全体工作人员是参与实验室生物安全管理的主体,是实验室生物安全管理体系具体实施者,必须使他们充分理解管理体系的重要性,明确在建立管理体系过程中的职责和作用,积极参与实验室生物安全管理工作。实验室在建立管理体系时,要向全体工作人员进行《生物安全实验室认可评审准则》和管理体系方面的宣传教育,并且使得全体工作人员清晰地了解建立管理体系的重要性,充分理解评审准则的内容和要求,并且深入了解每个人在建立生物安全管理体系工作中的职责和作用。

实验室工作人员的培训要分层分类,保证培训周期,循序渐进。实验室管理人员、实验室骨干人员培训要按照国家要求,按时按期培训,充分理解决策层领导在管理体系建设中的关键地位和作用;已经取得实验室上岗合格证的员工要定期再进行生物安全知识相关培训,不断巩固生物安全知识;对未曾取得实验室上岗合格证的员工要确保人人培训拿证,全面覆盖。

3. 确定方针和目标 实验室生物安全管理者提出本实验室生物安全指导方针,对内明确生物安全宗旨和方向、激励员工的安全责任感,对外表示决心做承诺,充分体现实验室生物安全工作的责任感和使命感。生物安全方针的表述须简明扼要、有感染力。

生物安全目标是围绕生物安全方针提出具体的、可度量的要求,既是生物安全方针在实验室各职能各层次上的具体落实,也是评价管理体系有效性的重要指标。为此,生物安全目标要既先进又具备可行性,且易度量和便于检查。

4. 确定组织机构和职责 实验室应根据自身的实际情况,合理设置组织机构。其原则是必须有利于生物安全工作的顺利开展、有利于生物安全管理工作的衔接、有利于机构职能的发挥。

要根据机构承担的活动,确定其职责、权限、资源等,并落实到具体工作岗位。应使实验室人员理解其活动的相互关系和重要性,以及如何为生物安全目标的实现做出贡献。要规定各项质量活动的归口部门和相关责任部门的职责协调,避免职能空缺或重复。

5. 编制体系文件 管理体系是通过文件化的形式表现出来的,是规范实验室所有检测工作和全体人员行为以实现生物安全方针和生物安全目标的依据,是实验室的安全立法。在管理体系建设方面要注意以下几个方面:

(1)管理体系文件一般应在第一阶段工作完成后再正式制定,必要时也可交叉进行。如果跳过前期工作或前期工作做得不够到位,直接编制体系文件就容易产生系统性、整体性不强,以及脱离实际等弊病。

(2)除生物安全手册需统一组织制定外,其他体系文件应按分工由归口职能部门分别制定,先提出草案,再组织审核,这样有利于文件的执行。

(3)管理体系文件的编制应结合本单位的管理职能进行,按所选择的管理体系要素逐个展开。

(4)为了使编制的管理体系文件协调、统一,在编制前应制定"管理体系文件明细表",将现行的手册(如已编制)、规章制度、管理办法、标准方法、记录表格收集在一起,与管理体系要素进行比较,从而确定管理体系文件新编、增编或修订目录。

(5)为了提高管理体系文件的编制效率,减少返工,在文件编制过程中要加强各层次文件之间、文件与文件之间的协调。

(6)编制管理体系文件的关键是讲求实效,不走形式。

管理体系文件具体内容在后面章节中会作详细介绍。

第四节 总结与展望

本书所介绍的内容将适用于各级医院、疾病预防控制中心、血站、大专院校、科研院所以及各生产企业的二级生物安全实验室的管理人员和检验人员。

2020年初,新型冠状病毒感染爆发,给全球的经济发展、人民生命财产安全、公共卫生安全、社会和谐稳定都造成了巨大的影响。医院、实验室(尤其是生物安全实验室)是与新型冠状病毒进行正面交锋的主战场,也是医护人员和科技工作者健康的庇护所。及时对二级生物安全实验室建设、管理和发展进行回顾性汇总,帮助各实验室建立更完善的生物安全管理体系,是非常重要且迫切的工作。本书在第一版基础上,以建设和标准为主线,着眼于全国乃至国际视角,从中外生物安全实验室的发展历程、生物安全实验室管理模式、实验室生物安全管理体系文件编写要求、编写具体内容大纲、程序文件、作业指导书、安全手册、生物安全标识的管理与应用、生物安全风险评估、生物安全事件应急处置预案、记录表格等几个方面做了全面阐述,重点对近年来的新的法律法规、新管理条例等文件要求进行更新,使得这本书更具有新时代的意义和价值。

未来,各类生物学技术更新迭代,基因操作技术的普及,使得可能出自实验室的新型有害生物的风险增加,使人类面临更多未知及不可控的危险可能,监管者、科学工作者也将面临更多新的挑战。在广义的生物安全概念下,生物安保、新发突发动植物传染病、有害生物(不限于病原微生物)、新物种侵入、生物技术、人类遗传学新技术等也包括在之内,生物安全实验室概念的内涵和外延也在变化,亟待分析、评估、研究广义生物安全领域的安全和安保要求。

同时,国际合作、交流进一步加强,一些新技术新装备也将用于实验室生物安全领域,数字化改革也已让智能实验室、数字化实验室监管系统逐步走进现实,使得实验活动、实验室建设、实验室管理及运行出现颠覆性变化。生物安全无国界,是全球性共同的关注,应该建设共防共治的国际生物安全保障体系,共同构建生物安全领域的人类命运共同体。

(顾 华 张琪峰 朱 青)

参 考 文 献[①]

［1］中华人民共和国国家卫生和计划生育委员会. 病原微生物实验室生物安全通用准则: WS 233—2017. 北京: 中国标准出版社, 2017.

［2］World Health Organization. Laboratory Biosafety Manual. 4ed. Geneva: World Health Organization, 2020.

［3］全国认证认可标准化技术委员会. 实验室生物安全通用要求: GB 19489—2008. 北京: 中国标准出版社, 2008.

［4］中华人民共和国生物安全法 (2021-4-15).

［5］U. S. CDC. Biosafety in Microbiological and Biomedical Laboratories. Centers for Disease Control and PreventionNational Institutes of Health. 6th ed. 2020.

［6］U. S. NIH. Guidelines for Research Involving Recombinant or Synthetic Nucleic Acid Molecules. 6th ed. 2019.

［7］中华人民共和国国家卫生健康委员会. 新型冠状病毒实验室生物安全指南 (第二版) (2020-01-23).

［8］全国认证认可标准化技术委员会. 实验室生物安全通用要求: GB 19489—2008. 北京: 中国标准出版社, 2008.

［9］浙江省卫生健康委员会. 生物安全实验室管理评价规范: DB33/T 2540—2022 (2022-09-30).

注①: 按章内引用顺序排序。

第二章

生物安全管理体系的构建与管理体系文件编制的基本要求

第一节　管理体系构建作用和意义

实验室的安全与否以及水平高低优劣很大程度取决于工作人员的责任心、技术水平和管理手段。全球公认的实验室管理最有效的手段就是建立管理体系即文件化的管理体系并有效运行。文件化的管理体系是实验室生物安全管理的重要基础,也是生物安全日常管理的重要依据。编制生物安全管理体系(管理体系)的目的是将国家相关生物安全相关的法律法规、标准、部门规章、技术规范等的各项要求和精神进行分解与落实,是将法律法规和标准条款转变成本单位的管理要求和工作程序,所以是整个实验室生物安全管理不可或缺的。一个好的生物安全管理体系对日常管理至关重要,不仅可以实现生物安全管理的规范化和标准化,同时可以提升生物安全管理工作的效能和管理水平,可以起到事半功倍的效果,十分重要。

生物安全管理体系文件(体系文件)不仅要强调系统性和完整性,还应与单位的实验室规模以及实验活动的复杂程度及风险大小相适应,并应符合实用性和可操作性要求,因此体系文件的内容除了满足相关法律法规、标准要求等,还应满足自己单位内部管理要求,并应做到把具体要求全面地反映到体系文件中,同时把各项管理职责分解到各个相关部门和各个岗位,为确保整个管理体系持续有效运行奠定基础。

体系文件编写一般由实验室设立单位指定的生物安全管理责任部门负责组织编写,其他相关职能部门、实验室(检验科)共同参与,编写时应成立编写小组,编写小组一般由各个职能部门、实验室工作人员和管理人员、技术专家等组成,必要时可以邀请外单位专家参与指导。

体系文件包括生物安全管理手册、程序文件、标准操作规程(standard operation procedure,SOP)或作业指导书、记录表格四个层次。生物安全管理手册是一个单位在生物安全管理方面最高层次的文件,是一个纲领性文件,相当于一个单位的"宪法",统领整个单位生物安全管理工作;程序文件是根据生物安全管理手册中生物安全管理要素及管理目标而制订的程序和对策;SOP 是围绕生物安全管理手册和程序文件的要求,为有效实施某一病原微生物实验活动或生物安全管理活动中的某项具体工作制定的操作规范,重点是对整个操作流程中各个环节中存在的风险点和风险控制的具体措施进行描述;记录是阐明所获得的病原微生物实验活动结果或提供所完成的生物安全管理活动的证据文件。

生物安全管理体系是遵循国家生物安全法律法规和标准的依据,也是单位内部"法律"一样的强制性文件,应确保相关人员严格执行,并不断提高生物安全责任意识和风险意识,确保实验室安全,最终顺利完成病原微生物的教学、诊断、检测和科研各项实验活动。

第二节　管理体系文件的编制的基本原则与要求

一、基本要求

(一) 需要顶层设计

生物安全管理体系建设是整个实验室设立单位重要工作内容之一,需要从单位管理层进行顶层设计,确保生物安全管理体系高效有序运行。

(二) 要素全覆盖

生物安全管理要素(管理要求)要求做到全覆盖,在生物安全管理手册中应把和自己单位涉及的病原微生物实验活动有关的法律法规、部门规章和地方规定及相关标准中的各项要求分解到各个管理要素,包括单位层面对生物安全管理工作的承诺和支持。

(三) 明确生物安全管理方针和目标

在生物安全管理手册中要明确本单位生物安全管理方针和目标。管理方针和目标具体内容由单位最高管理者(法定代表人)确立和签发。

(四) 明确职责

在生物安全管理手册中应把相关职能部门的管理职责和各个工作岗位职责进行描述。应明确指定一个管理牵头部门(生物安全管理部门)负责整个单位生物安全的日常管理,明确其他各相关职能部门的管理责任,并对各个层级的工作岗位职责进行具体描述,如单位法定代表人、生物安全委员会主任、单位生物安全负责人(一般为分管领导)、实验室主任、部门生物安全管理员(生物安全监督员)、采样和检验人员、实验室辅助人员、废弃物处置人员、安保人员等,避免管理职能缺失、多头管理或交叉管理等问题。

(五) 体系的复杂程度

一个单位生物安全管理体系的复杂程度取决于单位规模的大小,开展实验活动的复杂程度和风险大小,因此每个单位的管理体系建设除了应符合国家的法律法规和标准要求外,也应和本单位实际情况相适应,对于不涉及的相关条款可以不纳入管理体系。尤其是对于一些基层单位因单位规模很小、开展的实验活动项目风险相对较低,实验室人员不多等实际情况,可以经过充分评估后对管理体系做适当的简化,也是可行的。

(六) 符合标准化和规范化建设要求

在生物安全管理体系文件中应明确各部门与岗位职责、理顺管理工作流程,使管理工作规范化、程序化和标准化及管理高效化,以提高生物安全管理水平,使各项管理活动有据可依,并有规定的工作流程,有利于管理工作的规范化。

(七) 管理体系有效性

为确保管理体系文件的现行有效,应对管理体系各类文件和各层次文件进行控制,对国家法律法规、部门规章及技术标准等外部文件和内部文件定期组织评审,必要时,应对内部编制的各层次管理体系文件及时进行修订、评审与更新等。

二、管理体系构建依据

生物安全管理体系构建主要依据为国家的相关法律法规,如《中华人民共和国生物安全法》《中华人民共和国传染病防治法》《病原微生物实验室生物安全管理条例》《突发公共卫生事件应急条例》《医疗废物管理条例》《中华人民共和国人类遗传资源管理条例》等;卫生行业主管部门颁发的相关生物安全管理办法和规定,如《人间传染的病原微生物菌(毒)种保藏机构管理办法》《消毒管理办法》《病原微生物实验室生物安全环境管理办法》和《可感染人类的高致病性病原微生物菌(毒)种或样本运输管理规定》《人间传染的病原微生物目录》《可感染人类的高致病性病原微生物菌(毒)种或样本运输管理规定》《医疗废物分类目录》等；国家相关标准和行业标准等，如《实验室生物安全通用要求》（GB 19489—2008）《生物安全实验室建筑技术规范》（GB 50346—2011）《病原微生物实验室生物安全通用准则》（WS 233—2017）《病原微生物实验室生物安全标识》（WS 589—2018）等；其他行业相关规定和技术规范等，如《医疗废物专用包装袋、容器和警示标志标准》（HJ 421—2008）《消毒技术规范》（2002）等；另外还有地方行政部门的规定，例如《浙江省病原微生物实验室生物安全管理办法（试行）》《浙江省病原微生物实验室生物安全应急预案》等。

生物安全管理体系构建过程中应把国家相关法律法规、国家标准、技术规范等的精神和条款要求分解到不同层次的管理体系文件中，并在日常管理中落实执行，确保体系的严肃性、权威性、完整性、系统性和适用性。同时也要考虑各个地区的社会经济发展的实际情况，遵循地方标准和规章。例如浙江省病原微生物实验室设立单位还应把《浙江省病原微生物实验室生物安全管理办法（试行）》《浙江省病原微生物实验室生物安全应急预案》等要求纳入生物安全管理体系。各地可根据实际情况在满足国家法律法规、国家标准等的要求前提下提出具有地方特色的要求。

第三节　生物安全管理体系文件内容和架构

安全和检测质量对于病原微生物实验室设立单位来说两者缺一不可，而生物安全是病原微生物实验室存在和发展的基础，但相比已有效运行 30 多年、保证实验室检测质量的检验机构标准化质量管理体系，实验室生物安全管理体系建设相对滞后，因为我国真正重视生物安全是在 2003 年 SARS 疫情发生之后。目前国家标准 GB 19489—2008《实验室生物安全通用要求》中引入了内部审核、管理评审等要求，就是把质量管理理念和方法应用到生物安全管理中，即生物安全质量化和标准化的管理理念。检验机构质量管理体系本身也包含了安全要求，所以生物安全管理体系应借鉴质量管理体系来建设，便于两者有机融合。相比而言，生物安全管理体系涉及的法律法规和标准更多，特殊实验室和实验活动除了满足一般的病原微生物的管理要求外，还应满足其他相关规定。

一、管理体系文件的内容与架构

管理体系文件主要包括生物安全管理手册、程序文件和作业指导书及各种记录表格,还包括生物安全意外事件应急预案、安全标识系统、实验室安全手册和安全数据单等。

生物安全管理体系文件的架构一般分成四个层次,若用金字塔结构来描述的话,生物安全管理手册在塔的顶端,为第一层次;其他从上而下依次为程序文件、标准操作规程和记录表格。程序文件和生物安全意外事件应急预案为第二层次的文件,SOP、作业指导书和实验室安全手册(快速阅读的安全手册)为第三层次的文件,各种记录表格、安全标识系统、安全数据单为第四层次的文件。其中生物安全管理手册、程序文件为第一和第二层次,属于单位通用文件,体系文件一般由单位层面统一组织编制、审批。

二、各种体系文件的特点

(一)生物安全管理手册

生物安全管理手册是将法律法规、标准和技术规范等转化为单位及实验室生物安全管理要求的文件,对内是纲领性和统领性文件,对外是生物安全规范化管理的依据和表述,使实验室生物安全管理既符合国家有关要求、又满足单位内部管理要求。

作为实验室设立单位应从管理层对组织架构、管理要素等进行顶层设计。管理手册应不低于国家法律法规、国家和行业标准等要求。

1. 搭建组织架构 实验室设立单位应在组织保障方面做好顶层设计,梳理好单位内各个部门之间的关系,建立分级管理模式,确保管理体系有序、高效运行。

生物安全委员会成员应由实验室设立单位主要领导、部门负责人、实验室负责人及相关技术专家组成,主要任务是指导和参与对生物安全管理体系文件的评审,对实验活动风险评估报告定期评审及对发生的各类生物安全意外事件的处置进行评估与指导,以及对单位重大的生物安全事宜进行审议,还应对生物安全管理的技术工作进行指导和咨询。

在职责分工上:法定代表人对单位生物安全负总责,并负责生物安全管理手册和程序文件及单位的应急处置预案、实验活动风险评估报告等的批准和发布,并对本单位的生物安全管理工作作出书面承诺;生物安全负责人一般由法人代表指定,代理法人履行生物安全日常管理职能,并对单位的年度安全计划等技术性文件进行审核和批准;实验室负责人为生物安全第一责任人,负责本部门生物安全管理和人员培训、资格审定、人员配置、能力评估和实验室日常管理等工作。

各部门根据所承担的管理职能负责职责范围内的管理事项。职责分工时务必注意部门间的分工和配合,尤其是要避免职能交叉和管理孔隙,做到全覆盖不留死角。

2. 确定生物安全方针和目标　根据国家标准要求明确实验室设立单位的生物安全管理方针和目标,方针和目标应简明扼要,内容主要包括:

(1)实验室设立单位遵守国家法律法规以及地方相关规定及标准的承诺。

(2)实验室设立单位对遵守良好的职业规范、安全管理体系的承诺。

(3)实验室生物安全管理宗旨。

实验室设立单位应在风险评估的基础上,确定生物安全管理目标,目标应包括生物安全工作的范围,对相关实验活动和技术活动安全管理指标应明确并可考核。

实验室生物安全管理方针应与国家现行法律法规和当地主管部门的管理要求和管理方针相一致。管理方针主要是为实现管理目标提供框架性要求,应在生物安全管理手册中有具体要求和体现。实验室生物安全管理方针和目标对整个生物安全管理工作来讲既是出发点也是最终的目标,既要突出重点,也要简明扼要,同时要包含对国家法律法规和地方法规、标准的承诺。生物安全管理方针应由实验室管理层发布。

3. 职责分工　在生物安全管理手册中管理层应首先明确相关责任部门和各类人员岗位职责与权限,进一步理顺需要多部门协同完成的管理工作的责任关系,协调好各部门之间的关系,使各项管理工作能够顺利、有效地实施。

为了使整个生物安全管理高效有序,单位最高管理者应指定单位生物安全负责人(一般为实验室分管领导)和生物安全管理责任部门(负责日常生物安全管理工作),成立生物安全委员会,负责整个单位的生物安全管理。具体指定哪个部门作为生物安全管理责任部门,应根据各个单位的实际情况和管理的高效性来决定。

明确相关责任部门职责,是指明确生物安全委员会、生物安全管理责任部门、实验室(各生物实验室和研究项目组等)和其他相关职能部门(人事、科研、后勤保障、安全保障等)的职责。明确岗位职责是指明确单位法定代表人、单位生物安全负责人、生物安全技术负责人、实验室负责人、其他相关职能部门负责人、生物安全监督员(实验室生物安全管理员)、实验人员(检验人员、项目合作人、实习进修)和辅助人员(设备维护、保洁人员等)等工作人员的职责和权限在管理手册中都应明确、详细和准确的描述。

4. 管理要素(管理要求)　我国从 2003 年 SARS 疫情以后就相继颁布了一系列实验室生物安全管理的法律法规、标准和技术规范等。这些法律法规、标准和技术规范是实验室生物安全管理的纲领性文件,是生物安全管理体系文件编写的法律依据,也是首要依据。经过比对,GB 19489—2008《实验室生物安全通用要求》和 WS 233—2017《病原微生物实验室生物安全通用准则》

中管理要素相对齐全且明确,所以生物安全管理手册至少应包含24个要素,同时应满足单位自身管理要求。

生物安全管理手册编制时应考虑以下事项:

一是编制的生物安全管理手册应做到语言规范,通俗易懂,文字简练,要将法律、标准、规范中专业的用语转化成通俗易懂的语言,以便大家学习掌握。

二是生物安全管理体系应能充分反映本单位自身特点,而不仅仅是法律、标准的简单展开。

三是要注意处理好部门之间职能的衔接和相互间的协调。

(二) 程序文件

程序是指为进行某一活动或过程所规定的途径,根据具体要求,大到一个管理全过程,小至一个具体的工作均可称为一项活动,而活动所规定的方法都可称为"程序"。因此,生物安全管理程序应形成书面文件,形成文件的主要目的是便于对生物安全管理体系所涉及的关键活动进行连续和有效的控制。

程序文件是生物安全管理手册的支持性文件,是将生物安全管理的指令、意图转化为行动的基本途径和相关联的行动,是管理手册中管理要素的展开和具体落实,也是描述完成各项实验室安全活动途径的文件。程序文件还应强调其协调性、适用性、可操作性及可考核性。

编写程序文件应以管理手册为依据,符合管理手册的规定和要求。具体应注意以下几个问题:

(1)为什么要开展这项活动,即目的是什么。

(2)开展此项活动所涉及的相关部门和对象,即适用范围。

(3)明确各部门的职责和权限,即由哪个部门实施哪个环节的程序。

(4)工作流程:工作流程需列出活动顺序和细节,明确活动中的资源、人员、部门的信息和环节等方面需要具备的条件及协调措施。

(三) 作业指导书

作业指导书也称标准操作规程。当法律法规、标准、技术规范等内容不便于理解、规定不够明确或缺少足够的信息,会在实际应用时造成因人而异可能影响生物安全实验活动和管理要求时,则应制定标准操作规程。

标准操作规程内容围绕生物安全管理手册和程序文件的要求,为有效实施某一病原微生物实验活动或生物安全管理活动中的某项具体工作制定的操作规范。主要规定具体如何操作,需要足够详细,以保证工作的规范性、一致性、可重复性和安全性。

生物安全作业指导书编写时,应重点关注整个实验活动过程中各个环节可能存在的各种风险的描述及提出需要应对的风险及具体的控制措施和防护要求,与质量管理的作业指导书存在一定的差异,并不是简单的描述操作流程。

实验室应根据管理要求制定作业指导书。作业指导书既可以文字的形式进行表述,也可通过图表或流程图的形式进行规定。

作业指导书至少可包含实验活动的操作细则、病原微生物样本管理、个体防护装备使用、安全设施与设备操作和维护、实验室消毒和灭菌、实验废物处置、实验室意外事件处置共 7 个类别,这些操作细则均应按照统一的格式进行编制,为实验人员操作提供帮助。

(四) 记录表格

记录是管理体系文件的重要组成部分,是阐明所获得的病原微生物实验活动结果或提供所完成的生物安全管理活动的证据文件,能客观真实反映生物安全质量管理体系运行的实际情况。记录一般以表格形式表达,便于填报。记录栏目的设计及填报的内容可追溯到病原微生物实验操作的关键步骤和生物安全管理活动的实施过程。

记录一般可分为四类:一是管理类记录,如人员培训、实验材料采购记录以及内部审核和管理评审记录等;二是技术类记录,如环境条件控制、合同或协议、检验原始记录等;三是证书类记录,如各种证件包括仪器设备的检定 /校准证书、标准物质合格证以及能力验证证明等;四是标识类记录,如设备和样本的唯一性标识、检测状态标识、区域标识、各种生物安全标识等。

应明确对哪些活动需要记录,明确记录的内容、记录格式和信息要求、记录的保存时限等。

记录表格一般应根据程序文件要求,由单位生物安全牵头管理部门统一组织制定,统一编号、受控,避免各个部门各自自行编制可能带来的不受控,表格格式不一致等问题。

(五) 安全手册

编制安全手册的主要目的是为实验人员在遇到各种紧急情况下可以随手获得、迅速查阅并获得具有指导性的资料。因此特别强调文件的适用性、可操作性和指导性及简单明了。

编制安全手册的原则是简明、通俗、易懂、尽可能直观。可以是图表的形式或流程图的形式,也可以是卡通漫画的形式等。

安全手册主要应包括紧急电话和联系人、职责分工、实验室概况和平面示意图、实验室风险一览表、实验室标识、人员撤离线路和程序、常见意外事故应急处理程序及应急器材设备使用方法、常用的人员急救方法等内容。

根据本实验室开展的具体实验活动制定可能会涉及的常见或特殊意外风险的处置流程和要求。

（六）安全标识管理系统

安全标识系统对于实验室管理十分重要，根据《病原微生物实验室生物安全标识》（WS 589—2018），实验室生物安全标识分为提示标识、指令标识、警告标识、禁止标识和专用标识，应根据不同要求张贴标识。标识的使用应做到规范、明确、醒目和易识别。

标识的使用应符合国家或国际的通用要求，张贴的位置应合理、醒目，并注意维护，如有污损应及时维护更新，确保标识的正确规范使用，以达到安全管理目的。

使用标识主要目的是提示风险，禁止某些行为，提醒相关事项等，常用于相关的场所、设施设备及通道等。

（七）风险评估报告

风险评估是实验室生物安全管理工作的核心要素，对实验室风险控制起到关键作用，因此实验室设立单位应认真组织各实验室对各项实验活动的风险进行全面评估，只有在充分识别出风险的前提下才能有效、有针对性地采取相应的风险控制措施，避免发生实验室生物安全事故，尤其要重视新发现或未知病原微生物，特别是高致病性病原微生物实验活动的风险评估和控制。

风险评估不仅要关注病原微生物本身的生物风险，更要关注人员的风险以及设施设备、管理体系、实验材料等方面的风险，包括自然灾害、电器、消防等风险，只有把实验活动整个过程涉及的各方面的风险全部识别出来，并根据风险等级采取必要的控制措施，才能确保实验活动的安全。

风险评估活动应由单位生物安全管理牵头部门统一组织相关实验室进行，风险评估应形成书面的评估报告，风险评估报告应经生物安全负责人或生物安全委员会审核通过，并由法定代表人批准发布实施。对风险评估报告每年应由单位生物安全委员会定期进行审核，当发生生物安全事件、实验室硬件设施和设备、人员或实验活动项目发生重大变化、相关政策法规和标准等发生改变时，应重新进行风险评估。

（八）生物安全意外事件处置预案

制定实验室生物安全意外事件应急处置预案的目的主要是一旦发生实验室感染等各种生物安全事故或意外事件时，能按照预案规定的程序和要求进行规范处置和应对，把危害和损失减少到最小。应急预案也是生物安全管理体系文件的组成部分，对各种意外事件的有效处置是十分关键的。如果没有应急预案，一旦发生意外事件或事故就不能迅速开展处置，有可能使事件进一步持续，影响进一步扩大，危害程度进一步加剧，处置工作更无法有序、规范地进行。

应急预案的编制应根据各单位的实际情况，由单位管理部门和实验室共同进行策划,按照管理职责分工落实责任。实验室设立单位应重视应急预案的培训与演练,做好相关资源储备,包括人员、防护物资、交通工具、救治药物的储备,并通过演练来检验应急预案流程和程序的有效性和适用性,避免出现与实际处置脱节的问题。

应急预案应按照规定的格式进行编制,内容包括:目的、适用范围、职责、实验室感染事件分级、判定和解除、实验室感染的应急响应、实验室感染的现场调查控制、实验室感染监测与报告、实验室感染的预防、督察和责任追究等章节。做到责任明确、措施可行。

(九) 安全数据单

安全数据单一般指化学品安全技术说明书(Material Safety Data Sheet,MSDS),亦可译为化学品安全说明书或化学品安全数据说明书。是化学品生产商和进口商用来阐明化学品的理化特性(如 pH 值,闪点,易燃度,反应活性等)以及对使用者的健康(如致癌,致畸等)可能产生的危害的一份文件。在欧洲国家,MSDS 也被称为安全技术 / 数据说明书 SDS(Safety Data Sheet)。国际标准化组织(ISO)采用 SDS 术语。美国、加拿大、澳大利亚以及亚洲许多国家则采用 MSDS 术语。MSDS 是化学品生产或销售企业按法律要求向客户提供的有关化学品特征的一份综合性法律文件。它提供化学品的理化参数、燃爆性能、对健康的危害、安全使用贮存、泄漏处置、急救措施以及有关的法律法规等十六项内容。MSDS 可由生产厂家按照相关规则自行编写。但为了保证报告的准确规范性,可向专业机构申请编制。

参 考 文 献

[1] 国家质量监督检验检疫总局. 实验室生物安全通用要求: GB 19489—2008. 北京: 中国标准出版社, 2008.

[2] 国家卫生和计划生育委员会. 病原微生物实验室生物安全通用准则: WS 233—2017. 北京: 中国标准出版社, 2017.

[3] 国务院. 病原微生物实验室生物安全管理条例 (2018-04-04).

[4] 全国人民代表大会常务委员会. 生物安全法 (2020-10-17).

[5] 中华人民共和国国务院. 医疗废物管理条例 (2011-01-08).

[6] 中华人民共和国卫生部. 医疗卫生机构医疗废物管理办法 (2003-10-15).

[7] 国家卫生健康委. 生态环境部《医疗废物分类目录》(国卫医函〔2021〕238 号)(2021-11-25).

[8] 国家环境保护总局, 卫生部. 医疗废物专用包装袋、容器和警示标志标准: HJ 421—2008. 北京: 中国环境科学出版社, 2008.

[9] 国家卫生和计划生育委员. 消毒管理办法 (2017-12-26).

[10] 卫生部. 消毒技术规范 (卫法监发〔2002〕282 号)(2002-11-15).

［11］ 住房和城乡建设部, 国家质量监督检验检疫总局. 生物安全实验室建筑技术规范: GB 50346—2011. 北京: 中国建筑工业出版社, 2011.

［12］ 国家卫生和计划生育委员会. 病原微生物实验室生物安全标识: WS 589—2018. 北京: 中国标准出版社, 2018.

［13］ 卫生部.《可感染人类的高致病性病原微生物 (菌) 种或样本运输管理规定》(卫生部令第 45 号)(2005-12-28).

［14］ 卫生部. 人间传染的病原微生物名录 (卫科教发 [2006] 15 号)(2006-01-11).

［15］ 卫生部. 人间传染的病原微生物菌 (毒) 种保藏机构管理办法 (2009-07-16).

［16］ 夏铮铮, 刘卓慧, 魏昊, 等. 实验室认可与管理基础知识. 北京: 中国计量出版社, 2003.

［17］ 丛黎明, 丁刚强, 张双凤, 等. ISO/IEC 17025 实验室管理体系应用指南. 杭州: 浙江大学出版社, 2006.

［18］ 中国国家认证认可监督管理委员会. 检验检测机构资质认定能力评价 检验检测机构通用要求及释义: RB/T 214—2017. 北京: 中国标准出版社, 2017.

［19］ 中国合格评定国家认可委员会. 检测和校准实验室能力认可准则: CNAS-CL01: 2018. 北京: 中国标准出版社, 2018.

［20］ 陈夏芳, 王鸽, 吴位新, 等. 金华市医疗卫生机构实验室生物安全管理体系的建立. 中国卫生检验, 2012, 22 (7): 1711-1712.

［21］ 全国人民代表大会常务委员会. 中华人民共和国计量法 (1985-07-01).

［22］ 国家卫生健康委员会. 新型冠状病毒肺炎防控方案 (第十版)(2023-01-07).

［23］ 国务院. 艾滋病防治条例 (2019-03-02).

（翁景清　胡薇薇）

第三章

生物安全管理手册

第一节 编写原则与要求

生物安全管理手册是生物安全管理体系的书面表达,是描述一个单位组织的生物安全管理方针、目标以及生物安全管理体系所涉及的各项活动的目的、适用范围、职责、管理要求等。

实验室设立单位组织编制生物安全管理手册,目的是方便管理部门、实验室及相关人员快捷地查询生物安全法律、法规和标准、规范等相关要求,提高生物安全意识;保证相关工作人员掌握开展病原微生物实验活动及相关工作必需的生物安全知识和技术,避免管理和病原微生物实验活动对工作人员与公众的危害以及对环境的污染。为此,手册必须覆盖到与单位开展的病原微生物实验活动所涉及的所有国家的法律法规、标准、技术规范等所有规定的管理要求。在实际编制生物安全管理手册时,管理体系文件的多少及详略程度应该结合单位自身的特征和要求,特别要考虑本单位的规模大小,实验活动的复杂性和风险高低等因素,但是管理要求不得低于国家法律法规、标准、技术规范和地方行政部门规定的要求。

主要依据以下几点:

1. 法律法规的要求 应《中华人民共和国生物安全法》《病原微生物实验室生物安全管理条例》《医疗废物管理条例》《人间传染的病原微生物目录》《可感染人类的高致病性病原微生物菌(毒)种或样本运输管理规定》《医疗废物分类目录》《实验室生物安全通用要求》(GB 19489—2008)《病原微生物实验室生物安全通用准则》(WS 233—2017)《病原微生物实验室生物安全标识》(WS 589—2018)《消毒技术规范》等要求,使管理做到有法可依、有理有据。

2. 单位规模 不同规模大小和不同层级的单位,其面临的生物安全风险也是存在差别的,如省级医疗单位不仅规模大,所开展的实验活动种类多、风险等级一般均会高于基层单位;基层医疗单位,如区(县)级,甚至社区卫生服务中心等一般实验室开展的实验活动项目和涉及的生物安全风险可能相对比较低,在实验人员数量上差别也会很大,这时如果要求其管理体系和省级单位一样,不仅不可行,也不现实,也没必要。

3. 实验室的规模 根据实验室对病原微生物的生物安全防护水平,并依照实验室生物安全国家标准的规定,将实验室分为一级(Biosafety Level 1,BSL-1)、二级(BSL-2)、三级(BSL-3)和四级(BSL-4)。如只建设生物安全防护水平为二级实验室的,就没必要把管理体系按照生物安全防护水平为三级实验室的要求来编制。管理体系应和实验室防护等级、规模大小及实验活动风险大小相适应,并符合国家相关要求及实际管理要求。

4. 复杂性和风险大小 手册规定的各项生物安全管理要求,一是要看过程是否规范并且宜于操作,过程是否连贯、有条理;手册应反映实验室自身的特性,找出风险点,通过规范实验室活动行为,使手册具有指导实践的作用。同时也要和实验活动的复杂程度和风险大小相适应。

5. 人员的技术能力和培训 实验人员的技术能力和安全意识应达到管理体系所要求的水平,岗位职责的设置应对应到具体工作人员,所接受的培训应能满足管理和技术及安全保障等方面的要求。

6. 部门协调 编制体系文件时需考虑本单位相关部门的设置,应明确各部门的职责,特别是应指定生物安全管理牵头部门,同时做好各部门之间职责的协调和衔接。

7. 文字要求 采用简单易懂的语言,让使用人员易于理解。

手册只有切实符合单位自身实际,在具体工作中才能很好地得到落实与实施,才能确保生物安全,否则只会流于形式,浪费人力、物力和资源。

经过与其他相关法律法规和国家标准等比对,《实验室 生物安全通用要求》(GB 19489—2008)和《病原微生物实验室生物安全通用准则》(WS 233—2017)中生物安全管理要求相对集中、明确、具体,所以一般病原微生物实验室设立单位可以直接作为本单位生物安全管理手册的要素,至少包括以下内容:

(1)组织和管理

(2)管理责任

(3)个人责任

(4)安全管理体系文件

(5)文件控制

(6) 安全计划

(7) 安全检查

(8) 不符合项的识别与控制

(9) 纠正措施

(10) 预防措施

(11) 改进措施

(12) 内部审核

(13) 管理评审

(14) 实验室人员管理

(15) 实验室材料管理

(16) 实验室活动管理

(17) 实验室内务管理

(18) 实验室设施设备管理

(19) 废物管理

(20) 危险材料运输

(21) 应急措施

(22) 风险评估

(23) 消防安全

(24) 事故报告

如果单位实验活动和工作性质还涉及其他法律法规的(例如涉及《生物安全法》《人类遗传资源与生物资源安全管理》或者单位自己需要增加管理要素的(例如增加实验室新建或改建要求),根据各单位实际情况可以增加;也可以将管理要素进行适当的拆分(例如把人员管理拆分成人员培训管理、人员资质和技能考核及健康管理等多个管理要素)或合并(例如把安全管理体系文件和文件控制合并为1个要素)。做到既要覆盖以上管理要素、又满足单位实际管理要求。

第二节　主　要　内　容

一、组织和管理

(一) 组织机构

组织和管理主要是依据《中华人民共和国生物安全法》和《病原微生物

实验室生物安全管理条例》《医疗废物管理条例》等规定的主体责任要求构建组织架构,同时按照《实验室生物安全通用要求》(GB 19489—2008)、《病原微生物实验室生物安全通用准则》(WS 233—2017)中的条款,结合单位自身实际情况,明确各部门、人员的职责。编写时主要明确实验室设立单位或实验室的法律地位,确定实验室生物安全管理层的组织架构,并对各部门、各类岗位人员的职责进行说明,应包括:

1. 实验室设立单位负责生物安全管理,并组建生物安全委员会和技术管理层,负责管理体系的构建和日常管理。

2. 单位法定代表人(最高管理者)指定一名生物安全负责人(一般是分管领导),赋予其监督本单位所有生物安全活动的职责和权力。

3. 实验室设立单位应指定或组建一个职能部门(生物安全责任管理部门或管理部门)负责单位的生物安全日常管理(负责管理体系的修订,安全计划的制订、实施、监督,组织开展实验活动的风险评估,协调相关部门工作等)。

4. 确定各部门在生物安全管理体系中的职责(如医务部、科教部及人事部、院感科等相关部门)。

5. 明确单位的组织和管理结构,包括与其他相关机构的关系。

6. 规定明确各层级人员的职责、权力和相互关系。

7. 指定人事及后勤保障等部门为实验室所有人员提供其履行职责所需要的资源。

(二) 管理责任

管理责任应按照《中华人民共和国生物安全法》、《病原微生物实验室生物安全管理条例》《医疗废物管理条例》及《实验室生物安全通用要求》(GB 19489—2008)等的要求确立。为充分执行该条款,在生物安全管理手册中应明确单位实验室管理层的责任。实验室管理层能充分了解实验室的风险和应该承担的责任,如制定人员管理程序,为员工提供免疫接种、个人防护用品和硬件环境,提供培训资源并提升员工能力,保护员工的个人隐私等。

(三) 个人责任

按照《实验室生物安全通用要求》(GB 19489—2008)《病原微生物实验室生物安全通用准则》(WS 233—2017)等的要求,明确每一个相关人员都应该充分了解自身在生物安全管理过程中的个人责任,使员工明确自身在从事生物安全活动时,应该做什么,该怎么做,应承担什么责任等。针对个人责任生物安全管理手册应包括以下内容:

1. 明确体系文件的重要性,每位员工都应该认真学习体系文件及操作规程,严格按照规定从事实验活动,能自觉遵守实验室的各项管理规定。

2. 应使员工在自身身体条件允许的情况下,接受免疫计划和其他健康管理,如健康体检等。

3. 个人还需承担的责任,包括正确使用设施设备、主动、随时识别危险及不符合项工作并及时报告等。

二、文件管理与控制

(一) 体系文件管理

生物安全管理体系文件包括生物安全管理手册、程序文件、作业指导书(SOP)和记录表格及应急预案、安全手册(实验室快速阅读的安全手册)、标识管理系统、风险评估报告等。

在编制生物安全管理手册前,实验室管理层首先要明确实验室安全管理的方针和目标,并写入生物安全管理手册。生物安全管理方针应简明扼要,但须包括遵守法律法规的承诺,遵守良好职业规范、安全管理体系的承诺,体现实验室安全管理的宗旨。实验室生物安全管理的目标应包括在风险评估的基础上明确安全管理的工作范围、管理活动和技术活动的安全指标,在管理评审时应对安全管理的方针和目标进行适用性和可实现性评审,指标应科学合理和可考核。

(二) 文件控制

文件是信息及其承载媒体,可以是纸张、光盘或其他电子媒体。文件一般包括内部文件和外部文件。外部文件可以是法律、法规、技术标准、规范、图纸等,内部文件指单位内部制定的生物安全管理手册、程序文件、作业指导书、各类管理记录和技术记录等。受控管理的文件保存类型不仅限定为纸张。

所有生物安全管理体系文件应受控管理。对各类文件的标识、批准、发布、变更和废止应做出明确规定。确保使用现行有效的文件,防止使用无效、作废的文件。

文件控制应明确规定:

1. 文件发布前经过授权人员审查与批准。
2. 在相关工作场所保证只有现行有效的文件可供使用。
3. 定期评审文件,需要修订的文件经授权人员审核与批准后及时发放。
4. 及时撤除无效或过期的文件,并有已废除标识,防止误用。
5. 管理体系文件应有唯一性标识,包括发布日期、修改或修订标识、页码、总页数或表示文件结束的标记和发布机构。

三、安全计划

实验室设立单位生物安全管理活动必须制定明确、可操作性的年度计划。在生物安全管理手册中应规定制定和落实年度安全计划的内容和要求。年度安全计划应至少包含以下内容：

1. 明确生物安全年度计划的制定部门，通常单位生物安全管理部门负责组织制定，相关部门协同制定，并由单位管理层审核和批准。

2. 单位年度生物安全计划应包括但不限于实验活动计划、专业技术培训和生物安全培训计划、免疫接种和健康监测计划、设施设备检定校准计划、内部审核计划、管理评审计划、应急演练计划、生物安全管理体系修订或换版计划等，并明确实施时间、责任部门，具有可操作性，可考核性。年度生物安全计划可以是表格式或文字描述形式。

3. 相关责任部门应按照计划组织落实实施。

4. 安全计划实施情况应有记录。

具体可参照《实验室生物安全通用准则》7.6 安全计划的要求。

四、安全检查

生物安全检查分为内部检查和外部检查。内部检查可以分为部门（实验室）自查和单位指定的管理部门组织的监督检查。实验室及相关部门应至少每个月组织开展生物安全自查；单位职能部门检查应按照管理体系规定定期或不定期组织开展生物安全监督检查（每年内部监督检查至少一次），外部的评审和检查不能代替内部检查。对于检查中发现的不符合管理体系规定的或其他问题，都应该及时整改，以消除安全风险，并记录和保存过程性资料。

五、不符合项的识别、纠正与控制

（一）不符合项的识别与控制

在发现任何不符合工作时，实验室管理层应有措施对不符合项进行控制。生物安全管理手册在相应管理要素章节中应明确以下几点：

1. 识别不符合项可能出现的工作环节、类别以及性质便于评价其严重程度。

2. 根据不符合项的严重程度对采取的措施做出明确的规定和要求。

3. 制定对不符合项报告的周期评审要求，便于采取预防措施。

（二）纠正措施

纠正是为消除已发现的不合格或不符合所采取的措施。纠正可连同纠正措施一起实施。

纠正措施是指为消除已发现的不合格或其他不期望情况的原因所采取的措施。

生物安全管理手册应规定当发现不符合项工作、管理体系本身不符合法律法规要求、在技术运作中出现对政策和程序偏离等情况时，应实施纠正措施的要求。

（三）预防措施

预防措施是事先主动识别改进机会，为消除潜在不合格或不符合等其他潜在的不期望情况的原因所采取的措施。建立预防措施是为消除潜在的不合格原因，防止问题发生所采取的措施。单位管理层应事先主动通过分析、评估并确定潜在的不符合项可能的根源，定期进行趋势和风险分析。当明确采取预防措施时，应制订行动计划，并监督、检查和评价实施效果，以确保其有效性。

（四）持续改进

单位管理层应通过实施生物安全方针和目标，应用内外部审核机制与结果、数据分析、纠正措施、管理评审、人员建议、风险评估、能力验证和客户反馈等信息来持续改进管理体系的适宜性、充分性和有效性。对于各个职能部门和工作人员识别的改进机会，应制定、执行和监控这些措施计划，以减少类似不符合情况发生的可能性并借机改进。

六、内部评审和管理评审

（一）内部审核

内部审核是实验室设立单位自行组织的管理体系审核。按照管理体系文件规定，对管理体系的各个环节组织开展的有计划的、系统的、独立的检查活动。单位层面应当编制内部审核管理程序，对内部审核工作的计划、筹备、实施、结果报告、不符合工作的纠正、纠正措施及验证等环节进行合理规范。

内部审核通常每年 1 次，以查看资料、现场核查、面谈等取得证据。由单位生物安全负责人负责策划内审并制定审核方案。内部审核应当覆盖管理体系的所有要素，应当覆盖与管理体系有关的所有部门、所有场所和所有实验活动。

内审员应当经过培训，能够正确理解相关生物安全相关法规和标准、熟悉管理体系和内部审核的工作程序、掌握内审的技巧方法、具备编制内部审核检查表、出具不符合项报告的能力。

在人力资源允许的情况下，应当保证内审员与被审核的部门或工作无关，确保内部审核工作的客观性、独立性。

对于内部审核所发现的问题应采取纠正、纠正措施。内部审核过程及其采取的纠正、纠正措施、应对风险和机遇的措施，均应予以记录。内部审核记录应清晰、完整、客观、准确。

（二）管理评审

实验室设立单位应建立和保持管理评审的程序。管理评审通常 12 个月

一次,由最高管理者(法定代表人)负责组织实施,一般以会议形式实施评审。管理评审的内容(输入)应包括但不限于:

(1)上一次管理评审输出的落实情况。

(2)所采取纠正措施的状态和所需的预防措施。

(3)管理或监督人员的报告。

(4)近期内部审核的结果。

(5)安全检查报告。

(6)外部机构的评价报告。

(7)任何变化、变更情况的报告。

(8)设施设备的状态报告。

(9)管理职责的落实情况。

(10)人员状态、培训、能力评估报告。

(11)员工健康状况报告。

(12)不符合项、事件、事故及其调查报告。

(13)实验室工作报告。

(14)风险评估报告。

(15)持续改进情况报告。

(16)对服务供应商的评价报告。

(17)国际、国家和地方相关规定和技术标准的更新与维持情况。

(18)安全管理方针及目标。

(19)管理体系的更新与维持。

(20)安全计划的落实情况、年度安全计划及所需资源。

管理评审输出一般包括以下内容:

(1)管理体系及其过程的有效性。

(2)管理体系的改进。

(3)提供所需的资源(人、财、物)。

(4)其他变更的需求。

管理层应确保管理评审后,得出的相应变更或改进措施予以实施,并对改进结果进行跟踪验证。确保管理体系的适宜性、充分性和有效性。管理评审最后应形成管理评审报告。应保留管理评审的记录。

七、实验室管理

(一) 人员管理

生物安全管理手册需对实验人员及其他相关人员从事实验活动的准入要求(包括新上岗人员、实习人员、试用期人员及工勤人员等)作出明确规定,确保实验及相关人员身体健康和实验室生物安全。

对各类人员(包括实验室管理人员、检验人员、工勤人员及横向合作项目的相关人员)应具有的能力和资格提出要求,同时定期对人员能力进行评审,以保证各类人员有能力胜任所处岗位的能力要求。

对各类人员应提供与之相适应的专业培训和继续教育,使其有能力承担相应的专业技术工作;应有人员培训的详细计划,包括但不限于:

(1)上岗培训,包括新上岗人员和对较长期离岗或下岗人员的再上岗培训。

(2)实验室管理体系和应急预案等培训。

(3)生物安全知识及技能培训。

(4)实验室设施设备的安全使用。

(5)应急措施与现场救治。

(6)定期培训与继续教育。

(7)人员能力的考核与评估。

应建立实验室人员(包括实验、管理和维保人员)健康档案。实验室人员的健康档案应包括但不限于:

(1)岗位风险说明及知情同意书(必要时)。

(2)本底血清样本或特定病原的免疫功能相关记录。

(3)预防免疫记录(适用时)。

(4)健康体检报告。

(5)员工的免疫、健康检查、职业禁忌证等资料。

(6)与实验室安全相关的意外事件、事故报告等。

还需特别注意的是,应对员工的工作量、工作时间、健康要求做出明确规定,以保证不影响实验室活动的质量和员工的健康,并符合国家的相关规定;每个员工的人事资料要可靠保存,防止隐私泄露。

(二)实验材料管理

实验室应有选择、购买、采集、接收、查验、使用、处置和存储实验室材料的政策和程序,以保证安全。在手册中,应明确各个环节的责任部门,与生物安全相关的实验室材料只有在经过检查或验证其符合有关规定后,才能投入使用,并应保存相关记录。

对危险材料,例如菌(毒)种和阳性生物样本需建立管理程序,建立清单,包含来源、接收、使用、处置、存放、转移、时间和数量等信息,并予以保存,高致病性病原微生物实验活动相关的记录保存期限不少于 20 年。

应建立相应的物理措施和管理程序,物理区隔断,保证符合保存条件,以确保危险材料的安全和安保。

（三）实验活动管理

实验室设立单位应制定实验室活动的计划、申请、批准、实施、监督和评估的工作流程或管理程序。具体可包括实验室准入制度、实验方法管理和实验活动风险评估、安全操作程序等。

实验室准入制度：开展高致病性病原微生物实验活动及其他高风险实验活动（如基因编辑、重组、修饰等）的应按照国家有关规定建立审批程序进行审批，包含对各类人员可以进入区域的说明，同时对外来人员参观、访问、实习、学习及合作人员应有明确的审批流程，并规定进入实验室的具体流程。同时对实验室应实施门禁管理，有合适的门禁控制措施。

实验方法管理：实验涉及感染性材料的操作方法的收集、选择、确定和使用应有明确的管理要求，用以确保实验室正确选用既能保证检验结果的有效性和准确性，又能保证生物安全的方法。

安全操作制度：实验室对涉及感染性材料使用的锐器等，应有明确的管理办法，对各类锐器的操作、使用、消毒应有明确规定的操作要求。同时应有针对各种可能发生的意外事件的预防性处置措施、应急处置预案、及时报告责任三方面的具体规定。

每一项实验活动均应具备项目负责人，在开展活动前，应了解实验活动涉及的任何危险（风险），掌握良好工作行为，实验室管理层应为员工提供安全操作指导及足够的个人防护设施。

《中华人民共和国生物安全法》规定个人不得设立实验室或从事病原微生物实验活动，个人不得购买或持有列入管控清单的重要设备和特殊因子。

（四）内务管理

为确保实验室工作井然有序，切实做好生物安全防护工作，保证实验室环境整洁有序与人员安全，应制定内务管理程序。

良好的内务管理应包括以下内容：

(1)明确人员的职责，包括检测人员、管理人员、监督人员及外来人员均有相对应的职责。

(2)个人职责中，应对进入实验室佩戴、穿着、个人防护提出明确要求。

(3)对实验区域内物品摆放的多少、位置需作出规定，即保存工作区有序整洁。

(4)具有有效消毒监测，并制订消毒计划，对消毒方法和消毒剂本身也应进行评估，确保可靠有效。

(5)实验室内务监督人员应定期对内务工作进行评价，并提交管理部门。

(6)实验室工作服是否定期清洗，清洗程序和要求如何，怎么样清洗等应有明确规定。

（7）当因内务规程和所用材料发生改变而引起的潜在危险,应通知实验室负责人并告知内务管理人员。

（8）发生危险材料洒溢时,应启用应急处理程序。

（五）设施设备管理

实验室设施设备管理包括设施设备的完好性监控、巡检计划、使用前核查、安全操作、使用限制、授权操作、消毒灭菌、禁止事项,定期校准或检定,定期维护,安全处置、运输、存放等。

设施设备管理程序可包括(不限于):实验设备管理程序、仪器设备维修保养程序、实验室空调和通风系统的检修程序、实验室 HEPA 滤器的更换与消毒程序、压缩气体罐装与存放安全程序等。

实验设备管理程序:实验设备包括检验检测设备和生物安全装备等,实验室设施设备的组成还包括送排风系统、自动控制系统和安全防护设备等。管理内容包括设施设备采购与验收、使用与维护、维修、检定、校准和核查、停用等,通过管理使实验室设施设备处于安全、正常运行状态,进而保护环境和实验人员及实验操作对象。实验室应建立设施设备的管理程序和制度,指定专人进行操作和管理,制定标准操作规程,严格按照要求操作使用,记录设备的运行情况,定期整理归档;实验室应组织制定设施设备的去污染工作程序,确保实验室设施设备保持安全整洁。实验室应制定设施设备的采购、供应程序,确保进入实验室的设备在安全指标和工作性能方面能满足实验室的生物安全要求,并建立对设备档案,包括:

（1）设备及其软件的识别。

（2）制造商名称、型式标识、系列号或其他唯一性标识。

（3）设备接收时间以及核查是否符合规定要求。

（4）当前位置(适用时)。

（5）制造商的说明书(如果有),或指明其存放地点。

（6）检定、校准报告或证书的日期、结果及复印件,设备调整、验收准则和下次检定、校准的预定日期。

（7）设备维护计划,以及已进行的维护记录(适用时)。

（8）设备的任何损坏、故障、改装或修理。

便于检测结果追溯和满足安全防护性能要求。

仪器设备维修保养程序:明确仪器设备维修保养的安全操作程序和要求,确保后勤保障人员及环境安全。需要注意的是生物安全防护仪器设备的维修保养,需在生物安全专业技术人员的指导下,进行消毒后确保操作区域安全后方可进行。

实验室空调和通风系统的检修程序:空调和通风系统直接影响人员和

环境安全,需要制定对空调和通风系统的定期巡检制度,在空调和通风系统出现问题时应立即停止工作,并有合适的程序进行防护、消毒、灭菌、报告、维修。

实验室 HEPA 滤器的更换与消毒程序:明确实验室、生物安全柜、负压罩等的维护和排风系统高效过滤器更换的标准操作程序,确保操作人员的安全。实验室、生物安全柜和负压罩的高效滤器,每年至少应检测一次。由专业人员对生物安全柜、负压罩进行检测,选择合适的消毒方法,在更换或维护后需经验证才能投入使用。对拆卸后高效过滤器,应进行消毒处理,使之符合实验室生物安全要求。

压缩气体罐装与存放安全程序:明确对压缩气体罐装的存放要求,根据国家有关规定,及气体间性质相抵触能引起燃烧、爆炸的性质,将压缩气体罐分区域摆放,同时做好温度、湿度、避光、避火源保存工作。对使用中、未使用、空瓶均有合适的控制程序,防止事故发生。

(六) 实验废物管理

实验室设立单位应制定实验废物管理程序,明确各个实验室产生的具体废物的处置要求。根据不同类型的废物制定不同的处置方法,废物类型包括:感染性废弃物、病理性实验废弃物、损伤性废弃物、药物性废弃物、化学性废弃物等。

规范实验废物及其他废物的安全管理,确保实验废物得到安全处置,防止意外事故的发生,对人员和环境的危害减至最少。

明确各部门的职责:相关部门及实验人员负责实验废物的消毒及安全处理;工辅人员负责收集、运送、消毒、贮存,并负责贮存设施、设备和运输工具的维护、消毒及处理。监督管理部门负责对实验室废物处置的监管工作。

对感染性废弃物(包括菌毒种)和损伤性废弃物存放的容器应符合国家相关规定,具有生物安全标识,坚固耐用,防漏防渗。单个容器中堆放废物的量一般不应超过容器 3/4 的量。对废物存放时间、存放地点、数量有明确的管理要求,交接运输有安全合适的流程,保存可追溯的记录。废物应定期清理,并交由专业的废物处置机构处理。

从事实验废物收集、运送、贮存、管理等工作的人员应当接受相关法律和专业技术、安全防护以及紧急处理等知识的培训,持证上岗,同时做好个人防护,接受免疫接种工作。

(七) 危险材料管理

对危险材料(如菌〈毒〉种和感染性样本、化学毒物等)的接收、转运、使用、保存或保藏、运输和销毁等应有明确的管理程序好要求,以防止生物安全和其他安全事故的发生。

明确职责:单位法定代表人负责对高致病性菌(毒)种领用、运输、销毁的审批;生物安全委员对菌(毒)种、感染性样本的接收、使用、保存(藏)、销毁的安全措施进行评估与指导;单位生物安全管理部门负责对实验室的菌(毒)种和感染性样本的接收、保存(藏)、使用、销毁的管理,实验室负责人负责本部门相关事项的审核;样品管理人员负责菌(毒)种、感染性样本的接收、保存(藏)、发放的监督,并做好相关记录,参与菌(毒)种、感染性样本的销毁工作。

对危险材料的接收、转运、保存或保存(藏)、使用、运输和销毁整个过程的各个环节应有明确的申请和审批管理程序。

接收:接收危险材料时,应在符合要求的场所进行,必须有两人在场,同时接收时做好个人防护工作,确保接收材料的包装容器完好无损,方可接收,同时应做好信息登记,包括接收时间、数量、标识、类别等。

保存:对需要保存的菌(毒)种、感染性样本要进行登记,登记内容包括保存位置、保存条件、保存起始时间、保存期限及传代、分发等,建立系统完整的台账,并实行双人双锁制度。保存容器上要有牢固防冻防水的标签,标明编号、日期和名称等。定期核查菌(毒)种、感染性样本的库存数量。确保账物一致。

转运:对高致病性菌(毒)种和感染性样本运输按照《可感染人类的高致病性病原微生物菌(毒)种或样本运输管理规定》和《人间传染的病原微生物目录》规定执行。单位内部转运也应该实行三层包装,即直接包装容器;与第一层包装间填充吸附、防碰撞或低温的材料;防渗漏的外包装(生物安全袋)。运输危险材料需按照国家规定到相关部门进行审批通过后,请有资质的运输机构运输,不得采用风险不可控的方式进行运输,单位内部也应做好运输相关交接记录。

使用:对危险材料的使用,应进行申请和审批登记。确保使用人员是具有专业技术能力,并经过生物安全培训的人员。使用完后,应视情况进行归还或销毁,并做好相关记录,并对使用过程进行有效监管。

销毁:对不具备使用和保存价值的危险性材料应及时进行清理销毁,并应按照废物处置程序执行,选用合适的方法进行销毁,同时做好销毁记录,包括方法、时间、销毁数量、销毁人员。高致病性病原微生物危险材料的销毁应有相关管理部门的人员现场监督等。

八、应急措施和消防安全

(一) 应急措施

实验室设立单位应制定实验室生物安全意外事件处置应急预案,各实验室应根据具体实验活动涉及的可能危害制定意外事件应急措施程序,包括生物性、化学性、物理性、放射性等紧急情况和火灾、地震、人为破坏等意外紧急情况的应急措施。并不定期组织相关人员培训学习和现场演练。

应急处置预案应具有科学性、实际可操作性,一旦发生紧急事故时,可以作为处理事故的指导,内容应包括:

1. 组织和责任 确定事故报告的分级制度,例如实验人员向实验室负责人报告,实验室负责人向最高管理者报告,最高管理者向政府相关部门报告;生物安全委员会负责实验室差错或事故的严重程度与可能产生的危害进行评估及处置技术指导,认定感染事件等级;安保部门做好日常防火、防盗和安保事件的安全检查和防控。

2. 实验室感染事件分级、判定和解除 明确实验室感染事件分级判定程序,事故的分级应和所在地主管部门的制定的相关应急预案的规定相适应。规定应急预案启动的条件,便于实验人员在事故发生时进行现场处置;明确实验室感染在得到控制时,重新恢复正常工作也应符合国家、地方、组织的有关规定。

3. 实验室感染的应急响应 根据实验室生物安全感染事件的性质、危害程度和涉及范围,实验室生物安全事件可以划分为特别重大、重大、较大、一般四个级别或者分为一般实验室感染、严重实验室感染和重大实验室感染。被感染的实验室应立即停止活动,生物安全委员会负责全面了解感染发生的情况,督促相关部门履行职责,落实防控措施,组织专家进行调查。感染人员送定点医院检查,必要时进行医学观察,对密切接触者和同实验室工作人员进行相关检查。对发生重大事故的按有关规定报告卫生行政部门。

4. 实验室感染的现场调查控制 对发生事故的现场应明确应急处置、个体防护、污染源隔离、消毒灭菌、人员隔离和救治、现场隔离和控制的各项工作流程。对可能被感染的人与物进行逐一排查。

5. 实验室感染监测与报告 对事故进行监测,判定实验室设备、人员等状况,并建立事故发生时的报告程序。

6. 实验室感染的预防 实验室应制定感染预防措施,日常做好预防工作,加强培训。每年至少开展一年一次的应急演练,覆盖所有工作人员。

7. 应急救治 实验室设立单位应和具备感染性疾病救治的医疗机构签订救治协议,确保一旦发生人员感染能得到及时救治。

(二) 消防安全

应制定消防管理程序,确保所有人员理解和执行。

明确消防管理的职责,单位和部门安全责任人负责总体消防安全,实验室人员执行实验室日常管理要求,安保部门负责实验室周边及实验室内消防设施的管理和隐患排查。对灭火器材应进行定期维护。

应制定年度消防计划,每年至少开展一次消防演练。对可燃气体和液体应有相应的管理措施。可燃气体及液体的储存和放置应符合国家相关的规定和标准。

九、事故报告

实验室应有实验室感染事件、伤害、事故、职业相关疾病以及潜在危险的报告程序,应符合国家和地方行政部门对事故报告的要求,并落实报告责任。

事故报告程序对于实验室及时妥善处置事故,避免事态扩大,降低事故损失以及对实验室和周围环境的影响。根据我国的相关规定,任何机构和个人不得缓报、谎报、漏报和瞒报,否则将承担相应的法律责任。

实验室所有事故报告均应形成文件并存档。文件内容应包括对事件的描述、原因分析、影响范围、后果评估、采取的措施、跟踪验证、预防措施及改进措施、总结报告等。

第三节 实　例

发　布　令

《实验室生物安全管理手册》是本单位实验室生物安全管理的纲领性文件,也是××实验室生物安全管理的主要依据。依据《中华人民共和国生物安全法》《病原微生物实验室生物安全管理条例》《医疗废弃物管理条例》《中华人民共和国人类遗传资源管理条例》和《实验室生物安全通用要求》(GB 19489—2008)等法律、法规、标准规定及相关要求,结合本单位实际情况及管理要求,组织编写了《实验室生物安全管理手册》和相关工作程序,以供在实际生物安全管理工作中遵照执行,现予以发布实施,望各相关科、所(部门)认真组织学习宣传贯彻,并在日常工作中严格遵照执行。

此手册自发布之日起实行。

院长(主任):

年　月　日

例1 组织机构和职责

1 目的

建立单位生物安全管理组织架构,明确生物安全相关部门及各个岗位人员职责,落实实验室生物安全管理责任和措施,做到权责统一。

2 适用范围

适用于与生物安全相关的职能管理部门和相关人员。

3 职责

3.1 组织机构

生物安全管理实行法定代表人(院长或主任)负责制及实验室主任和项目负责人负责制,各自负责相关领域的生物安全管理责任。

由法定代表人(院长或主任等最高管理者)组建单位层面的生物安全委员会并指定一名生物安全负责人(实验室分管院长或主任)具体负责生物安全管理工作,相关处(所)的分管领导应对所辖处(所)的生物安全工作承担相应领导责任。生物安全委员会授权为本单位生物安全工作提供技术支撑。处(所)负责人或项目负责人负责处(所)或具体项目的生物安全管理;各级人员应认真阅读、理解本手册,并在相关实验活动中严格遵守,在发生生物安全隐患、意外事件或事故时应及时报告。××处(所)对责任范围内的生物安全工作进行自查,其他相关职能部门对生物安全体系的运行提供所需保障。每个实验室应设置专职的生物安全管理员(生物安全监督员)。

3.2 各部门和人员职责

3.2.1 部门职责

1. 生物安全委员会

(1)负责生物安全管理工作规范、操作技术指南及规范性技术文件的定期评估。

(2)提供生物安全相关技术和政策咨询。

(3)参与重大实验室生物安全事故的认定、危害评估和处置方案的审定。

(4)批准和发布生物安全相关的技术文件。

(5)负责批准生物安全管理发展规划及重大事项的决策。

(6)负责风险评估报告、管理体系文件、应急预案等技术文件的审核。

(7)参与生物安全监督检查。

(8)负责单位内部新方法、新技术和新项目等安全性论证。

2. 生物安全委员会办公室

(1)负责生物安全委员会的日常管理。

(2)负责制定生物安全委员会的工作计划。

(3)负责协助生物安全委员会主任做好各项工作的前期筹备。

(4)负责生物安全委员会的相关会议的日程安排、通知和会议记录等。

(5)负责其他生物安全委员会相关事宜。

3. 生物安全管理(责任)部门

(1)负责单位生物安全日常管理工作,协调与实验室生物安全相关部门的工作。

(2)负责组织管理体系文件的编制与修订,督导生物安全管理体系的执行和措施的落实。

(3)组织单位层面的生物安全培训和演练,协助生物安全委员为意外事故的处置。

(4)在生物安全负责人指导下负责组织单位生物安全年度计划的制订。

(5)组织重大实验室生物安全事故的认定、危害评估和处置方案的制订。

(6)组织开展生物安全监督检查(表格编制、资料收集等)。

(7)协助生物安全负责人开展内部审核和管理评审。

(8)负责组织单位实验室备案和相关信息的审核。

(9)负责其他生物安全管理相关事宜。

4. 相关职能部门

(1)负责各自承担的生物安全相关管理责任,自觉接受生物安全相关培训。

(2)协助生物安全管理部门做好管理体系文件的编制工作。按照管理体系要求做好相关工作。

(3)执行安全计划,配合做好内审、管理和监督检查等工作。

(4)参与其他相关的日常管理等。

5. 人事管理部门

(1)负责实验室人员管理,包括能力考核、健康监护,定期体检及建立健康档案。

(2)负责实验人员的免疫接种的实施和落实。

(3)负责实验室组织机构的设置,实验人员配置、新上岗人员安全培训与继续教育。

(4)负责相关体系文件的修订和执行。

(5)负责其他生物安全管理相关事宜。

6. 后勤管理部门

(1)负责制订生物安全实验室防盗、消防设施的配备计划及落实情况督查;负责实验室生物安全防盗、消防等设施维修维护。

(2)负责组织安全保卫制度落实情况的督查和相关事宜处理。

(3)负责组织消防、安全知识培训与演练。

(4)负责剧毒物品、有毒有害物品及放射性物质等监督检查和管理。

(5)负责实验室设备、安全防护用品、实验器材和实验耗材的采购与保障。

(6)负责实验室废弃物的安全处置及程序的制定和实验室固体废弃物的安全处理。负责污水池的日常消毒及登记管理。负责实验工作服及相关实验室器皿的洗涤、消毒等。

(7)负责仪器设备的档案建立和管理。负责规范仪器设备标识管理。

(8)负责实验室检测设备、计量器具的定期检定和维修,确保仪器设备正常运行。

(9)负责供应商资质、信用度的评价与确认。

(10)负责相关体系文件的修订。

(11)负责其他生物安全管理相关事宜。

7. 实验室(检验科)

(1)制定相应的实验室内部的生物安全管理制度、操作规范。

(2)协助人事部门做好人员准入审核、健康管理及生物安全技能培训等。

(3)为各项目组配置必要的生物安全防护设施和个体防护装备。

(4)监督实验人员按照管理体系文件做好实验活动、样本和菌(毒)种的全过程管理。

(5)按照规定要求做好实验废弃物的安全处置,保护周围环境。

(6)负责相关检测、研究项目的专业技术和操作技术安全性评估。

(7)执行检验人员健康状况登记制度,及时报告和处理意外情况。

(8)负责实验室日常管理和设备的维护。

(9)负责实验室内部的内务、消毒和标识管理与维护

(10)负责其他生物安全管理相关事宜。

8. 其他研究部门

(1)负责实验室日常管理。

(2)协助生物安全管理部门做好管理体系文件的编制;编制所在实验室安全手册、实验室可能发生意外事件处置标准操作规程、安全数据单和记录表格;做好实验活动风险评估、应急演练等。

(3)按照体系文件要求开展实验活动、样本和菌(毒)种的全过程管理。

(4)负责相关人员的管理及技术、操作等方面的培训。

(5)负责本实验室相关设施设备的建档、使用和维护,检测、校准等。

(6)负责实验室的日常消毒和终末消毒。

(7) 负责本实验室相关人员的健康监护及感染控制。

(8) 负责本实验室的出入控制和管理。

(9) 负责做好实验室内务管理。

(10) 负责其他生物安全管理相关事宜。

3.2.2 岗位职责

1. 法定代表人(最高管理者)

(1) 对单位生物安全管理负总责。负责所需要的人员、设备、设施和环境、技术、信息、财务等各种资源的保障。定期召开生物安全管理会议,对生物安全相关的重大事项做出决策。

(2) 负责组织建立实验室生物安全管理体系。负责确定单位生物安全管理方针和目标,并对单位的实验室生物安全做出承诺。

(3) 组织并授权生物安全委员会办公室或指定一个职能部门负责单位的日常生物安全监督管理。

(4) 批准和发布生物安全管理手册、程序文件、风险评估报告及单位层面的应急预案。

(5) 指定一名 ×× 为单位生物安全负责人,具体负责单位的实验室生物安全管理工作。

(6) 负责组织召开管理评审会议,并形成决议。

(7) 负责其他生物安全管理相关事宜。

2. 生物安全负责人

(1) 代理单位法人代表行使生物安全日常监督管理责任。

(2) 负责生物安全管理体系的设计、实施、维持和改进,负责组织制(修)订和实施本单位《实验室生物安全管理手册》。

(3) 负责组织内部审核工作。

(4) 负责跟踪和验证管理评审决议的落实与实施。

(5) 其他相关的管理工作。

3. 实验室(检验科)负责人

(1) 为本实验室(检验科)生物安全第一责任人,全面负责实验室生物安全管理工作。

(2) 落实本部门科(所)实验室备案工作。

(3) 负责实验项目计划、方案和操作规程、应急处置方案等的编制和审查。

(4) 组织本部门生物安全防护知识和防护技能、体系文件的宣传贯彻。

(5) 组织相关人员按要求进行内部培训、考核、体检和预防接种。

(6) 负责实验人员的准入审核,决定进入实验室的工作人员名单。

(7) 负责有关操作规程执行情况的监督,纠正出现的违规活动并有权停止实验。

(8)负责实验室发生紧急情况时向分管领导和生物安全负责人报告并处置。

(9)负责落实相关防护设备和防护用品的配备等。

(10)指定专人负责内务管理员和生物安全监督等,并督促切实履行其职责。

(11)负责监督实验室内部的各项消毒措施的落实。

(12)负责监督开展高致病性病原微生物实验活动相关人员的健康监护。

(13)负责其他生物安全管理相关事宜。

4. 项目负责人

(1)研究组(室)、项目负责人是具体检测或研究项目的总负责人,为项目工作生物安全第一责任人,必须知晓项目是否能合规开展,熟悉实验室生物安全防护知识。

(2)负责提交所开展项目的实验活动风险评估报告和实验操作规程,在获准后负责项目风险控制和相关实验按操作规程执行。

(3)在实验室实行开放共享时必须实行项目负责人制度,开放实验室生物安全管理实行"谁使用谁负责"的责任制,使用人必须按照规定要求使用开放实验室。

5. 生物安全监督员

(1)协助实验室负责人负责日常安全管理,有权力监督实验室生物安全制度、操作规程的实施,发现不符合规定行为或安全隐患时有权要求有关人员进行纠正或暂停工作。

(2)对于发现的严重问题应及时向实验室负责人报告。

(3)负责实验室内务管理工作的监督。

(4)如实做好管理和监督记录。

6. 实验技术人员

(1)实验人员必须严格遵守实验室生物安全管理体系文件的规定,按规定规范操作,接受培训、考核和健康管理等。

(2)按要求执行标准操作规程和仪器设备操作规程,做好实验原始记录和设备使用记录。

(3)依法、规范从事实验活动,规范操作,做到应知应会。

(4)按规程进行常规消毒。

(5)发现生物安全隐患或发生事故时应及时向实验室负责人报告。

(6)参与相关工作的危害评估及生物安全事故认定与处置。

(7)主动识别实验过程中的潜在风险等。

7. 实验活动辅助人员(专职消毒人员、废弃物管理人员、洗涤人员、保洁人员)

①应严格遵守实验室生物安全管理制度和操作规程,接受必要的培训、考核、体检和预防接种,按照要求做好本职工作。

②自觉做好个体防护,避免职业暴露,并对操作过程关键步骤进行记录。

③按规程进行常规消毒和意外事件紧急处理。

④发现生物安全隐患或发生事故时及时向指导老师或实验室负责人和本部门负责人报告,参与职责范围内安全事故的紧急处置。

4　管理要求

4.1　各管理部门和工作人员应根据职责分工各行其责,相互配合,相互支持。

4.2　管理过程中要严格按照规定要求严格管理、科学管理。

4.3　管理的目的是服务和支持实验室等业务部门安全开展工作,故应强化责任意识和服务意识。

4.4　各被管理部门应自觉配合,主动识别和控制风险,确保实验室生物安全。

5　支持文件

5.1　《实验室生物安全通用要求》(GB 19489—2008)

5.2　《病原微生物实验室生物安全通用准则》(WS 233—2017)

5.3　《中华人民共和国生物安全法》

5.4　《传染病防治法》

5.5　《病原微生物实验室生物安全管理条例》

5.6　《医疗废物管理条例》

6　要求和说明

按照有关规定在编写本章节内容时应明确其各自的责、权、利,理顺相互间的关系,尤其应关注相关部门之间的衔接,防止出现管理空白点。并关注以下几个问题:

6.1　独立法人单位

按照有关要求实验室设立单位及实验室或母体组织机构必须具备明确的法律地位和从事相关实验活动的资格,一般来讲实验室法律地位的表现形式主要有两种:一种是实验室本身就是一个独立法人单位,它按照有关规定依法在政府管理部门依法设立、登记注册、获得政府批准,具有明确的法律地位和身份,并能独立承担相应的法律责任。另一种是实验室本身不是独立法人单位,而其母体组织是独立法人单位,需要通过母体组织(单位)来承担法律责任。

根据《中华人民共和国生物安全法》规定,个人不得设立病原微生物实验室或从事病原微生物实验活动,个人不得购买或持有列入管控清单的重要设备和特殊因子。

另外,实验室或母体组织(单位)还应具备从事相关实验活动的资格,即在法律授权的活动范围开展相关活动。当实验室不是独立法人时,应获得母体组织法定代表人的正式书面授权,并承诺为其承担法律责任。

6.2　设立组织架构

国家有关规定实验室设立单位要成立生物安全委员会,负责相关的咨询、指导评估、监督实验室生物安全相关事宜,生物安全委员会应有自己的章程和工作程序。生物安全委员会主任一般由独立法人代表担任,也可由分管领导担任,为了工作上的有效沟通和落实安全相关政策等,其成员应由懂政策、懂管理、懂技术、有经验的管理方面专家和专业技术专家共同组成,并有必要保证生物安全委员会的相对独立性和具有必要的资源支配权限,定期组织活动,防止流于形式。其开展的活动需要形成书面记录,到会人员应签到,记录资料定期归档保存。

6.3　实验室管理层

实验室管理层是实验室生物安全管理工作的领导层和决策层,应对实验室生物安全管理工作作出明确的规定,对实验室生物安全管理体系的设计、实施、维持和改进等负责,并指定关键职位代理人,并明确其职责、权利和义务。根据国家标准要求实验室管理层应指定四类关键人员,即指定一名单位层面的生物安全负责人,指定负责技术运作的技术管理层,指定每项活动的项目负责人以及指定其他关键职位的代理人,并为其履行职责提供必要的权力和资源。

实验室管理层有责任和义务建立可行的政策和防范措施,避免管理层和实验人员受到任何不利于其工作量的压力、影响或任何可能降低其公正性、判断力的活动,以及可能会影响实验室生物安全的活动,其中包括单位内外部的不适当的行政干预。

6.4　部门职责

根据各单位的组织结构设置与特点以及部门职责分工及职权范围确定其在生物安全管理中的责任和义务,将生物安全管理责任和工作任务分解到各个部门,在确定部门职责时既要注意各部门之间的职能衔接,也要注意避免职能交叉及多头管理等影响管理效能的现象发生。

6.5　个人责任

每一个与实验室管理和实验活动相关的人员有责任和义务遵守生物安全管理规定,同时需要自觉参与实验室生物安全管理活动,实验室设立单位应明确不同岗位人员的职责和分工,既要为其完成工作任务提供必要的实验条件保障,也要为其提供必要的安全防护保障。

实验人员应清楚自己从事工作的风险,严格遵守单位的各项规定自觉做好个体防护,规范操作,当发现不符合项,应立即向实验室负责人报告等时,是实验人员的基本义务。

例2　生物安全委员会设立和职责

1　目的
设立生物安全委员会,并根据要求开展生物安全相关活动。

2　范围
适用于生物安全委员会对生物安全实验室进行生物安全管理活动的领导和管理。

3　职责与组成
3.1　生物安全委员会组成

院长(主任):×××(法定代表人和最高管理者)

副院长(主任):××××××(管理层)

安全负责人:×××(最高管理者指定的管理层人员)

委员:××× ××× ××× ×××［各实验室和职能科(处、所)主要负责人］

技术专家(包括生物、传染病、消防、职业防护及院感等专业的专家)。

3.2　工作职责

3.2.1　负责生物安全管理工作规范、操作技术指南及规范性技术文件的定期评估。

3.2.2　提供生物安全相关技术和政策咨询。

3.2.3　参与重大实验室生物安全事故的认定、危害评估和处置方案的审定。

3.2.4　批准和发布生物安全相关的技术文件。

3.2.5　负责批准生物安全管理发展规划及重大事项的决策。

3.2.6　负责风险评估报告、管理体系文件、应急预案等技术文件的审核。

3.2.7 参与生物安全监督检查。

3.2.8 负责单位内部新方法、新技术和新项目等安全性论证。

4 工作要求

4.1 生物安全委员会的活动,通常以会议的形式进行。特殊情况下,也可以传阅文件的方式进行。每个人均应在所传阅的文件上签署意见,并签名。

4.2 生物安全管理活动必须由生物安全委员会主任组织或院长(主任)授权副院长(主任)组织,才能实施。

4.3 对重要生物安全活动的管理每次都必须有委员会 2/3 以上的人员参加,对生物安全活动管理的决议由主任发布。

4.4 对一般的生物安全活动与紧急生物安全活动的管理,可由院长(主任)一人或授权一位副院长(副主任)根据生物安全法规及时做出管理决议。

4.5 对生物安全活动的管理决议,要以文件的形式下达,并跟踪执行情况。决议执行完后要归档保存。

4.6 超出生物安全委员会管理权限的生物安全活动,需上报市级或省级卫生主管部门进行审批与管理。

4.7 生物安全委员会办公室设在××科,负责生物安全委员会日常管理。

4.8 生物安全委员会每年至少开展一次对实验室生物安全管理体系运行情况进行评估的活动,并提出改进建议。

4.9 当生物安全委员会主要负责人、机构设置等发生重大变化时,应对其成员及时予以调整。

5 记录

建立生物安全委员会活动记录表。

例3 组织与管理

1 目的

依法建立组织,明确工作职责,行使安全管理责任,建立管理体系,并确保有效运行。

2 适用范围

适用于实验室设立单位实验室生物安全管理。

3 职责

3.1 实验室设立单位或母体组织负责成立生物安全委员会,并建立生物安全管理体系。

3.2 实验室管理层负责保障实验室正常开展活动的人、财、物及经费等各项需求保障,以维持管理体系的正常运作。

4 管理要求

4.1 实验室设立单位或母体组织应有明确的法律地位和从事相关活动的资格。

4.2 实验室设立机构应根据有关要求成立生物安全委员会,实验室负责人在生物安全委员会中至少具备相应的职权。

4.3 实验室管理层应负责安全管理体系的设计、实施、维持和改进,并应负责以下内容:

4.3.1 为所有实验人员和辅助人员提供履行其职责所需的适当权力和资源。

4.3.2 应建立机制以避免管理层和实验人员受任何不利于其工作质量和安全的压力或影响(主要指来自财务、人事或其他方面的),或卷入任何降低其公正性、判断力和能力的活动。

4.3.3 应制定机构信息保密的政策和程序。

4.3.4 应明确实验室的组织和管理结构,包括与其他有关机构的关系。

4.3.5 规定明确所有相关部门、岗位人员的职责、权利和相互关系。

4.3.6 安排具备相应能力的人员,依据实验室人员的经验和职责对其进行必要的培训和监督。

4.3.7 法人代表应指定1名生物安全负责人,赋予其监督所有活动的职责和权力,包括制定、维持、监督实验室安全计划的责任,阻止不符合安全要求的行为或活动的权力,有直接向决定实验室政策和资源的管理层报告的权力。

4.3.8 应指定负责技术运作的技术管理层,并提供可以确保满足实验室规定的安全和技术要求的资源。

4.3.9 应指定每项活动的项目负责人,其负责制定并向实验室管理层提交活动计划、风险评估报告、安全及应急措施、人员培训及健康监督计划、安全保障及资源保障等。

4.3.10 应指定所有关键职位的代理人。

4.4 建立的管理体系应和实验室规模、实验活动的复杂程度和风险相适应。

4.5 实验室应将政策、过程、计划、程序和作业指导书文件化,并传达到相关人员,能使其了解熟悉、掌握。制定的这些文件应保证其易于理解并能有效实施。

4.6 生物安全管理体系文件一般包括生物管理手册、程序文件、作业指导书及操作规程、记录等文件,应有能保证实验工作人员在现场可快速查阅的安全手册。

4.7 实验室应指导使用和应用所有与其相关的安全管理体系文件及其实施要求,并评估其理解和运用的能力和有效性。

5 支持文件

5.1 《实验室生物安全通用要求》(GB 19489—2008)

5.2 《病原微生物实验室生物安全通用准则》(WS 233—2017)

6 说明和要求

建立组织机构并发挥其应有的作用是实验室生物安全管理的基本要求,也是实施生物安全管理有效性的前提条件。按照我国的相关规定,实验室设立单位或实验室的母体组织必须具有明确的法律地位,并具备从事相关活动的资格。我国实验室的法律地位一般有两种形式,一种是实验室本身是独立法人单位,它是在国家有关政府管理部门依法设立、登记注册,获得政府批准,具有明确的法律身份,能独立承担相应的法律责任;另一种是实验室本身不是独立法人单位,只是其母体组织是独立法人单位,为实验室承担相应的法律责任。

根据我国有关法律法规要求,实验室设立单位应成立生物安全委员会,生物安全委员会的主要职能是负责实验室生物安全的咨询、指导、评估、监督实验室生物安全管理工作的相关事宜。生物安全委员会成员应由懂政策的实验室管理层、懂管理的职能管理部门、懂技术的实验室专业人员和有管理、业务工作经验的管理专家和技术专家共同组成,必要时可邀请单位外部人员参加。为了切实发挥生物安全委员会的重要作用,应保证其相对独立性和给予必要的资源保障及支配权,以防止其成为摆设和形式。

一般生物安全委员会主任应由实验室设立单位的法人代表或分管领导担任,成立生物安全委员会应以文件的形式发布生效。

实验室管理层应承担对安全管理体系的设计、实施、维持和改进等责任。

实验室设立单位除了成立生物安全委员会外,还应建立完善实验室生物安全管理的组织机构,明确其相关部门、相关岗位的职责和相互间的关系。

实验室设立单位还应满足实验室在人员、设施设备、技术方法等方面的要求,主要是指和实验室所开展的实验活动的数量、性质和风险相适应的基本条件和资源,以确保实验室能很好地履行其岗位职责。

　　实验室管理层还应制定政策和措施,避免管理人员和实验人员受到任何不利于工作质量的压力和影响或卷入任何可能减低其公正性、判断力和能力的活动,包括来自内部和外部行政领导的不恰当干预。

　　实验室管理层在规定所有部门、人员职责、权利和相互关系外,还特别规定要求指定一名生物安全负责人、指定技术管理层、指定项目负责人,以及指定所有关键职位的代理人,并安排具备相应能力的人员进行培训,上述人员在坚持公正性原则下,可以兼职。

　　实验室管理体系的设立应符合科学、规范、依法和有效、可行的原则。制定的体系一定要符合单位的实际情况,与实验室开展的实验活动、风险等相适应。

例4　管理责任

1　目的

　　应在生物安全管理手册中明确实验室管理层的管理责任,并制定相应的配套管理、监督措施,充分了解实验室的风险和应该承担的责任,认真学习国家的法律、法规和标准,并与上级部门和员工之间保持沟通,确保履行职责。

2　适用范围

　　适用于实验室生物安全管理的相关工作。

3　职责

　　实验室管理层负责实验室日常生物安全管理工作,并为员工提供充分培训、免疫接种、足够的个人防护用品和实验室设施设备等基本条件。

4　管理要求

　　4.1　实验室管理层应对所有实验人员、来访者、社区和环境的安全负责。

　　4.2　实验室应制定明确的准入制度,并主动告诉所有员工、来访者可能面临的风险。

　　4.3　应尊重员工的个人权利和隐私。

　　4.4　应为员工提供持续的培训及继续教育的机会,以掌握了解相关要求和发展动态。

　　4.5　应每年为员工提供必要的免疫计划、每年定期的健康检查和医疗救治保障。

　　4.6　应保证实验设施、设备、个体防护装备、材料等符合国家有关的安全要求以及满足完成专业工作任务的要求,并定期组织检查、维护、更新,确保不降低其设计性能。

4.7　实验室应为员工提供足够符合要求的适用防护用品和器材。

4.8　应为员工提供符合要求的实验设备、实验相关用品和器材。

4.9　应有规定保证员工不疲劳工作和不从事风险不可控的或国家禁止的实验活动。不得要求员工超范围开展实验活动。

5　支持文件

5.1　《实验室生物安全通用要求》(GB 19489—2008)

5.2　《病原微生物实验室生物安全通用准则》(WS 233—2017)

5.3　《生物安全法》

5.4　《病原微生物实验室生物安全管理条例》

6　说明与要求

根据有关规定,实验室管理层承担实验室生物安全管理职能,为确保实验室生物安全,承担着9个方面的管理责任,这些责任必须在生物安全管理手册中有明确规定和具体要求,并有配套的程序和机制来保证这些责任落实,同时对是否兑现这些管理责任应有相应的监督机制和措施。

实验室管理层要正确履行上述职责,管理层成员应该认真学习、领会有关法律法规、相关标准和管理手册的要求,并建立起一种能和员工进行充分沟通的渠道,落实具体人员从事信息收集与处置工作,只有这样才能真正做到责任明确,措施到位,安全有保障。

所以手册中应就九方面的责任作出具体说明与实施要求。这些责任保护对象主要是实验室相关工作人员(包括后勤保障人员、实验室辅助人员及外来实习进修、设备维修、安装人员及参观学习人员等),实验室管理层应为其提供实验活动相关条件、免疫接种、健康体检、紧急救治、个人防护、专业教育与培训等方面的基本保障,同时,在管理过程中要注意做好保护个人隐私等工作。

例5　个 人 责 任

1　目的

为明确实验人员的责任,确保其履行应负的职责。

2　适用范围

适用于实验人员、辅助人员、工勤人员及其他相关人员,包括外来横向合作人员。

3　职责

实验室工作人员应按照各类法律、规范、标准及地方规定、实验室管理体系文件要求开展实验室活动,有责任和义务报告各类事故或潜在风险或威胁。

4　管理要求

4.1　实验室检测及相关人员应认真学习相关法律法规、国家标准及安全管理体系文件及标准操作规程,严格按照规定要求从事实验活动,自觉遵守实验室的管理规定和要求。

4.2　实验人员应充分认识和理解所从事工作的风险。

4.3　实验人员在身体状况允许的情况下,应接受实验室设立单位提供的免疫计划和其他的健康管理规定。

4.4　实验人员应按照规定正确使用和操作设施、设备和个体防护装备。

4.5　实验人员应主动报告可能不适于从事特定任务的个人状态。

4.6　实验人员不应因人事、经济等任何压力而违反安全管理规定。

4.7　实验人员有责任和义务避免因个人原因造成生物安全事件或事故。

4.8　实验人员如果怀疑个人受到感染(或暴露),应立即按照规定程序向项目负责人或实验室主任报告。

4.9　实验人员应主动识别危险和不符规定的工作和程序,并立即向实验室管理层报告。

5　支持文件

5.1　《实验室生物安全通用要求》(GB 19489—2008)。

5.2　《病原微生物实验室生物安全通用准则》(WS 233—2017)

6　说明与要求

有关个人责任方面国家标准主要从九个方面进行了规定,因为实验活动相关人员是整个实验室生物安全管理的主要参与者和被管理者,他们的行为规范与否和实验室生物安全事故的发生直接相关。如果实验活动相关人员能自觉、认真执行实验室生物安全的相关规定、操作程序、自我防护等,实验室生物安全就有保障,如果实验活动人员在思想上没有生物安全意识和自觉性,就很容易发生生物安全方面的意外事故。因此,从九个方面对实验相关人员提出要求和责任,目的是从各个关键环节来预防和控制生物安全事故的发生。

在制定生物安全手册时,各实验室应按照上述个人责任的规定,具体作出规定和要求,使实验人员了解、掌握相关方面的规定与要求,通过参与,来增强他们的安全意识和遵守各项规定的自觉性。

例6　安全管理体系文件

1　目的

生物安全管理体系文件是实验室开展各项管理活动和实验活动的基本准则和依据;体系文件应明确部门和各类人员职责,规定相关工作程序,使实验活动符合规定要求,提高实验室的管理水平,防止实验室感染和病原微生物的扩散,保护实验室工作人员和公众的健康。为了保证体系文件的完整性、权威性、现行有效性,需要对文件进行控制管理。

2　适用范围

生物安全管理体系文件描述了本单位实验室生物安全管理的体系结构,描述了实验室的策划、建立、运行、监控、改进的全过程,是实验室管理的纲领性文件,是生物安全管理体系运行的准则,适用实验室的所有生物安全管理的各个方面,可作为实验室安全管理、资源配置、人员管理及体系维护等工作的依据,适用于所有实验人员工作过程中的指导与依据。

3　职责

3.1　生物安全管理部门负责组织生物安全管理体系文件的编写、修订。

3.2　生物安全管理部门或体系文件管理部门负责体系文件的宣传贯彻及发放、更换和回收。

3.3　所有文件持有人员均应妥善保管文件,并有权利和义务提出体系文件的修改意见。

4　管理要求

4.1　体系文件分为四个层次,第一层次为生物安全手册,第二层次为程序文件,第三层次为作业指导书,第四层次为记录和表单。

4.2　编制和批准

4.2.1　体系文件由××授权××科(处、所)负责组织编制和修订。

4.2.2　体系文件由生物安全委员会办公室组织生物安全委员会成员进行审核,××批准后发布实施。

4.3　发放

4.3.1　体系文件分为"受控"和"非受控"两类。"受控"体系文件在封面的"受控状态"栏加盖"受控"印章,"非受控"体系文件不做标识。

4.3.2　实验室文件管理员负责体系文件的发放。"受控"体系文件发放范围是：××领导层成员、××科(处、所)领导、实验室主任、生物安全负责人、实验室技术负责人、各相关部门负责人及各岗位人员，同时应进行编号和发放登记。不允许私自复印、外借。复印"受控"体系文件须按"受控"文件管理的相关规定执行。

4.3.3　"非受控"体系文件的发放对象是：上级机关、委托单位以及其他相关方等。对外分发时，应经生物安全负责人批准，进行登记。在该体系文件封面明显标明"文件变动，恕不通知"字样，表明该体系文件不受更改控制。

4.3.4　也可采用电子文件形式，在网上发布。

4.4　修订和换版

4.4.1　为保证体系文件的时效性和适用性，实验室人员均有权利和义务根据实际情况和工作需要对体系文件的内容提出适当的修订、换版意见或建议。

4.4.2　更改或换版应由提出修订或换版的人员或科室按照有关程序提出修改或换版意见，及时反馈到生物安全委员会办公室。生物安全委员会应定期对体系文件的适用性、有效性进行评审，更改时由×××填写《文件修改申请单》，经主管领导批准后。

4.4.3　更改时由实验室文件管理员负责按《文件发放回收登记表》回收需要更改的安全管理体系文件，由更改人按批准的更改内容完成更改。

4.4.4　由于打印原因造成的错字、漏字等差错，只要不影响对内容的理解，可在换版或换页时纠正。

4.4.5　出现下列情况，应对安全管理体系文件进行全面评审，并换版。

①有关政策、法律、法规发生重大变化。

②作为编写安全管理体系文件依据的体系标准发生重大变化。

③实验室改造或迁移。

④其他认为确实需要换版时。

4.5　持有、更换与管理。

体系文件管理的所有相关事宜均由实验室文件管理员负责。未经××批准，任何人不得将体系文件提供给××以外人员。

体系文件持有者均应承担保管义务，不得丢失、复印和外借。遗失必须写明原因，向××科文件管理员或安全负责人报告。持有者调离时，应将生物安全体系文件交还实验室文件管理员，办理核收登记。

生物安全体系文件换版时，由××科(处、所)文件管理员按照规定发放新版本并收回作废版本。除加盖"作废"章的旧版本体系文件存档外，其余全部销毁。

4.6　体系文件的宣传贯彻

安全管理体系文件发布后或修订、改版时，要组织宣传活动，修订版本或新版本生效后应按照更改后的要求执行。

4.7　体系文件持有者责任

体系文件持有者应妥善保管,不得丢失、随意外借和复制。

持有者调离本单位前应向×××科(处、所)交回持有的体系文件后再行办理调离手续。

4.8　体系文件编制依据

为了体现实验室安全管理工作遵循依法管理、科学规范的原则,体系文件编制主要应根据法律、法规和标准。

5　支持文件

5.1　《实验室生物安全通用要求》(GB 19489—2008)。

5.2　《病原微生物实验室生物安全通用准则》(WS 233—2017)

6　说明与要求

安全管理体系文件构成包括实验室生物安全的政策、制度、计划、程序和作业指导书。一般由四个层次的文件组成:第一层次是生物安全管理手册,第二层次为程序文件,第三层次为作业指导书或 SOP,第四层次为记录和表单。

生物安全管理手册主要是明确生物安全管理方针、管理目标以及组织结构、部门和各层级岗位职责,是实验室生物安全管理的纲领性文件。程序性文件是规范实验室活动的过程文件,目的是科学有序和高效地落实各项生物安全管理政策和要求,起到规定工作流程、明确职责、落实责任人的作用,是描述性文件,主要描述做什么、为什么做、谁来做、何时做、何地做及如何做等。而作业指导书则是一类技术性指导性文件,主要是指导实验人员完成具体工作任务的指导书,要求必须足够详细。记录表格则是证据和资料性文件,是对整个管理过程的记录,要求提供足够的信息和保证可追溯性。

实验室生物安全管理体系要依据我国的法律法规和所在单位的实际情况和管理要求建立完善,并有效运行,确保其持续有效。管理体系文件应特别注意其科学性、规范性和适用性和可操作性,避免套用、搬用其他部门的东西。

实验室除了建立完善不同层次文件外,更重要的是在实际管理工作、实验活动中能切实按照体系要求有序运行,防止发生将体系文件作为摆设,实际运行和体系规定脱节等现象发生。

为了确保生物安全管理体系持续有效,需要对其进行有效管理,一方面要按照规定程序进行编制、批准、发放、控制和使用;另一方面,当国家法律法规发生变化、组织机构和实验室管理层发生变化、实验室进行改建、迁移等有了改变时,应及时对相关文件进行修订,使其维持有效性。

此外,还应对文件进行严格控制,规定发放对象、受控范围、使用限制等。

例7　文　件　控　制

1　目的

应建立和保持生物安全管理体系文件的控制程序,保证相关部门和人员能及时并易于获取和使用现行的有效版本,防止误用作废文件和无效文件。

2　适用范围

适用于实验室生物安全管理的相关文件。

3　职责

3.1　文件管理部门负责保证实验室所有文件的现行有效,并有显著标识。

3.2　生物安全委员会应定期评审文件。

3.3　实验室应及时配合文件管理部门做好文件的更新工作,及时撤回无效文件。

4　管理要求

4.1　文件的定义和分类

文件是指所有信息或指令,可以是方针声明、程序、规范、校准表格、图表、教科书、张贴品、通知、备忘录、软件、图纸、计划等。这些文件可能承载硬拷贝、电子媒体、数字的、模拟的、摄影的或书面的。

管理体系文件分为两部分,一部分为中心内部制定的,如质量手册、程序文件、作业指导书、各类质量记录和技术记录等;另一部分为外部往来的法律、法规及正式出版的技术标准(国家标准、行业标准、地方标准等)或国家卫生健康委员会下发的技术规范、检测或校准方法以及图纸软件等。

4.2　文件的批准和发布

4.2.1　相关部门管理体系的所有文件,在使用之前,必须经过授权人员审查并批准使用,以确保文件的充分性和适宜性。建立识别管理体系文件中文件当前的修订状态和分发的控制清单或等同的文件控制程序并易于获得,以防止误用无效或作废的文件。

4.2.2　所用程序应确保:

①在对实验室生物安全管理体系有效运作起重要作用的所有作业场所,都能得到相应文件的授权版本。

②定期审查文件,必要时进行修订,以确保文件满足持续适用和满足使用

的要求。

③及时从所有使用场所和发布处撤除无效或作废的文件,如果出于法律或其他保存目的需要保存作废的文件,应用其他方法保证防止误用,如对于单行本在显著位置盖上"作废"标识;对于计算机存储的文件,可在文件名上注明"作废"记号以防止误用。

④确保外来的文件(特别是标准技术规范及标准的合订本)得到识别和控制,以防止误用过期与失效或作废的标准。

⑤制定的管理体系文件应有唯一性标识,包括发布日期和(或)修改日期和(或)修订标识、页码、总页数或表示文件结束的标记和发布机构。

4.3 文件变更

4.3.1 文件的变更应由原审批者负责审批,被指定人员应获得进行审批所必需的有关背景资料。

4.3.2 更新的内容应在文件或附件中标明

4.3.3 严格控制手写更改文件,如确需手写更改,应在修改处予以清晰标注,签名并注明日期。手写更改的文件应尽快地正式发布。

4.3.4 对保存在计算机系统中的文件的更改和控制,中心应制定相应程序文件,以防止非授权人员接触和未经批准修改文件。按《检测用计算机软件及网络数据保密安全管理程序》执行。

4.3.5 文件保管、借阅和销毁

按××档案管理有关要求执行。

5 支持文件

5.1 《文件控制和保持程序》

5.2 《检测用计算机软件及网络数据安全保密管理程序》

6 说明与要求

所谓文件指的是信息及其承载体。文件是形成实验室管理体系组成部分的任何信息或指导书。文件的主要作用表现在对明确要求、沟通意图、统一协调各项活动和过程,以及证实活动和过程的结果,对于满足客户要求和安全控制与改进,提供适宜培训,结果的重复性和可追溯性,提供客观证据以及评价安全管理体系的有效性和持续性、适宜性等起着非常重要的作用。因此,文件控制工作对实验室生物安全管理工作十分重要。

文件的表现形式呈现多样化,其载体也可以是硬拷贝或电子媒体,如纸张、光盘、照片、标准品或其他组合,方针声明、程序、规范、图表、教科书、张贴品、通知、备忘录、软件、作业指导书、评估报告、计划、总结等均属于文件的范畴。

文件控制则是对文件的管理活动,如对文件编制、编号、审核、批准、发放、使用、评审、更改、再批准、作废、回收或处置等。

因此,实验室为了确保文件的持续现行有效,应制定文件控制程序,且在制定文件控制程序时应确定控制范围,即覆盖到实验室生物安全管理体系的所有文件,包括实验室内部文件和外部文件中与管理体系和实验室安全运行有关的所有文件。控制范围包括生物安全体系文件和技术文件,以及实验室所有活动场所所使用的文件。

另外,应有文件批准与发布、控制重点与要点,以及文件的唯一性标识、文件变更的控制等要求,只有这样才能确保实验室各类文件现行有效,防止误用,并有可追溯性。

例8 安 全 计 划

1 目的

为了使实验室生物安全管理工作规范化、科学化,有计划地展开,确保实验室生物安全管理措施得到有效落实和执行,确保实验室生物安全。

2 适用范围

适用于实验室生物安全管理工作和相关部门。

3 职责

3.1 生物安全管理部门负责组织制定生物安全年度计划,并组织实施。

3.2 ××科(处、所)负责制定人员岗位培训、健康监护、免疫接种等年度计划,并组织实施。

3.3 各部门年初制定职责范围内的专业培训计划和安全管理计划,实验室上报免疫接种、个人防护制品使用计划等,开展相关培训与能力评估、实验活动计划等,相关资料分别报××科(处、所)。

3.4 后勤(或设备)部门负责设备设施校准、验证和维护,制定外部供应与服务计划。

4 管理要求

4.1 每年3月底前由生物安全管理部门负责人组织完成年度计划的制定,并报管理层审核批准后,各职能部门按照要求各自落实与实施。

4.2 生物安全年度管理工作计划,应包含以下工作内容:

4.2.1 年度工作安排及任务说明

对每年生物安全管理工作的主要内容,要求达到的目标,完成的时间进度,技术指标等作出规定和说明。

4.2.2 安全与健康管理目标

根据实验活动种类和性质等实际情况确定年度安全目标和职工健康管理目标。

4.2.3 风险评估计划

根据实验活动开展情况提前组织制定风险评估工作计划,组织开展风险识别,并提出风险控制措施,包括对管理体系文件、硬件设施、人员等进行风险评估,特别是新上岗人员、新的实验活动,或有重大变更事项的风险评估工作。

4.2.4 程序文件与标准操作规程的制定和定期评审计划

根据新的实验项目开展情况,有计划地组织制定相关程序文件、标准操作规程,并对原有的程序文件、标准操作规程进行评审,如果识别出风险,则应修订相关的程序和规程。

4.2.5 人员培训、教育及能力评估计划

为了做好人员培训与安全教育,应根据人员岗位变化或新进人员增加情况,安排好整个年度的培训与安全教育工作,确保相关工作有序进行。

4.2.6 实验活动计划

实验室负责人应对一年要开展的实验活动有一个总体安排,特别是对一些风险高、比较紧急的实验活动提前有所谋划,做到实验活动有序、平稳地开展。

4.2.7 设备设施校准、验证和维护计划

后勤管理部门应提前做好仪器设备的年度管理工作,认真做好设施设备的检定、校准、自检与检测,确保实验室设施设备的功能符合设计要求,符合实验室生物安全管理要求。

4.2.8 危险品使用计划

管理部门应组织对单位的各种危险品使用进行分类管理,按照国家有关规定,建立相关工作程序,落实专人管理和安保措施,开展监督检查,发现问题及时整改,确保实验室安全。

4.2.9 消毒灭菌计划

实验室负责人应对实验室消毒工作提出要求,指定专人负责消毒工作。

消毒工作应根据实验活动的实际情况开展日常常规消毒和终末消毒,尤其当实验室需要在同一区域开展不同实验活动时,在完成一种实验活动时应进行终末消毒,然后再开展其他实验活动。

4.2.10　废物处置计划

后勤管理部门应对实验废弃物的处置作出规定和安排,并定期与废弃物处置专业公司签订委托合同,确保实验废弃物安全、规范、及时处置。

4.2.11　实地演练计划

管理部门应定期组织相关人员开展各种演练,内容包括消防、意外事件、人员撤离、个人防护用品使用等方面的演练,以求通过演练提高安全意识,提升应对能力,一旦发生相关安全事件能正确、及时、有效应对。

4.2.12　安全检查与监督计划

安全检查是安全管理的主要手段和措施,因此,做好安全检查和自查工作十分必要,管理部门应根据实验室实验活动的情况不定期组织开展安全监督检查,实验室应指定安全监督员进行安全自查工作,通过检查和自查,对存在的安全隐患进行整改和纠正,防止发生生物安全事故。

4.2.13　人员健康监护与免疫接种计划

××管理部门每年应对人员的健康管理工作作出安排,主要包括健康体检、免疫接种、健康监护等工作,尤其要组织实验人员开展健康体检。根据实验活动安排必要的免疫接种活动,实验室应提前提出接种计划。相关的工作应录入个人健康档案。

4.2.14　审核与评审计划

审核与评审工作是实验室生物安全管理的常规工作,单位最高管理者、生物安全负责人和生物安全管理部门应定期组织开展内部评审和管理评审活动,同时对相关的体系文件、管理程序、SOP等进行评审,以识别出不符合安全管理的条款或规定,以及对新出台的管理文件等进行审核,确保体系文件和整个管理体系能持续有效。

4.2.15　持续改进计划

实验室管理层每年应定期系统地组织开展评审,来识别所有可能存在的不符合项的来源,并识别对管理体系或技术的改进机会,通过系统的监测、评价实验活动风险的客观指标,让员工参加改进活动。

4.2.16　外部供应与服务计划

对于实验室设施、设备、实验器材、试剂等供应商及设施设备维护服务商的服务、资质等进行年度评估,对不符合要求的供应商进行调整,确保外部服务商提供的服务能满足生物安全管理要求。

4.2.17　生物安全委员会活动计划

生物安全委员会应建立相关的活动计划,定期开展各种评审和决策活动,尤其要加强对新开展的实验活动的风险评估、意外事件的处置等的审核。

4.2.18　行业最新发展动态、进展跟踪计划

实验室应安排专人从事收集实验活动相关专业的发展动态,跟踪专业的发展方向,并对生物安全的最新动态有所掌握,使其服务于管理工作。

5　支持文件

5.1　《实验室生物安全通用要求》(GB 19489—2008)。

5.2　《病原微生物实验室生物安全通用准则》(WS 233—2017)

6　说明与要求

计划是对一年一度要求完成工作目标的安排与要求,制定周密、完善的年度工作计划是实验室设立单位的一项十分重要的任务,一个好的计划可以保证实验室全年各项工作能协调、有序、高效地推进。生物安全年度计划也是一样,是对实验室一年的生物安全工作的总体要求和规划,需要根据实验室的实际情况,在年初对生物安全管理工作的方方面面进行部署与安排。

制定实验室生物安全管理年度计划应注意,一是要遵照国家的规定和单位的规定;二是计划应覆盖所有涉及生物安全管理的工作内容和部门。

计划应有明确的目标、职责分工,有具体的措施和时间、进度要求,制订计划时应注意部门之间的协调、沟通与统一,做好职责范围的衔接。

年度生物安全管理计划的形式可根据工作种类与难易程度有所不同,可以是文字形式,也可以是图表形式,可根据需要制定。

对完成的年度计划应通过实验室管理层的审核和批准,并及时发布。

另外特别重要的是对于制定的计划一定要有人负责具体落实实施,并有监督检查机制,对计划的实施情况进行跟踪监督,确保工作计划不折不扣地得到执行,并按照要求的进度和时间实施。

生物安全年度工作计划一般由生物安全管理部门负责组织编制,经生物安全负责人审核同意后实施。各部门按照计划组织落实。

例9　生物安全督查检查

1　目的

为了加强实验室的生物安全管理,有效地监督实验室生物安全工作制度的执行情况。

2　适用范围

适用于和生物安全相关活动的部门和人员。

3 职责

3.1 生物安全管理部门负责日常监管和监督检查。

3.2 各相关部门负责人负责部门生物安全管理,部门生物安全监督员负责制度的执行监督与检查。

3.3 相关职能部门和生物安全委员会成员参与日常的监督检查。

4 管理要求

4.1 对实验室整体运行状况进行安全方面的监督与评估,包括组织模式,管理方式,设施与设备的运行及使用管理,危险品及其他实验材料的使用和管理,实验室技术操作规程及执行情况,实验室人员的管理等。

全年监督检查内容应涵盖生物安全管理手册的管理要素,每次检查可以确定不同重点内容。

4.2 生物安全管理部门应定期组织生物安全委员会成员和相关部门对生物实验室进行安全监督检查,必要时,可以邀请外单位专家一起参与检查,检查每年至少一次。原则上所有实验室都应接受检查,并参加安全督查与评估。

4.3 每年 2 月底前,生物安全委员会确定督查计划和督察内容,检查采取随机和普查相结合方式。

4.4 检查采取听汇报、现场查看与座谈、询问与抽查、模拟操作等方式,对实验室内部工作进行督查。检查组对实验室进行现场督查,人数不少于 3 人,检查时由所在部门负责人或生物安全监督员陪同进行,并对检查结果作相应记录,由陪同人员签字确认。

4.5 监督检查方式可以是现场考察实验室整体安全运行情况、现场抽查实际操作(包括查看原始记录)、召开座谈会和进行个别访谈等形式。

4.6 生物安全管理部门若发现实验室安全运行状况不符合管理体系要求的应及时记录并提出整改意见,限期整改。检查结果应及时进行内部通报。

4.7 对存在的重大安全隐患问题,检查组应及时向生物安全委员会报告。生物安全委员会应及时进行评估并提出整改要求。

5 支持文件

5.1 《实验室生物安全通用要求》(GB 19489—2008)。

5.2 《病原微生物实验室生物安全通用准则》(WS 233—2017)

6 说明和要求

实验室生物安全检查是一项日常管理的常规手段,也是一项十分重要的工作,安全检查应列入生物安全管理年度工作计划。主要是通过自查和监督检查发现体系运行与实施过程中存在的问题或安全隐患,并实现早发现、早纠正、早改进,防患于未然目标。

安全检查的主要内容应包括设施设备运行、人员培训、实验废弃物与菌毒种的安全管理、实验活动的规范性、资源的保障情况以及发现的缺陷的整改、过程性资料的收集整理等方面。

检查的形式可以采用定期或不定期形式,也可以现场查看或询问、检查过程性实施记录、现场演示及模拟操作等方式。

生物安全检查可以是监督检查,即由职能管理部门实施的监督检查,也包括接受上级主管部门的安全检查,但更重要的是通过实验室内部组织的安全检查(自查)及时发现问题,及时采取纠正或补救措施,来提高实验人员的安全意识与自觉性,确保实验室的生物安全。

监督检查工作程序一定要明确监督检查的部门及职责,检查工作的范围、工作频次、任务要求以及后续的纠正改进措施要求等,并给予监督检查人员相应的责、权、利。生物安全检查可以作为内部审核的补充内容,但不能代替内部审核。

例10　不符合的识别与控制

1　目的

通过建立和运行不符合安全工作的控制程序,及时识别和有效控制不符合安全要求的活动或现象,避免或减少安全管理工作的差错发生,确保生物安全管理体系有效运行和实验人员的安全。

2　适用范围

适用于实验室生物安全体系管理。

3　职责

3.1　生物安全负责人负责实验室生物安全日常监督管理,负责组织实施内部审核工作,对不符合项进行定性确认。

3.2　实验室负责日常管理与自查,主动识别不符合项和潜在风险,提出纠正措施和改进意见并加以落实。

3.3　生物安全管理部门负责组织单位的生物安全监督检查。

3.4　实验室生物安全监督员负责监督与管理。

4　管理要求

4.1　不符合定义

不符合是指"未满足要求"。这里的要求主要指审核依据的要求,包括检测标准的要求、生物安全管理体系文件的要求、实验室的要求、法律法规以及认可机构的要求等。这些都是明示的、规定的要求。未满足"要求"就构成不符合。

4.2　不符合分类

4.2.1　按严重程度分为严重不符合项和轻微不符合项。

①严重不符合项是指与管理体系要求严重不符合或可导致管理体系失效,或会产生严重后果的事件,或同一要素中违反管理体系要求的一般不符合项数量太多。

②轻微不符合项是指与管理体系标准要求轻微不符合或违反管理体系要求的孤立的事件。

4.2.2　按性质可分为体系性不符合、实施性不符合和有效性不符合。

①体系性不符合是指生物安全管理体系文件规定不妥当、资料配备不充足、机构划分不合理等问题。

②实施性不符合是指规定的要求没有遵循,实际工作与规定不符的现象。

③有效性不符合是指最终的效果不佳。

4.2.3　不符合工作的识别

实验活动中的不符合工作,可出现在不同的工作环节,如生物安全监督员对日常安全工作的监督、仪器校准和消耗材料的核查、实验原始记录的核查、管理评审、内部审核和外部审核等。

4.2.4　不符合工作的评价

各环节的相关人员应对不符合工作进行严重性和性质的评价,按严重性可评价为严重不符合和一般不符合;按性质可评价为体系性不符合项、实施性不符合项和效果性不符合项。

4.2.5　不符合工作的控制

当发现有任何不符合实验室所制定的安全管理体系的要求时,实验室管理层应按需要采取以下措施(不限于):

①将解决问题的责任落实到个人。

②明确规定应采取的措施。

③只要发现很有可能造成感染事件或其他损害,立即终止实验室活动并报告。

④立即评估危害并采取应急措施。

⑤分析产生不符合项的原因和影响范围,只要适用,应及时采取补救

措施。

⑥进行新的风险评估。

⑦采取纠正措施并验证有效。

⑧明确规定恢复工作的授权人及责任。

⑨记录每一不符合项及其处理的过程并形成文件。

4.3　实验室管理层应按规定的周期评审不符合项报告,以发现趋势并采取预防措施。

5　支持文件

5.1　《实验室生物安全通用要求》(GB 19489—2008)。

5.2　《病原微生物实验室生物安全通用准则》(WS 233—2017)

6　说明与要求

不符合项是指在实验室设施设备、人员素质、实验活动、操作程序等任何一方面或其结果发生不符合实验室生物安全管理体系、国家法律法规或规定的要求。实验室通过建立并实施不符合项的工作控制程序,在尽可能早尽可能快地识别出这些不符合项,一旦识别存在不符合项,就应该依据实验室的不符合项工作控制程序加以纠正和改进。

不符合项可以发生在管理体系或技术工作的每一个环节,如日常监督不到位、偶然事件、设备使用与维护、内部审核等。

当识别出不符合项的存在,应对不符合项产生的原因、责任人、严重程度及对体系的适用性等进行深入分析,同时,要看是否已经导致安全隐患或已对实验人员产生潜在危险,如果问题比较严重或可能导致安全事故的要立即进行纠正,停止实验活动,并采取相应的补救措施。对不符合项进行整改,整改后要对所采取的措施进行跟踪验证,确定其有效、已消除不符合项工作的根本原因。

所以,对不符合项工作的识别控制程序应强调主动识别风险,尽早发现不符合项工作,尽早采取补救或纠正措施。并明确各自职责、工作流程、纠正措施有效性的验证与评价方法,以及对记录不符合项工作识别与控制的整个过程。

严格来讲,任何事故或不符合项都是有先兆的,只要思想上重视,责任心强,严格按照管理体系要求去履行,就一定能将安全隐患消除在萌芽状态。此外,一些看似很小的隐患但不及时采取措施加以纠正,经过风险累积以后,也可能酿成大的安全事故,应引起特别的重视。

例11 纠 正 措 施

1 目的

通过建立和运行纠正措施程序,对已发生的不符合项、偏离管理体系或技术运作中的政策和程序的活动进行控制,保证生物安全管理体系的有效运行和实验人员的安全。

2 适用范围

适用于实验室生物安全体系管理整个过程。

3 职责

3.1 生物安全监督员、责任部门及职能管理部门负责原因分析。

3.2 相关部门按照要求完成纠正措施。

3.3 生物安全监督员以及发现不符合项的人员负责纠正措施的跟踪验证。

4 管理要求

4.1 原因分析

4.1.1 不符合工作产生的潜在原因包括:实验方法、样品包装与运输、检测程序、实验人员的专业技能和培训、实验器材与消耗品、设备及其校准及实验废弃物处置、实验室消毒等。

4.1.2 不符合工作产生的原因可能是多重的。在解决复杂问题时由职能管理部门(××科)、责任部门或生物安全监督员一起,对原因进行调查分析。

4.2 纠正措施的选择和实施

4.2.1 由不符合工作的责任科室制订纠正措施计划并以书面形式报生物安全。

4.2.2 采取纠正措施的力度必须要与问题的严重程度以及由此问题造成的风险大小相适应。

4.3 纠正措施的监控

纠正措施的实施和结果应由生物安全监督员协同生物安全管理部门进行跟踪验证,以保证纠正措施的有效性和适宜性。

4.4 修改文件

纠正措施的实施结果表明原先的生物安全管理体系文件有不妥或不适用之处,应由生物安全管理部门遵循《文件控制程序》修订文件,经单位生物安全负责人或生物安全委员会审核、法定代表人批准后实施。

4.5 附加审核

当偏离或不符合工作的性质比较严重时,应进行附加内部审核。

5 支持文件

5.1 《实验室生物安全通用要求》(GB 19489—2008)

5.2 《病原微生物实验室生物安全通用准则》(WS 233—2017)

6 说明和要求

6.1 纠正措施应从确定问题根本原因的调查入手,原因分析是纠正措施程序中的关键,往往也是最困难的。根本原因通常并不是很明显的或单一的,很有可能是多方面的,这时就需要大家仔细分析产生问题的所有原因,只有在找出根本原因后,才能有针对性地采取适当的措施以防止类似问题再次发生。当发生不合格或不期望发生的安全问题时,首先应该立即采取有效的纠正措施或者相应的补救措施,在纠正问题的同时或者纠正以后分析原因,采取相应的有效纠正措施。

同时要注意的是实施纠正措施可能会导致对原有管理体系文件的修订,因此应遵循《文件控制程序》,按规定修订文件并经批准后发布实施。

6.2 实验室应对纠正措施的实施结果进行跟踪验证和监控,以确保纠正措施是适当有效的,纠正措施跟踪验证应从问题根本入手,主要跟踪验证有没有类似问题再发生,这就需要实验室运行一段时间后才能具体客观判断。如果类似问题仍在发生,就应重新分析原因或采取新的纠正措施,直到不再发生类似问题时才能关闭对该不符的整改。

6.3 在实施纠正措施的过程中很有可能会发现一些其他潜在的风险,如果发生的可能性很大,应采取必要的预防措施。

6.4 在编写"纠正措施"时应注意理解"纠正"和"纠正措施"的含义与不同。

6.5 实验室应指定纠正措施的控制程序,明确执行部门并规定相应的权利,保证其在出现不符合项(不合格)或管理体系、技术运作中出现偏离要求和程序的情况下予以执行。

例12 预 防 措 施

1 目的

通过建立和运行预防措施程序,消除导致潜在不符合或其他潜在的不期望情况发生的事件,事先主动通过分析、评估并确定潜在的不符合因素,识别存在的趋势和风险,采取措施防止或减少,甚至杜绝不符合项的发生,保证生物安全管理体系的有效运行。

2 适用范围

适用于实验室生物安全体系管理整个过程。

3 职责

3.1 相关部门根据开展实验室活动发现的潜在问题,制定预防措施,并上报。

3.2 生物安全负责人负责组织人员分析原因,提出解决方案。

3.3 相关责任部门负责预防措施的实施。

4 管理要求

4.1 预防措施的信息来源

预防措施的信息来源包括各实验室反馈意见和信息,生物安全管理体系运行监督检查信息,趋势分析,风险评估分析等。

4.2 预防措施的制定和实施

4.2.1 预防措施可以是检测技术方面的,也可以是安全管理体系方面的。因此,相关科室应根据各自开展的实验活动项目的性质在执行体系文件或实验活动过程中发现的潜在问题及时予以反馈,以便管理部门采取预防措施,防止问题的发生。

4.2.2 在制定预防措施前应评价制定预防措施的需求。

4.2.3 一旦确定要制定预防措施,应对各项原因进行调查分析,策划确定所需改进的措施和要求。

4.2.4 在措施的实施过程中应由生物安全管理部门进行监控以减少类似的不符合情况发生的可能性。

4.2.5 各相关部门应在平时的工作中注意做好各类危害因子控制以便于进行趋势分析、风险分析。

4.3 文件修改

预防措施在评审验证了有效性并表明原管理体系文件有不妥之处时应遵循《文件控制程序》对原文件进行必要的修改。

4.4 确定不符合的潜在原因

4.4.1 潜在的不符合项的原因可能是多方面的,可能存在于安全控制或实验活动运行中,也可能是由管理体系本身不够完善引起,应对原因进行全面和准确的分析和识别。

4.4.2 可对从生物安全监督员、内审员、实验室反馈和管理层等处收集的审核信息进行分析,寻找潜在的不符合项。

4.5 制定和执行预防措施

4.5.1 在确定潜在的不符合项的来源的基础上,由相关人员报生物安全管理部门,生物安全管理部门上报生物安全负责人,由生物安全负责人组织相关人员分析原因,找出解决方案。

4.5.2 由相关责任部门实施预防措施。

4.6 预防措施的监控

预防措施的实施应按《预防措施程序》执行。在启动预防措施时,生物安全委员会组织人员对其进行评审,除对运作程序进行评审外,还可能涉及趋势和风险分析。

5 支持文件

5.1 《实验室生物安全通用要求》(GB 19489—2008)

5.2 《病原微生物实验室生物安全通用准则》(WS 233—2017)

6 说明和要求

6.1 生物安全管理体系的主要作用之一不是查出不符合项,关键在于预防不符合项的发生,因此制定预防措施程序的主要目的是对发现的潜在生物安全风险,及时采取预防措施以防止或避免问题的发生。预防措施强调的是预先主动行动的过程,实验室通过识别不符合的潜在原因,识别改进机会,重点应放在找出需要改善的地方和潜在的不符合,防患于未然,预防发生不符合,实现持续改进。

6.2 潜在不符合的识别应包括实验室生物安全管理体系和技术层面的相关范畴。

6.3 预防措施是一种事前主动识别的过程,而不是对发现问题的反应,对已发现问题的反应属于不符合工作的控制和纠正措施要素范围,应注意两者间的区别和不同。

6.4 预防措施管理要求

制定预防措施程序,应包括两方面的内容,一是预防措施的启动,二是预防措施的实施和控制。启动阶段包括计划、调查研究、分析数据和信息资料,并在此基础上制定预防措施计划,为实施和控制工作奠定基础,以确保预防措施的有效性。

预防措施程序应包括下列内容:识别确定实验室潜在的不符合及其原因;对防止不符合发生的措施的需求进行评价;确定和实施所需的措施;记录采取

措施的结果;对所采取措施进行验证。

6.5 识别潜在的不符合的原因

为了识别潜在的不符合的原因,首先要收集相关信息和数据等资料。为识别潜在的不符合,采取预防措施需要的信息量要比纠正措施需要的信息量更大更全面。实验室要在收集信息的基础上,识别潜在不符合,就应从大量的信息中去发现隐含的问题,从现象中发现和揭示潜在的、可能发生不符合的系统原因。

6.6 预防措施过程

6.6.1 预防措施启动

如曾经出现不符合的安全工作必须启动预防措施,以减少类似不符合情况发生的可能性。每次内部审核或监督检查、评审后启动预防措施,消除所有项目可能发生的不符合的潜在原因,每次管理评审都对预防措施实施效果进行评价。

6.6.2 预防措施计划

基于潜在问题的根本原因,实验室可能有多种预防措施,根据潜在问题的重要程度,措施的成本、问题的风险大小等来决定采取何种措施,并选择和实施防止问题发生的措施,采取的措施应和问题的风险大小和严重程度相适应。如果需要采取措施,应指定预防措施计划。

6.6.3 实施和监控有效性

制定预防措施后实验室应有计划地组织实施与监控,以防止不符合情况发生的可能性,并根据情况改进体系。事后应对预防措施进行评价。预防措施所有的相关记录要求,应作为管理评审的信息输入。

例13 改 进 措 施

1 目的

通过建立和运行持续改进程序,确保管理体系得到持续改进,为实验活动安全提供保障。

2 适用范围

适用于实验室生物安全体系实施的持续有效的管理。

3 职责

3.1 生物安全委员会负责对生物安全管理体系的定期评审。

3.2 生物安全管理部门科对不符合实验室生物安全管理要求工作的纠

正和潜在的不符合项的预防进行系统的评审。

3.3　相关科所对存在的不符合项进行纠正与改进。

4　管理要求

4.1　生物安全委员会应每年定期对生物安全管理体系进行系统评审,以识别所有潜在不符合项来源,识别对管理体系或技术的改进机会。

对需持续改进的管理政策、法律、法规及管理体系文件进行跟踪,并通过内审、评审提出改进意见提交管理评审。

4.2　生物安全管理部门对不符合实验室生物安全管理要求工作的纠正和潜在的不符合项的预防进行系统的评审,以寻找改进和提高的机会,提交管理评审。

4.3　生物安全负责人通过监督检查提出的改进意见,内部审核和外部审核的结果,对生物安全监督员监督结果、能力评估结果的分析等,对安全体系内需要不断改进的问题进行有效性审核,并与最高管理层沟通。

4.4　科所负责人协助生物安全管理部门对生物安全管理体系内人员、实验室材料、实验室活动、实验室内务、实验室设施设备管理、废物处置、危险材料运输、应急措施、消防安全及事故报告等内容进行跟踪,并收集和整理各要素现行有效的标准、记录等资料,组织各类人员对更新的相关内容开展验证,保证所从事的实验活动安全可靠并能够在持续改进中现行有效和满足政策、法律、法规和安全管理的需要。

4.5　生物安全管理部门应充分了解本单位实验室生物安全方针和安全目标的执行情况,并根据发展计划对安全目标提出持续改进意见。

5　支持文件

5.1　《实验室生物安全通用要求》(GB 19489—2008)。

5.2　《病原微生物实验室生物安全通用准则》(WS 233—2017)

6　说明与要求

持续改进一般是指增强满足生物安全管理要求的循环活动,持续改进是为了使生物安全管理体系持续有效。

持续改进要求实验室不断寻求改进的机会,以减少不满足相关安全要求的风险或适应新的要求或自我提高。寻求持续改进机会的意识和活动应始终贯穿于实验室的各项活动中,所以,对持续改进的过程和活动应进行策划与管理。

为了促进实验室安全管理体系的持续改进,实验室应关注以下问题:

①通过安全方针建立一个激励改进的氛围和环境。

②通过安全目标明确改进方向。

③通过监督、检查、评审、数据分析、内部评审、管理评审、意见反馈、实验室之间交流等途径不断寻求改进机会,并提出适当的措施与安排。

④可通过纠正措施、预防措施以及其他适用措施实现改进。

⑤通过建立实验室的安全文化、继续教育、科研与学术活动等寻求新的改进目标。

⑥实施建议:一是采集实验室内外部与生物安全有关的信息,包括问题和提高有效性、适应安全管理新要求和新期望等方面的信息。二是要主动寻求改进机会和识别改进需要。三是明确需要改进的问题,确定改进目标。四是识别偏离安全目标的原因或存在体系与适应环境方面的差距,制定改进措施和改进目标。五是实施改进措施并验证其结果,正式采纳所作的变更。

例14　内　部　审　核

1　目的

为验证单位建立的生物安全管理体系是否持续符合相关法律法规、国家标准等的要求,验证实验室的运行是否持续符合生物安全管理体系的要求,证实实验活动和有关结果是否符合安全计划的安排,以及这些安排是否有效地实施并达到预定目标,实验室设立单位应根据预定的日程表和程序,定期(通常为12个月)对实验活动进行内部审核,对不符合的工作进行纠正,并为管理体系的改进提供依据。

2　适用范围

适用于实验室生物安全体系运行管理。

3　职责

3.1　生物安全负责人负责组织实施生物安全管理体系内部审核,并指定内审组长。

3.2　内审组长负责内审计划的制订、实施,及内审报告的编制。

3.3　内审员按要求编制核查表,并实施内审工作。

4　管理要求

4.1　内审的要求

内审计划涉及生物安全管理体系中全部要素和全部活动,以及所有场所与部门。生物安全负责人负责按照日程表的要求和管理层的需要策划和组织内部审核。管理体系审核应聘请经过培训、有资格的人员进行。内审员可以是本单位的人员,也可以邀请外部人员,内审分工时,要注意内审员与被审核的工作无直接责任关系。

4.2　内审的组织

4.2.1　生物安全负责人指定内审组长,内审组长提出内审小组或人员名单的建议,经生物安全负责人批准后组成内审组。

4.2.2　内审组长制定内部审核实施计划。

4.2.3　内审员根据审核要求和审核部门的具体情况编制检查表。

4.2.4　内审组长组织开展内审工作,并负责编制《生物安全管理体系审核报告》。

4.2.5　内审员根据《生物安全管理体系内部审核检查表》对受审部门管理体系运行情况进行现场审核,内审员应客观公正,对发现的不符合项要详细记录。

4.2.6　内审开具的不符合项报告要得到受审部门负责人确认。

4.3　内审中发现问题的处理

当内审中发现的问题导致对运作的有效性或对实验室生物安全发生影响时,应立即采取纠正措施。

4.4　内审活动的记录

审核活动所涉及的全部领域、审核发现的情况和因此采取的措施,应予以记录。

4.5　内审活动的跟踪

应对内审活动进行跟踪,必须对内审中所采取的纠正措施的实施情况及其有效性进行验证并加以记录,内审的结果以及内审中所采取的纠正措施的有效性应向管理评审报告。

5　支持文件

5.1　《管理体系内部审核程序》

5.2　《实验室生物安全通用要求》(GB 19489—2008)

6　说明与要求

审核是指获得审核证据并对其进行客观的评价,以确定满足审核准则的程度所进行的系统的、独立的并形成文件的过程。

内部评审又称第一方审核,适用于组织的内部目的,由组织自己或以组织的名义进行,可作为组织自我合格的基础。

内部审核的目的主要是验证实验室的生物安全管理体系是否符合审核所依据的准则要求以及其运行是否持续符合生物安全管理体系要求。

6.1 内部审核的程序

6.1.1 要求实验室制定内部审核程序,来规范内部审核的运作。由于内部审核是实验室在生物安全管理体系运行过程中进行自我诊断、自我提高、自我完善的不断改进过程,因此,需要建立内部审核程序来规范审核活动,明确内部审核的要求,阐明内部审核的实际步骤、记录要求,确保内部审核能够达到预期目标和效果。

6.1.2 实验室应对内部审核工作进行事前策划,如制定内部审核计划,包括内部审核日程表,明确审核的依据、审核时间、审核人组成、审核的范围和区域、审核的准则条款或被审核的活动。内部审核不同于一些突击检查和日常监督,是一种有计划的需要精心准备的安全管理活动。

审核前应明确每一位审核组成人员所负责审核的内容和部门、活动和安全管理体系的要素,审核员应具备与所审核活动相关的技术知识专业背景及安全防护要求。

6.2 内部审核的周期

一般内部审核的周期为一年,即两次完整的内部审核活动的最大时间间隔一般不超过 12 个月,要求每次内部审核应覆盖生物安全管理体系所涉及的全部实验活动和要素。特别是对一些安全重点部位、实验活动和薄弱环节等必须重点审核。

虽然标准要求内部审核周期为一年,但实验室也可以根据自身情况缩短内部评审周期。

6.3 内部审核的记录

实验室应记录审核活动的领域、审核发现的情况和因此而采取的纠正措施。审核活动的领域是指审核的部门、审核的地点和审核的活动以及审核的要素。

内部审核的记录要求做到清晰、完整、准确、真实、客观,因为内部审核记录既是一次内部审核活动的记载,也是管理评审活动的重要输入内容之一,同时也可以作为下一次内部评审活动参考。

内部审核中形成的记录应按照实验室有关规定要求及时归档保存。

例15 管 理 评 审

1 目的

单位最高管理者(院长或主任)根据预定的日程表和管理评审程序,定期对实验室的生物安全管理体系和实验活动进行评审,以确保其持续适用和有效性,并进行必要的更改或改进。

2　适用范围

适用于实验室生物安全体系管理运行状况的评审。

3　职责

3.1　实验室最高管理者(主任或院长)负责组织实验室生物安全管理评审工作的开展,并形成管理评审决议。

3.2　生物安全管理部门负责各部门的管理评审输入资料的汇总。

3.3　生物安全负责人负责跟踪和验证管理评审决议的实施。

4　管理要求

4.1　管理评审的内容

实验室的生物安全管理体系应定期评审,这个周期不超过12个月,以确保其持续适用性和有效性。该评审应由单位最高管理者主持,在其规定的时间内进行,并应评审至少以下12项内容。

4.1.1　实验室的安全方针和目标是否正在被实现,为此实验室应评价在过去一年中所取得的成效是否达到、完成或超过安全方针和目标的要求。

4.1.2　管理人员和生物安全监督人员一年来管理与监督的状况,是否达到预期要求。

4.1.3　最近内审的结果表明实验室的生物安全管理体系运行是否受控,是否有效。

4.1.4　纠正措施和预防措施进行情况如何。

4.1.5　对外部评审的结论进行分析,对改进本实验室生物安全管理体系是非常有帮助的。

4.1.6　对实验室能力验证、人员培训的结果进行分析,对改进实验室的技术能力是有帮助的。

4.1.7　分析实验室工作量和工作性质是否有较大变化,以便采取措施更好地适应和满足这种变化的要求。

4.1.8　实验室的反馈意见能帮助实验室更好地找到自己的问题,改进后可以更好地满足安全管理的需求。

4.1.9　对实验室或其他方面的投诉进行评审,这是实验室改进的起点。

4.1.10　对管理体系的有效性提出持续改进的建议。

4.1.11　其他相关因素,如资源、职工培训等。

4.1.12 日常管理议题。

4.2 管理评审的实施。

4.2.1 单位最高管理者主持管理评审会议。

4.2.2 生物安全负责人报告生物安全管理体系运行情况,有关部门负责人报告相关内容。

4.2.3 与会者展开讨论,单位最高管理者作出决定。

4.2.4 生物安全管理部门应对管理评审中发现的问题和由此采取的措施进行记录,并把管理评审结果整理成文,下发到各责任部门。

4.2.5 各责任部门要执行管理评审意见,包括管理评审中发现的问题及由此采取的措施。

4.2.6 责任部门负责人应将评审输出列入工作计划,并确保这些措施在适当的合理的和商定的日程内得到实施。

4.2.7 生物安全负责人负责跟踪和验证管理评审决议的实施。

4.2.8 生物安全管理部门做好各项记录,并整理归档。

5 支持文件

《实验室生物安全通用要求》(GB 19489—2008)

6 说明和要求

管理评审是最高管理者定期系统地对质量管理体系的适宜性、充分性、有效性进行评价,以确保其符合生物安全管理方针和生物安全管理目标。因此,管理评审应由最高管理者负责。

管理评审是在综合实验室内部、外部各种信息的基础上,对生物安全管理体系的适宜性进行的一次评价活动,是对生物安全管理方针、目标是否符合期望以及是否切合实验室的发展、生物安全管理体系是否持续适应内外部变化、预定目标是否实现等进行的全面分析,并通过分析提出相应的措施要求,实现生物安全管理体系的不断改进与持续有效。

管理评审工作的要求具体如下:

6.1 管理评审周期

管理评审的典型周期为 12 个月,特殊情况下,如有充分的证据表明实验室的生物安全管理体系稳定运作,实验室内部没有重大变化,外部要求和所从事实验活动没有显著发展或变化,管理评审周期可能超过 12 个月。

6.2 管理评审的策划

管理评审应事先进行策划,并制订相应的计划、日程表,计划应明确管理评审的时间、地点、依据、参加人员和管理评审的具体内容。管理评审计划应提前发送相关部门和人员让他们有足够时间进行分析与准备,以确保管理评审时予以有效评价。

管理评审可以以会议的形式一次性完成,也可以根据不同的议题分阶段进行。最高管理者应主持管理评审,并对管理评审的有效性负责,实验室管理层人员也应参加管理评审,并就各自分管工作的运行情况提出分析报告。

6.2.1 政策和程序的适用性

主要是指安全方针和安全目标的适宜性以及生物安全管理体系文件的适宜性,实验室根据近 12 个月来的运行情况,分析预定的安全目标是否达到,目标的量化指标是否切合实际,政府部门是否有新的要求,是否根据实验室内部或外部要求的变化予以调整。

6.2.2 管理和监督人员的报告

生物安全管理部门对近一年单位的管理和监督情况进行分析总结,识别出问题,并提出改进建议。

6.2.3 近期内部审核的结果

在最近一次内部审核的结果中,除了实验室运行与审核依据的符合性结论外,应特别关注不符合项的情况,如不符合的严重程度、不符合项的分布情况、不符合的趋势以及改进措施的需求。

6.2.4 纠正措施和预防措施

对纠正措施和预防措施的分析可结合实验室日常运行和内部审核,以及分析措施的实施情况和验证情况。识别出需要加强管理和监督的环节及改进事项。

6.2.5 由外部机构的评审

外部机构进行的评审,可以是政府监督部门对实验室进行的评价活动,也可以是认可机构对实验室的评审,从评审结论中识别出措施要求。

6.2.6 工作类型的变化

通过实验室工作类型的变化分析,可以识别出对人员、设施设备和其他场所、对培训的需求等关键内容。这也是管理评审的一项重要输入。

6.2.7 改进的建议

改进建议可以是日常管理工作中识别出的改进机会,也可以是通过上述事项的分析等环节识别出的改进措施要求,并提出相应建议,提交管理评审来作最终决定。

6.2.8 其他相关内容

实验室认为有必要输入管理评审的重要事项,如安全管理活动及通过内部监督等识别出的人员培训的需求,都应输入管理评审,以便作出必要的措施决议。

6.2.9　管理评审的输出和记录

一般来讲管理评审的重要输出内容就是识别出改进措施,并对生物安全管理体系进行必要的调整。

对实验室识别出的改进建议,管理评审输出的措施决议应做好记录,记录做到规范、齐全、完整、真实、清晰,并及时整理归档保存。

例16　人 员 管 理

1　目的

对生物安全管理人员和实验人员从事实验活动的准入要求作出规定,确保实验人员身体健康和实验室生物安全。

2　适用范围

适用于从事病原微生物实验活动管理、检测和相关的辅助、工勤人员及外来人员的培训、能力测试、准入审核的管理。

3　职责

3.1　人事部门或生物安全管理部门负责人员的日常管理及相关人员本底血清的管理,其他相关职能部门负责各自职责范围内的工作。

3.2　各科(处、所)负责本科所实验人员或工勤、辅助人员的资格审核与能力评估及实验活动规范性监督。

3.3　生物安全委员会负责各实验室实验人员和工勤、辅助人员的资格监督检查。

3.4　生物安全管理部门负责单位层面的生物安全培训,实验室及研究部门负责各自专业技术和技能的培训,包括操作技术和操作规范、个体防护、消毒及设施设备操作和维护等培训。

3.5　人事科负责健康人员健康管理,包括个人健康档案的建立、免疫接种、上岗考核和资质审查等。

3.6　实验室或研究部门负责本部门从事高致病性病原微生物实验活动人员的健康监护,生物安全管理部门负责人员健康监护的监督。

4　管理要求

4.1　主要工作内容

4.1.1　实验室设立单位应为相关人员建立个人健康档案。

4.1.2　生物安全管理部门应对所有相关人员定期进行生物安全知识培训

和安全教育,做到全覆盖,并对培训效果进行评价。

4.1.3　应对从事高致病性病原微生物及高风险实验人员定期留取本底血清。

4.1.4　定期组织相关人员进行健康体检。

4.1.5　对不同岗位的人员经评估提供必要的免疫接种,必要时要求预防性服药。

4.1.6　对从事高致病性病原微生物实验活动和高风险的人员进行健康监护。

4.2　各科(处、所)负责人每年应进行一次实验人员、辅助人员和工勤人员的资格审核和能力评估工作,并将审核和评估情况以书面形式向人事部门备案。生物安全管理部门负责组织相关人员进行年度生物安全培训。

4.3　对有特殊过敏体质或其他不适合相关实验活动的技术人员应及时向人力资源管理部门提出建议要求进行岗位调整。

4.4　实验室设立单位与各科(处、所)应为从事各项实验活动、辅助工作的实验人员提供足够的专业培训和继续教育机会,使其有能力承担和适应相应的专业技术和安全管理工作。

4.5　各科(处、所)应主动、及时告知相关实验人员所从事的专业工作可能存在的风险,并签订知情同意书。

4.6　对新上岗人员或实习进修人员及横向合作等外来人员,科(处、所)应负责安排带教老师指导其工作,直至其能熟练独立开展工作为止。

4.7　科(处、所)不得让处于试用期内人员、实习进修人员单独从事具有潜在风险的实验活动。

4.8　科(处、所)生物安全监督员负责监督检查,发现不符合要求现象时,有责任加以纠正或制止,并及时报告科所负责人。

4.9　实验室设立单位应为实验活动相关人员提供足够的完成岗位专业任务的实验环境、设备设施及其个人安全防护用品和条件。

4.10　人员准入要求

4.10.1　实验人员

①应具备该岗位的知识背景及本专业技术能力。

②熟知国家相关政策、法律法规及标准。

③经过岗前培训能熟练掌握该岗位的专业技术、具备独立操作能力和准入资格。

④熟悉掌握实验室生物安全管理要求。

⑤定期参加相关培训和继续教育,并考核合格,持证上岗。

⑥实验人员应自觉参加科所或单位提供的培训和继续教育,并严格按照

规定程序和要求开展实验活动,不得擅自改变检查程序或超范围开展实验活动,特别是高致病性病原微生物的实验活动应严格限制在规定范围和工作场所内开展。

⑦对从事高致病性病原微生物实验活动的实验人员要加强健康监护,一旦出现类似新操作的高致病性病原微生物体征或表现时应立即向科所负责人报告,并按照规定程序进行处理。

⑧在高等级生物安全实验室(BSL-3)内不得连续长时间进行实验活动,应控制在4小时之内。

4.10.2 辅助或工勤人员及外来横向合作人员。

①应熟悉岗位相关的专业知识。

②自觉参加岗前培训和安全教育。

③自觉遵守实验室有关制度。

④严格按照规定程序开展工作。

⑤从事相关工作时应自觉做好自身个人防护。

⑥一旦出现意外情况应立即向指导老师或项目负责人报告。

4.10.3 实习、进修人员

①实习、进修人员进入实验室前,单位和所在科所应事前对其进行必要的安全培训和专业技术指导。

②实习、进修人员不得单独从事具有风险的实验活动,必须在指导老师的指导下开展工作。

③一旦发生各种意外,指导老师有责任指导其进行有效处置。

5 支持文件

5.1 《实验室生物安全通用要求》(GB 19489—2008)

5.2 《病原微生物实验室生物安全通用准则》(WS 233—2017)

5.3 《病原微生物实验室生物安全管理条例》

6 说明和要求

实验室人员管理是实验室生物安全管理的关键内容,也是确保实验室生物安全的重要保证。实验室应根据实验室大小、实验活动种类、性质和难易程度设置不同工作岗位和职责,并根据生物安全管理需要设置安全管理岗位,协助实验室主任、生物安全负责人做好实验室生物安全日常监督管理。

在影响实验室生物安全的诸多因素中,人是最关键的因素,也是最重要的资源,实验室应特别重视对人员的管理和培养,应有一个系统的规划,根据实验室的发展要求,识别和建立对人力资源的需求和管理机制。

对人员的管理中重点应抓住相关岗位人员的专业背景、岗前培训及实验活动的规范性等关键环节。

实验室生物安全管理应重点关注以下几个要点：

①应有明确的人事政策和岗位职责要求。

②应有可靠的人力资源保障。

③应规范做好人员的培训和能力评估。

④应有具体措施确保各类人员的权利与职业安全。

⑤做好人事档案的维护与管理。

⑥能为实验人员提供必要的安全防护基本条件。

实验室的基本任务是完成各种样本的检测、科学研究等,在建设和管理时应充分考虑从事实验活动及辅助人员的身体健康和生命安全。

实验室应制定有关人员的准入要求、培训计划、免疫保护等制度和措施,并定期对实验人员胜任该岗位工作的能力进行评估,发现不适宜从事相关岗位工作的应及时予以调整。

例 17　实验材料管理

1　目的

规范实验室实验材料的管理,保障实验室工作的需求,保障实验过程的安全。

2　适用范围

适用于实验室使用的实验材料的安全管理和实验用材料的采购、使用等管理。

3　职责

3.1　生物安全管理部门或设备管理部门负责实验材料的采购、供应商的资质、信用评价、管理和监督。

3.2　各实验科室或研究部门负责各科实验材料的申请、领用和适用。

3.3　生物安全管理部门负责实验材料管理的监督。

4　管理要求

4.1　实验材料管理

4.1.1　后勤保障部门负责实验材料包括危险化学品的采购、储存和拨付,应确保所有与安全相关的实验材料只有在经检查或证实其符合有关规定的要求后投入使用,并应保存相关活动记录,不局限于来源、接收、使用、处置、存放、转移、使用权限、时间和数量等内容。相关记录要求安全保存,保存期限不少于 20 年。

4.1.2　使用科所应制定选择、采购、采集、接收、查验、使用、储存实验材料的制度和年度计划,以保证提供合格、安全的实验材料。

4.1.3　实验室负责人应指定专人负责本科所实验材料的管理,制定科所实验管理制度,以保证实验活动过程的正常进行和安全。

4.1.4　实验室应正确及时地对实验室内所用的实验材料进行评估,评估具有危险性的实验材料建立清单,并妥善保存,定期检查。

4.1.5　后勤保障部门负责为实验室提供物理安保措施,以确保实验室危险材料的安全。

4.2　实验材料采购

4.2.1　采购计划与技术要求

①实验室项目负责人应于每月第一周内,将所需的试验用实验材料(下称材料)申购计划报科(研究)所(室)负责人审批。对于难采购的材料,应提前一个月提出申购计划。

②申购计划批准后由药械科负责指定专人采购;对部分特殊的实验材料,经 ×× 科批准后可由科室自行采购。

③试验过程中使用的各种材料,如生化试剂、蒸馏水、玻璃器皿、高纯气体(二氧化碳、氧气等)等对实验工作的生物安全有重要影响的,必须严格控制。因此申报计划应写明对采购材料的技术要求,作为采购和验收的依据。

4.2.2　合格供应商的选择和资质评定工作由药械(总务)科负责进行。

4.2.3　采购材料的验收

①正常情况下,使用的各类试验材料只允许从定点供应厂商采购。采购时,采购人必须查验出厂合格证。

②验收时,由 ×× 科(处、所)按申购计划提出的技术要求、合格证(信誉卡)组织验收并做好记录。自行采购的实验材料,可由科室会同 ×× 科验收人员一起验收。

③不合格材料由药械科负责退货或经评定降级使用。

4.2.4　采购材料的保管。

①采购材料由科(处、所)负责人指定人员进行保管。

②采购的材料应分类存放,摆放整齐,标识清楚,保持卫生,保持适当的温度,注意通风和维护。

③采购材料保管库应注意防火、防霉、防蛀、防爆、防盗工作,由专人管理。无关人员不准入内。

5　支持文件

《实验室生物安全通用要求》(GB 19489—2008)

6　说明和要求

实验材料是实验检测工作的基本资源和材料,实验材料的好坏直接影响实验结果的准确与质量,同时还会影响到实验人员的安全。因此,实验室应加强对实验材料的采购和使用管理,尤其要加强实验危险材料的管理,建立相应的管理制度和工作流程,以确保实验室检测工作顺利完成和实验人员的安全。

虽然我国目前还没有出台实验材料方面的专门的具体规定,但是每个实验室应根据各自开展的实验活动性质对实验材料进行有序管理,管理重点应放在对实验材料供货商的资质评价、实验材料采购程序、实验材料正确使用及实验后实验材料的正确无害化处置等环节,以确保实验材料的质量和安全。

因此,根据上述要求,实验室应建立实验材料管理制度,采购、供应工作审批流程,建立接收、使用、处置、存放、使用权限、数量等方面的管理措施。

在实验材料中对个体防护相关的材料管理更为关键,应十分重视个体防护用品的采购、验收、使用的监督管理,使每个环节得到有效控制,确保使用安全。

对实验材料整个管理过程应形成书面记录,定期归档保存,其保存年限不少于20年。

例18　实验活动管理

1　目的

实验活动的管理是整个实验室安全管理的重中之重,也是最容易发生实验室生物安全事故等意外事件(事故)的必然过程。实验室设立单位应建立完善的管理制度和安全管理体系,对整个实验活动过程进行管理与风险控制,建立相应的审批、准入制度,并指定专人负责管理与监督。

在开展实验活动前应组织专业人员开展实验活动项目的风险评估,制定标准操作规程,对实验人员进行规范有效的系统培训(包括个体防护装备的正确选择和使用、实验室消毒),使实验活动的风险降低到最低限度,达到安全允许水平。

2　范围

适用于涉及的各种病原微生物实验活动的生物安全管理。

3 职责

3.1 生物安全管理部门负责组织专业人员对开展的实验活动进行风险评估,并制定标准操作程序。

3.2 各类实验室应根据风险评估报告的风险控制要求,严格管理,并规范开展实验活动。

4 管理要求

4.1 生物安全管理部门应组织制定有计划、申请、批准、实施、监督和评估实验活动的政策和工作程序。

4.2 实验室负责人应指定每项实验活动的项目负责人和安全监督员。

4.3 在开展实验活动前,应了解实验活动涉及的任何风险,掌握良好的工作行为,实验室设立单位应为实验人员提供在风险最小情况下进行工作的详细指导,包括个人防护装备的正确选择与使用。

4.4 涉及病原微生物的实验活动操作规程应有良好的标准操作手册和特殊操作的规定要求。

4.5 实验室应有针对未知风险材料操作的政策和工作程序。

4.6 实验室管理层应组织建立实验活动的准入制度和审批程序。

4.7 个人不得设立实验室或从事病原微生物实验活动。

4.8 实验室禁止开展国家明令禁止的实验活动。

4.9 实验室不得开展风险不可控的实验活动。

4.10 未经批准实验室不得开展我国尚未发现或已经宣布消灭的病原微生物实验活动。

4.11 实验室不得超范围开展实验活动。

4.12 实验室应依法进行备案,未经备案不得开展实验活动。

4.13 实验室应具备开展的实验活动风险相适应的硬件设施设备。低等级病原微生物实验室不得从事国家病原微生物目录规定应当在高等级病原微生物进行的病原微生物实验活动。

4.14 实验室不得允许未经准入审核的人员进入实验室开展实验活动。

5 支持文件

5.1 《中华人民共和国生物安全法》

5.2 《病原微生物实验室生物安全管理条例》

5.3 《实验室生物安全通用要求》(GB 19489—2008)

5.4 《病原微生物实验室生物安全通用准则》(WS 233—2017)

5.5 《人间传染的病原微生物目录》

6 说明与要求

实验活动是实验室建设和管理的核心,也是发生实验室感染等意外事件的必然过程,为了确保实验室生物安全,防止实验活动过程意外事件的发生,要求完善和加强对实验活动的规范与管理。

实验室管理层应建立对实验活动的控制、监督和管理政策,实行实验活动准入制,建立计划、申请、审批、监督、评估制度和程序,尤其要落实在实验活动前进行风险评估,使所有参与活动的人员了解实验活动过程中存在的风险,并掌握良好的操作规范,同时要建立能使实验活动风险降到最低水平的作业指导书,并得到很好的执行。

尤其要加强对未知材料和实验活动的管理,实验室应建立针对未知风险材料操作的政策和程序,当发现不具备条件的,应要求停止工作,更不能从事风险不可控的实验活动或操作。

实验活动的管理需要加强实验人员的安全教育和责任意识,防止个别实验人员违规开展活动和超范围开展实验活动,杜绝实验室生物安全事故的发生。

例19 实验室内务管理

1 目的

为确保实验室工作井然有序,切实做好生物安全防护工作,保证实验室环境整洁与人员安全。

2 范围

实验室和实验室全体实验人员。

3 职责

3.1 实验室负责人负责本实验室的内务管理,实验室检测人员负责各自工作区域内的日常内务管理工作。

3.2 实验室负责人应指定专人负责监督实验室总体内务行为。

3.3 实验室或研究部门的安全监督员不定期对实验室内务行为情况实施监督检查。

4 管理要求

4.1 实验室人员不得在实验室区域中饮食、穿戴或放置影响实验或安全的任何物品。

4.2　实验室工作人员在实际或可能接触了血液或其他污染材料后,即使戴有手套也应立即洗手。

4.3　摘除手套后、使用卫生间前后、离开实验室前、进食或吸烟前应例行洗手。

4.4　工作区保持整洁有序,禁止在工作场所存放能导致阻碍和绊倒危险的大量一次性材料。

4.5　所有用于处理污染性材料的设备和工作台面在每次工作结束后予以及时整理、清洁和消毒,以保持设备和台面的正常工作状态。所用消毒剂可以根据潜在微生物类别使用 75% 乙醇、0.5% 次氯酸钠等,用纱布蘸消毒液擦拭。

4.6　一旦发生任何的样本、化学品和培养物等的泄漏,应在第一时间组织专人进行必要的风险评估,之后根据评估结果使用经核准的安全预防措施、安全方法和个人防护装备对涉及的全部污染的设备、区域等予以彻底的清洁和消毒,以恢复实验室的安全运行状态。

4.7　实验室的内务行为规范应保持现行有效,一旦发生改变,应及时将修订的内务管理条款报实验室主任批准,并及时告知所有进入操作的人员,以避免发生无意识的风险或危险,并报生物安全管理部门备案。

4.8　在实验室行为、工作习惯或材料改变可能对内务和维护人员存在潜在危险时,实验室人员或生物安全监督员、部门负责人要及时报告给实验室安全负责人或本实验室主任,并书面告知中心内其他人员、设备维护保养人员的管理员。

4.9　内务行为工作的监督检查

4.9.1　实验室负责人应指定专人检查辖区环境、卫生情况,查看所有用于处理污染性材料的设备及工作台表面是否按规定要求使用适当的试剂清洁和消毒。

4.9.2　各项内务工作正常运行情况下,生物安全监督员每月应向实验室科所负责人汇报一次工作,并向生物安全管理部门上交各项内务工作自查表。

4.9.3　在巡视过程中发现异常情况,属力所能及的立即按《程序文件》有关要求解决,不能处理的要报告本实验室负责人或安全负责人,并填写《事故记录》。

4.9.4　安全监督员定期对实验室的生物安全管理体系运行情况实施监督,监督各部门负责人是否按照规定要求各负其责。监督检查实验室的内务管理,实验室工作人员是否按照生物安全管理要求操作,项目负责人及各类管理人员是否认真履行职责,是否按照规定要求填写记录。

4.9.5　实验室应定期组织生物安全自查,包括内务情况,每个月至少检查

1次,月底将自查表交生物安全管理部门备案。

4.10 实验工作服的管理

4.10.1 实验人员、实验辅助人员或其他外来的工程服务人员需要进入实验区域时,应在规定场所穿戴工作服或其他个人防护用品,工作完毕后须将工作服脱卸在规定的场所,手卫生后离开实验区域,严禁穿着实验工作服离开实验室,实验工作服应定期进行消毒洗涤,确保工作服的整洁,不得穿戴被污染的工作服等到公共场所(如会议室、食堂等)。

4.10.2 个人外套等衣物严禁存放在实验区域。

4.10.3 不同工作区域有必要时应穿戴不同的工作服和防护用品,严禁串穿或混穿。

4.11 实验室门禁区域内不得会客,接待设备、器材和试剂营销人员。

4.12 实验完毕后应及时清理实验台面和工作场所,并规范消毒。

4.13 实验室内不得堆放杂物,实验器材、试剂和用品应分类存放在试剂柜、实验台柜内。

4.14 实验室门禁管理

实验室应严格门禁管理,自觉遵守人员、货物和污物分开的要求进出实验室。

5 支持文件

5.1 《实验室生物安全通用要求》(GB 19489—2008)

5.2 《病原微生物实验室生物安全通用准则》(WS 233—2017)

6 说明与要求

实验室内务管理是指实验室日常班前、班后的常规保洁、卫生、消毒和工作台面整理等活动。这是一项日常常规活动,必须有相应的工作程序和制度加以保证。尤其生物安全实验室是进行病原微生物实验活动的场所,除了要保持整洁卫生外,更重要的是要对实验前后的实验空间进行必要的消毒、去污染工作,以防止病原微生物的逃逸及对实验环境的污染导致对实验人员造成伤害,同时防止发生交叉污染,影响实验结果准确性。

一旦发生感染性实验材料溢洒时,应启动应急处置预案,按照规定程序报告,由授权人处理,在对污染区域进行安全处置,消除污染源后,在确保安全的前提下,再进行实验室内务工作。

实验室日常或终末消毒应按照《消毒技术规范》(卫法监发〔2002〕282号)进行全面消毒。

实验室是实验检测、科学研究的专业场所,不得在实验区域从事与实验活动无关的事宜,实验室应制定相应的管理制度和内务工作要求,维持实验室正常秩序。

实验人员应遵守门禁管理程序要求,实现人、物通道分离,人员从更衣通道进出实验室,只有在搬运设备及实验物品时才能通过货物通道,货物通道平时应处于关闭状态,使其起到安全隔离屏障作用。

例20 实验室设施设备管理

1 目的

为加强和规范实验室硬件设施、设备(包括防护装备、检测设备及消毒设备等)管理,确保正确、科学、合理、规范操作和适用及维护,确保其正常运行和性能及安全。

2 适用范围

适用于和实验活动及生物安全管理相关的设施设备的管理。

3 职责

3.1 实验室设立单位负责制定设施设备的采购、维护、维修、检定、校准、核查和档案建立;设施设备的规范使用;设施设备的去污染的管理程序。

设施设备管理部门负责实验室设施设备的采购、维护、维修、检定、档案建立等。

3.2 使用部门负责设施设备的日常维护、送检及去污染等。

3.3 实验室及相关业务部门负责提出申请,设施设备管理部门负责设施设备采购的审批。

4 管理要求

4.1 实验室设立单位应配备足够的安全防护设施设备(包括个体防护装备),以满足实验室生物安全和实验检测的需要。

4.2 实验室配备选购实验室设施设备时应坚持安全首要原则,尽量选购生物安全型的设施设备。

4.3 实验室应制定设施设备的管理政策和程序,包括设施设备的完好性、监控指标、巡查计划、使用前检查、安全操作、使用期限、授权操作、消毒灭菌、禁止事项、定期校准或检定、定期维护、安全处置、运输、存放等,使实验设施设备在使用前、使用中、使用后、移动时均处于安全可控状态。

4.4 实验室应制定发生事故或意外泄漏时对设施设备的去污染、清洁和消毒的制度或处置流程。

4.5　所有需要维护、维修、报废或移出实验室的设施设备应事先进行去污染、清洁和消毒灭菌,同时仍然需要提示相关人员穿戴适当的个体防护装备。

4.6　要求明确标识出设施设备中存在的各种风险部位。

4.7　实验室设施设备投入使用前应确认其性能处于正常状态,符合实验室生物安全要求和相关标准,并形成记录。

4.8　个体防护用品使用前要求进行适配性测试,每次使用前应确认正确使用防护装备。

4.9　实验室的设施设备的操作和维护应由得到授权的人员负责,并严格按照规定的操作程序进行使用;应依据供应商的建议进行使用、维护。

4.10　实验室设备应在显眼处张贴设备标签,统一编号,注明校准或检定日期,及下次校准或检定时间,注明设备是否处于准用或停用状态。

4.11　实验室不得使用安全处置性能已经显示缺陷或超出规定安全限度的设施设备。

4.12　实验室应对设备建立技术档案,档案资料中应包括以下内容:

4.12.1　设备名称、型号、价格、统一编码。

4.12.2　制造商名称、序列号或其他唯一性标识。

4.12.3　验收记录(验收日期、状态、验收人等)。

4.12.4　采购日期和启用日期。

4.12.5　制造商提供的操作说明和设备清单。

4.12.6　使用记录、年度维护计划和维护记录。

4.12.7　校准或检定计划和记录。

4.12.8　设备维修记录。

4.12.9　维护、维修合同。

4.12.10　使用寿命年限。

4.12.11　安全检查记录。

4.12.12　设备使用或保管人姓名等。

4.13　在实验室内部应为实验人员提供设施设备的标准操作手册,供实验人员使用。

4.14　实验人员在使用、维护、检定或校准后应及时做好相关记录。

4.15　需要时实验人员应负责做好设施设备的去污染、清洁和消毒灭菌工作,并形成记录。

4.16　特殊的大型精密仪器设备应指定专人操作。

5　支持文件

5.1　《实验室生物安全通用要求》(GB 19489—2008)

5.2　《病原微生物实验室生物安全通用准则》(WS 233—2017)

6　说明与要求

实验室设施设备包括送排风系统、自动控制系统和安全防护设备、实验检测设备和消毒灭菌设备等,用于保护环境和实验人员及实验对象。实验设备包括生物安全防护设备和科学研究设备,安全设备包括屏障设备(有生物安全柜、负压隔离设备、高效过滤器、个体防护设备等)和消毒设备(高压灭菌器、焚烧炉、消毒喷雾装置等),而科学研究设备主要用于实验检测、科学实验等实验活动。

实验室设施设备管理的原则是优先满足生物安全要求,同时考虑其社会效益和经济效益。

实验室设施设备的管理主要是对实验室设计、建造的管理和设备采购、使用、维护、检定等全过程的管理与控制,通过管理使其符合实验室生物安全和质量的要求,主要体现在设施设备的使用和所需经费的保障上。在使用方面包括设施设备计划制定、调研论证、采购验收、安装调试、标识设置、档案建立、使用维护、检定校准、消毒灭菌、降级调拨、报废处理和性能评价等环节。

实验室设施设备的管理应从以下几方面入手:

①制定实验室设施设备的相关政策、制度。在生物安全管理体系文件中顶层明确实验室设施设备管理的目标和要求。

②制定符合实验室实际要求,并能有效执行的管理程序。

管理程序要明确设施设备管理的目的、适用范围、职责、工作流程、相关环节和接口,使整个管理过程有章可循。管理程序应涵盖设施设备运行的完好性监控指标、巡检计划、使用前核查、安全操作、使用限制、授权操作、消毒灭菌、禁止事项、定期校准或检定、维护、安全处置、存放等过程,确保设备在使用前、使用中、使用后、移动时均处于安全可控状态。

③制定详细、可行的作业指导书

作业指导书是实验人员或设施设备使用的重要参考资料和操作指南,因此,设施设备作业指导书应详实、清楚、齐全、明了。要求对设施设备的特点、性能、功能范围、设备使用条件、使用方法、注意事项、维护要求、环境条件、警示标识等说明清楚。为了便于使用人员阅读,可根据体系文件要求制作快速阅读卡片或上墙文件。

④仪器设备档案建立与使用记录管理

实验室应有专人负责实验室设备的管理与维护、检定校准及档案管理,尤其是生物安全设施设备,其档案能够体现对设备安全性能和状态的控制,除实验记录外,对使用、维护记录应完整保存,条件具备的可建立电子化实验室设施设备管理数据库,便于档案资料的汇总、统计、查询和分析,并形成报表。

⑤实验室设施设备去污染处置方案

实验室发生意外溢洒是不可避免的,由此产生对设施设备污染也是经常会发生的情况,为此,实验室应根据其所操作的生物因子的种类和危害程度及可能带来的风险制定符合实验室实际工作需要的溢洒处理程序。程序应包括溢洒时设备去污染工作程序、去污染的方法、流程和灭菌方案等。

实验室应特别关注实验室设施设备受污染状态,进行维护、维修和移动工作时,一定要在对设施设备采取全面消毒灭菌措施后才能进行相关工作,同时,要求从事维修、维护和移动设施设备的人员做好个体防护工作,以免造成感染事故。

实验室设施设备的消毒去污染工作是一项十分重要、责任很大,同时也是难度很大的工作。实验室应事先根据设施设备的结构、特点和污染程度及污染物质的性质,制定切实可行的去污染方案,以确保设施设备不受损坏又达到去污染目的。

⑥标识管理

实验室应根据质量管理体系和生物安全管理体系要求,对设施设备的标识进行有效管理,在设施设备醒目位置张贴标识,标识张贴要求做到规范、醒目、美观、实用,以起到标识警示的作用。

⑦个人防护设备的管理

个人防护设备的管理直接关系到实验人员的安全与健康,个人防护装备的管理重点应关注产品的规范性、供应商的资质、个人防护用品的规格及个体的适配性,否则,并不一定能起到应有的保护作用。所以,一定要把工作做到位。

例21　废　物　管　理

1　目的

规范实验废物的管理,确保实验废物得到安全处置,防止意外事故的发生,避免或减少实验室内感染或潜在感染性生物因子对实验室工作人员、环境和公众造成危害。

2　适用范围

适用于各部门所产生的各类废物的管理和处置。适用于病原微生物实验室的污水处理与排放。

3　职责

3.1　实验室设立单位应组织制定废物管理程序。

3.2　××科(处、所)负责实验废物的日常管理和处置人员的培训。

3.3　实验室负责人负责组织所在实验废物的消毒、安全处理等管理,并负责相关人员的专业培训。

3.4　实验人员负责实验室内实验废物的消毒、处理和做好相关记录。

3.5　实验辅助人员、洗刷人员、废物管理人员、保洁人员各自负责责任范围内的实验废物的收集、运送、消毒、贮存,并负责贮存设施、设备和运输工具的维护、消毒及处理。

3.6　生物安全管理部门和实验室生物安全监督员负责责任范围内的实验废物处置工作的监督管理。

4　管理要求

4.1　实验废物处理应遵循《医疗废物管理条例》《医疗卫生机构医疗废物管理办法》《医疗废物分类目录》《医疗废物专用包装袋、容器标准和警示标识规定》(HJ 421—2008)等相关法规要求,按照"分类管理、减量化、资源化、无害化和污染担责"的原则进行妥善处理。

4.2　××科(处、所)负责实验废物管理,实验室负责责任范围内的实验废物管理,实验室负责人为第一责任人,切实履行职责,防止因实验废物导致的传染病传播和环境污染事故。实验室负责在规定时间将实验废物运送到指定的储存场所,并做好交接记录。

4.3　××科(处、所)应当及时收集本单位产生的实验废物,并按照感染性废物、病理性废物、损伤性废物、药物性废物、化学性废物类别分别放置于防渗漏专用包装容器(袋)或者防锐器穿透密闭容器(可以是广口塑料瓶或耐重硬纸盒等)内。

4.4　感染性、病理性、损伤性实验废物放入包装容器后不得取出。

4.5　严禁使用破损的包装容器,严禁包装容器超量盛装,达到容器的3/4时,应当使用有效的封口方式。

4.6　操作、搬动或运送过程中发现容器有破损、渗漏等情况,应立即采取重新封装等措施并做相应消毒处理。包装容器的外表面被感染性废物污染时,应当进行消毒处理或者增加一层包装。

4.7　实验废物的容器外表面应有警示标志和中文标签,标签内容包括:实验废物产生机构名称、产生日期、类别及需要的特别说明等。

4.8　洁净的破损手套、口罩、帽子、隔离衣、废物包装容器等,不得作为普通生活垃圾遗弃,应与实验废物一同处置。

4.9　严禁将实验废物与生活垃圾混放。

4.10　实验废物中含病原体的培养基、标本和菌种、毒种保存液等高危险废弃物,应在实验区域内先进行压力蒸汽灭菌或者化学消毒剂消毒处理后,再按照感染性废物收集处置。

4.11　应使用防渗漏、防溢洒的专用运送工具,按照单位实验废物运送时间、路线,将医疗废物收集、运送至暂时贮存地点。运送工具使用后应当在单位内指定的地点及时消毒和清洁,指定专人负责。

4.12　严禁将未经消毒灭菌或规范包装、处理的实验废物带离实验室,严禁在贮存设施以外堆放实验废物;不得露天存放实验废物。实验室不得超期存放实验废物,应定期及时将实验废物送至单位指定的存放点。

4.13　设专人管理实验废物暂存设施和设备,配备适宜的防护用品和器材,并定期消毒。对接收的实验废物进行核查、登记并做好有关的交接记录。

4.14　废物暂存点应有明显的标识,并有防鼠、防蚊、防蝇、防昆虫设施及防盗、防水、防臭等措施。

4.15　实验废物暂时贮存时间不宜超过 2 天,冷冻贮存时间不宜超过 7 天。

4.16　从事实验废物收集、运送、贮存、管理等工作的人员应当接受相关法律和专业技术、安全防护以及紧急处理等知识的培训,持证上岗。

4.17　从事实验废物运送、贮存的工作的人员,必须做好必要的防护;并进行必要的体检和免疫接种。

4.18　在进行实验废物收集、运送、贮存时使用的个体防护用品如手套、口罩等不得随意丢弃,应作为实验废物处置。

4.19　发生污染事故时,应及时报告,并及时采取消除污染和影响的措施。

4.20　高致病性或疑似高致病性实验废物在运送至暂时贮存地点之前,必须在实验室内进行压力蒸汽灭菌,并放置化学指示条监测灭菌效果。

5　支持文件

5.1　《实验室生物安全通用要求》(GB 19489—2008)

5.2　《病原微生物实验室生物安全通用准则》(WS 233—2017)

5.3　《医疗废物管理条例》

5.4　《医疗卫生机构医疗废物管理办法》

5.5　《消毒技术规范》(已监发(2002)282 号)

5.6 《医疗废物分类目录》(国卫医函〔2021〕238号)

5.7 《医疗废物专用包装袋、容器标准和警示标识规定》(HJ 421—2008)

6 说明与要求

实验废物的安全处置是实验室生物安全管理的重点内容,实验废物也是导致实验环境污染、实验室感染和健康危害的重要因素之一,因此,我国出台了许多相关法律法规,以规范实验废物的安全处置,使其对实验人员和环境的危害降低到最低程度,确保实验环境的安全和实验人员的健康。

实验废物的处置应遵循依法处置、无害化、分类处置、安全可靠、标识清晰、包装运输规范、专人负责的原则,并在拿出实验室前先进行必须的消毒灭菌处理。

实验废物的安全处置首先要根据国家的规定制定单位内部的管理制度和要求,制度中要明确安全处置实验废物的目的意义、部门职责、工作流程、管理要求等,为各部门提供切实可行的工作指南,以及在人员、程序、包装、储存、运输方面的规定。

实验室设立单位应按照有关要求满足实验废物收集、保存、运送的相关条件,为相关人员提供专业培训和个体防护用品。

同时,实验室设立单位应定期对相关人员进行健康监测,开展现场应急演练。

此外,还应加强对实验废物包装、储存容器的标识管理,以及防扩散管理。

例22 菌(毒)种和感染性样本管理

1 目的

为了规范病原微生物实验危险材料的安全管理,防止危险材料导致人员感染与扩散而引发生物安全事故。

2 适用范围

适用于单位内部实验危险材料的接收、转运、保存(保藏)、使用、运输和销毁等环节的管理。

3 职责

3.1 实验室设立单位负责制定实验危险材料管理程序。

3.2 生物安全管理部门负责实验危险材料日常管理。

3.3 科(研)所(室)负责人负责实验室的菌(毒)种和感染性样本的接

收、保藏、使用、销毁的初审。

3.4 样品管理人员负责菌(毒)种、感染性样本的接收、保藏、发放,并做好相关记录,参与菌(毒)种、感染性样本的销毁工作。

3.5 实验室技术人员负责病原微生物菌(毒)种、感染性样本的使用和销毁的实施。

3.6 科(处、所)生物安全监督员负责对实验室的菌毒种和感染性样本在实验室内从领取、包装、运送到实验后入库或销毁审批程序和销毁整个过程的安全监督。

3.7 生物安全管理部门会同生物安全委员会负责菌(毒)种、感染性样本的接收、使用、保藏、销毁的监督与检查。

3.8 安保部门负责菌(毒)种运输和销毁及保存设施的安全措施落实和监督。

3.9 单位法人代表负责高致病性病原微生物(第一类和第二类)菌(毒)种领用、运输、销毁的审批。

3.10 生物安全负责人负责第三,第四类病原微生物负责菌(毒)种领用、运输、销毁的审批。

4 管理要求

4.1 病原微生物菌(毒)种、感染性样本的接收

4.1.1 在与生物安全防护水平相适应的设施和环境条件下进行菌(毒)种、感染性样本接收,并做好个人防护。

4.1.2 对高致病性或可疑高致病病原微生物样本的接收应在生物安全柜内进行。

4.1.3 接收菌(毒)种、感染性样本时,应有两人在场,一人登记相关信息资料,另一人戴上手套,做好个人安全防护后,先检查确认菌(毒)种、感染性样本包装容器有无破损和泄漏。

4.1.4 对包装完好的菌(毒)种、感染性样本应核实数量、编号,对相关信息资料进行登记,并进行必要的标识,送检和接收双方人员签字确认。

4.1.5 包装破损和泄漏的菌(毒)种、感染性样本,应视为感染性废弃物,按"实验废物管理规定和处置要求"进行处置,并对污染的环境进行必要的消毒处理。

4.1.6 病原微生物菌(毒)种、感染性样本的处理

①对需要保藏的菌(毒)种、感染性样本要进行登记,登记内容包括保藏位置,保藏条件,保藏起始时间、保藏期限及传代、冻干、分发、归还时间等。

②菌(毒)种、感染性样本的保藏容器上要贴有牢固的标签,标明编号、日

期和名称等。

③定期核查菌(毒)种、感染性样本的库存数量。发现与记录不符时,应立即上报并按"实验室安全制度"的规定进行处理。

④高致病或可疑高致病病原微生物菌(毒)种、感染性样本应当设专库或专柜单独储存。

4.2　病原微生物菌(毒)种、感染性样本的使用

4.2.1　实验室或使用者提出申请,按规定流程审批后,办理领用手续。

4.2.2　使用病原微生物菌(毒)种、感染性样本时须在相应生物安全级别的实验室中进行。

4.2.3　在使用病原微生物菌(毒)种、感染性样本时应按上岗证的项目范围进行实验活动,使用高致病性或可疑高致病病原微生物菌(毒)种、感染性样本时按其特殊规定进行。

4.2.4　使用病原微生物菌(毒)种、感染性样本时,如发生意外事件或生物安全事故时,应按"实验室感染应急预案"的相关规定进行处理。

4.2.5　实验室和生物安全管理部门应对使用过程进行监管。

4.2.6　使用后,剩余的病原微生物菌(毒)种、感染性样本需要归还的,应按规定程序归还,并由使用者和保管人员双方签名。不需归还的,应视为感染性废物,按"实验废物管理规定和处置要求"进行处置销毁。

4.3　病原微生物菌(毒)种、感染性样本的销毁

4.3.1　菌(毒)种库保藏的菌(毒)种,如无保存和使用价值的,由项目负责人向科(研究)所(室)负责人提出销毁的书面申请,经单位批准后方可销毁。

4.3.2　科(处、所)保存的工作用菌(毒)种、感染性样本在销毁前须经科(研究)所(室)负责人或项目负责人确认,并填写销毁申请表,进批准后进行销毁,并记录,包括时间、方法、销毁人、批准人及监督员等。

4.3.3　销毁菌(毒)种、感染性样本应按"实验废弃物管理规定和处置要求"中感染性废弃物的处理方法进行,高致病性病原微生物菌(毒)种、感染性样本时应在销毁××科(处、所)和保卫部门监督下进行销毁。

4.3.4　任何个人未经批准不得随意销毁菌(毒)种。

4.4　菌(毒)种保存和保藏。

4.4.1　各实验室对收集、分离到的菌(毒)种和感染性样本,如有保存价值的,应按照菌(毒)种和感染性样本的生物学特性进行有效保存;具有保藏价值的重要菌(毒)种和感染性物质,要及时整理纳入菌(毒)种库入库保存(藏)。

4.4.2　交单位菌(毒)种库保藏的样本应事先采用专用的菌(毒)种保存管进行分装、登记;每个菌(毒)种必须分装成6管交菌(毒)种库,以免失传。

4.4.3　工作用菌(毒)种和感染性物质由各科(处、所)自行保存于实验室

内,并落实专人负责保管。

4.5 菌(毒)种领取

4.5.1 菌(毒)种库内保存的菌(毒)种和感染性物质的领取须由科(研)所(室)负责人进行初审,并经生物安全管理部门审核同意后,报单位法人或生物安全负责人批准,批准后方可按照相关的流程领取并办理交接手续。

4.5.2 科(处、所)内保存的工作用菌(毒)种和感染性物质的领取须由科(研)所(室)或项目负责人进行审核,同意后方可按照相关的流程领取。

4.6 菌(毒)种运输

4.6.1 菌(毒)种运送过程包装

4.6.1.1 单位间领取或运送菌(毒)种和感染性物质应实行三层包装,第一层为直接盛菌(毒)种和感染性物质容器,第二层容器可为泡沫盒、塑料饭盒等,与第一层包装间填充吸附、防碰撞或低温的材料,第三层为防渗漏的外包装(生物安全袋)。

4.6.1.2 实验室间菌(毒)种和感染性物质运输可用符合生物安全要求的标本运输盒进行运送。

4.6.1.3 需要运输菌(毒)种和生物样本的,应提出申请,并按照规定程序批准,任何单位和个人未经批准不得运输。

4.6.2 运输过程应严格按照规定通过合法途径和方式进行。

4.6.3 运输时应落实各项安全措施,确保运输安全。

4.6.4 一旦运输过程发生意外,应按照规定要求和程序进行报告和处置。

4.7 任何人不得私自保存菌(毒)种和重要的生物感染性样本,必须统一管理和保存。

4.8 未经批准禁止个人私下进行交流、交换和赠予及接受。

5 支持文件

5.1 《实验室生物安全通用要求》(GB 19489—2008)。

5.2 《病原微生物实验室生物安全通用准则》(WS 233—2017)

5.3 可感染人类的高致病性病原微生物菌(毒)种或样本运输管理规定(中华人民共和国卫生部第45号令)。

5.4 《人间传染的病原微生物目录》

6 说明和要求

病原微生物实验室涉及的危险材料主要是指一些具有感染性的生物样本和菌(毒)种等材料,以及分离保存的菌(毒)种。这些材料的使用、保存、运输过程的安全性是实验室生物安全管理工作的重点和重要环节。

危险材料的安全管理主要目的是在危险材料的使用、储存、运输、销毁等环节,预防或避免发生危险材料的意外泄漏、扩散和被盗等事件,一旦发生意外事件,能迅速采取应急措施,将危险材料的危害降低到最低程度。

实验室设立单位应严格按照国家或国际现行的规定和标准进行管理,制定相应的管理办法和制度,根据部门职责制定相关的使用、保存、运输、销毁的申请与审批的工作流程和部门、个人的职责,以及在使用、包装、运输、储存过程中的安全要求。

为了防止或避免在使用、储存、运输过程中造成流失、泄漏、被盗、被抢等意外事件,应事先制定相关的应急预案。

危险材料的管理实验室应指定专人负责,同时要落实"双人"、"双锁"等安全管理措施,配备足够的安全保卫措施。

实验室设立单位应定期组织对相关人员的培训、安全检查、现场应急演练,以防发生安全事故时不能从容应对和处置,避免事件的进一步扩大和危险材料的扩散。

实验室应对整个管理过程形成书面记录,并及时按照要求归档保存。

例 23　应 急 措 施

1　目的

应急措施主要是为了应对各种突发应急事件的发生,并采取有效的和可靠有序的措施,将突发事件的危害或影响降低到最低限度。

2　适用范围

适用于各级生物安全实验室的应急事件的处置。

3　职责

3.1　生物安全管理部门负责组织相关职能部门制定应急措施的政策和程序,并组织培训和演练。

3.2　单位法定代表人负责应急措施的组织实施和相关保障。

3.3　实验室负责人负责本实验室意外事件事件的报告和处置。

3.4　实验室工作人员为责任报告人和义务报告人,并参与应急处置。

3.5　生物安全管理部门负责实验室意外事件处置的监督。

4　管理要求

4.1　实验室设立单位应组织制定实验室应急措施的政策和工作程序,包括生物性、化学性、物理性、放射性等紧急情况,以及火灾、水灾、冰冻、地震、人为破坏等任何意外事件紧急情况,同时包括使留下的空建筑物处于尽可能安全状态的紧急措施。

4.2　实验室设立单位制定的应急措施程序,应包括负责人、相关组织、应急通讯、报告程序和内容、个体防护和应对程序,以及应急设备、规定撤离计划和路线、对污染源的控制与隔离及消毒灭菌、人员隔离与救治、现场隔离与控制、风险沟通与评估等内容。

4.3　实验室负责组织实验人员以及相关人员,包括外来考察学习人员掌握了解应急行动计划、撤离路线和紧急撤离集合地点。

4.4　实验室每年至少组织实验人员进行一次培训和现场演练,要求全覆盖。

4.5　责任部门应就人员培训、应急演练等工作形成书面记录,并按照规定及时归档保存。

5　支持文件

5.1　《中华人民共和国生物安全法》

5.2　《中华人民共和国传染病防治法》

5.3　《中华人民共和国突发事件应对法》

5.4　《突发公共卫生事件应急条例》

5.5　《病原微生物实验室生物安全管理条例》

5.6　《中华人民共和国人类遗传资源管理条例》

5.7　《实验室生物安全通用要求》(GB 19489—2008)

5.8　《病原微生物实验室生物安全通用准则》(WS 233—2017)

5.9　《浙江省病原微生物实验室生物安全管理办法(试行)》

5.10　《浙江省病原微生物实验室生物安全应急预案》

6　说明与要求

实验室各种类型和不同程度的意外事件的发生是不可避免的,但是实验室生物安全管理的目标是避免发生各种不可接受的生物安全事件,最理想的目标是不发生任何的生物安全事故。

应急措施的落实与实施的主要目的是一旦发生生物安全事故能将事故的危害程度和危害范围减低到最低限度和控制在最小范围,可见应急措施是实验室生物安全管理的一项十分重要的工作,必须重视。

实验室在制定应急措施时要坚持科学性、针对性和可操作性的原则,要结合实验室自身的实际情况组织落实建立组织机构,保障应急资源,必要时需要得到上级主管部门的支持与帮助。

实验室生物安全管理强调预防为主的原则,包括应急措施同样需要事先做好各种准备,如成立相关组织,制定相关的工作程序和应急预案,配置必要的应急物质、交通工具、通讯保障等,并注重平时的培训与现场演练。

应急措施还应注意和我国相关法律法规相适应,以其为依据,及措施的可行性。

现场演练对应急措施的落实实施十分关键和重要,通过演练可以使大家熟悉应急措施的工作流程和要求,也可经过演练发现应急措施的有效性和可行性以及存在的不足,还可以通过演练来锻炼相关人员的处置能力,以及各部门的协调配合能力,以便进一步完善提高应急措施。

应急措施的实施过程中会涉及许多部门,甚至是外部机构之间的协同配合,通过良好的沟通可以及时交换信息和交流工作经验,通过沟通可以消除相互间的误会,以及不必要的恐慌。因此,在制定应急措施中应特别关注有关风险沟通的内容和方式,良好的风险沟通可以为事故的处置起到很好的作用。

例24 风险评估

1 目的

为帮助单位生物安全实验室确定实验室的规模、设施与合理布局,指导实验人员正确选择实验室安全防护等级和个人防护设施,制定相应的操作程序与管理规程,采取相应的控制措施,将实验活动的风险控制在允许的水平。确保实验人员和实验室安全,最终顺利完成各项实验活动。

2 适用范围

适用于病原微生物新开展的实验活动、发生生物安全事故后的风险评估、实验室建造和改建前的生物安全风险评估和单位年度风险评估工作。

3 职责

3.1 实验室负责人负责组织病原微生物实验活动(特别是新开展的实验活动)和生物安全实验室改建的风险评估。

3.2 生物安全委员会审核实验室提交的风险评估报告,组织开展新建生物安全实验室的风险评估和发生生物安全事故后的风险评估。

3.3 单位生物安全管理部门负责组织开展年度单位生物安全风险评估;负责收集风险评估报告及相关资料。

3.4　单位法定代表人负责批准生物安全风险评估报告。

4　管理要求

4.1　风险评估应以国家法律、法规、标准、规范,以及权威机构发布的指南、数据等为依据,按照《风险评估程序》执行。对已识别的风险进行分析,形成风险评估报告。风险在可控范围内的实验活动或研究项目可以开展实验项目(活动);风险在不可控范围内得不得开展。

4.2　具体病原微生物实验活动及相关活动的风险评估由各科所自行组织开展并提交风险评估报告给生物安全委员会审批。相关科所应事先对所有从事病原微生物的检测、教学、研究、诊断活动的相关风险进行识别和评估,包括对化学、物理、电器、水灾、火灾、自然灾害等的风险。

4.3　生物实验室应着重对以下实验活动进行风险评估和控制:

4.3.1　未知病原体和呼吸道传播疾病。

4.3.2　潜在风险大、后果严重、容易导致扩散的病原实验活动。

4.3.3　新开展实验项目(风险是否可控)。

4.3.4　实验项目新方法(包括消毒和灭菌方法)。

4.3.5　发生过意外事故的项目。

4.4　风险评估主要针对以下内容进行评估:包括病原微生物特性和危害等级分类、具体实验活动、实验室级别以及个人防护要求、人员数量和素质(经验和能力)、设施设备、预防与治疗措施、实验操作流程和安全控制要求、菌毒种和废弃物管理、应急预案、发生自然灾害可能性和概率等。检验科所、现场流行病学调查和采样科所等应对所从事的病原微生物采样、检测、运输、包装、废弃物消毒灭菌等整个操作过程和每个实验活动中可能产生的风险进行一识别,包括病原微生物本身的风险、所选实验方法的风险、设备使用的风险、防护屏障和个人防护用品的风险、实验试剂、耗材和动物使用的风险、人员风险、消毒和灭菌的风险、废弃物处理的风险、气溶胶产生的风险等。对发现的风险和潜在风险及时开展纠正措施、预防措施,应基于风险的思维对过程和管理体系进行管控,消除或减少非预期结果。具体措施包括:

4.4.1　消除:首先考虑通过替代、改用方法、流程消除风险,如替代材料、改变流程等。

4.4.2　减少:对不可消除的风险,可采用降低使用量、减少实验次数和使用次数等方法降低其发生概率及危害性。

4.4.3　隔离:通过时间和空间的隔离,避免与人和环境的接触,如生物安全柜、高等级防护实验室等。

4.4.4　保留:对风险导致后果不严重或可控,但又不能消除时,可以考虑保留风险。

4.4.5 转移：将风险从关键或重要部位，转移到次要、非关键部位，如实验室选址、布局的位置远离人员多的地方等。

4.4.6 控制：通过管理、技术措施等来控制风险的发生和减少危害程度，如培训、演练、审批流程、准入制度等。

4.5 中心生物安全实验室实验活动的年度风险评估由生物安全委员会组织、单位生物安全管理部门编写风险评估报告。

4.6 涉及中心实验室建造的风险评估应有生物安全委员会组织开展并提交风险评估报告给生物安全负责人审核。

4.7 实验活动的风险评估报告的内容至少应包括：实验活动（项目计划）简介、评估目的、评估依据、评估方法/程序、评估内容、评估结论或建议。风险评估报告应注明评估时间及编审人员。

4.8 所有风险评估报告应经中心法定代表人即中心主任批准，留档保存。

4.9 当相关政策、法律法规和标准发生变化，实验室或同类实验室发生感染事件、事故，开展新项目、变更实验活动（包括设施、设备、人员、活动范围、规程等），操作超常规或从事特殊活动，实验活动中分离到原有评估报告中未涉及的病原微生物，病原微生物生物学特性（传染性或者传播方式）发生变化或防控策略发生变化，实验室改建或扩建前等，都应重新组织开展风险评估。

4.10 单位各级管理层应通过日常自查和监督检查，实施质量方针和质量目标，开展内部审核、管理评审、数据分析、实验活动的风险评估，收集内部人员建议和客户反馈意见等尽可能多地发现存在的风险和潜在风险。

5 支持文件
5.1 《实验室生物安全通用要求》（GB 19489—2008）
5.2 《病原微生物实验室生物安全通用准则》（WS 233—2017）

6 说明与要求
病原微危害评估是在实验室建设或实验开始之前进行的工作，它不是一成不变的，而是一种动态发展的工作。必要时要根据实际情况和有关研究的最新进展进行检查和修订。通常在下列情况下，需要对已有的病原微生物危害评估的相应部分进行再评估：

6.1 在生物安全实验室建造之前的风险评估主要用于帮助生物安全实验室设计者与使用者确定实验室的规模、设施与合理布局，其评估结果可能针对性不够强或不够详细，与实际使用有差距。因此，在生物安全实验室正式启用前，应根据实际工作进行再评估。

6.2 当实验室硬件设施和设备发生重大变化,改变可能影响到病原微生物的操作时的安全性,需要对在该实验室进行操作的所有病原微生物重新进行危害评估。

6.3 当收集到的最新资料表明病原微生物的致病性、毒力或者传播方式发生变化时,应及时变更该病原微生物的背景资料,并对有实验室操作的安全性重新评估。

6.4 如果实验室或研究项目增加对某种病原微生物的实验活动的内容时,应该对该项目的实验活动内容进行再评估。

6.5 在实验活动中,如需要病原微生物的浓度或数量显著增大时,应对该项目的实验活动进行评估。

6.6 在实验室活动当中分离到原有评估报告当中未涉及到的病原微生物,应再进行风险评估。

6.7 生物安全实验室操作人员在进行实验活动中,发现其实验过程存在原评估报告当中未发现的隐患,或者在内外部检查(内审、管评、监督检查和专项检查)过程当中发现存在生物安全问题,应进行再评估。

6.8 当发生泄露和人员的感染等意外事件时,应进行风险再评估。

6.9 当相关政策法规、标准等发生改变时,应重新进行风险评估。

例25 消防安全管理

1 目的
通过加强实验室消防安全管理和安全教育,增强消防安全意识,避免发生消防安全事故,确保实验室和实验人员安全。

2 适用范围
适用各相关部门和实验室的消防安全管理。

3 职责
3.1 实验室设立单位负责消防安全管理制度和程序的建立。

3.2 安全保卫部门负责年度消防安全计划的制订、实施。

3.3 安全保卫部门负责单位层面的消防安全培训和演练及日常管理。

3.4 各相关部门和实验室负责本实验室内的消防安全工作。

4 管理要求
4.1 实验室设立单位应建立实验室消防安全管理的政策和工作程序。

4.2 实验室设立单位应定期制定年度消防工作计划,计划内容应涵盖以下几方面。

4.2.1 对实验人员的消防培训、指导,包括火险的识别和判断,减少火险的工作流程和操作程序文件,失火时应采取的应急措施和处置。

4.2.2 定期开展实验室消防设施设备、消防报警系统工作性能状态检查。

4.2.3 制定消防安全检查计划。

4.2.4 每年至少组织一次消防演练。

4.3 实验室应规定在实验室内部尽量减少可燃、易爆气体或液体的存放。

4.4 要求易燃、易爆气体和液体的操作应在通风柜中进行。

4.5 可燃、易爆气体或液体应放置在低温、远离火源,并避免高温、阳光直射。

4.6 实验室内部安装的输送可燃气体或液体的管道应设置紧急关闭阀。

4.7 实验室内应配置控制少量易燃物泄漏的工具包,如果发现明显的泄漏应立即寻求消防部门援助。

4.8 实验室内要尽量不存放易燃气体或液体,确需存放的应集中存放在单位专用的存放库房内,其存放场所应符合国家的相关规定和标准。

4.9 需要存放须冷藏的易燃液体,应存放在具备防爆功能或无火花的冰箱中。

4.10 必要时实验室应使用防爆电器。

4.11 实验室应配备必要的消防设备,用于扑灭发生的可控制的火情,并保证人员安全从火场撤离。

4.12 实验室应根据可能发生的火情配备适当的灭火器材,并定期维护,及时更新,以符合消防主管部门的要求。

4.13 实验室设计、布局及使用的建筑材料应符合消防安全的要求。

4.14 一旦发生火警,应立即寻求消防部门的援助,并立即告知实验室内存在生物安全风险。

5 支持文件

5.1 《消防监督检查规定》(公安部 107 号令,2012 年修订)

5.2 《机关、团体、企业、事业单位消防安全管理规定》(公安部 61 号令,2001)

5.3 《建筑设计防火规范》(GB 50016—2014)

5.4 《火灾分类》(GB/T 4968—2008)

5.5 《建筑灭火器配置设计方案》(GB 50140—2005)

5.6 《实验室生物安全通用要求》(GB 19489—2008)。

6 说明与要求

实验室应重点关注避免火灾的发生,因为火灾是实验室比较常见的安全事故,而且由于生物安全实验室密闭性好,造价昂贵,一旦发生火灾会给实验室工作人员的生命安全和实验设施设备等造成巨大损失。

此外,生物安全实验室消防工作具有其特殊性,一方面要按照国家的相关规定落实消防措施和消防安全管理,另一方面又要满足生物安全要求,确保实验室内的生物因子风险不会扩散,为此,生物安全实验室在消防要求方面除了严格按照国家的有关规定设计建造,配备消防器材外,还要考虑在火灾的情况下如何确保生物危险因子的不扩散,也不能过于强调生物安全而忽视火灾和其他风险而造成重大损失。

为了确保生物安全实验室消防安全,实验室应制定消防安全工作程序,明确部门和人员职责,理清火情处置流程,配备消防器材,落实消防安全措施。

实验室应建立定期消防知识普及与培训,组织消防处置现场演练,指导实验人员了解掌握火险的识别和判断、减少火险的操作规程、失火时应采取的全部行动,包括现场处置、个人防护、人员撤离、火警报告、危险材料的安全处置等。

实验人员的任务是扑灭控制的火情、帮助人员从火场撤离和确保实验室内的生物危险因子不扩散。一旦发生火情必须立即寻求消防部门的援助,同时告知实验室内存在的危险,确保消防人员的安全,使其能采取正确有效的处置方案。

因此,在消防安全管理方面,实验室应根据上述情况逐项分析评估,制定出符合实验室消防安全管理要求的程序和措施。

例 26 事 故 报 告

1 目的

及时迅速报告各类事故,以便尽快查明事件的原因,采取有效措施,防止事故再发生及防止事故危害或损失进一步扩大,将事故带来的危害、影响和损失控制在最小范围。

2 适用范围

适用本实验室所有安全事件和事故的报告与处理。

3 职责

3.1 单位内部能够处理的,生物安全委员会主任责成生物安全委员会办公室处理。事件当事人应当积极配合。

3.2　单位内部不能处理的,报上级有关部门或其他部门,寻求支持和帮助,同时配合上级有关部门做好处理工作。

3.3　生物安全委员会负责病原微生物相关的安全事故处置和评估。

3.4　后勤保障部门负责消防安全事故的组织协调与处置。

3.5　实验人员负责事故的识别、报告、初步处置和人员撤离或生物危险材料的安全控制。

4　管理要求

4.1　实验室应建立报告实验室事件、伤害、事故、职业性疾病及潜在危险的政策和程序,并符合国家和地方对事故报告的规定要求。

4.2　所有事件(包括伤害)报告应形成书面文件并存档,应包括事件相关活动的记录和证据等文件,报告应包括事实的详细描述、原因分析、影响范围、后果评估、采取的措施、对所采取措施的有效性的追踪、预防类似事件发生的建议以及改进措施。

4.3　事故报告,包括采取的任何措施,应提交实验室管理层和生物安全委员会评审,必要时还应提交更高管理层评审。

4.4　实验室任何个人不得隐瞒实验活动相关事件、伤害、事故、职业相关疾病以及潜在危险,应立即按照要求上报。

4.5　实验室发生相关事件、伤害、事故、职业暴露时不得缓报、谎报、溜报和瞒报,否则将承担相应的法律责任。

5　相关文件

5.1　《病原微生物实验室生物安全管理条例》

5.2　《实验室生物安全通用要求》(GB 19489—2008)

5.3　《病原微生物实验室生物安全通用准则》(WS 233—2017)

6　说明与要求

实验室不可避免会发生各类的意外事件和安全事故,建立实验室事故报告制度是实验室管理的基本要求。良好的事故报告制度有利于对事故的及时有效处置,可以避免事态的进一步扩大,对减低损失,防止危险源扩散起到非常关键的作用,同时,也有利于获得上级部门或相关部门的支持与帮助,对上级部门作出正确的决策意义重大。

实验室应按照国家的有关要求制定事故报告制度和报告程序,明确各自职责、报告流程、报告具体要求。防止缓报、瞒报、谎报、漏报的发生。

　　实验室还应在平时进行事故报告的演练,以此检验报告流程是否通畅有效,发现问题应及时纠正、改进,以免一旦发生事故而造成不必要的损失。

　　实验室还应根据国家、上级部门有关规定的变化,及时跟踪、收集、执行新的规定和政策,并及时修订完善报告制度和程序,及时传达给实验人员,确保及时准确的报告。

　　另外实验室还应加强实验人员职业暴露、感染事件的报告管理,防止因实验室感染而导致疾病扩散、传播到社会公众。

参 考 文 献

［1］中华人民共和国国家质量监督检验检疫总局. 实验室生物安全通用要求: GB 19489—2008. 北京: 中国标准出版社, 2008.

［2］中华人民共和国国家卫生和计划生育委员会. 病原微生物实验室生物安全通用准则: WS 233—2017. 北京: 中国标准出版社, 2017.

［3］中华人民共和国国务院. 病原微生物实验室生物安全管理条例 (2018-04-04).

［4］全国人民代表大会常务委员会. 生物安全法 (2020-10-17).

［5］中华人民共和国国务院. 医疗废物管理条例 (2011-01-08).

［6］中华人民共和国卫生部. 医疗卫生机构医疗废物管理办法 (2003-10-15).

［7］国家卫生健康委. 医疗废物分类目录:(国卫医函〔2021〕238 号)(2021-11-25).

［8］国家环境保护总局, 卫生部. 医疗废物专用包装袋、容器和警示标志标准: HJ 421—2008. 北京: 中国环境科学出版社, 2008.

［9］中华人民共和国国家卫生和计划生育委员. 消毒管理办法 (2017-12-26).

［10］中华人民共和国卫生部. 消毒技术规范: 卫法监发〔2002〕282 号 (2002-11-15).

［11］中华人民共和国住房和城乡建设部中华人民共和国国家质量监督检验检疫总局. 生物安全实验室建筑技术规范: GB 50346—2011. 北京: 中国建筑工业出版社, 2011.

［12］中华人民共和国国家卫生和计划生育委员会. 病原微生物实验室生物安全标识: WS 589—2018. 北京: 中国标准出版社, 2018.

［13］中华人民共和国卫生部.《可感染人类的高致病性病原微生物 (菌) 种或样本运输管理规定》: 卫生部令第 45 号 (2005-12-28).

［14］中华人民共和国卫生健康委员会. 人间传染的病原微生物目录: 国卫科教发〔2023〕24 号 (2023-08-18).

［15］中华人民共和国卫生部. 人间传染的病原微生物菌 (毒) 种保藏机构管理办法 (2009-07-16).

(翁景清　胡薇薇)

第四章

程序文件

第一节 编写原则与要求

　　程序文件是生物安全管理手册的支持性文件,详细、明确地描述了生物安全管理体系运行中各项活动的全过程。程序文件具有承上启下的作用,上承生物安全管理手册,下启作业指导书等文件。程序文件适用于单位内部各生物安全管理相关部门,程序文件好比隶属于宪法下的各个独立的法律法规,规定了实验室工作人员做某项工作时应遵守哪些规定,必须按照怎样的程序去做好该项工作。

　　程序文件可分为管理性程序和技术性程序,分别规定实验室安全管理和检测工作如何进行操作。其内容主要包括对某项特定的工作和活动明确规定为什么做(Why)、做什么(What)、谁来做(Who)、什么时候做(When)、什么地点做(Where)和如何做(How),即通常所指的"5W1H"[1]。程序文件编制一定要完全按实际工作运转流程进行,工作中的技术要求及注意事项应融合到具体程序中,程序文件要求做到规范性、科学性、适用性和实用性。

第二节 主 要 内 容

　　程序文件通常包括以下内容:

　　(1)目的:说明为什么要开展该项活动。

　　(2)适用范围:该项活动所涉及的管理或技术内容。

(3)职责:明确开展该项活动所涉及的部门、人员职责权限及其相互关系,包括在管理体系运行中应承担的责任,做到责任落实到岗到人、工作质量有人管、工作职责界定清晰。

(1)程序:列出开展该项活动的顺序和细节,明确流程的输入、输出和整个工作流程中各个环节的转换内容,包括各环节对人员、设备、材料、方法、环境、检测等的需求和条件,并规定该项活动的依据文件、需达到的要求、形成记录、控制方式和应急处理等。

(2)依据:开展该项活动所涉及的有关体系文件及引用的标准文本等。

(3)记录表格:开展该项活动所涉及的有关记录表格。

在实验室生物安全管理中,主要涉及的程序文件有:生物安全委员会活动程序、人员安全培训程序、风险评估与控制程序、机密信息保护程序、文件控制程序、安全计划程序、安全检查程序、不符合项的识别与控制程序、纠正措施程序、预防措施程序、持续改进程序、内部审核程序、管理评审程序、实验室人员管理程序、实验材料管理程序、实验活动管理程序、实验室内务管理程序、实验方法管理程序、实验室设施设备管理程序、危险材料运输程序、紧急处置程序、消防安全管理程序、事故报告程序、个体防护程序、未知风险材料操作程序、安全操作利器及有关装置程序、废弃物处置程序、实验室 HEPA 滤器的更换与消毒程序、仪器设备维修保养安全程序、实验室标识管理程序等。以上程序文件是生物安全管理手册的支持性文件,以生物安全管理手册为依据,具有可协调性、可操作性和可检查性。

第三节 实   例

例1 生物安全委员会活动程序

1 目的
规定了生物安全委员会进行的生物安全管理活动要求和程序。

2 范围
适用于生物安全委员会相关活动的管理。

3 职责
3.1 生物安全委员会负责对单位生物安全重大事宜的审议,对生物安全管理体系文件的评审,对实验室操作的生物因子风险评估报告进行审核,审批拟进入实验室的检测项目。

讨论评价并指导对实验室发生的安全事故处置工作的评估,指导实验室开展病原微生物风险评估。

3.2 生物安全委员会办公室负责生物安全委员会活动的日常管理和各种活动的前期准备、会议记录等。

4 程序

4.1 生物安全委员会的活动通常以会议形式进行,特殊情况下,也可以传阅文件方式进行,每个人均应在所传阅的文件上签署意见,并签名。

4.2 生物安全管理活动必须由生物安全委员会主任组织,或者主任(院长)授权副主任(副院长)组织,才能实施。

4.3 对重要生物安全活动的管理,每次都必须有委员会2/3以上人员参加,对生物安全活动管理的决议由生物安全委员会主任(院长(主任))发布。

4.4 对一般的生物安全活动与紧急生物安全活动的管理,可由主任(院长)一人或授权一位副主任,根据生物安全相关法律法规和标准及时做出管理决议。

4.5 对实验室生物安全活动的管理决议,要以文件形式下达,并跟踪该决议的执行情况。决议执行完后要归档保存。

4.6 超出生物安全委员会管理权限的生物安全活动,需上报卫生行政主管部门,进行相关的审批与管理。

4.7 生物安全委员会办公室设在××部门,负责生物安全委员会日常管理。

4.8 生物安全委员会每年至少开展一次实验室生物安全管理体系运行情况评估,并提出改进建议,有重大问题需要进行决策时,可临时召开生物安全委员会全体委员会议。

4.9 对每次召开的生物安全委员会,都应规范记录,并按规定保存。

5 记录
5.1 生物安全委员会活动记录表

6 说明和要求

生物安全委员会的主要职责是负责生物安全管理体系文件评估与审批,对实验室操作的生物因子风险评估报告进行审核。同时,负责评估拟进入实验室开展的实验检测项目,以及评价并指导对实验室发生的实验室生物安全意外事件或事故处置工作。生物安全委员会既是一个技术评估组织,同时又是实验室生物安全重大工作、方针政策的决策机构,也是实验室生物安全管理的监督机构。

总之,按照程序开展相关活动是生物安全委员会的一项基本任务,对单位的生物安全管理工作与建设起着十分重要的作用。为保证能够正常开展活动,可设立生物安全委员会办公室,从事具体相关日常管理和组织工作,使生物安全委员会的职责落实到具体的管理工作中去,防止成为一个虚设机构。

因此,应根据生物安全委员会职责每年提出具体的活动计划和工作要求,并落实各项活动,所有活动应形成书面材料,并及时归档。

例2 员工安全培训程序

1 目的

为增强实验室工作人员和后勤保障人员的安全意识和自我防护技能,保障实验室的安全运行,对本实验室人员适时进行岗位安全教育和岗位技能培训。

2 适用范围

适用于所有实验室检测和辅助人员的培训、考核等活动的控制。

3 职责

3.1 单位牵头管理部门负责制订安全教育培训计划,并组织对生物安全管理与实验活动有关的所有人员进行与其岗位相适应的安全教育和培训。

3.2 ××科负责组织落实员工的上岗培训。

3.3 各实验室负责与本实验室实验活动相关的检测专业技术和防护装备使用、操作流程及意外事件处置等的培训。

3.4 ××科负责实习、进修人员的审批、培训和管理。

3.5 ××科负责培训工作执行情况的监督检查。

3.6 文件管理员负责对所有与培训有关的记录的归档和保管。

4 程序

4.1 培训需求的鉴别。

4.1.1 安全管理体系培训、职业道德培养需求。

4.1.2 上岗培训需求:实验室负责人根据实验室工作人员岗位的变更或新项目的开展,安排人员接受相应培训。

4.1.3　安全监督员对工作人员培训和工作能力情况做出评价、鉴别培训需求。

4.1.4　知识更新需求。

4.1.5　外部培训等其他需求。

4.2　培训计划。

单位牵头管理部门负责组织制订年度培训计划,明确本年度的培训内容、时间和对象等。

4.3　培训对象和内容。

4.3.1　实验室负责人和生物安全监督员。培训内容包括生物安全通用要求、生物安全管理手册、生物安全管理手册下所附带的各个工作环节对应的程序文件;实验室的生物安全水平,实验室研究项目上的生物危害评估结果。

4.3.2　项目负责人。培训内容包括生物安全通用要求、生物安全手册、程序文件中的实验室管理要求,良好内务行为,水、火、电和气的安全,负责范围内的检测技术程序及紧急撤离和急救措施。此外,对特殊工作岗位应进行专门培训。

4.3.3　设备设施运转管理员。应进行设施和设备管理检定、维护所要求的技术培训。

4.3.4　试剂样品保管员。应进行微生物学操作技术规范,消毒和灭菌方法的培训和危险的化学品管理,相关设施和设备使用的培训。污水的无害化处理程序、良好内务行为等相关培训。

4.3.5　实验室操作人员。培训内容包括生物安全通用要求,生物安全管理手册,生物安全管理手册下所附带的各个工作环节对应的生物安全程序文件;实验室的生物安全水平,实验室研究项目的生物危害评估结果,水、火、电和气的安全,紧急撤离和急救措施,进行危害的化学品、污水的无害化处理程序。实验操作人员还应进行微生物学操作技术规范、良好内务行为、消毒和灭菌方法、安全工作行为等相关培训。

4.4　培训后考核和评估。

4.4.1　培训后,要对培训内容进行考核,考核可采用现场模拟操作、书面测试和提问等多种方式,考核合格后方可上岗。对于考核合格后上岗的新进人员,实验室应安排有关人员予以监督其在岗的工作情况,并给予正确的指导。根据本实验室生物安全管理体系安全有效运行的需要,本实验室所有技术人员的知识应更新、技能应提高,对其本专业的研究动态应及时了解。实验室负责定期组织技术交流会、座谈会、标准和检测规范应用研讨会,交流各相关知识和技术。

4.4.2　待岗培训。

对在管理体系审核、安全委员会人员的监督等过程中发现实际操作或工作程序严重不符合其岗位规定要求的人员,应对其脱产待岗培训,培训并考核达到了规定要求,方可再回原岗位工作。

4.4.3 适时培训。

①实验室技术负责人负责及时跟踪国内外同行业内生物安全手册、标准、检测规范等技术文件的修订情况,及时组织相关人员参加培训。

②涉及本实验室开展检测、研究业务的新标准、与生物安全方面有关的培训,应派相关管理人员和业务骨干参加有关部门组织的会议或技术交流会。

③参加培训班学习的人员回来后,应组织对其他从事该项工作的人员进行培训。

④凡外出参加培训的人员,由实验室主任批准。培训结束后,被培训人员需提交证明其参加培训达到预期效果的证明材料(如考试成绩、结业证书等),交文件管理员存档。

⑤技术负责人负责审核参加培训的手续是否齐全。

4.4.4 培训评估。

每年由实验室安全负责人负责对本实验室的培训计划、培训内容及培训效果等项目进行评估。在经评估不适合本实验室生物安全及业务开展需要时,及时调整培训项目及计划,确保培训工作符合实际需求。

4.5 考核和归档。

4.5.1 单位牵头管理部门负责组织本单位的实验室人员参加国家、省级或市级主管部门组织的人员取证考核。

4.5.2 生物安全负责人负责对培训有效性进行评价。

4.5.3 所有的安全培训、考核资料和记录,以及每岗位人员的相关的授权、能力、资格证需要存档保存,保存期为20年。在岗人员的档案等材料保存至离开本单位后,随其他档案一起转离。

4.5.4 培训覆盖率应达到100%,包括生物安全管理人员、实验相关人员、后勤辅助人员(废物处置、工勤人员等)、实习进修人员。

5 说明与要求

员工安全培训程序是根据人员培训制度要求对培训工作的流程、职责和要求进行了具体规定,在流程中应具体规定培训对象、培训内容、培训目标及实施要求等,包括责任部门和责任人的规定等,是一个指导性文件,各相关部门和人员根据要求开展培训工作。

实验室培训要注意培训内容的实用性和适用性,应组织有针对性的培训,使相关人员了解掌握生物安全规定和要求,并逐步形成实验室生物安全意识和自觉性。

因此,在程序中不能过于宏观和简单,应明确各自职责,工作流程、培训要求和目标,考核评价指标等,使程序文件起到指导培训工作。

例3 风险评估与控制程序

1 目的

为了避免或最大限度地降低或减少实验室感染事件的发生,制定风险评估和控制程序,规范开展实验活动风险评估活动。

2 适用范围

适用于各种致病性病原微生物实验活动的风险评估与控制。

3 职责

3.1 单位管理部门负责组织开展实验活动风险评估活动,相关部门参与或协助风险评估。

3.2 实验室负责相关实验活动的风险评估与风险控制,并组织撰写风险评估报告。

3.3 生物安全负责人负责风险评估报告的审核和负责对风险评估工作实施的监督。

3.4 生物安全委员会负责风险评估报告的评审。

3.5 法人代表负责批准风险评估报告。

4 程序

4.1 风险评估及风险控制。

单位应建立并维持风险评估和风险控制程序,以持续开展风险识别、风险评估和实施必要的控制措施。实验室要考虑的内容包括:

4.1.1 评估时机。当实验室活动涉及致病生物因子时,在实验活动开始之前,应进行相应的生物危害风险评估。

4.1.2 评估内容(但不限于)。风险程度评估应至少包括下列内容:生物因子的种类(已知的、未知的、基因修饰的或未知传染性的生物材料)、来源、传染性、传播途径、易感性、潜伏期、剂量—效应(反应)关系、致病性(包括急性和远期效应)、变异性、在环境中的稳定性、与其他生物和环境的交互作用、相关实验数据、流行病学资料、预防和治疗方案等。

4.1.3 实验室本身或相关实验室已发生的事故分析。

4.1.4 实验常规活动和非常规活动过程中的风险(不限于生物因素),包括所有进入工作场所的人员和可能涉及的人员(如合同方人员)的活动。

4.1.5 设施、设备等相关的风险。

4.1.6 人员相关的风险,如身体状况、能力、可能影响工作的压力等。

4.1.7 意外事件、事故带来的风险。

4.1.8 被误用或恶意使用的风险。

4.1.9 风险的范围、性质和时限性。

4.1.10 风险发生概率的评估。

4.1.11 可能产生的危害及后果分析。

4.1.12 确定可接受的风险。

4.1.13 消除、减少或控制风险的管理措施和技术措施,及采取措施后残余风险或新带来风险的评估(适用时)。

4.1.14 适用时,运行经验和所采取的风险控制措施的适应程度评估。

4.1.15 适用时,应急措施及预期效果评估。

4.1.16 适用时,为确定设施设备要求、识别培训需求、开展运行控制提供的输入信息。

4.1.17 适用时,降低风险和控制风险所需资料、来源(包括外部来源)的评估。

4.1.18 对风险、需求、资源、可行性、适应性等的综合评估。

4.2 评估的人员。

危害程度评估应由生物安全委员会指定的专业技术人员进行(不限于本机构内部人员)。

4.3 评估内容。

实验室应提前对所有拟从事活动的风险进行评估,包括对化学、物理、辐射、电器、水灾、火灾、自然灾害等的风险进行评估。

4.4 记录。

应记录风险评估过程,风险评估报告应注明评估时间、编审人员和所依据的法规、标准、研究报告、权威资料、数据等。

4.5 评估周期。

应定期(每年至少一次)进行风险评估或对风险评估报告进行复审,评估的周期应根据实验活动和风险特征而确定。

4.6 新开展的实验活动评估。

如果开展新的实验活动或欲改变经过评估的实验活动(包括相关的设施、设备、人员、活动范围、管理等),应事先或重新进行评估。

4.7 操作超常规量或从事特殊活动时,实验室应进行风险评估,以确定其生物安全防护要求,适用时,应经过相关主管部门的批准。

4.8　有下列情形时,应组织重新评估。

4.8.1　当发生事件、事故等情况时。

4.8.2　相关政策、法规、标准等发生改变时。

4.8.3　当环境设施和设备条件、重要人员发生较大变化时。

4.8.4　增加新的实验和研究项目时。

4.8.5　其它需要进行重新评估情形时。

4.9　采取风险控制措施时宜首先考虑消除危险源(如果可行),然后再考虑降低风险(降低潜在伤害发生的可能性或严重程度)。

4.10　危险识别、风险评估和风险控制的过程不仅适用于实验室、设施设备的常规运行,而且适用于对实验室、设施设备进行清洁、维护或关停期间。

4.11　除考虑实验室自身活动风险外,还应考虑外部人员活动、使用外部提供物品或服务所带来的风险。

4.12　实验室应有机制监控其所要求的活动,以确保相关要求及时有效地得以实施。

4.13　每年应定期组织对原有的风险评估报告进行评审,对不适用的内容进行修订。

4.14　风险评估应覆盖到所有相关的实验活动项目和技术、方法等。

5　说明和要求

风险管理是实验室生物安全管理的核心和基础,做好实验活动风险评估工作是实验室确保安全的前提,通过开展实验室风险评估,可以分析实验场所内各种危险来源、程度和后果,以此确定实验活动所需的安全级别、个人防护要求、应急预案等安全防范措施,制定相应的管理规定和标准操作规程,以避免或最大限度地降低或减少实验室感染事件的发生。

实验室风险控制强调的是事前的主动识别风险,专业人员和管理人员应在实验活动前或活动过程中对各个环节的风险进行识别,以便及时采取控制措施,避免安全事故的发生。因此,应在体系文件中明确风险评估的原则、时机、要求和责任人以及评估工作流程,同时应建立相应的监督机制。对于被指定的责任人,应当具备相应的专业知识和管理能力及技术能力,并给予足够的资源,能完全理解和胜任所承担的任务。

实验室应以风险评估为依据来确定实验室防护等级或需要采取何种防护措施。不同防护等级的实验室其风险等级是不同的,应根据其工作特点,病原微生物危害程度、风险特性,以及实验人员的专业和心理素质、责任心等实际情况来选择风险评估办法和风险控制措施。

单位建立的生物安全管理体系、风险控制措施和制定的安全操作规程,应以风险评估报告为依据。应特别注意的是,盲目引用或套用其他单位评估结果,是十分危险的,相当于埋下了安全风险隐患。

例4　机密信息保护程序

1　目的

为了防止发生菌(毒)种、生物样本、化学品、机密资料和实验活动工作过程中形成的各类信息被偷盗或者被不正当使用,对其风险进行评估并加以防范,防止造成严重的后果和出现生物安全信息和机密泄露等意外事故。

2　适用范围

各种危险材料、实验活动过程中形成各类数据和信息的保护。

3　职责

3.1　实验室安保部门负责组织制定机密信息保护程序。

3.2　××科负责实验信息保密工作的监督与实施。

3.3　××科负责危险材料的管理和安全监督。

3.4　由×××负责外单位转送菌(毒)种、生物样本、药品、化学品和机密资料,必须有授权书,并负责内部实验室间的转运管理,实验室负责人负责安全监督。

3.5　负责信息安全的部门负责批准菌(毒)种、生物样本、药品、化学品和机密资料使用。

3.6　应由有资质并获得授权的专业技术人员对菌(毒)种、生物样本、药品、化学品和机密资料进行出入库管理。

3.7　实验室主任负责本实验室菌(毒)种、生物样本、药品、化学品和机密资料使用期间的安全,实验室操作人员负责使用、保存和销毁。

4　程序

4.1　菌(毒)种、生物样本、药品、化学品和机密资料以及样品库的监管实施两人共同负责制。保存冰箱实施"双人双锁"管理措施,存放部位有可靠的防盗、监控等安全设施和装备。

4.2　存放菌(毒)种、生物样本、药品、化学品以及样品库的容器,必须做到严密、牢固、可靠等要求。外层套管需作消毒处理。外包装和内包装上均应有标签,标明内存物名称、编号、传代日期,传代次数等必需信息。具体为:

4.2.1　玻璃器皿：密封后加外保护性包装,严防破碎。

4.2.2　塑料制品：使用螺旋式封口的容器,并具有良好的抗冻性。

4.2.3　所有容器内容物的量不得超过该容器最大容量1/2,以防环境温度骤变时溢出。

4.3　所有入库的菌(毒)种、生物样本、药品、化学品和机密资料以及样品库均需填写入库单,纳入数据库管理。

4.3.1　购入或交换的生物材料、样本、药品、化学品以及样品库：生物学分类,包括名称、分离来源、数量、时间、地点、操作人与鉴定人,编号,来源机构提供的生物学特性检测与鉴定数据具体情况。

4.3.2　实验室分离的样本以及样品库：包括名称、分离来源、数量、时间、地点、生物学分类、操作人与鉴定人、编号、已经完成的生物学特性检测与鉴定指标的情况及其他必要的说明。

根据国家病原微生物分类标准,菌(毒)种、生物样本、药品、化学品以及样品库使用,由课题组或任务负责人提出申请,实验室主任同意,经实验室生物安全委员会核准,单位领导批准。

4.4　所有涉及菌(毒)种、生物样本、药品、化学品和机密资料以及样品库以及样品的使用工作都应如实记录领取、使用和销毁时间、方法、品种和数量。任何人未经批准,不得私自将生物材料、样本、药品、化学品以及样品库以及样品带出实验室,进行实物或公开信息的交流。

4.5　生物材料、样本、药品、化学品和机密资料、样品库以及样品库和使用后得到的产物按规定进行处理、销毁或保存,并如实记录。要填写使用和销毁登记表。

4.6　为了保证菌(毒)种、生物样本、药品、化学品和机密资料及相关感染性材料的安全,防止失窃,建立并安全运行菌毒种和生物样本库。生物安全领导小组每年应定期全面检查生物材料、样本、药品、化学品和机密资料库安全,样品保存和使用情况。

4.6.1　菌(毒)种、生物样本、药品、化学品和机密资料库监管实施"双人双锁"共同负责制,并实行24小时红外线监控。监控室工作人员随时监控室内安全、温度、湿度及冰箱温度,并详细记录,当冰箱出现异常报警时,应立即与相关人员联系,进行处理,确保储存环境达到要求。必要时,应符合公安部门的管理要求。

4.6.2　库内保存菌(毒)种、生物样本、药品、化学品和机密资料必须有完整的数据资料,包括种类、名称、编号、来源、数量、代数以及主要鉴定结果、操作人员、鉴定人员姓名等。

4.6.3　进入菌(毒)种、生物样本、药品、化学品和机密资料库人员,必须按要求进行程序的防护。进入菌(毒)种、生物样本、药品、化学品和机密资料库必须持批准使用高危物件的批件,由两人共同办理领取手续,填写登记卡,双方确认无误签字后方可出库。所取菌(毒)种、生物样本、药品、化学品和机密资料必须放入专用容器,确保安全条件下,外包装进行消毒后,沿预定路线进入生物安全实验室。

4.7 报告制度

4.7.1 菌(毒)种、生物样本、药品、化学品和机密资料在运输、储藏中被盗、被抢、丢失、泄漏等,护送人员应立即向所在地卫生行政主管部门报告,并报告当地公安部门。

4.7.2 以上报告过程应有详细的记录备案。

4.7.3 保存重要的机密信息的设备(包括电脑、服务器、储存介质、书面记录及纸质材料等),应有足够的安全措施,保证不被窃取、偷盗、访问、复制和使用等。

5 记录

5.1 使用和销毁登记表

6 说明与要求

制定机密信息保护程序主要目的是规范实验室涉及的样本、菌(毒)种、危险化学品、相关信息、材料的使用与保藏的安全管理,防止发生被盗、误用、丢失等事故所导致的安全事故。

本程序要求明确对生物样本、菌(毒)种、危险化学品及相关机密信息资料在使用、保存、交换、包装、防盗防窃等方面的流程与规定,使相关工作按照规定要求开展,确保其安全可靠。

特别强调过程管理,要求做好每个环节的衔接和确认,杜绝每个环节可能存在的安全漏洞,避免发生各类安全事故。同时,要求明确对整个过程进行监督管理,使各项工作安全有序进行。凡是涉及危险材料使用、储存、保管的都应有相关的管理和审批程序,并逐一形成记录,及时整理归档保存。相关记录和资料的保存期限按照有关规定执行。

例5 文件控制程序

1 目的

建立和保持生物安全管理体系文件控制程序,保证相关部门和人员能及时并易于获取和使用现行的有效版本,防止误用作废文件和无效文件。

2　使用范围

适用于生物安全管理体系文件的控制。

3　职责

3.1　单位生物安全牵头管理部门负责管理体系文件的制定、修订、评审等管理。

3.2　其他部门和实验室按照相关体系文件要求开展管理和实验活动,并形成记录。

3.3　文件管理员负责相关文件的收集、发放、整理、归档。

4　程序

4.1　文件的定义和分类。

文件是指所有信息或指令,可以是方针、声明、程序、规范、校准表格、图表、教科书、张贴品、通知、备忘录、软件、图纸、计划等。这些文件可能承载硬拷贝、电子媒体、数字的、模拟的、摄影的或书面的。

管理体系文件分为两部分,一部分为内部制定的,如质量手册、程序文件、作业指导书、各类质量记录和技术记录等;另一部分为外部往来的法律、法规及正式出版的技术标准(国家标准、行业标准、地方标准等)或国家卫生健康委下发的技术规范、检测或校准方法以及图纸软件等。

4.2　文件的批准和发布。

4.2.1　相关部门管理体系工作人员的所有文件,在使用之前,必须经过授权人员审查并批准使用,以确保文件的充分性和适宜性。建立识别管理体系文件中文件当前的修订状态和分发控制清单或等同的文件控制程序并易于获得,以防止误用无效或作废的文件。

4.2.2　所用程序应确保:

①在对实验室生物安全管理体系有效运作起重要作用的所有作业场所,都能得到相应文件的授权版本。

②定期审查文件,必要时进行修订,以确保文件满足持续适用和满足使用的要求。

③及时从所有使用场所和发布处撤除无效或作废的文件,如果出于法律或其他保存目的需要保存作废的文件,应用其他方法保证防止误用,如对于单行本在显著位置盖上"作废"标识;对于计算机存储的文件,可在文件名上注明"作废"记号以防止误用。

④确保外来的文件(特别是标准技术规范及标准的合订本)得到识别和控制,以防止误用过期与失效或作废的标准。

⑤制定的管理体系文件应有唯一性标识,包括发布日期和(或)修改日期和(或)修订标识、页码、总页数或表示文件结束的标记和发布机构。

4.3 文件变更。

4.3.1 文件的变更应由原审批者负责审批,被指定人员应获得进行审批所必需的有关背景资料。

4.3.2 更新的内容应在文件或附件中标明。

4.3.3 严格控制手写更改文件,如确需手写更改,应在修改处予以清晰标注,签名并注明日期。手写更改的文件应尽快地正式发布。

4.3.4 对保存在计算机系统中的文件的更改和控制,应制定相应程序文件,以防止非授权人员接触和未经批准修改文件。按《检测用计算机软件及网络数据保密安全管理程序》执行。

4.4 文件保管、借阅和销毁。

按档案管理有关要求执行。

5 记录

5.1 文件审批表

5.2 文件变更审批表

6 说明与要求

文件控制程序主要是对来自单位内部和单位外部的所有文件进行管理控制,以防止发生错用、误用过期、作废的文件,影响管理体系的有效运行。

文件控制程序主要是对文件的修订、批准、发放、保存等进行控制,主要控制范围是内部制定的管理体系文件,如安全管理手册、程序文件、技术性程序文件、作业指导书、工作计划、记录表格、标识等;来自外部的有国家和地方的法律法规、规章、标准、规范、检测方法、图纸、软件参考手册等,其媒介可以是纸张、磁盘、光盘或其他电子媒体、照片或标准品等。

程序文件应对上述文件的使用、保存、借用、批准等做出明确规定。

例6 安全计划程序

1 目的

为了实验室生物安全管理工作规范化、科学化,按照计划有序开展,确保各项生物安全管理措施得到有效落实和执行,确保实验室生物安全。

2 适用范围

实验室相关部所和人员。

3 职责

3.1 ××科负责组织对年度安全活动和目标进行策划,并编制安全计划。

3.2 生物安全负责人负责年度安全计划的审核和负责年度安全计划实施的监督、检查。

3.3 相关部门负责人负责本部门相关年度安全计划的制定、落实与实施。

3.4 法人代表负责单位年度计划的批准。

4 程序

4.1 安全计划。

4.1.1 单位的生物安全年度安全工作,需要以计划的形式,提出工作内容、时间进度、安全目标等具体要求。

4.1.2 年度安全计划应将责任落实到具体部门和个人,明确职责,确保完成。

4.1.3 年度安全工作除了常规工作以外,应明确特殊的安全工作内容。

4.1.4 为了使年度安全目标任务如期完成,安全计划应由单位生物安全管理部门组织起草,并经生物安全负责人审核和法人代表的批准。

4.1.5 年度安全计划工作内容应符合《实验室生物安全通用要求》(GB 19489—2008)的规定。

4.1.6 年度安全计划可以采用工作表的形式进行编制。

5 记录

5.1 年度安全计划表

6 说明与要求

实验室应制定年度安全计划,实验室安全计划应包括实验室年度工作安排的说明和介绍;安全和健康管理目标;风险评估计划;程序文件与标准操作规程的制定与定期评审计划;人员教育、培训及能力评估计划;实验室活动计划;设施设备校准、验证和维护计划;危险物品使用计划;消毒灭菌计划;废物处置计划;设备淘汰、购置、更新计划;演练计划(包括泄漏处理、人员意外伤害、设施设备失效、消防、应急预案等);监督及安全检查计划(包括核查表);人员健康监督及免疫计划;审核与评审计划;持续改进计划;外部供应与服务计划;行业最新进展跟踪计划;与生物安全委员会相关的活动计划等内容。安全计划应经过管理层的审核与批准。

例7　安全检查程序

1　目的

为了确保实验室生物安全管理体系有效运行,通过检查发现安全隐患与漏洞,及时改进,避免发生实验室生物安全事故。

2　适用范围

单位实验室生物安全管理相关部门和各项实验活动及相关人员。

3　职责

3.1　单位生物安全管理牵头部门负责定期对相关部门履行生物安全管理责任的部门和人员进行监督检查,并将监督检查情况进行通报。

3.2　生物安全委员会成员应参加监督检查活动。

3.3　实验室应每月定期开展生物安全自查,做好自查记录,并报实验室管理部门备案。

3.4　其它相关管理部门负责对本部门职责范围内的工作进行自查,并参与对实验室等部门的监督检查。

4　程序

4.1　监督检查。

4.1.1　××管理部门应根据生物安全管理体系要求定期进行监督检查,每季度至少1次,检查后应对存在的不符合项进行通报,并提出整改要求。

4.1.2　对存在不符合项的科室应按照管理体系要求进行整改,并将整改情况报生物安全管理部门备案。

4.2　自查。

4.2.1　由实验室负责人指定的生物安全监督员负责本科室实验室的生物安全自查工作,实验室负责人等参加自查,每次自查至少有2人参加。

4.2.2　实验室每月组织进行一次生物安全自查,由参加检查人员签字确认,科室负责人审核后报生物安全管理部门备案。

4.2.3　对自查中发现的安全隐患或漏洞,应及时采取有效措施,进行整改。

4.2.4　对自查发现的重大安全隐患,生物安全监督员应立即向所在科室负责人报告,必要时可以要求暂停相关的实验活动,直至整改到位后才能继续开展本项实验活动。

4.2.5　如果发现的生物安全隐患科室没有能力整改解决的,应立即向管理部门报告。

4.3　生物安全检查的内容。

4.3.1　实验人员和辅助人员是否具备上岗资质与专业能力。

4.3.2　实验人员安全防护措施落实情况。

4.3.3　实验人员遵守实验室生物安全制度情况。

4.3.4　实验人员专业技术掌握与操作熟练程度情况。

4.3.5　实验人员仪器设备操作是否规范。

4.3.6　实验人员实验废弃物处置与菌(毒)种使用、运输是否符合规定要求。

4.3.7　实验人员是否对实验室与台面进行全面可靠的消毒。

4.3.8　实验人员是否按时进行免疫接种。

4.3.9　实验人员对实验室生物安全手册的掌握情况。

4.3.10　实验人员的实验记录是否规范、信息是否齐全。

4.3.11　实验人员对实验记录等资料的整理与归档是否符合要求。

4.3.12　实验室检查内容每年至少要求全要素覆盖 1 次。

5　记录

5.1　实验室生物安全自查表

5.2　×××单位生物安全监督检查记录表

5.3　不符合项识别及纠正 / 纠正措施记录表

6　说明与要求

实验室安全检查是实验室生物安全管理的一项常规工作,通过检查发现安全管理方面存在的问题,及时进行纠正和改进,杜绝安全隐患,防止实验室生物安全事故的发生。

实验室应制定安全年度计划,制定安全检查的程序和工作制度,明确检查的内容和对象、检查的方式和工作流程,并对存在的不符合项、发生的事件或事故,应查找原因,评估后果,采取措施防止类似情况再次发生。

实验室检查主要内容包括设备的使用、危险物品的管理、实验活动开展情况、个人防护措施执行、体系运行的有效性等方面,尤其要检查实验人员安全意识和执行体系的自觉性等方面是否符合管理体系要求。

实验室安全检查主要包括实验室开展的自查,管理科室进行的监督检查及接受上级有关部门的安全监督检查。实验室的自查是发现和纠正安全隐患的主要形式,实验室应树立主动发现问题和自觉纠正的思想,把安全隐患消灭在萌芽状态。

检查的对象主要是和实验活动相关的人员,包括实验辅助人员、管理人员和外部人员。检查应由生物安全委员会成员、科室负责人、生物安全监督员等共同参与完成,生物安全自查一般由实验室内部组织人员进行。安全检查是一项常规工作,应定期开展,检查后形成检查记录,并报××科存档。

例8　不符合项的识别与控制

1　目的

通过建立和运行不符合检测工作的控制程序,及时识别和有效控制不符合检测和生物安全要求的活动或现象,避免或减少检测工作的差错发生,确保生物安全管理体系的有效运行和实验人员的安全。

2　适用范围

适用于实验室生物安全体系管理。

3　管理要求

3.1　不符合定义。

不符合是指"未满足要求",这里的"要求"主要指审核依据的要求,包括检测标准的要求、生物安全管理体系文件的要求、实验室的要求、法律法规以及认可机构的要求等。这些都是明示的、规定的要求,未满足"要求"就构成不符合。

3.2　不符合分类。

3.2.1　按严重程度分为严重不符合项和轻微不符合项。

①严重不符合项是指与管理体系要求严重不符合或可导致管理体系失效、会产生严重后果的事件,或同一要素中违反管理体系要求的一般不符合项数量太多。

②轻微不符合项是指与管理体系标准要求轻微不符合或违反管理体系要求的孤立的事件。

3.2.2　按性质可分为体系性不符合、实施性不符合和有效性不符合。

①体系性不符合是指生物安全管理体系文件规定不妥当、安全防护条件不具备、机构划分不合理等问题。

②实施性不符合是指规定的要求没有遵循,实际工作与规定不相符的现象。

③有效性不符合是指最终的效果达不到生物安全管理基本要求。

3.2.3　不符合工作的识别。

实验活动中的不符合工作,可出现在不同的工作环节,如生物安全监督员对日常安全工作的监督、设备的安全运行、实验活动的安全控制、实验室消毒制度的执行、管理评审、内部审核和外部审核等。

3.2.4　不符合工作的评价。

各岗位的相关人员应对不符合工作进行严重性和性质的评价,按严重性可评价为严重不符合和一般不符合;按性质可评价为体系性不符合项、实施性不符合项和效果性不符合项。

3.2.5　不符合工作的控制。

当发现有任何不符合实验室所制定的安全管理体系的要求时,实验室管理层应按需要采取以下措施(不限于):

①将解决问题的责任落实到个人。

②明确规定应采取的措施。

③只要发现很有可能造成感染事件或其他损害的,立即终止实验室活动并报告。

④立即对风险或危害进行评估并采取应急控制和纠正措施。

⑤分析产生不符合项的原因和影响的范围,只要适用,应及时采取补救措施。

⑥重新进行风险评估。

⑦采取纠正措施并验证其有效。

⑧明确规定恢复工作的授权人及责任。

⑨记录每一不符合项及其处理的过程并形成文件。

3.3　实验室管理层应按规定的周期评审不符合项报告,以发现趋势并采取预防措施。

4　相关文件

4.1　《不符合检测工作的控制程序》。

4.2　《纠正措施程序》。

5　记录

5.1　不符合项识别及纠正/纠正措施记录表

6　说明和要求

生物安全实验室应根据国家的有关要求建立生物安全管理体系,并按照管理体系的要求建立不符合项的识别和控制程序,在体系运行和工作过程中尽可能早和尽可能快地识别出各种不符合工作,不符合的识别可贯穿于管理体系运行和专业活动的整个过程及各个环节。

不符合项识别和控制程序首先应明确由谁负责,责任到人;还要明确各种应采取的应急的程序;同时一定要对产生不符合项的原因以及可能产生的影响范围等进行深入分析、评估,然后采取必要的应对措施。另外,还要规定对暂停工作的重新恢复审批人的指定,明确各种审批人的权限及责任。对不符合项要求重新进行风险评估,提出可行的纠正措施,并跟踪验证,证明有效。记录发现的每一个不符合项和相应处理过程。

任何不符合项的产生都会有各种先兆存在,应开展不符合项的统计、跟踪、分析,以此发现是否存在系统问题,将各种安全隐患和事故苗头制止于萌芽状态,防止生物安全事故的发生。

例9　纠正措施程序

1　目的

对执行本程序消除已发生的不符合项、偏离管理体系或技术运作中的政策和程序的活动,采取有效的纠正措施,防止不符合项的再次发生,保证管理体系有效运行。

2　适用范围

适用于实验室生物安全或技术活动中出现的所有不符合项纠正措施。

3　职责

3.1　不符合项责任科室负责人负责组织原因分析、制定及实施纠正措施。

3.2　××科负责纠正措施实施的监督和验证。

3.3　生物安全负责人负责批准各项措施。

4　程序

4.1　产生不符合项的原因分析。

根据《不符合项的识别与控制程序》,当责任部门负责人认为不符合项可能再次发生,或对实验室活动政策和程序的符合性产生怀疑时,责任部门负责人应组织人员,对不符合项产生的根本原因进行认真仔细的分析,在《不符合项识别及纠正/纠正措施记录表》中做好产生不符合项的原因分析记录。

这些潜在原因可能为:

①应急处理预案和紧急程序未能针对不同情况有针对性地明确界定。

②实验室垃圾和废弃物处理程序的 SOP 不够明确。

③没有发现对实验人员的急救培训记录。

④未见对呼吸器进行个体适合性测试的记录。

⑤紧急撤离参与人员对系统演练不熟练。

⑥在实验室生物危害评估中对病原的致病特性,实验中应采取的防护措施以及如何预防和治疗阐述不够具体。

⑦缺乏对动物实验过程中可能产生危害的防护措施的风险评估。

⑧实验室废弃物处置人员不具备相应资质、过程控制不当、操作者不具备相应技能、缺乏培训。

⑨设备缺乏校准及日常维护保养,温、湿度等环境条件不满足要求。

⑩消耗品、培养基、试剂未经验收,管理不当等。

4.2　纠正措施的选择和实施。

4.2.1　纠正措施的选择:根据问题产生的原因,由不符合项的责任部门提出可采取的纠正措施,记录后报××科。在有多种解决问题方案存在的情况下,由××科组织相关人员,对科室提出的不符合检测工作纠正措施进行具体分析,选择能消除问题和防止问题再次发生、效果最佳的措施。在选择纠正措施时,应该全面考虑纠正措施方案的成本、有效性和可行性,××科确定纠正措施后报生物安全负责人批准。

4.2.2　责任科室执行纠正措施,在规定期限内实施。

4.2.3　如果纠正措施涉及管理体系文件的修改,应由××科上报生物安全负责人,经批准后按照《文件控制程序》的要求执行修改。修改完成后进行贯彻实施。

4.3　纠正措施的监控。

4.3.1　纠正措施实施的全过程由××科进行跟踪监控,实施过程中发现问题经讨论后做相应的调整。

4.3.2　纠正措施实施后,由××科组织人员对完成情况进行验证。验证内容应包括:是否按时完成,完成的效果是否理想,实施过程是否有记录,记录是否按照档案管理的要求编号并存档。

4.4　附加审核。

4.4.1　当不符合项会导致本中心的管理体系偏离国家标准的要求时,由××科报生物安全负责人批准对相应区域进行附加审核,以评定纠正措施的有效性。

4.4.2　附加审核按《生物安全管理体系内部审核程序》的要求进行。

4.4.3　附加审核表明纠正措施有效则上报生物安全负责人后结束工作任务;结果为无效则由××科重新从调查原因入手,调整纠正措施。

4.5 记录管理。

4.5.1 ××科做好相关记录的收集和归档保存工作。

5 相关文件

5.1 《不符合项的识别与控制程序》。

5.2 《管理体系内部审核程序》。

5.3 《管理体系管理评审程序》。

5.4 《文件控制程序》。

6 记录

6.1 不符合项识别及纠正／纠正措施记录表。

7 说明与要求

针对实验室管理和运行中存在的不合格和潜在的不合格的原因,制定和实施纠正措施和预防措施,防止不合格的再发生和潜在不合格的发生。

纠正措施实施流程图

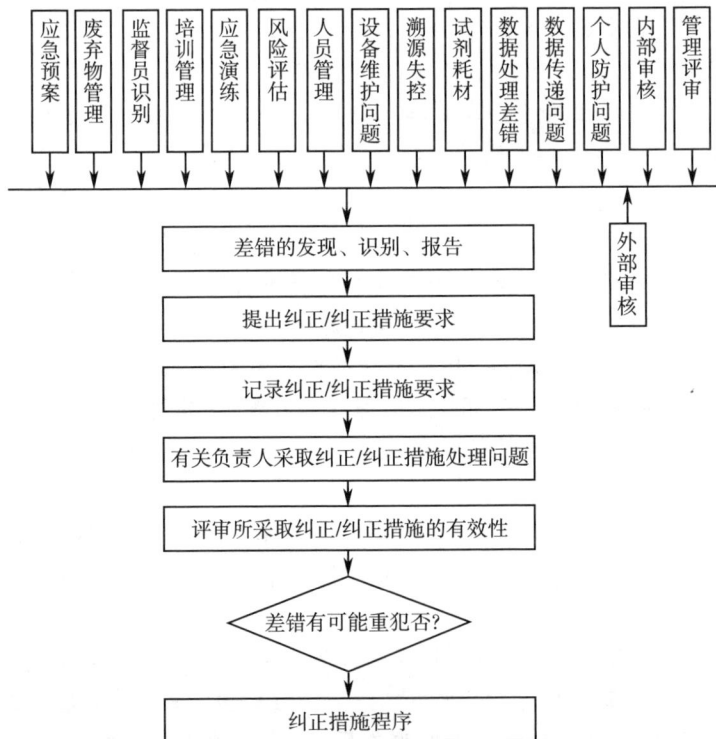

例 10 预防措施程序

1 目的

及时发现实验活动工作中不符合生物安全的程序,实现生物安全管理体系对认可准则的符合性,保证实验检测过程的安全。

2 适用范围

2.1 对生物安全管理体系活动中不符合程序的控制。

2.2 对实验技术活动中的不符合生物安全工作要求的控制。

3 职责

3.1 项目负责人控制实验活动中的不符合项,对差错的严重性和可接受性作出评估和决定;必要时决定暂停实验活动工作。当确认纠正措施有效时可批准恢复工作。

3.2 生物安全负责人负责控制生物安全管理体系活动中的不符合项;对偏离或违反方针、目标、政策、程序、可能造成的责任和风险的严重性和可接受性作出评估,决定对相关部门和人员的职责开展专项内审,确认纠正措施的有效性。

3.3 实验室生物安全督监员负责识别对标准要求的偏离和差错,并视其严重性向实验室主任报告,提出并组织实施纠正活动或纠正措施,有权中止实验活动。

3.4 实验室内审员和各项目负责人负责识别与认可准则中管理要求偏离,并视其严重性向实验室主任报告,提出并组织实施纠正活动或纠正措施。

3.5 检测人员都有权利向生物安全负责人报告任何偏离和差错,并提出纠正活动和纠正措施的建议。

4 程序

4.1 实验室的管理人员、监督人员和检测人员,应从以下场合和环节中来识别实验检测工作的任何方面,或该工作的结果不符合其工作程序以及存在潜在风险的因素:

4.1.1 人员差错。

4.1.2 方法和方法确认的缺陷。

4.1.3 环境条件失控。

4.1.4 仪器设备差错。

4.1.5 消耗材料(含试剂)的差错。

4.1.6 消毒方法和试剂溯源失控。

4.1.7 原始记录差错。

4.1.8 数据处理差错。

4.1.9 报告差错。

4.1.10 内部审核中发现的差错。

4.1.11 管理评审结果。

4.1.12 存在的改进机会。

4.1.13 工作人员的抱怨。

4.1.14 外部审核结果。

4.1.15 监督员的监督记录。

4.2 当任何人发现或识别偏离生物安全程序和不符合生物安全工作已经形成时,立即向实验室主任报告,由实验室主任采取以下措施:

4.2.1 提出并判断偏离或差错的严重程度。

4.2.2 立即采取纠正活动(包括责令操作人员中止偏离活动、暂停工作等)。

4.2.3 根据偏离生物安全的程度和不符合生物安全工作可能造成后果的严重性以及是否可能还会继续发生,及时向实验室主任或生物安全负责人报告,同时填写《预防措施要求及实施情况表》。

4.2.4 必要时取消实验工作。

4.2.5 对于一般性的偏离,则只需实施中止试验或实施纠正偏离,监督员只需记录偏离现象,并监督实施纠正活动和填写《改进措施要求及实施情况表》。

4.2.6 生物安全负责人判断不符合生物安全工作可能再度发生时,应制定纠正措施实施计划,责成有关人员立即实施纠正措施,并规定执行人和完成时间。

4.2.7 指定纠正措施的验证人员。

4.2.8 纠正措施有效性的验证结果由实验室管理负责人审批。

4.2.9 对一般不符合工作,纠正后即可恢复工作,对严重不符合工作应由管理负责人,视纠正措施的有效性决定是否恢复试验工作。

4.3 实验室安全检查和实验室管理负责人,在日常工作中发现生物安全管理体系活动不符合规定程序或管理制度时,应采取如下行动:

4.3.1 提出并判定偏离或差错的严重性。

4.3.2 立即采取纠正活动。

4.3.3 视偏离的严重程度和可能造成后果的严重性及时向实验室主任报

告,同时填写《改进措施要求及实施情况表》。

4.3.4 生物安全负责人判断不符合活动发生时,应责成有关人员立即提出纠正措施并规定执行人员和完成时间,指定纠正措施的验证人员。

4.3.5 生物安全负责人审批纠正活动或纠正措施实施有效性的验证结果。

4.4 不符合生物安全试验工作责任者的处理。

4.4.1 对一般不符合工作的责任者,由生物安全负责人视情节给予批评或警告,并指定专人对其进行相应的教育和培训。

4.4.2 对严重不符合工作的责任者,由实验室主任视情节严重程度、本人工作能力、工作态度和造成的影响和后果,可以暂停责任者的工作。

5 记录

5.1 预防措施要求及实施情况表。

5.2 改进措施要求及实施情况表。

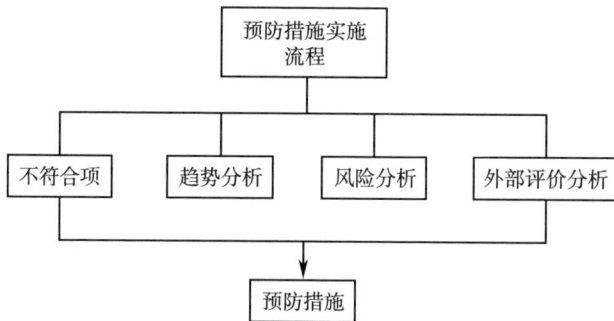

6 说明与要求

本程序规定了针对潜在的、可能影响生物安全的问题,制定并实施预防措施的职责和方法,确保及时发现并消除潜在不合格,避免不合格的发生,实现生物安全管理体系的持续改进。

例11 持续改进程序

1 目的

定期对全部运行程序进行系统评审,识别任何潜在的不符合项来源,及时制定和实施全面有效的改进措施,确保管理体系得到持续改进,确保实验室安全。

2 适用范围

适用于管理体系各个方面的程序。

3 职责

3.1 ××科全面负责生物安全管理体系的持续改进工作。

3.2 技术管理层负责管理体系中技术要素的持续改进工作。

3.3 生物安全负责人策划、批准和验证管理体系中生物安全管理要素的持续改进工作。

3.4 责任部门负责制定相应措施并实施管理体系的持续改进工作。

4 程序

4.1 ××科应随时通过互联网络、工作简报、往来文件等跟踪国内外相关政策、法律、法规和管理体系规范,及时提出本中心的管理体系与国家的政策、法律、法规的适应性和有效性意见,填写《改进措施要求及实施情况表》,提请中心生物安全委员会决策,改进本中心的管理体系。

4.2 生物安全负责人应及时审核生物安全管理体系各类文件内容的实施效果,包括内部审核和外部审核结果的有效性、实验室人员培训计划、设备更新对检测环境质量的发展要求、实验对象危害评估等,提出对生物安全管理体系的改进意见。

4.3 ××科组织部门生物安全监督员通过实验活动过程的监督及自查,发现不符合项,采取纠正措施和预防措施,检查防止错误再度发生的有效性,促进管理体系能够持续改进。

4.4 通过启动《管理体系管理评审程序》,单位领导层充分了解本实验室生物安全方针和生物安全目标的执行情况,并根据发展计划对生物安全目标提出持续改进意见。

5 相关文件

5.1 《消耗品采购管理程序》

5.2 《不符合项的识别与控制程序》

5.3 《纠正措施程序》

5.4 《管理体系内部审核程序》

5.5 《管理体系管理评审程序》

5.6 《人力资源管理程序》

5.7 《实验方法管理程序》

5.8 《仪器设备管理程序》

5.9 《危险材料运输程序》

6 记录
6.1 改进措施要求及实施情况表

7 说明和要求
持续改进是一种增强满足要求的能力的循环活动,制定改进目标和寻求改进机会的过程是一个持续过程,该过程使用审核发现和审核结论、数据分析、管理评审或其他方法,其结果通常导致纠正措施或预防措施。

例12 内部审核程序

1 目的
定期开展生物安全管理体系内部审核(简称生物安全内审),确保生物安全管理体系有效运行和持续改进。

2 适用范围
适用于生物安全管理体系涉及的所有部门和所有要素的内部审核。

3 职责
3.1 生物安全负责人主持内审、批准年度内审计划及临时性内审计划。

3.2 单位生物安全管理部门负责年度内审计划和附加内审计划的制订。

3.3 内审组长由生物安全负责人指定,协助生物安全负责人选择内审员,组成内审组。并全面负责内审的实施。

3.4 不符合工作由责任部门负责人负责制定和实施纠正措施。

3.5 生物安全监督员负责纠正和跟踪监督不符合项的整改。

3.6 内审员负责专业范围内的内审实施、纠正措施的跟踪验证。

4 程序
4.1 生物安全管理体系内部审核流程(见下图)。

4.2 年度内审计划的制订。

生物安全管理部门于每年年初制定年度内审计划,明确审核依据、审核范围、审核时间。内审计划可根据需要审核管理体系覆盖的全部要素和部门、个人,也可以专门针对某几项要素或部门、个人进行重点审核。各部门、个人和管理体系各要素,原则上每年都要进行一次以上内审,做到要素全覆盖。

生物安全管理体系内部审核流程图

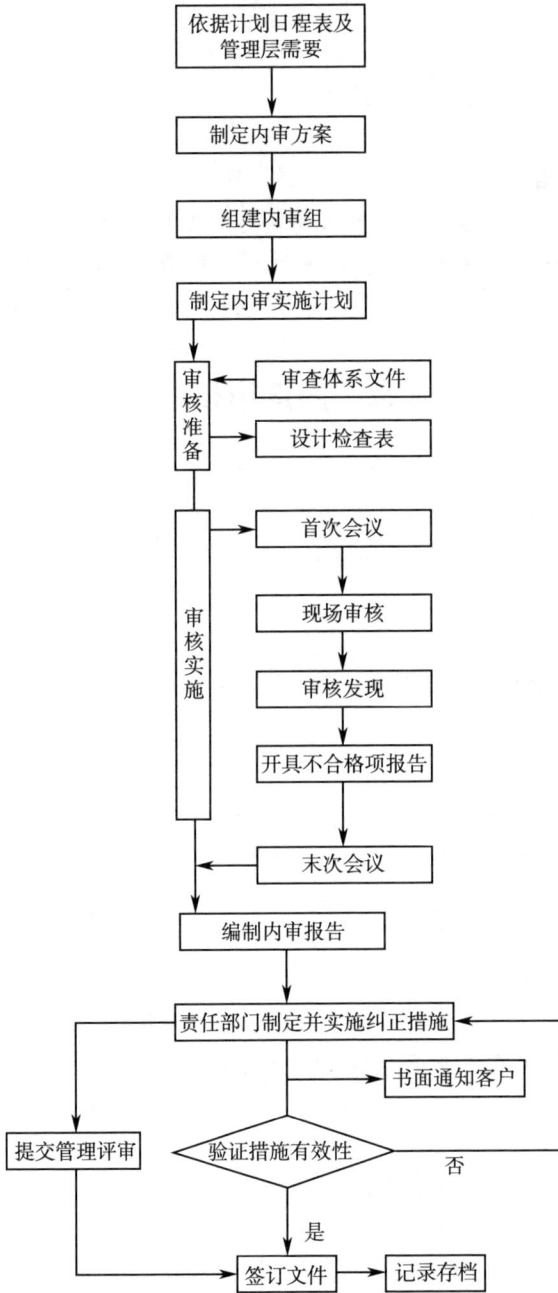

```
        ┌──────────────┐
        │ 依据计划日程表及 │
        │  管理层需要    │
        └──────┬───────┘
               ↓
        ┌──────────────┐
        │   制定内审方案   │
        └──────┬───────┘
               ↓
        ┌──────────────┐
        │   组建内审组    │
        └──────┬───────┘
               ↓
        ┌──────────────┐
        │  制定内审实施计划 │
        └──────┬───────┘
               ↓
    ┌────┐     ┌──────────────┐
    │审核│ ←── │  审查体系文件   │
    │准备│     └──────────────┘
    │    │ ←── ┌──────────────┐
    └─┬──┘     │   设计检查表    │
      │        └──────────────┘
      ↓
    ┌────┐     ┌──────────────┐
    │    │ ──→ │   首次会议     │
    │    │     └──────┬───────┘
    │    │            ↓
    │审核│     ┌──────────────┐
    │实施│     │   现场审核     │
    │    │     └──────┬───────┘
    │    │            ↓
    │    │     ┌──────────────┐
    │    │     │   审核发现     │
    │    │     └──────┬───────┘
    │    │            ↓
    │    │     ┌──────────────┐
    │    │     │  开具不合格项报告 │
    │    │     └──────┬───────┘
    │    │            ↓
    │    │ ←── ┌──────────────┐
    └─┬──┘     │   末次会议     │
      │        └──────────────┘
      ↓
  ┌──────────────┐
  │   编制内审报告   │
  └──────┬───────┘
         ↓
┌────────────────────────┐
│  责任部门制定并实施纠正措施  │ ←──────┐
└──┬─────────────────────┘        │
   │          ↓                    │
   │   ┌──────────────┐           │
   │   │  书面通知客户   │           │
   │   └──────────────┘           │
   │          ↓                    │
┌──────┐  ╱─────────╲            │
│提交管理│  │ 验证措施有效性 │──否──┘
│  评审  │  ╲─────────╱
└──┬───┘       │ 是
   │           ↓
   │   ┌────────┐  ┌────────┐
   └─→ │ 签订文件 │→ │ 记录存档 │
       └────────┘  └────────┘
```

4.3 附加内审计划的制定。

出现下列情况时,生物安全管理部门须及时制定附加内审计划,生物安全负责人组织临时内部审核:

4.3.1 出现生物安全事故。

4.3.2 内部监督连续发现生物安全问题。

4.3.3 在接受第二、第三方审核之前。

4.4 内审前的准备。

4.4.1 建立内审组与培训:根据内审计划安排,于内审前2周组成内审小组,组长由生物安全负责人指定。内审员应经过培训,具有一定资格且与被审核工作无直接责任的人担任。

4.4.2 制定内审实施计划:内审组长负责制定内审实施计划,明确内审组成员、内审员分工,确定内审时间。

4.4.3 内审员准备工作:受委派的内审员应在实施内审前研究有关的体系文件(如生物安全手册、生物安全程序文件、作业指导书等),并应:

①决定是否需要取得其他文件。

②编制内审检查表。

③通知各业务科室负责人准备所需的特殊设施。

4.5 内审的实施。

4.5.1 内审员按照检查表进行现场审核,如实记录被审核的现状。

4.5.2 如发现问题,应及时指出,如有误解亦应及时沟通。

4.5.3 审核组应分析所有的观察结果,确定不符合项。

4.5.4 内审员应就不符合事实、类型、结论等内容填写《不符合项工作识别及纠正/纠正措施记录表》。

4.5.5 审核组应根据审核情况写出审核意见,并对经审核不符合项及需要整改问题,协助责任部门提出整改意见,内审中做好记录工作,填写管理体系内审首(末)次会议记录表。

4.6 不符合项的处置和验证。

按《不符合项的识别与控制程序》和《纠正措施程序》执行。责任部门接到审核组整改意见后,应针对不合格项目及存在的问题提出整改方案,并提交审核组备案。整改方案及措施的实施,由生物安全监督员负责监督跟踪,直至解决。内审员检查纠正措施实施的有效性,填写管理体系内审不符合项汇总表。

4.7 内审报告的编制。

4.7.1 内审结束一周内,审核组长根据审核结果编制《生物安全管理体系内审报告》,交生物安全负责人审批。

4.7.2　内审报告内容：

①审核的目的、范围、方法和依据。

②审核组成员、受审部门、个人。

③管理体系运行状况评价。

④存在的主要问题分析。

4.7.3　将审核报告提交管理评审。

4.8　记录的保存。

4.8.1　实验室管理部门应保存内审档案，包括内审报告、不符合项报告和内审检查记录表。

4.8.2　审核中形成的各种文件和记录保存期为五年。

5　相关文件

5.1　《安全文件控制程序》。

5.2　《纠正措施程序》。

5.3　《管理体系管理评审程序》。

5.4　《质量记录和技术记录的管理程序》。

5.5　《不符合项的识别与控制程序》。

6　记录

6.1　管理体系内审首(末)次会议记录表

6.2　管理体系内审报告

6.3　管理体系内审不符合项汇总表

6.4　生物安全内审检查表

6.5　会议签到表

6.6　不符合项工作识别及纠正/纠正措施记录表

7　说明和要求

内部审核是实验室生物安全管理体系运行过程中自我诊断、自我提高、自我完善的过程。

为了做好内部评审工作，生物安全管理部门应高度重视此项工作，指定专人管理，组织起草内部审核工作程序。内部审核程序要求明确内部评审的目的、要求及时间、评审人员的指定，明确评审的内容、方式、工作安排及评审的要求等，内审要求覆盖到所有要素。

在内部评审过程中发现影响体系运行的有效性或发现不符合工作及体系本身存在缺陷时，应调查其引起的原因以及对工作已经产生的影响，需要立即采取补救措施,尽可能减少危害或损失,防止产生更严重的后果。

内部评审的主要目的是要为管理评审活动提供输出,所有内部评审要充分做好相关的评审记录,做到格式规范、内容齐全、数据充分、字迹清楚以及对存在问题的记载要客观、真实和准确。

例13 管理评审程序

1 目的

通过评审确定生物安全管理体系的适宜性和有效性,不断改进与完善管理体系,确保实现安全方针和安全目标。

2 适用范围

适用于开展的生物安全管理体系管理评审活动。

3 职责

3.1 单位法人代表主持管理评审,批准评审计划和评审报告。

3.2 生物安全负责人负责审核评审计划和评审报告,组织评审结论的实施。

3.3 ××领导和各相关部门负责人参加管理评审,必要时可邀请技术管理者或外部有经验的评审人员参与。

3.4 各相关部门负责准备、提供与本部门工作有关的评审资料,负责实施管理评审中提出的相关的纠正、预防措施。

3.5 生物安全管理部门负责制定评审计划,负责管理评审的准备工作,负责编制评审报告,负责对评审后的纠正、预防措施进行跟踪和验证,负责资料的收集、会议记录,并交档案室归档保存。

4 程序

4.1 管理体系管理评审流程

4.2 管理评审计划。

管理体系管理评审每年至少进行一次(周期为12个月),且按预定的日程表进行。必要时可增加评审次数。遇到以下影响管理体系运行情况时,由××决定增加评审次数。

4.2.1 ××的组织结构、资源和体制发生重大变化时。

4.2.2 发生重大生物安全事故时。

4.2.3 当法律、法规、标准及其他要求变化较大时。

4.2.4 内审中发生严重不符合,存在严重安全隐患时。

1. 前次管理评审输出的落实情况	
2. 所采取纠正措施的状态和所需的预防措施	管理评审计划
3. 管理或监督人员的报告	↓
4. 近期内部审核的结果	
5. 安全检查报告 →	评审准备
6. 外部机构的评价报告	↓
7. 任何变化、变更情况的报告	评审实施
8. 管理职责的落实情况	↓
9. 人员状态、培训、能力评估报告	
10. 员工健康状况报告	记录与报告
11. 不符合项、事件、事故及其调查报告	↓ → 计划系统
12. 实验室工作报告	
13. 风险评估报告	决议实施
14. 持续改进情况报告	↓
15. 对服务供应商的评价报告	
16. 国际、国家和地方相关规定和技术标准的更新与维持情况	改进的验证及文件化
17. 安全管理方针及目标	↓
18. 管理体系的更新与维持	评审的记录归档
19. 安全计划的落实情况、年度安全计划及所需资源	

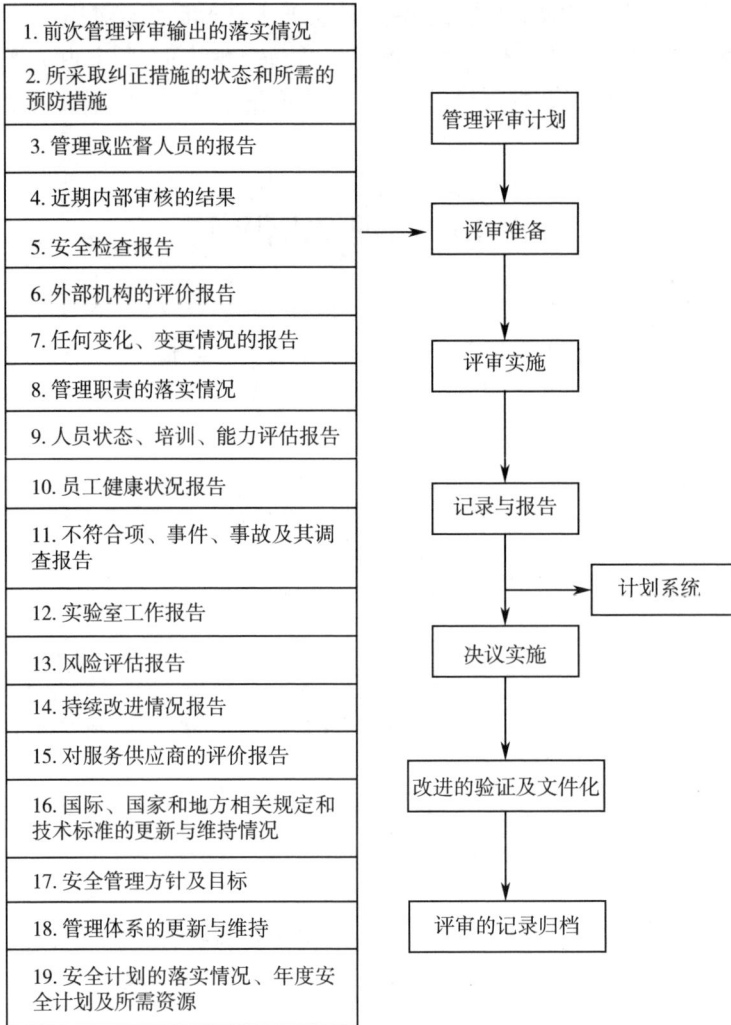

4.2.5　发生其他有必要进行管理评审的情况时。

4.3　管理评审的内容。

4.3.1　前次管理评审输出的落实情况。

4.3.2　所采取纠正措施的状态和所需的预防措施。

4.3.3　管理人员和监督人员就一年来管理与监督情况的报告。

4.3.4　近期内部审核结果及其情况的报告。

4.3.5　安全检查报告。

4.3.6　适用时,外部机构的评价报告。

4.3.7　任何变化、变更情况的报告。

4.3.8 设施设备的状态报告。

4.3.9 管理职责的落实情况。

4.3.10 人员状态、培训、能力评估报告。

4.3.11 员工健康状况报告。

4.3.12 不符合项、事件、事故及其调查报告。

4.3.13 实验室工作报告。

4.3.14 风险评估报告。

4.3.15 持续改进情况报告。

4.3.16 对服务供应商的评价报告。

4.3.17 国际、国家和地方相关规定和技术标准的更新与维持情况。

4.3.18 安全管理方针及目标。

4.3.19 管理体系的更新与维持。

4.3.20 安全计划的落实情况、年度安全计划及所需资源。

4.4 管理评审前的准备。

4.4.1 ××科编制管理评审实施计划,具体明确本次管理评审讨论的重点议题。要求有关部门或负责人员按"管理评审实施计划"上明示的要求提供管理评审所需准备的资料,报生物安全负责人审核,××批准后,在管理评审前一个月下达至各相关部门及负责人员,以便做好管理评审前的准备工作。管理评审实施计划主要内容包括:

①评审目的。

②评审范围及评审重点。

③参加评审人员。

④评审时间。

⑤评审依据。

⑥评审内容等。

4.4.2 生物安全管理部门收集并责成有关部门提供下述资料:

①前次管理评审输出的落实情况。

②所采取纠正措施的状态和所需的预防措施。

③管理人员和监督人员就一年来管理与监督情况的报告。

④近期内部审核结果及其情况的报告。

⑤安全检查报告。

⑥适用外部机构的评价报告。

⑦任何变化、变更情况的报告。

⑧设施设备的状态报告。

⑨管理职责的落实情况。

⑩人员状态、培训、能力评估报告。

⑪员工健康状况报告。

⑫不符合项、事件、事故及其调查报告。

⑬实验室工作报告。

⑭风险评估报告。

⑮持续改进情况报告。

⑯对服务供应商的评价报告。

⑰国际、国家和地方相关规定和技术标准的更新与维持情况。

⑱安全管理方针及目标。

⑲管理体系的更新与维持。

⑳安全计划的落实情况、年度安全计划及所需资源。

4.5 管理评审实施。

4.5.1 ××主持管理评审会议。

4.5.2 各部门和实验室负责人参加管理评审会议。

4.5.3 生物安全负责人汇报前一阶段生物安全管理体系运行情况,各有关部门按评审内容分工要求作专项或书面报告。

4.5.4 管理评审会议上进行讨论、研究、核实、分析,最后由××对生物安全管理体系现状的适宜性与有效性、充分性作出结论和决议。

4.5.5 生物安全管理部门负责管理评审记录。

4.6 管理评审输出。

4.6.1 管理评审输出应包括以下几方面

①管理体系的改进。

②生物安全活动的评价。

③资源需求等。

4.6.2 会议结束后,由××科负责人根据管理评审输出的要求,编制管理评审报告,经生物安全负责人审核,××批准后执行。本次管理评审的输出可输入本中心计划系统,作为制定下年度目标、计划的依据之一,同时可作为下次评审的输入。

4.7 改进、预防和纠正措施的实施和验证。

生物安全负责人根据《不符合检测工作的控制程序》《纠正措施程序》《预防措施程序》组织责任科室实施改进、预防、纠正措施,并对其有效性和适应性进行验证。

4.8 如果管理评审结果引起文件更改,应执行《生物安全文件控制程序》。

4.9 管理评审形成的安全记录由××科收集整理、归档,交办公室档案室保存。

5　相关文件

5.1　《管理体系内部审核程序》。

5.2　《不符合项的识别与控制程序》。

5.3　《文件控制程序》。

5.4　《安全记录的管理程序》。

5.5　《预防措施程序》。

5.6　《纠正措施程序》。

6　记录

6.1　管理评审实施计划表

6.2　管理评审报告

7　说明与要求

评审生物安全管理体系的适宜性、充分性和有效性,达到持续不断地改进和完善生物安全管理体系,确保实验室生物安全方针和目标的实现,满足各方要求。

例14　实验室人员管理程序

1　目的

对实验人员从事实验活动的准入要求做出规定,确保实验人员在实验过程中免受病原微生物感染和实验室生物安全。

2　适用范围

适用于从事病原微生物实验活动相关的检测和辅助、工勤人员及外来人员的管理。

3　职责

3.1　各部门负责本部门实验人员或工勤、辅助人员的资格审核与能力评估及实验活动规范性监督。

3.2　×××部门负责各实验室实验人员和工勤、辅助人员的资格监督检查。

3.3　××科负责实验室生物安全上岗合格培训。

3.4　××科负责上述职能执行的监督检查。

4 要求

4.1 各部门负责人每年应进行一次实验人员、辅助人员和工勤人员的资格审核和能力评估工作,并将审核和评估情况以书面形式向××部门备案。××部门负责组织相关人员进行年度生物安全培训。

4.2 对有特殊过敏体质或其他不适合相关实验活动的技术人员及时向人力资源管理部门提出建议要求进行岗位调整。

4.3 各部门应为从事各项实验活动、辅助工作的实验人员提供足够的专业培训和继续教育,使其有能力承担和适应相应的专业技术和安全管理工作。

4.4 各部门应主动、及时告知相关实验人员所从事的专业工作可能存在的风险,并签订知情同意书。

4.5 对新上岗人员或实习进修人员实验部门应负责安排带教老师指导其工作,直至能熟练独立开展工作。

4.6 各部门不得让处于试用期内人员、实习进修人员单独从事具有潜在风险的实验活动。

4.7 部门生物安全监督员负责监督检查,发现不符合要求现象时,有责任加以纠正或制止,并及时报告所在部门负责人。

4.8 单位应为实验活动相关人员提供足够的完成岗位专业任务的实验环境、设备设施及其个人安全防护用品和条件。

5 人员准入要求

5.1 实验人员。

5.1.1 应具备该岗位的知识背景。

5.1.2 熟知国家相关政策、法律法规及标准。

5.1.3 经过岗前培训熟练掌握该岗位的专业技术和具备独立操作能力。

5.1.4 熟悉掌握实验室生物安全管理要求。

5.1.5 定期参加相关培训和继续教育,并考核合格,持证上岗。

5.1.6 实验人员应自觉参加部门或单位提供的培训和继续教育,并严格按照规定程序和要求开展实验活动,不得擅自改变检查程序或超范围开展实验活动,特别是高致病性病原微生物的实验活动应严格限制在规定范围和工作场所内开展。

5.1.7 对从事高致病性病原微生物实验活动的实验人员要加强健康监护,一旦出现与从事检测工作类似的体征或表现时应立即向科室负责人报告,并按照规定程序进行处理。

5.2 辅助或工勤人员。

5.2.1 应熟悉与岗位相关的专业知识。

5.2.2 自觉参加岗前培训和安全教育。

5.2.3 自觉遵守实验室有关制度。

5.2.4 严格按照规定程序开展工作。

5.2.5 从事相关工作时应自觉做好自身个人防护。

5.2.6 一旦出现意外情况应立即向部门负责人报告。

5.3 实习、进修人员。

5.3.1 实习、进修人员进入实验室前单位和所在部门应事前对其进行必要的安全培训和专业技术指导。

5.3.2 实习、进修人员不得单独从事具有风险的实验活动,必须在指导老师的指导下开展工作。

5.3.3 一旦发生各种意外,指导老师有责任指导其进行有效处置。

6 说明和要求

实验室人员管理是实验室生物安全管理的关键内容,也是确保实验室生物安全的重要保证。实验室应根据实验室大小、实验活动种类、性质和难易程度设置不同工作岗位和职责,并根据生物安全管理需要设置安全管理岗位,协助实验室主任、生物安全负责人做好实验室生物安全日常监督管理。

在影响实验室生物安全的诸多因素中,人是最关键的因素,也是最重要的资源,实验室应特别重视对人员的管理和培养,应有一个系统的规划,根据实验室的发展要求,识别和建立人力资源的需求和管理机制。对人员的管理中重点应抓住相关岗位人员的专业背景、岗前培训及实验活动的规范性等关键环节。

实验室生物安全管理应重点关注以下几个要点:

①应有明确的人事政策和岗位职责要求。

②应有可靠的人力资源保障。

③应规范做好人员的培训和能力评估。

④应有具体措施确保各类人员的权利与职业安全。

⑤做好人事档案的维护与管理。

⑥能为实验人员提供必要的安全防护基本条件。

实验室的基本任务是完成各种样本的检测、科学研究等,在建设设计和管理时应充分考虑从事实验活动及辅助人员的身体健康和生命安全。

实验室应制定有关人员的准入要求、培训计划、免疫保护等制度和措施,并定期对实验人员胜任该岗位工作的能力进行评估,发现不适宜从事相关岗位工作的应及时予以调整。

例15 实验室材料管理程序

1 目的

规范实验室实验材料的管理,保障实验室工作的需求,保障实验过程的安全。

2 适用范围

适用于实验室使用的实验材料的安全管理和实验用材料的采购。

3 职责

3.1 ××科负责实验材料的采购、供应商的资质、信用评价、管理和监督。

3.2 各实验科室负责各科实验材料的申请、领用。

3.3 ××科负责实验材料管理的监督。

4 程序

4.1 实验材料管理

4.1.1 ××科负责实验材料包括危险化学品的采购、储存和拨付,应确保所有与安全相关的实验材料只有在经检查或证实其符合有关规定的要求后投入使用,并应保存相关活动记录,包括但不局限于来源、接收、使用、处置、存放、转移、使用权限、时间和数量等内容,相关记录要求安全保存,保存期限不少于20年。

4.1.2 ××科应制定选择、采购、采集、接收、查验、使用、储存实验材料的制度和年度计划,以保证提供合格、安全的实验材料。

4.1.3 实验室负责人应指定专人负责本科室实验材料的管理,制定科室实验管理制度,以保证实验活动过程的正常进行和安全。

4.1.4 实验室应正确及时地对实验室内所用的实验材料进行评估,评估具有危险性的实验材料建立清单,并妥善保存,定期检查。

4.1.5 ××科负责为实验室提供物理安保措施以确保实验室危险材料的安全。

4.2 实验材料采购

4.2.1 采购计划与技术要求。

4.2.1.1 实验室项目负责人应于每月第一周内,将所需的实验用实验材料(下称材料)申购计划报科室负责人审批。对于难采购的材料,应提前一个月提出申购计划。

4.2.1.2 申购计划批准后由采购部门负责指定专人采购;对部分特殊的实验材料,经××科批准后可由科室自行采购。

4.2.1.3 实验过程中使用的各种材料,如生化试剂、蒸馏水、玻璃器皿、高纯气体(二氧化碳、氧气等)、简单器具等对实验工作的生物安全有重要影响的,必须严格控制。因此申报计划应写明对采购材料的技术要求,作为采购和验收的依据。

4.2.2 合格供应商的选择和资质评定工作由××科负责组织。

4.2.3 采购材料的验收。

4.2.3.1 正常情况下,使用的各类实验材料只允许从定点供应厂商采购。采购时,采购人必须查验出厂合格证。

4.2.3.2 验收时,由××科按申购计划提出的技术要求、合格证(信誉卡)组织验收并做好记录。自行采购的实验材料,可由科室会同××科验收人员一起验收。

4.2.3.3 不合格材料由采购部门负责退货或经评定降级使用。

4.2.4 采购材料的保管。

4.2.4.1 采购材料由科室负责人指定人员进行保管。

4.2.4.2 采购的材料应分类存放,摆放整齐,标识清楚,保持卫生,保持适当的温度,注意通风和维护。

4.2.4.3 材料保管库应注意防火、防水、防霉、防蛀、防爆、防盗工作,由专人管理。无关人员不准入内。

5 记录

5.1 实验材料一览表

6 说明和要求

实验材料是实验检测工作基本资源和材料,实验材料的好坏直接影响实验结果的准确与质量,同时还会影响到实验人员的安全,因此,实验室应加强对实验材料的采购和使用管理,尤其要加强实验危险材料的管理,建立相应的管理制度和工作流程,以确保实验室检测工作顺利完成和实验人员的安全。

虽然我国目前还没有出台实验材料方面的专门规定,但是实验室应根据各自开展的实验活动性质对实验材料进行有序管理,管理重点应放在对实验材料供货商的资质评价,实验材料采购程序、实验材料正确使用及实验后实验材料的正确无害化处置等环节,以确保实验材料的质量和安全保证。

因此,根据上述要求实验室应建立实验材料管理制度和采购、供应工作审批流程,建立接收、使用、处置、存放、使用权限、数量等方面的管理措施。在实验材料中对个体防护相关的材料管理更为关键,应十分重视个体防护用品的采购、验收、使用的监督管理,使每个环节得到有效控制,确保使用安全。对实验材料整个管理过程应形成书面记录,定期归档保存。

例16 实验室活动管理程序

1 目的

加强实验活动的管理是保证实验室安全的重要措施,为了使各项实验活动符合国家的规定和体系管理要求,防止违规开展实验活动,以保证实验活动的安全和人员的健康。

2 适用范围

适用于生物安全实验室涉及的各种实验活动的安全管理。

3 管理要求

3.1 实验室管理层应组织制定有计划、申请、批准、实施、监督和评估实验活动的政策和工作程序。

3.2 实验室负责人应指定每项实验活动的项目负责人和安全监督员。

3.3 在开展实验活动前,应了解实验活动涉及的任何风险,掌握良好的工作行为,实验室设立单位应为实验人员提供在风险最小情况下进行工作的详细指导,包括个人防护装备的正确选择与使用。

3.4 涉及微生物的实验活动操作规程应有良好的标准操作手册和特殊操作的规定要求。

3.5 实验室应有针对未知风险材料操作的政策和工作程序。

3.6 实验室管理层应组织建立实验活动的准入制度和审批程序。

4 程序

4.1 已备案的实验活动,实验项目负责人负责填写《BSL-2实验活动审批表》,提出实验活动申请,并组织相关人员进行安全和专业培训,同时做好实验活动各项准备,经实验室主任初审后提交生物安全负责人审核,如有需要经中心生物安全委员会讨论审批。

4.2 新开展的实验活动审批流程如属于新开展的高致病性病原微生物实验活动,项目负责人应提前组织开展对实验活动风险评估及标准操作程序编制、人员培训等前期准备工作,由实验室主任审核同意,报生物安全委员会论证审定。中心生物安全委员会论证同意开展该项实验活动后,由实验室主任组织人员准备实验活动行政审批材料,在政务网上进行申请,行政部门负责对申请进行受理审批并组织专家对实验活动开展现场评审。通过审批活动实验活动许可后,项目负责人应根据发起实验室使用流程,流程获得批准后方可在生物安全实验室开展该实验活动。

4.3 未知风险材料操作程序。当实验室接收到未知风险的实验材料时,实验室主任应报告生物安全委员会根据《风险评估程序》紧急组织开展风险评估,对未知风险材料的生物特性、实验活动、废物处置、涉及的实验人员、实验设施设备、个人防护装备及安保措施均进行评估,并形成风险评估报告报生物安全委员会审批;实验室主任组织实验人员根据流行病学资料及该未知风险材料可能可参照的实验操作规程制定该未知风险材料的实验活动标准操作规程;实验室主任指定该未知风险材料的实验操作人员并组织相应内容的培训,指定实验室管理员做好实验耗材、个人防护装备及有效消毒剂的准备,做好实验准备。实验废物处置应根据该材料的有效消毒剂遵照《消毒灭菌程序》进行消毒灭菌处置。实验活动过程的突发状况遵照《应急预案》进行报告和处置。

4.4 实验室通过审批流程实验活动通过审批后,项目负责人按实验室使用审批流程填写相关内容,生物安全负责人审批,实验室主任确认后,通知实验室管理员做好准备,方可进入实验室开展相关实验活动。

4.5 项目负责人负责实验活动的日常安全管理。

4.6 实验室主任负责对项目组人员的培训及准入资格进行审查;并指定专人负责对实验活动过程的生物安全进行监督。

4.7 生物安全监督员负责对每次实验活动的安全进行监督检查,并填写《日常工作监督记录表》。

4.8 未经审批任何人不得擅自开展高致病性病原微生物实验活动。

4.9 编制的风险评估报告经项目负责人初审,实验室主任审核后经生物安全委员会论证,生物安全委员会签署意见和签名,论证通过后经法人代表批准后生效。标准操作规程应经项目负责人审核,并经实验室主任批准后实施。

5 记录

5.1 实验活动审批表。

5.2 实验活动安全监督表。

6 说明与要求

实验活动是实验室建设和管理的核心,也是发生实验室感染等意外事件的主要过程,为了确保实验室生物安全,防止实验活动过程意外事件的发生,要求完善和加强对实验活动的规范与管理。

实验室管理层应建立对实验活动的控制、监督和管理政策,实行实验活动准入制,建立计划、申请、审批、监督、评估制度和程序,尤其要落实在实验活动前进行风险评估,使所有参与活动的人员了解实验活动过程中存在的风险,并掌握良好的操作规范,同时要建立能使实验活动风险降到最低水平的作业指导书,并得到很好的执行。

尤其要加强对未知材料和实验活动的管理,实验室应建立针对未知风险材料操作的政策和程序,当发现不具备条件的,应要求停止工作,更不能从事风险不可控实验活动或操作。

实验活动的管理需要加强实验人员的安全教育和责任意识,防止个别实验人员违规开展活动和超范围开展实验活动,杜绝实验室生物安全事故的发生。

例17　实验室内务管理程序

1　目的
为确保本实验室工作井然有序,切实做好生物安全防护工作,保证实验室环境整洁与人员安全。

2　范围
实验室全体实验人员和实验室内务管理。

3　职责
3.1　实验室负责人负责本实验室的内务管理,并指定专人负责内务管理的监督。

3.2　实验室检测人员负责各自工作区域内的日常内务管理工作。

3.3　实验室安全监督员不定期对实验室内务行为情况实施监督检查。

4　要求
4.1　个人责任。

4.1.1　食品、饮料及类似物品。

食品、饮料及类似物品只能在指定的区域中准备和食用。严禁将食品、饮料等食用品存放于本实验室。

实验室内严禁吸烟。

4.1.2　化妆品、发及饰品。

禁止在工作区内使用化妆品和处理隐形眼镜。长发应梳扎在脑后。在工作区内不准佩戴戒指、耳环、腕表、项链和其他饰品。

4.1.3 个人物品。

个人物品、服装和化妆品不允许放在有规定禁放和可能发生被污染的区域。

4.2 实验室工作人员在实际操作中可能接触了血液或其他污染材料后，即使戴有手套，也应立即洗手。

4.3 摘除手套后、使用卫生间前后和离开实验室前都应例行洗手。

4.4 工作区保持整洁有序，禁止在工作场所存放有能导致阻碍通行和绊倒危险的大量一次性材料。

4.5 所有用于处理污染性材料的设备和工作台面，在每次工作结束后予以及时整理、清洁和消毒，以保持设备和台面的正常工作状态。所用消毒剂可以根据潜在微生物类别使用 75% 乙醇、0.5% 次氯酸钠等，用纱布蘸消毒液擦拭。

4.6 一旦发生任何的样本、化学品和培养物等的泄漏，应在第一时间组织专人进行必要的风险评估，之后根据评估结果使用经核准的安全预防措施、安全方法和个人防护装备对涉及的全部污染的设备、区域等予以彻底的清洁和消毒，以恢复实验室的安全运行状态。

4.7 实验室的内务行为规范应保持现行有效，一旦发生改变，应及时将修订的内务管理条款并报本实验室主任批准，及时告知所有进入操作的人员，以避免发生无意识的风险或危险，并报××科备案。

4.8 在实验室行为、工作习惯或材料改变可能对内务和维护人员存在潜在危险时，实验室人员或生物安全监督员、部门负责人要及时报告给实验室安全负责人或本实验室主任，并书面告知中心内其他人员、内务维护保养人员的管理员。

4.9 内务行为工作的监督检查。

4.9.1 实验室负责人应指定专人检查辖区环境、卫生情况，查看所有用于处理污染性材料的设备及工作台表面是否按规定要求使用适当的试剂清洁和消毒。

4.9.2 各项内务工作正常进行情况下，生物安全监督员每月应向实验室负责人汇报一次工作，并向××科上交各项内务工作自查表。

4.9.3 在巡视过程中发现异常情况，属力所能及的立即按《程序文件》有关要求解决，不能处理的要报告本实验室负责人或安全负责人，并填写《事故记录》。

4.9.4 安全监督员定期对本实验室的生物安全管理体系运行情况实施监

督,监督各部门负责人是否按照规定要求各负其责。监督检查实验室的内务管理,实验室工作人员是否按照生物安全管理要求操作,项目负责人及各类管理人员是否认真履行职责,是否按照规定要求进行填写记录。

4.9.5　实验室应定期组织生物安全自查,包括内务情况,每个月至少检查1次,月底将自查表交实验室管理部门备案。

4.10　实验工作服的管理。

4.10.1　实验人员、实验辅助人员或其他外来的工程服务人员需要进入实验区域时,应在规定场所穿戴工作服或其他个人防护用品,工作完毕后须将工作服脱卸在规定的场所,洗手后离开实验区域,严禁穿着实验工作服离开实验室,实验工作服应定期进行消毒洗涤,确保工作服的整洁。

4.10.2　个人外套等衣物严禁存放在实验区域。不同工作区域认为有必要时应穿戴不同的工作服和防护用品,严禁混穿。

4.11　实验室门禁内区域不得会客、接待设备、器材和试剂营销人员。

4.12　实验完毕后应及时清理实验台面和工作场所,并规范消毒。

4.13　实验室内不得堆放杂物,实验器材、试剂和用品应分类存放在试剂柜、实验台柜内。

4.14　实验室门禁管理。

实验室应严格门禁管理,自觉遵守人员、货物和污物分开的要求进出实验室。

5　记录
5.1　内务工作自查表

6　说明与要求
实验室内务管理是指实验室日常班前、班后的常规保洁、卫生、消毒和工作台面整理等活动。这是一项日常常规活动必须有相应的工作程序和制度加以保证,尤其生物安全实验室是进行病原微生物实验活动的场所,除了要保持整洁卫生外,更重要的是要求对实验前后的实验空间进行必要的消毒、去污工作,以防止病原微生物的逃逸及对实验环境的污染导致对实验人员造成伤害,同时防止发生交叉污染,影响实验结果准确性。

如果一旦发生感染性实验材料溢洒时,应启动应急处置预案,按照规定程序报告,由授权人处理,在对污染区域进行安全处置,消除污染源后,在确保安全的前提下,再进行实验室内务工作。

实验室日常或终末消毒应按照《消毒技术规范》(卫法监发〔2002〕282号)进行全面消毒。实验室是实验检测、科学研究的专业场所,不得在实验区域从事与实验活动无关的事宜,实验室应制定相应的管理制度和内务工作要求,维持实验室正常秩序。

例18 实验方法管理程序

1 目的

规定实验方法的收集、选择、确定和使用,以确保实验室正确选用,既能保证检验结果的有效性和准确性,又能保证实验室的生物安全。

2 适用范围

适用于实验室使用的涉及感染性材料的实验方法的管理。

3 职责

3.1 实验室负责人,负责收集和维护本实验项目实验方法的有效性及安全风险的识别。

3.2 单位技术负责人负责审定实验方法,实验人员按规定选用有效的检验方法。

3.3 实验人员负责实验方法的安全有效性验证。

3.4 必要时须组织生物安全委员会进行论证。

4 程序

4.1 检验方法的收集和批准。

4.1.1 标准方法。

各相关实验室应经常性地检索检验标准的最新版本,维持所用方法为最新标准或最新版本。实验室管理部门应及时维护检验方法、标准版本的有效性。国家或行业标准以及 WHO 等国际官方组织记载或提供的方法为首选方法,这些方法应编制成 SOP,由生物安全委员会审定后批准使用。

4.1.2 非标方法。

如无标准方法则选择使用非标方法。非标方法是由权威技术机构公布或已在有关科学文献或期刊上发表的方法。相关实验室可以根据文献报道方法编制 SOP,并将 SOP 以及编制依据、参考文献复印件和相关实验活动的危险评估报告,并书面报送××科,15 日内由单位技术管理层专业组和生物安全委员会进行审定,作出批准、否定或提出修改意见的决议。

4.1.3 对于上述方法均应填写"××非标准方法确认表"。

4.2 新方法。

若实验人员提出文献从未报道的新方法,则应将其 SOP、编制依据、参考文献复印件和相关实验活动的危害评估文件报送××科,15 日内由技术管理层专业组和生物安全委员会共同审核验证后批准,在批准之前,不得从事相关的实验检测活动。

4.3　实验方法的选择。

4.3.1　凡涉及感染性材料的实验方法,必须按 SOP 记载的方法严格执行,任何人不得随意做出修改,若做出修改,须将修改后的 SOP、修改依据、参考文献复印件和相关实验活动的危险评估报告,一并书面报送××科,15 日内由质量管理层专业组和生物安全委员会审定,做出批准、否定或提出修改意见的决议。

4.3.2　若客户提出须使用其提供的实验方法,则须根据其方法制作 SOP 并连同编制依据、参考文献复印件和相关实验活动的风险评估报告一并书面报送到××科,15 日内由单位技术管理层专业组和生物安全委员会进行审定,做出批准、否定或提出修改意见的决议。并将决议通知客户。

4.4　实验方法的使用。

4.4.1　实验人员在使用有关方法之前,应该对方法版本的有效性进行确证,保证使用有效的检验方法,并熟练掌握实验操作和要求,明确实验方法安全控制关键环节。

4.4.2　实验室人员有权拒绝采用有可能不能保证实验室安全的方法。

5　记录

非标准方法确认表

6　说明与要求

实验方法选择正确与否不仅关系到实验结果的准确、稳定与可靠性,也直接影响实验室的生物安全。各实验室应根据承担的工作任务和开展的工作项目,按照有关标准的要求正确选择各种实验方法,一方面可以保证实验结果的有效性和准确性,同时也能符合实验室生物安全管理要求。

为了确保实验室正确选择实验方法,实验室应制定实验方法的管理程序,规定实验方法的选择流程,确保实验方法选择的有序性。

实验方法选择涉及标准方法、非标准方法和新方法等方面,进行方法选择时既要按照规定的工作流程,也要有具体的人员负责,既要从实验方法的有效性、规范性和标准性考虑,也要从实验室生物安全角度加以选择,要防止选择可能对实验人员产生直接暴露或侵害的检测方法,对实验方法需要经过科学验证,全面比对。尤其对新方法的采用应杜绝和避免盲目引进,必须经过反复验证和比对,证实切实可靠、安全后才能引用。

实验方法选择的要求可参照《检测和校准实验室能力的通用要求》(GB/T 27025)方法的选择、验证和确认条款进行,但应符合实验室生物安全管理要求。

例19 实验室设施设备管理程序

1 目的
规范设施设备管理,确保正常运行。

2 适用范围
适用于设施设备的运行管理。

3 管理要求
3.1 实验室应配备足够的安全防护设施设备(包括个体防护装备),以满足实验室生物安全和实验检测的需要。实验设备包括生物安全防护设备和科学研究设备,安全设备包括屏障设备(有生物安全柜、负压隔离设备、高效过滤器、个体防护设备等)和消毒设备(高压灭菌器、焚烧炉、消毒喷雾装置等),而科学研究设备主要用于实验检测、科学实验等实验活动。

3.2 实验室配备选购实验室设施设备时应坚持安全首要原则,尽量选购生物安全型的设施设备。设施设备管理的原则是优先满足生物安全要求,同时考虑其社会效益和经济效益。主要对实验室设计、建造的管理和设备采购、使用、维护、检定等全过程的管理与控制,通过管理使其符合实验室生物安全和质量的要求。主要体现在设施设备的使用和所需经费的保障上,在使用方面包括设施设备计划制订、调研论证、采购验收、安装调试、标识设置、档案建立、使用维护、检定校准、消毒灭菌、降级调拨、报废处理和性能评价等环节。

3.3 实验室应制定设施设备的管理政策和程序,包括设施设备的完好性、监控指标、巡查计划、使用前检查、安全操作、使用期限、授权操作、消毒灭菌、禁止事项、定期校准或检定、定期维护、安全处置、运输、存放等。使实验设施设备在使用前、使用中、使用后、移动时,均处于安全可控状态。

4 程序
4.1 实验室应制定发生事故或意外泄露时对设施设备的去污染、清洁和消毒的制度和程序及方案(具体可参见《实验室生物安全通用要求》GB 19489—2008)。

4.2　所有需要维护、维修、报废或移出实验室的设施设备应事先进行去污染、清洁和消毒灭菌,同时仍然需要提示相关人员穿戴适当的个体防护装备。

4.3　要求明确标识设施设备中存在的危险部位。

4.4　实验室设施设备投入使用前应确认其性能处于正常状态,并符合实验室生物安全要求和相关标准,并形成记录。

4.5　个体防护用品使用前要求进行实用性测试,每次使用前应确认正确使用防护装备。个人防护设备的管理直接关系到实验人员的安全与健康,重点应关注产品的规范性、供应商的资质、个人防护用品的规格及个体的适配性。

4.6　实验室的设施设备的操作和维护应得到负责人的授权,并严格按照规定的操作程序进行使用;应依据供应商的建议进行使用、维护。

4.7　实验室设备应在显眼处张贴设备标签,统一编号、注明校准或检定日期及下次校准或检定时间、注明设备是否处于准用或停用状态。

4.8　实验室不得使用安全处置性能已经显示缺陷或超出规定安全限度的设施设备。

4.9　实验室应对设备建立技术档案,档案资料中应包括以下内容:

4.9.1　设备名称、型号、价格、统一编码。

4.9.2　制造商名称、序列号或其他唯一性标识。

4.9.3　验收记录(验收日期、状态、验收人等)。

4.9.4　采购日期和启用日期。

4.9.5　制造商提供的操作说明和设备清单。

4.9.6　使用记录、年度维护计划和维护记录。

4.9.7　校准或检定计划和记录。

4.9.8　设备维修记录。

4.9.9　维护、维修合同。

4.9.10　使用寿命年限。

4.9.11　安全检查记录。

4.9.12　设备使用或保管人姓名等。

4.10　在实验室内部应为实验人员提供设施设备的标准操作手册,供实验人员使用。标准操作手册应做到详实、清楚、齐全、明了。明确对设施设备的特点、性能、功能范围、设备使用条件、使用方法、注意事项、维护要求、环境条件、警示标志等说明。为了便于使用人员阅读可根据体系文件要求制定快速阅读卡片或上墙文件。

4.11　实验人员在使用、维护、检定或校准后,应及时做好相关记录。实验室应有专人负责实验室设备的管理与维护、检定校准及档案管理,尤其是生物安全设施设备,其档案能够体现对设备安全性能和状态的控制,除实验记录外,对使用、维护记录应完整保存,条件具备的可建立电子化实验室设施设备管理数据库,便于档案资料的汇总、统计、查询和分析,并形成报表。

4.12 需要时实验人员应负责做好设施设备的去污染、清洁和消毒灭菌工作,并形成记录。实验室意外溢洒总时有发生,产生对设施设备污染也在所难免,为此,实验室应根据其所操作的生物因子的种类和危害程度及可能带来的风险制定符合实验室实际工作需要的溢洒处理程序,程序应包括溢洒时设备去污染工作程序、去污染的方法、流程和灭菌方案等。

实验室应特别关注实验室设施设备受污染状态下,进行维护、维修和移动工作时,一定要在对设施设备进行全面消毒灭菌措施后才能进行相关工作,同时,要求从事维修、维护和移动设施设备的人员做好个体防护工作,以免造成感染事故。

实验室设施设备的消毒去污染工作难度大,应事先根据设施设备的结构、特点和污染程度及污染物质的性质,制定可行的去污染方案,确保设施设备不受破坏又达到去污染目的。

5 记录

5.1 仪器设备使用记录

5.2 仪器设备维护记录

5.3 仪器设备检定/校准确认记录

5.4 仪器设备维修记录

6 说明与要求

实验室设施设备包括送排风系统、自动控制系统和安全防护设备、实验检测设备和消毒灭菌设备等,用于保护环境和实验人员及实验对象。应从以下几方面入手:制定实验室设施设备的相关政策、制度;制定符合实验室实际要求,并能有效执行的管理程序;制定详细、可行的作业指导书。作业指导书是实验人员或设施设备使用人重要参考资料和操作指南,应做到详实、清晰、完整;仪器设备档案建立与使用记录管理;实验室设施设备去污染处置方案;根据质量管理体系和生物安全管理体系要求,对设施设备的标识进行有效管理,在醒目位置张贴标识,做到规范、醒目、美观、实用,以起到标识警示的作用。

例20 菌(毒)种及生物样本管理程序

1 目的

为加强×××的病原微生物菌(毒)种及生物样本(简称菌(毒)种及生物样本)的管理,确保菌(毒)种及生物样本收集、使用、保管、运输及销毁工作符合相关生物安全要求,检测工作安全有序地进。

2 范围

适用于第一类至第四类病原微生物菌(毒)种和相应生物标本的收集、保管、使用、运输、销毁等工作。

3 职责

3.1 生物安全管理部门负责菌(毒)种库及生物样本的安全监管。

3.2 ×××所负责一至四类菌(毒)种库及生物样本库的管理。

3.3 ×××相关处(所、实验室)负责定期将与本部门专业相关的菌(毒)种的选择、收集、鉴定,并及时将菌(毒)种和生物样本,以及相关信息表同时送交保管处(所)。

菌(毒)种登记入库工作原则上每半年进行一次,相关处(所)应主动对菌(毒)种和生物样本进行繁殖、登记并送交保管处(所)统一保管。

3.4 ×××负责中心第一类、第二类菌(毒)种和生物样本领用、运输及销毁的初审及安全使用的监督检查。

3.5 ×××负责外单位第一类、第二类菌(毒)种和生物样本的现场销毁的安全监督及菌(毒)种、生物样本保管和安保设施的建设与维护等。

3.6 单位法人(主任、院长)负责第一类、第二类菌(毒)种和生物样本领用、运输和销毁等的批准。

3.7 生物安全负责人或分管主任(院长)负责审批所分管部门涉及的第三类菌(毒)种和生物样本的领取、交流、运输、销毁的审批。负责第一类、第二类菌(毒)种和生物样本领取、运输、交流和销毁等的审核。

3.8 使用部门负责人:负责所在内部的工作菌(毒)种和生物样本使用过程和销毁的安全管理及审核。

3.9 菌(毒)种和生物样本保管部门负责人:负责菌(毒)种和生物样本库安全的全面管理。

3.10 ×××菌(毒)种库和生物样本的保藏设施由×××所负责日常维护管理。

4 分类与定义

根据《病原微生物实验室生物安全管理条例》和《人间传染的病原微生物目录》的规定,将病原微生物的菌(毒)种分为第一类、第二类、第三类、第四类。具体分类参照有关规定执行。

5 程序

5.1 菌(毒)种及生物标本的收集

下列菌(毒)种及生物样本需移交中心菌(毒)种库和生物样本库集中保存:

5.1.1 常规检测、监测项目、科学研究分离获得的第一、第二类菌(毒)种及相应的生物标本。

5.1.2 国内外有关部门赠予或项目合作保留的菌(毒)种及生物样本。

5.1.3 外部购买的菌(毒)种标准株。

5.1.4 有关单位上送鉴定的有保留价值的菌(毒)种。

5.1.5 常规检测、监测项目、科学研究分离获得的有保存价值的第三类、第四类菌(毒)种及相应的阳性生物标本。

5.2 菌(毒)种保管

5.2.1 保管的菌(毒)种,必须具有该菌(毒)种的相关基本信息资料,经复核或鉴定后入单位菌(毒)种库,建立菌(毒)种档案,并妥善保存。

5.2.2 根据所保管的菌(毒)种的特性,采取妥善可靠的方法(如冷冻干燥/恒温合适载体保存、半固体/15±1℃、−70±1℃磁珠、细胞培养液/冷冻、液氮)保管,防止菌(毒)种生物活性的尚失或变异,并配置有足够安全的防范设施。在保存过程中,按菌(毒)种传代,鉴定操作程序进行定期检查,菌(毒)种管理员如发现菌(毒)种(株)变异或失活,应及时上报部门负责人及×××部门,并说明理由。

5.2.3 菌(毒)种管理部门应制定严密的安全保管制度,实行双人双锁开启库门及入库登记、库内环境设备控制记录。对不同类的菌(毒)种进行分类保存,保证菌(毒)种间无交叉污染的可能。所有菌(毒)种与相应阳性标本实行专柜单独保存,工作用菌(毒)种由相关的使用部门对存放设备实行双人双锁保管,并落实相应的安全监督与物理安保措施。

5.2.4 菌(毒)种及生物样本档案目录于次年3月底交中心档案室保存。

5.2.5 保管工作中保管人要做好菌(毒)种、生物样本入库、领用、销毁等各类记录。

5.3 菌(毒)种和生物样本的领用审批

5.3.1 单位内部领用

菌(毒)种和生物样本是一种公共资源,原则上已经入库的菌(毒)种和阳性生物样本,一般情况下不得随意领取使用,以保证生物资源的完整性和原始性及代表性。日常检测工作、研究工作所需的菌(毒)种或生物样本各检测处(所)应事先进行复制或准备。确因工作需要应事先提出申请,经单位负责人按照上述权限进行审批。但必须保证所领用的菌(毒)种不会断种或影响其生物活性及原始性。领用处(所)和使用人负责使用过程中的生物安全管理责任。菌(毒)种和生物样本应保存期限可分为短期(1~2年)、定期(5~10年)和永久保存几种情况。

5.3.1.1　一类、二类菌(毒)种和生物样本领取

由使用人填写《×××第一类菌(毒)种领用申请单》,经使用处(所)和保管处(所)负责人提出意见、生物安全管理部门初审,经申请处(所)分管主任(院长)审核,后报主任(院长)批准,相关人员凭批件到负责菌(毒)种或生物样本保管处(所)领取申请的相关菌(毒)种或生物样本,相关人员应做好相关的交接手续和记录,最后相关资料报管理部门备案。

审批流程亦可通过单位内部的 OA 系统完成(下同)。

5.3.1.2　第三类菌(毒)种和生物样本领取

由使用人填写《×××三类菌(毒)种领用申请单》经使用处(所)负责人审核,经分管主任(院长)审批;领用工作用菌(毒)种时,由所在处(所)负责人批准,如需要到菌(毒)种库领取的,经使用处(所)负责人批准后菌(毒)种库领取(必要时应事先征得送交入库的处(所)负责人同意),并报管理部门备案。

5.3.2　外单位领取

指本单位下属机构或合作单位需要领取第三类和第四类工作用菌(毒)种时。领取单位持单位介绍信,经菌(毒)种保管处(所)负责人提出意见,经管理部门审核,报分管主任(院长)批准即可到相应的菌(毒)种库办理领取手续,领取后相关资料到管理部门备案。

5.3.3　上级单位或业务相关单位的菌(毒)种和生物样本交流

5.3.3.1　第一、二类菌(毒)种和生物样本领取与交流

申请单位持单位正式公函,说明菌(毒)种的名称、型别、数量及用途向持有单位提出申请,相关处(所)提出意见和管理部门初审,经分管主任(院长)审核后,由主任(院长)签署意见,报省级卫生健康主管部门批准(必要时需经国家卫生健康委员会批准),并持相关批准证明材料到相应的菌(毒)种库办理领取手续,并报持有单位管理部门备案。

5.3.3.2　第三、四类菌(毒)种和生物样本领取与交流

申请单位持单位介绍信向持有单位提出申请,保管处(所)负责人提出意见,报持有单位管理部门初审,分管主任(院长)批准后即可到相应的菌(毒)种库领取,资料报持有单位管理部门备案。

5.4 菌种、毒种(株)的出入库等有关规定

5.4.1 第一类和第二类菌(毒)种的出入库时相关安全要求

5.4.1.1 单位内部领取第一类和第二类菌(毒)种时,须由使用人本人持有相关审批凭证,并和菌(毒)种库保管人员,必要时应有安全监督员一起领取,并按照有关规定进行包装,按照要求转运,防止破损、泄漏污染,做好相应的安全防范。

5.4.1.2 在进行第一类和第二类菌(毒)种的出入库时,应在有关人员(不少于2人)在场的条件下办理领取、交接手续,申请单位领取后应对包装和运输安全负责。

5.4.1.3 外单位领取第一类和第二类菌(毒)种时,应派专人向本单位的菌(毒)种库领取,并办理领用交接手续。菌(毒)种和生物样本必须经规范包装,由专车运输,做好途中的安全防范,严禁邮寄和委托驾驶人员单独领取,领取单位应对运输途中安全负责。

5.4.2 第三类和第四类菌(毒)种和生物样本的领取时相关安全要求

5.4.2.1 单位内部领取第三类和第四类菌(毒)种和生物样本时,可由使用人或委托他人领取,办理领用交接手续,但须做好菌(毒)种包装,防止泄漏、污染。

5.4.2.2 外单位派人领取菌(毒)种时,必须做好包装,防止泄漏。如确需要邮寄时,应将菌种、毒种(株)采用规定包装材料严密包装,防止破损,必须委托经过相关部门认可的第三方服务机构负责运输,以确保运输途中的安全。

5.4.3 未经批准,任何处(所)及个人严禁以工作之便,进行国内、国际各类菌(毒)种的交流,否则,将承担由此引起的一切法律责任。

5.4.4 对于各类相应的生物样本的保管和领用,参照上述菌(毒)种条款执行。

5.4.5 由WHO菌种保藏单位提供的某些参考菌株的管理按有关规定办理。

6 菌(毒)种及相应生物样本的销毁

6.1 销毁范围:在菌(毒)种及相应生物标本库中原保存的菌(毒)种,经保管部门鉴定,认为已经丧失使用和保存价值、不符合实验要求的菌(毒)种及相应的阳性生物样本,应经送交部门的确认后才可以申请销毁。

6.2 第一、二类菌(毒)种和相应生物样本的销毁

由保管人或使用人提出申请,经保管处(所)或使用处(所)负责人签署意见,经单位管理部门初审,报申请处(所)分管主任(院长)审核,报主任(院长)批准同意。销毁时应告知安全管理部门有关人员到现场监督下进行销毁;并

填写《×××菌(毒)种及样本销毁申请与销毁记录表》由当事人和监督人员签字确认后报单位管理部门备案。

6.3　第三、四类菌(毒)种和相应生物样本的销毁

由保管人或使用人提出申请,经保管处(所)或使用部门负责人审核后,报申请部门分管主任(院长)审批同意后,在安全保卫部门监督下,进行销毁,同时做好有关销毁记录,完成后报单位生物安全管理部门备案。

6.4　实行菌(毒)种库人员准入登记制度,需要进入菌(毒)种库(生物样本库)的应按照有关准入审批程序进行审批。

6.5　进行菌(毒)种和生物样本销毁时,应在指定场所,并采取相应的安全防护措施,按照规定的消毒灭菌程序进行处置,确保销毁工作安全可靠。并做好相关记录,经相关责任人签字确认,未经可靠消毒灭菌的严禁拿出实验区域。

7　菌(毒)种和生物样本运输的审批

高致病性菌(毒)种和生物样本运输的运输,主要是指接收基层×××机构或下属园区等向单位总部相关处(所)运送第一类和第二类菌(毒)种或生物样本,或者是相关处(所)将第一类和第二类(毒)种或生物样本上送给×××,即省内运输和跨省运输。

涉及上述运输时按照以下审批流程进行审批。

7.1　省内运输

当基层单位或下属机构需要向单位总部等运送第一类和第二类菌(毒)种或生物样本时,应事先按照相关要求向单位总部等相关部门提出申请(填写《可感染人类的高致病性病原微生物菌(毒)种或样本运输申请表》及提供《高致病性病原微生物菌(毒)种或样本运输容器或包装材料承诺书》及当地卫生健康主管部门审核意见等),接收单位相关处(所)应在规定时间内作出是否同意的意见,经单位管理部门审核后,向申请单位提供《菌(毒)种和生物样本接收证明》,申请单位在约定的时间内进行运输,接收单位相关处(所)接到后,双方应办理相关接受交接手续。

7.2　跨省运输

单位相关部门需要进行跨省运输高致病性(毒)种或生物样本(第一类或第二类)时,应按照规定程序进行审批。由需要运输的部门提出申请(申请时应提供相关资料如《可感染人类的高致病性病原微生物菌(毒)种或样本运输申请表》《高致病性病原微生物菌(毒)种或样本运输容器或包装材料承诺书》及接受单位的接受证明等),由所在部门负责人提出意见,经单位管理部门初审,申请部门分管主任(院长)审核后由主任(院长)批准。再到卫生健康主管部门办理相关审批手续后进行运输。

7.3　运输安全要求

7.3.1　需要运输的高致病性病原微生物菌(毒)种或样本,应严格按照规定程序进行审批,未经允许任何处(所)和个人不得擅自向外单位提供\运输或交换菌(毒)种及生物样本。

7.3.2　高致病性病原微生物菌(毒)种或生物样本时应严格按照规定要求进行包装。

7.3.3　不得通过城市公共交通工具等国家禁止的途径进行运输。

7.3.4　不得委托给没有相关安全运输资质的第三方服务机构或其他运输单位进行运输。

7.3.5　航空办理航空运输时应由经过中国民航组织培训并获得资质的人员进行办理。

7.3.6　在运输包装时如果使用干冰(液态二氧化碳)作为制冷剂时应采取相应的安全防范措施,防止发生意外。

7.3.7　当基层或省外机构需要向本单位运输或上送高致病性病原微生物菌(毒)种或生物样本,而单位又不具备接收条件时,相关部门不得接收此类运输物品,并应向对方说明原因。

7.3.8　有关运输时需要提供的材料如运输申请表、包装安全承诺书及接受证明等,可参照《可感染人类的高致病性病原微生物菌(毒)种或样本运输管理规定》(卫生部45号令)的相关规定及附件资料。

8　菌(毒)种实验室内部转运

8.1　实验室内部需要转运菌(毒)种和生物样本时,应采用规定的包装容器进行包装。

8.2　菌(毒)种等感染性材料应使用内部运输箱包装后进行转运。

8.3　实验室应指定专人(2人)负责内部转运工作。

8.4　转运时应做好转运记录,并及时归档。

8.5　内部转运应事先提出申请,经所在处(所)负责人批准。

9　记录

9.1　×××菌(毒)种目录表

9.2　×××菌(毒)种登记表

9.3　×××内部科所一、二类菌(毒)种领用审批表

9.4　×××内部科所三、四类菌(毒)种领用单

9.5　×××干燥菌(毒)种保存、分发卡

9.6　×××一、二类菌(毒)种及生物样本销毁申请与销毁记录表

9.7 ×××三、四类菌(毒)种及生物样本销毁记录表

9.8 ×××外单位一、二类菌(毒)种购用申请表

9.9 ×××菌(毒)种内部转运记录表

9.10 可感染人类的高致病性病原微生物菌(毒)种或样本运输申请表

10 说明和要求

根据病原微生物目录分类情况,建立分类管理第一类至第四类病原微生物菌(毒)种和相应生物标本的收集、保管、使用、运输、销毁等相关程序。确保菌(毒)种及生物样本收集、使用、保管、运输及销毁工作符合相关生物安全要求,检测工作安全有序地进。

例21 意外事件紧急处置程序

1 目的

为了在发生实验室生物安全意外事件或事故时,能够对现场进行及时有效处置,避免实验室生物安全事故的进一步扩大,减少事故的损失,最大限度地保障实验室人员的健康和实验室的生物安全。

2 范围

2.1 实验室运行中发生的各种安全事件(事故)。

2.2 水灾、火灾和地震等其他自然灾害。

3 职责

3.1 ××科负责组织实验室意外事件的应急处置程序制定及监督管理。

3.2 发生意外事件(事故)时,实验室操作人员应迅速按照相关处理程序采取相应措施进行有效处置,并立即报告实验室主任(或项目负责人)。

3.3 实验室主任(或项目负责人)负责指导好安全事故应急处置,并及时向生物安全负责人报告。

3.4 生物安全委员会负责对事故的风险进行评估及事故处理的技术指导,并及时报告生物安全委员会主任。

3.5 生物安全负责人负责意外事件(事故)处置的决策与管理。

3.6 实验室安全监督员和当事人做好安全处置记录。

4 程序

4.1 实验室内紧急事故(事件)的处置。

4.1.1 保存感染性物质容器的破碎。

一旦发生保存感染性物质的认可容器发生破碎或泄漏等情况时,实验人员应立即用纸巾覆盖破损物品和污染区域,然后在上面倾倒一定浓度的含氯消毒液,30分钟后用镊子等工具将其放置专用废物袋中高压处理,并对污染区域再次进行消毒,然后用擦布擦干,再用清水擦干净,同时应将清理破碎物的清洁工具进行有效消毒,在消毒液浸泡24小时或高压灭菌。

4.1.2 运行中离心管的破裂。

发生离心机故障或样品管破裂时,应立即关闭电源,让离心机密闭静止30分钟后缓慢打开离心机盖,进行消毒处理20分钟(动作要求轻缓),然后将转子、吊篮进行高压灭菌。离心机内腔应用75%乙醇擦拭喷洒消毒,再用沾有清水的擦布擦洗并干燥。清洁时使用的所有材料均按污染物处理,处理时实验人员应做好个体防护措施。

4.1.3 实验室发生感染或者病原菌(毒)种泄漏。

出现人员感染或菌(毒)种泄漏后,应立即报告实验室主任和生物安全负责人,并立即对现场采取有效控制措施,必要时应对有关人员进行医学观察或者隔离治疗,同时封闭实验室,进行现场消毒,防止扩散;然后组织人员对实验室生物安全状况等情况进行调查分析和评估,查找事故原因,并进行整改,防止再次发生。

4.1.4 意外吸入潜在危害性物质。

当实验人员意外吸入危害性物质,应立即向实验室负责人报告,并按照规定程序到定点医院进行救治,应如实告诉医生吸入的物质类型和种类及可能的危害程度,并按照其建议进行处理,应当保留完整的医疗记录。

4.1.5 潜在危害性气溶胶的释放(在生物安全柜以外)。

在生物安全柜以外的区域发生气溶胶释放时,实验人员应立即按照规定程序报告,并立即撤离相关区域,任何暴露人员都应当接受医学咨询与医学观察。为了使气溶胶排出和较大的粒子沉降,至少1小时内严禁人员入内。如果中央通风系统因故停止工作,应当推迟24小时后方可进入。在此期间应当张贴"禁止进入"的标志。过了适当时间后,在生物安全负责人的指导下清除污染。在清除污染工作中实验人员应穿戴适当的防护服和防护用具。

4.1.6 包括培养物感染性物质的破碎及溢出。

应当立即用纸巾覆盖感染性物质污染的破碎物品(包括瓶子和容器)以及溢出的感染性物质(包括培养物)或台面、地面。然后在纸巾上面倒上0.5%的次氯酸钠消毒剂,至少30分钟后将纸巾以及破碎物品清理掉,清理玻璃碎片时应使用镊子。然后再用0.5%的次氯酸钠消毒剂擦拭污染区域。应当对装有清理破碎物的容器进行高压灭菌或放在有效的消毒液内浸泡24小时。用于清理的纸巾和抹布等应放在盛放污染性废物的容器内,所有这些操作过程都应戴手套。

如果实验表格或其他打印或手写材料被污染,应将这些信息拷贝到其他载体上,并将原件置于盛放污染性废物的容器内高压灭菌处理。

4.1.7 未装可封闭吊篮的离心机内盛有潜在危险性物质的离心管发生破裂。

如果机器正在运行时怀疑发生破裂,应立即关闭电源,让离心机密闭静置30分钟。如果机器停止后发现破裂,应立即将盖子盖上,让机器密闭30分钟。发生这两种情况时都应当及时向实验室负责人报告。在清理玻璃碎片前应当用消毒剂对污染部位进行消毒,然后用镊子清理碎片,清理完后再次用消毒剂喷洒消毒,一定时间后用清水擦洗干净,使其自然干燥或用干布擦干。

所有破碎的离心管、玻璃碎片、吊篮、十字轴和转子都应放在75%乙醇消毒液内浸泡24小时后,然后高压灭菌。未破损的带盖离心管应放在不同容器内75%乙醇消毒液中,浸泡60分钟后再取出。

离心机内腔应当用75%乙醇消毒液擦拭,放置过后再喷洒消毒一次,然后用水擦洗后并擦干,清理时所使用的所有材料都应当按感染性废弃物处置。

4.1.8 在可封闭吊篮(安全杯)内离心管的破碎。

所有含感染性物质的离心管,装入密封离心安全杯,或从密封离心安全杯中取出时,都应在生物安全柜内进行。如果怀疑发生破损,应该打开盖子和松开固定部件,并进行高压灭菌,然后进行清理清洁。

4.2 水灾、地震或其他自然灾害。

4.2.1 发生供水管破裂或下水道堵塞时要立即报告有关部门,尽力将污染物、废弃物放置到安全地点以防止扩散。

4.2.2 发生水灾时,对实验室内潜在的危险应向紧急服务人员报告。

发生自然灾害时,实验人员应当根据当时现场实际情况,情况允许时实验人员应对感染性材料进行必要的包装或处置后,按照规定线路撤离到安全区域,如果情况非常紧急不允许进行处理时,实验人员应立即撤离实验室。

实验室负责人应当根据现场情况决定继续利用或最终废弃。并同时与相关消防人员和生物安全负责人联系。只有在经过培训的实验室工作人员的陪同下,消防人员才可以进入。

如果发现是恶意破坏的,应根据门禁系统和实验室监视系统的记录,及时报警,并根据情况进行事故后处理,将损失减少到最低限度。

BSL-2 实验室物流和消防设施图

如果发生地震时,如果当时情况允许,确保人员安全的前提下,则应立即切断电源,防止火灾发生然后迅速撤离实验室,如情况紧急实验人员应立即撤离实验室。

4.3 实验室火灾的常见因素。

4.3.1 超负荷用电。

4.3.2 电器保养不良,如电缆的绝缘层破旧或损坏。

4.3.3 电线过长。

4.3.4 仪器设备在不使用时未关闭电源。

4.3.5 使用的仪器设备不是专为实验室环境设计。

4.3.6 易燃、易爆品处理、保存不当。

4.3.7 不相容化学品没有正确隔离。

4.3.8 在易燃物品和蒸气附近有能产生火花的设备。

4.3.9 通风系统不当或不充分。

4.4 实验室防火要求。

4.4.1 每个房间的显著位置和走廊里都应该有火灾警告、说明和逃脱线路的指示。

4.4.2 应定期检测消防报警系统,确保其功能正常并使所有人员熟知其运行。

4.4.3 工作场所应配备相应的消防设施,并放置于醒目易取的地点。消防设施应当包括水龙带以及水、干粉或泡沫灭火器等。

4.4.4 提高实验室工作人员的防火意识、出现火灾后的应急反应、防火设备的使用。

4.4.5 应对实验室工作人员及建筑物内所有人员进行消防指导和培训。包括火险的识别及评估,制定减少火险的计划,失火时应采取的全部行动。

4.4.6 当火灾发生时,赶快报警。现场的实验室人员应立即判断是否有能力和措施扑灭火情。如果有能力可以扑灭则尽快扑灭。如果无能力即安全有序地撤离。

4.4.7 所有出口都有合适的黑暗中可辨方向的标识。

4.4.8 当出现紧急状况时,实验室所有出口门的锁都应处于开启状态。

4.4.9 出口的设计保证在不经过高危险区域就能逃脱。

4.4.10 所有出口都能通向一个开放安全的空间。

4.4.11 走廊、流通区域不得放置障碍物,且不受人员流动和灭火设备移动的影响。

4.4.12 所有的防火设备都有固定的颜色便于识别。

4.4.13 消防器材应放置在靠近实验室的门边,以及走廊和过道的适当位置。这些器材应包括软管以及灭火器。灭火器要定期进行检查和维护,确保在其有效期内使用。

4.5　灭火器的类型和用途。可应用于不能应用于水纸、木质纤维电路和电器火灾、易燃液体、金属燃烧 CO_2 气体易燃液体和气体、电火灾碱金属、纸干粉易燃液体和气体、碱金属、电路和电器火灾可重复使用的仪器和设备,因为其残渣难以清除干净泡沫易燃液体火灾。

4.6　灭火器的使用。

4.6.1　先将开启把上的保险销拔下。

4.6.2　握住喷射软管前端喷嘴部,另一只手将开启压把压下,打开灭火器,对准着火处进行灭火。

4.7　灭火的方法。

4.7.1　如扑救固体可燃物火灾时,应对准燃烧最猛烈处喷射,并上下、左右扫射。如条件许可,使用者可提着灭火器沿着燃烧物的四周边走边喷,使干粉灭火剂均匀地喷在燃烧物的表面,直至将火焰全部扑灭。

4.7.2　扑救可燃、易燃液体火灾时,应对准火焰要害部扫射,如果被扑救的液体火灾呈流淌燃烧时,应对准火焰根部由近而远,并左右扫射,直至把火焰全部扑灭。

4.7.3　扑灭容器内燃烧的可燃液体,使用者应对准火焰根部左右晃动扫射,使喷射出的干粉覆盖整个容器开口表面;当火焰被赶出容器时,使用者仍应继续喷射,直至将火焰全部扑灭。

4.7.4　在扑救容器内可燃液体火灾时,应注意不能将喷嘴直接对准液面喷射,防止喷流的冲击力使可燃液体溅出而扩大火势,造成灭火困难。

4.7.5　如果当可燃液体在金属容器中燃烧时间过长,容器的壁温已高于扑救可燃液体的自燃点,此时极易造成灭火后再复燃的现象。

4.8　灭火器的维护和保养。

4.8.1　按要求定期对灭火器进行清洁保养,用温湿软布擦灭火器的外表面,并检查其有效使用性。

4.8.2　污脏严重时,可先用 0.5% 次氯酸钠消毒剂进行擦拭,然后再用洗净的软布擦净水渍。

4.8.3　灭火器使用一次,须更换一次。

4.9　火灾时遵循的原则。

4.9.1　当发生火灾时,工作人员实验人员应保持清醒的头脑,在判断火势不会蔓延时,尽可能地扑灭或控制火灾。

4.9.2　如火势不能控制,应立即考虑人员的紧急撤离。

4.9.3　如感染性材料发生火灾,工作人员应先用浸有消毒液的湿巾覆盖住失火点,再用灭火器进行灭火。

4.10　实验室紧急撤离的要求。

4.10.1 感染事故时的撤离。

应按正常退出实验室时的程序,脱衣、换鞋,进行消毒。

4.10.2 紧急灾害时的撤离。

发生火灾、水灾、地震时,按下紧急报警铃,关闭电源。从紧急逃生的安全门撤离。如无法按正常程序退出时,实验室人员退出实验室后,应集中在一个指定的场所。

4.10.3 依据《病原微生物实验室生物安全管理条例》第四十六条,应当立即组织防疫人员和医疗机构以及其他有关机构,依法采取下列预防、控制措施:

①封闭被病原微生物污染的实验室或者可能造成病原微生物扩散的场所。

②开展流行病学调查。

③对相关人员进行隔离治疗,并对相关人员进行医学检查。

④对密切接触者进行医学观察。

⑤进行现场消毒。

⑥对实验室内染疫或者疑似染疫的动物采取隔离、扑杀等措施。

⑦其他需要采取的预防、控制措施。

4.11 供电故障。

4.11.1 当实验室发生供电故障导致断电时,如果实验室具有双路供电时,电力会在数秒内恢复供电,这时实验人员应评估是否会因此导致感染性物质外泄,如果可能外泄,则按照上述有关措施进行处置。

4.11.2 如果实验时配备有UPS,则实验室的主要安全设备不会停止工作,但实验人员在接到断电报警后应立即确认实验室供电能否很快恢复供电,如果不能,则应立即对实验台面、器具和实验材料进行必要处置,尤其对感染性物质进行安全处置,然后按照规定程序退出实验室,如果确认能很快恢复供电时,则可继续工作。

4.11.3 如果没有双路供电或没有配备UPS的实验室发生断电时,实验人员应对感染性物质和实验材料进行必要的处置,按照程序退出实验室后,应封闭实验室,并在实验室入口处放置警示标牌,防止其他人员误入。等恢复通电后对实验室进行消毒,然后进入实验室处理实验器材等。

4.11.4 对上述事件的处置,应形成完整、客观的事件处置记录,归档备查。

4.12 意外事故(事件)的记录。

实验室发生上述安全意外事故(事件)时,除了组织有效的现场处置,防止事故(事件)进一步扩散外,对事故(事件)的处理过程应形成客观、真实的记录,并经相关人员签字,定期整理归档。

实验室紧急撤离路线图

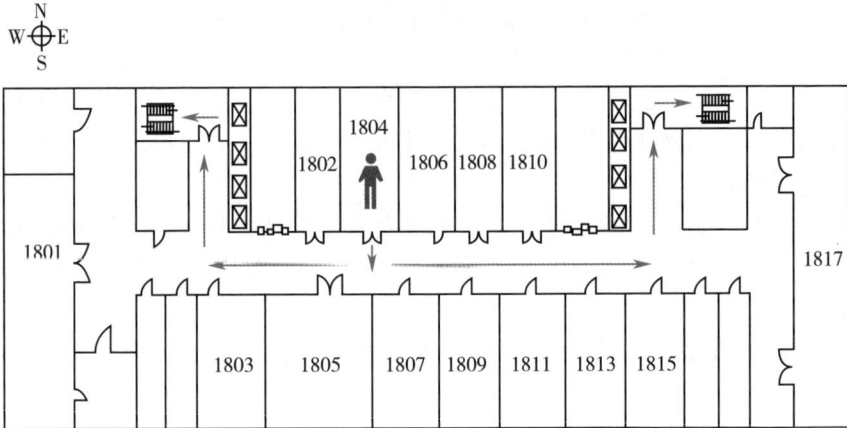

N
W E
S

1804

1801

1802 1806 1808 1810

1803 1805 1807 1809 1811 1813 1815

1817

5 记录

5.1 意外事件(事故)紧急处置记录表

6 说明与要求

为了防止实验室各种意外事故(事件)的发生,必须严格按照规定程序操作,严格内务管理,采取各种有效措施,落实各自责任。

实验室意外事件有不同类型,需要采取具有针对性的应急措施,主要意外事件有操作上的不当或失误,有违反操作规程导致的意外事件,也有因设施设备故障引起的意外事件,还有因防护不当引起的意外事件以及自然灾害引起的意外事件等。

针对实验室可能发生的各种意外事件,要逐个制定有针对性的处置预案,以应对各种意外事件的发生。意外处置预案应重点关注事件的报告流程、处置的关键步骤和技术要求,以及对事件处置的过程记录及事后的原因分析、应采取的预防措施等。另外,意外事件处置应涵盖实验室可能发生的各种安全事件,如意外暴露、意外感染、感染性物质的溢洒、供电及设备故障、自然灾害等。

处置预案应明确意外事件的定性、分类和处置原则,规定紧急处置的工作流程、明确各部门的职责和分工、处置预案的培训与演练要求、落实保障措施等要求。制定好的处置预案一定要组织相关人员进行学习、培训,使大家了解清楚基本要求,并组织现场演练,以便大家需要的时候能从容应对。

例 22　消防安全管理程序

1　目的

加强实验室的消防管理,防止火灾危害,确保全体实验人员的生命和财产安全。

2　范围

适用于各实验室的防火安全管理及所有消防器材的维护与更换。

3　职责

3.1　本着"谁主管,谁负责"的原则,各实验室确定 1 名安全责任人。

3.2　实验室所在单位应对实验人员定期进行消防培训与教育,使其了解和掌握有关消防要求和安全知识,确保实验室的安全。

3.3　实验室工作人员必须掌握必要的防火常识,熟练使用各类消防器材(如灭火器、防毒面具等),懂得各种基本灭火方法。如发现短缺、失效应及时报告,予以补充或更换。

3.4　××科负责日常监督检查。

3.5　灭火器由××科统一进行检查、更换,实验室仪器设备管理员协助。

4　程序

4.1　××科负责制定消防安全年度计划,并组织实施。

4.2　××科定期组织全体员工进行消防知识和灭火技能培训和演练,每年至少组织一次。

4.3　由××定期对消防设施、设备、电器等进行巡查,并做好记录,发现问题,立即向××科报告,及时组织整改纠正。

4.4　每年应对上年度的消防安全现状进行分析回顾。

5　工作要求

5.1　进入实验室工作的所有人员,必须牢固树立"安全第一"的思想,做到安全工作,人人有责,严格遵守国家、省市、单位颁布的各项安全规章制度。

5.2　实验室内的一切电源、火源要设专人负责管理,定期进行安全检查,发现隐患及时处理,不得隐瞒不报。

5.3　实验室内存放的一切易燃、易爆物品要妥善存放,专人保管。必须与火源、电源保持一定距离,不得随意堆放。

5.4　实验室内必须存放一定数量的消防器材,消防器材必须放置在便于取用的明显位置,指定专人管理。消防设施及器材应保持性能良好,严禁丢失、挪用及人为损坏。

5.5　发生火灾、火警应立即报警求助,同时上报分管领导,并及时启动《××中心灭火和应急疏散预案》。

5.6　××科组织定期或不定期的安全检查,发现安全隐患及时整改。

5.7　灭火器具有一定的有效期,实验室工作人员应注意维持灭火器在有效期限内。

5.8　实验室工作人员将实验室内过期的灭火器,表面用 1% 次氯酸钠或 70% 酒精喷洒消毒后拿出实验室,由后勤人员更换新灭火器。

5.9　按照灭火器放置的要求,放置灭火器。

5.10　使用过的灭火器应及时予以更换。

6　说明和要求

火灾是实验室高发和常见的安全事故,直接威胁到实验人员和实验室设施设备的安全。生物安全实验室,特别是高等级生物安全实验室造价十分昂贵,一旦发生火灾必将造成巨大损失,而且,因其是开展病原微生物实验活动的场所,在消防安全防范方面有其特殊要求,在设计建造、布局过程中既要符合国家通用的消防要求,又要充分考虑生物因子风险的控制,就是要确保实验室内的风险不能向周围环境扩散,这就要求在确保生物风险可控的情况下,实验室采取严格的消防安全措施,也要避免过于强调生物风险而忽视火灾或其他风险而带来的重大损失。

实验室的消防安全管理应强调预防在先,防患于未然,要重视对实验室相关人员的消防知识、灭火器材的使用培训和演练,使大家具备必要的消防知识和技能,通过安全教育和培训增强大家的安全意识和处置能力。

程序应明确职责、落实责任,措施到位,更应注重平时的规范管理与监督检查,发现问题及时纠正,并对整改情况进行跟踪验证。消防设施、设备、器材应专人负责定期维护、更新和验证。程序还应明确一旦发生消防事故如何进行报警和报告,以及人员的快速撤离及紧急处置的要求等。

例 23　事故报告程序

1　目的

加强实验室的安全事故报告管理,当发生安全事故时能及时按照规定程序进行报告,并及时采取有效处置,使损失减少到最低程度,并控制在最小范围内。

2 范围

适用于实验室发生的各类意外事件、事故的报告。

3 职责

3.1 实验人员有意外事故、事件的报告义务和责任。

3.2 科室负责对相关人员开展实验室意外事件、事故报告程序的培训和演练。

3.3 ××科实验室事故报告程序的制定和修订。

3.4 ××科负责日常事故报告的监督检查与管理。

3.5 ××科定期组织意外事件处置的现场演练。

4 程序

4.1 实验室一旦发生诸如火灾、实验室暴露、意外伤害、感染等事件或事故时,应立即按照以下报告程序进行报告。

4.1.1 意外事故或事件发生责任人或当事人发现事故后,应在第一时间向所在科室负责人(或项目负责人)报告,如发生火灾时向科室负责人(或项目负责人)报告外,还应同时向消防部门寻求帮助。

4.1.2 科室负责人接到报告后应立即向生物安全委员会主任和生物安全负责人报告,并简单口头汇报事故的概况,同时立即投入组织应急处置工作。

4.1.3 生物安全负责人接报后,应立即向单位主要领导和生物安全委员会主任报告。

4.1.4 单位主要负责人或生物安全委员会主任接到报告后应立即组织应急处置工作,必要时启动应急处置预案,必要时,按照有关规定向上级主管部门汇报。

4.2 ××科定期组织全体员工应急预案的培训和应急处置演练,每年至少组织一次。

4.3 所有报告和处置行动过程,应按照生物安全管理体系要求做好记录,相关记录应及时归档保存。

4.4 对报告程序和执行情况应定期进行评估,如不适用应及时修订完善。

5 报告要求

5.1 相关责任人应按照规定的报告程序进行报告,一般情况下不得越级报告。

5.2 任何人不得缓报、漏报、谎报、瞒报实验时发生的意外事故或事件。

5.3 实验室意外事件、事故报告、处置整个过程要严格按照规定的格式和要求,进行详细记录,并由记录人和相关责任人确认签字,归档保存。

5.4 在实验室的明显位置,张贴紧急报告联系电话、联系人姓名和火警电话号码。

6 说明和要求

实验室在开展各种实验活动过程中,各种意外事件的发生在所难免,因此必须事先制定相应的应急预案和事故报告程序,使得在事件发生的第一时间,实验人员能立即按照规定程序进行报告,使意外事件的危害减少到最低限度,确保实验室和实验人员的生命安全。

事故发生后必须按要求及时报告,任何人不得迟报、瞒报、漏报,并承担因迟报、瞒报和漏报所造成的相关后果及其法律责任。

实验室建立有效的事故报告程序,对实验人员迅速及时处置各种意外事件和事故起到决定性作用,可以有效减轻由此带来的损失和后果,以及事后对事故的原因分析、评估与改进,避免类似事件的再次发生。

事故报告程序应简要明确,明确应由谁来报告,首先向谁报告,如何报告等,接到报告后应如何处置及进一步向谁报告,还应清楚在多少时间内报告等。

例 24　个体防护装备管理程序

1 目的

切实做好实验室相关人员的个人防护,确保实验人员的人身安全,避免发生实验室感染事故。

2 适用范围

适用于所有相关的个体防护装备的管理和进入生物安全实验室的各类人员的个体防护要求。

3 职责

3.1 实验室负责人负责保证实验室有足够、合格的个人防护用品;组织相关人员接受相关技能的培训。

3.2 生物安全管理部门负责个体防护装备管理和使用的监督管理。

3.3 实验室生物安全监督员负责本部门所有进入实验室工作或来访人员的安全监督。

3.4　实验人员进入实验室前,应自觉接受个人防护装备穿戴的培训,并规范穿戴个人防护用品,严格遵守相关制度和操作程序,按照相关要求负责对使用过的个人防护用品的消毒灭菌处理。

3.5　采购部门根据各实验室要求负责采购符合国家标准和防护要求的防护用品。

3.6　人事部门负责建立和实施实验人员的健康监护和免疫接种工作制度和工作,并建立个人健康档案。

4　程序

4.1　岗前培训。

所有实验检测、实习、进修人员都应接受上岗前的生物安全和专业技术培训,考试合格取得上岗证后才能进入实验室开展实验活动。

4.2　免疫接种。

实验人员从事相关病原微生物实验活动前建议提前接种相关免疫制剂。

4.3　健康监护。

各部门应做好实验人员的健康监护,发现不适合从事岗位工作的要及时调离或换岗。

4.4　个人防护装备总体要求。

实验室所用的任何个人防护装备应符合国家有关标准的要求。在生物危害评估的基础上,按防护要求选择个人防护装备,并有相应的程序控制个人防护装备的选择、使用、维护等。

4.4.1　实验室防护服。

4.4.2　防护服要求。

根据个人体型大小,选择按照国家标准生产的防护服和适合不同实验要求的材料制作的防护服。根据不同防护要求和风险评估情况决定穿戴一套或是两套防护服。

4.4.3　防护服穿戴程序。

防护服的穿戴按照相关的规定进行。

4.4.4　手套。

①进入实验室工作时,要求戴两层手套。手套为《一次性使用灭菌橡胶外科手套》(产品标准:GB/T 7543—2020)。要求为无粉乳胶手套。

②每次戴手套时,应保证所戴手套无漏损。

③手套的检漏:取出新手套,打开手套,使手套内聚些空气,然后把手套口闭合,形成一个囊泡。轻捏一下手套囊泡的中部,气体不能泄漏,则证明手套不漏气。

④在撕破、损坏或怀疑内部受污染时应更换手套。工作完成或中止后应消毒、摘掉并安全处置。

⑤手套的选用

● 不涉及感染性材料的操作,应根据需要选用手套,或使用不同手套的组合。如一次性塑料手套可避免对样品的污染,棉手套用来防冻或操作高温固体或容器,乳胶手套外套防切割手套或钢丝手套用来防止锐器割伤,乳胶手套外套防酸碱手套用来处理强酸、强碱溶液,乳胶手套外套棉手套或线手套用于防止动物抓咬和挠伤等。

● 应根据自身情况选用合适尺寸的手套,以便于实验操作和保证安全。

● 第一次进入实验室的人员,应了解其是否有乳胶过敏史,若无则应进行手套的过敏性测试。方法为在普通实验室进行连续一周实验操作,全程佩戴手套,观察有无皮疹、瘙痒、红肿等症状出现,若有应更换丁腈手套或在其内部加戴一次性塑料手套。还应进行手套佩带及摘除的培训,待熟练使用后才可独立进行实验操作。

⑥乳胶手套的使用。

● 试漏:使用前应检查手套是否老化、褪色、漏损和有裂缝等,要重点检查检查手套是否有破损。

● 套戴:一般实验操作,戴一副手套即可,操作感染性物质时应戴两副手套。戴手套时一手提住手套口,一手伸入,一定要将(外层)手套口盖住防护服的袖口。

● 摘除:更换或摘除手套时,应先摘除外层手套。摘除外层手套前应先往手套上喷75%乙醇或其他消毒剂消毒,然后用一手捏起另一近手腕部处的手套外缘;将手套从手上脱下并将手套外表面翻转入内;用戴着手套的手拿住该手套。

用脱去手套的手指插入另一手套腕部处内面;脱下该手套使其内面向外并形成一个由两个手套组成的袋状;丢弃在(安全柜内的,若操作感染性材料)医疗废物袋中并进行消毒处理。手套全部摘除后要立即洗手。

⑦管理与控制。

● 实验过程中应始终保持戴手套状态并勤换手套,当实验过程中手套发生破损或污染时应及时更换,更换前用消毒液喷洒手套。

● 离开实验区前应摘除手套,不得戴着手套离开实验区。

● 不要戴着污染的手套到处触摸,不能戴着污染的手套触摸颜面部或调整个人防护装备,或触摸把手、开关、电话以及其他物品等。

● 一次性手套不得重复使用或清洗后使用,用完应立即丢弃。

4.4.5 鞋。

清洁区:拖鞋。

更衣室:皮鞋。

4.4.6 口罩。

口罩为 N95 口罩。

①口罩的适应性测试。

每一个实验人员应事先进行口罩的适应性测试,通过测试确定自己合适的型号规格,以确保口罩应有的保护功能。

②口罩的佩戴。

实验室佩戴口罩为 N95 口罩。

口罩佩戴的地方在更衣室。根据检漏测试后确定的口罩型号进行佩戴。

- 仔细查看口罩包装盒上的生产厂家、口罩规格和型号是否正确。

- 确定正确后,去掉包装,取出口罩,检查口罩是否完好。

- 将完好无损的 N95 口罩,金属鼻夹向上,拉开口罩上的两根橡筋同时穿过头顶,下面一根挂于颈部,上面一根斜挂于头部,口罩须遮住整个口鼻部,夹紧鼻夹。

- 面对穿衣镜,检查口罩是否遮住口鼻部。

③口罩的摘除。

拉开口罩上斜挂于头部的一根橡皮筋,使口罩脱离口部,然后拉开下面一根挂于颈部的橡皮筋,使口罩完全脱离整个口鼻部。应避免口罩外部接触脸部皮肤。

口罩摘除的地方,在第一缓冲室。摘除后,放入黄色垃圾袋,随防护服等其他废弃物品,一同高压处理。

4.5 进入实验室的程序。

参照相关程序。

4.6 退出实验室的程序。

参照相关程序。

5 防护用品穿戴要求。

5.1 上述各类防护用品的穿戴应事先进行培训,使实验人员清楚穿戴要求和穿戴程序。

5.2 穿戴防护用品时,实验人员应互相检查,发现问题及时纠正。

5.3 穿戴后的防护用品应经过严格规范的消毒后才能带出实验室,一次性防护用品不得反复使用。

5.4 从事高致病性病原微生物实验活动时应有 2 名或以上人员参加,不得独自 1 人开展实验活动,以防发生意外。

5.5 实验活动结束后,实验人员应按照要求进行洗手及表面消毒处理。

5.6 外来进修、实习人员个人防护。

原则上不得从事高致病性病原微生物实验活动,确需开展的,必须由指导老师指导陪同下进行。

5.7 设备安装调试、工程人员个人防护。

外来设备安装调试、工程技术人员需要进入实验室开展工作的,必须由责任部门提前到技术质量管理科办理准入手续,并按照规定要求做好个人防护,在所在科室或责任人员陪同下进行,不得独自开展工作,如施工工具或器材有可能受到污染时,应按规定进行消毒处理,确保安全后才能带出实验室。

5.7.1 进入实验室的个人防护。

进入实验室进行的设施、设备维修的工作人员必须使用个体防护装备,包括防护服、脚套、手套、N95 口罩,必要时佩戴眼罩。工作完毕后必须按规定脱下防护服,不得穿着防护服离开实验室。若实验室进行终末消毒后,未从事任何工作,后勤保障人员进入可着白大衣、戴外科口罩和帽子、戴手套、鞋套进入,必要时可佩戴眼罩。

5.7.2 进入高危毒种库的个人防护。

人员进入时穿戴防护服、脚套、两层手套、N95 口罩,必要时佩戴眼罩。工作完毕后必须脱下防护服,不得穿防护服离开毒种库。

5.7.3 进入低危毒种库的个人防护。

人员进入可着白大衣、戴手套进入,必要时可佩戴眼罩或安全眼镜。

6 记录
6.1 个人防护用品适配一览表(略)

7 说明和要求
个体防护确保实验人员身体健康和安全,是整个实验室生物安全管理工作的重点。个体防护工作的重点是要强化事前的安全教育和专业技术、生物安全防护等方面充分培训,使实验人员充分了解相关的要求和安全防护技能,懂得如何防护。因此,实验室设立单位应制定有关培训、个体防护相关的工作程序,提出明确的要求和目标。并为实验人员提供足够的安全防护的保障及资源,定期为实验人员开展健康体检,提供相关免疫预防接种及个体防护装备。同时,应建立个体防护装备的采购、验收和使用程序,确保实验人员能使用符合规定要求的防护产品。实验人员应按照规定程序正确使用个体防护装备。

另外,对一些从事风险较高或可能产生严重后果的实验活动的重点人员,应建立健康监护制度,以确保一旦发生意外暴露或感染时能快速、有效的应对和处置,将风险降到最低,控制在最小范围内。

因此,个体防护程序中应就上述重点内容做出明确的界定,提出具体的要求,使管理人员和实验人员能依据本程序做好个体防护。

例 25　未知风险材料操作程序

1　目的

加强未知风险材料处置和实验活动的安全,保护实验人员和实验环境安全。

2　范围

适用于未知风险材料的接收、保存、检测等安全管理。

3　职责

3.1　实验部门负责未知风险材料的样本接收、实验检测及安全控制。

3.2　管理部门负责未知风险材料实验活动的审核及监督管理。

3.3　院长(主任)负责未知风险材料实验活动的审批及资源保障。

4　程序

4.1　实验室接到未知风险材料时应由样品管理员登记收样;并组织人员对其风险进行评估,确认是否具备条件开展相关实验活动,如果具备条件,应按照规定流程进行审批。

4.2　需要开展实验活动时应提前办理申请审批手续。由实验室填写《未知风险材料实验检测申请审批表》,经实验室负责人签字确认,经分管领导同意,报生物安全负责人审核后,由院长(主任)批准。必要时须报省级卫生行政主管部门审批。

整个审批程序完成后实验人员领取样本进行检测。

4.3　实验人员在从事未知风险材料的检测活动时,应选择在符合要求的生物安全实验室内进行,其防护等级和要求应更高。

4.4　从事未知风险材料操作时,其安全防护应严格按照风险评估报告得出的结论采取防护措施;实验室应安排专人对实验活动的安全管理工作进行监督,并填写《安全监督检查表》。一旦发现问题应立即要求采取纠正措施,必要时有权要求停止实验活动。

4.5　在整个实验检测活动过程中,实验室应对实验人员进行健康监护,每天测量体温,记录身体健康情况,直至过了最长潜伏期。一旦发生与其相关疑似症状时,应立即进行隔离观察,必要时送定点救治医疗单位救治,在转运过程中应使用专车,并有专人陪护,陪护人员应采取相应的防护措施。

4.6　一旦查明未知危险材料的风险时,可按照相应的要求进行防护,实验室设立单位应为紧急处置做好充分准备。

4.7　实验人员应按照规定对实验室、实验废弃物进行规范消毒和灭菌,并做好相关记录。

4.8　实验人员对需要带出实验室的样本应按照要求进行包装和外表面消毒,不得采用易碎、不耐压的包装材料。检测人员完成样本检测后,应立即将剩余样本交样本管理员入库保管;若已无保存价值的则进行销毁处理,销毁处理按照销毁审批程序进行审批、销毁。

4.9　生物安全负责人和实验室管理部门应对整个实验活动过程安全措施落实情况开展监督检查,一旦发现问题应立即要求采取纠正措施,必要时可要求停止实验活动。

4.10　实验检测剩余的危险材料应重新交于样本管理员入库管理,并进行登记。对没有使用价值的剩余危险材料应按照规定程序进行销毁处理。

5　相关文件

5.1　《生物安全手册》。

5.2　《废弃物处置程序》。

6　记录

6.1　一类、二类菌种、毒种(株)及相应阳性样本销毁申请与销毁记录表

6.2　未知风险材料实验检测申请审批表

6.3　安全监督检查表

7　说明和要求

未知风险材料指的是对其风险未知或没有确切认知的实验材料。实验人员往往不能了解实验操作过程中的风险大小,对这类材料管理应更为慎重和严格,因为一旦发生差错可能会发生意想不到的严重后果。

对未知风险材料的管理,实验室首先应建立一套管理制度和建立安全管理程序。最重要的是在接到类似的实验材料时,首先应组织相关管理、专业人员进行风险评估,判断风险大小。根据风险评估结论,采取相应的预防措施和安全防护措施,确保整个实验活动过程的生物安全,其安全防护的要求应更为严格。

根据风险评估报告得出的结论,进入实验活动申请审批流程,严禁未经审

批擅自开展检测活动,以及风险认识不足开展检测活动。

在开展未知风险材料实验活动时应加强安全监督。实验室应有专人负责安全监督工作,安全管理部门也应组织人员对其安全措施执行情况进行监督检查,并应形成检查记录。检查中发现问题时应立即加以纠正和整改,必要时有权要求其停止实验活动。

还应加强对实验废弃物的安全管理。除了对各类实验废弃物要求严格按照有关消毒灭菌程序进行有效可靠的灭菌处理外,对剩余的危险材料应重新入库管理,对已没有使用和保存价值的样本,应按照销毁处理流程进行销毁处理。

例26 安全操作利器及有关装置程序

1 目的

规范锐利器(具)的使用,并明确处置方法、注意事项及要求,确保实验人员安全。

2 范围

适用于实验室锐利器(具)使用及实验操作人员的管理。

3 职责

3.1 实验操作人员在进行锐利器(具)操作时要严格按照正确方法进行操作。

3.2 实验室生物安全监督员负责指导、监督锐利器(具)的正确使用及安全处置。

3.3 后勤管理部门负责废弃锐利器(具)的后期安全处置。

4 程序

4.1 使用原则。

实验室应尽量避免使用或减少使用锐利器(具)进行操作,最好能采用相对安全的替代品,必须使用的应加强安全管理和采取严格的防范措施,特别是在使用前应作使用风险评估。

4.2 实验室应制定锐利器(具)使用安全操作程序,并组织操作培训和安全教育,尤其要加强对新进人员的培训,考核合格后才能独立操作。

4.3 实验室应配置必要足够而合适的安全防护用品和包装容器,供实验人员使用。

4.4　操作要求。

4.4.1　应戴手套操作。

4.4.2　尽量避免使用尖锐物品和利器,包括但不局限于注射器、针头、刀片、玻璃制品、载玻片、剪刀等,它们在接触传染性材料后非常危险,尽可能用塑料器材取代玻璃器材。

4.4.3　禁止对任何锐利器(具)实施剪断、折断、弯曲或从注射器上移去针头等操作。

4.4.4　注射和吸取感染性液体时必须用一次性注射器,用过的针头禁止直接用手进行折弯、折断、剪断、重新盖上帽、从注射器取下的操作。一次性锐利器(具)用毕应放入专用锐器盒中。非一次性利器必须放到金属盒内,在特定区域用消毒液浸泡消毒后,选用合适的消毒方法进行消毒灭菌,消毒方法的选用可参考《消毒灭菌标准操作程序》。

4.4.5　在使用剪刀剪标本组织块时,用非惯用手(应戴不锈钢网孔手套)稳住平皿,惯用手握稳剪刀,并保持被剪组织和剪刀一直在平皿中央运作,如向外围运作易扎伤。

4.4.6　在进行动物尸体解剖等实验可能接触尖锐器械时,应戴不锈钢网孔手套以防止切割损伤,但要注意防止针刺损伤。

4.5　常见涉及锐利器(具)实验操作要求。

4.5.1　过滤操作。

当进行少量过滤除菌操作时,实验室一般使用一次性注射器和滤器。使用注射器时首先撕开包装,此时注射器针头套在针帽内,不要取出,留在包装内,只将注射器管子和滤器相接。将注射器内芯拔出,用移液器将待滤液体转入注射器管内,然后插入注射器芯,一手固定注射器,对准无菌接受容器,另一手缓缓推动注射器内芯,完成过滤操作。实验结束时将套有针帽的针头装入专用锐器盒中,随实验废弃物高压消毒后丢弃。

①可能危害。

● 感染性材料外溢。

● 操作者手部受伤。

②预防及处置措施。

● 进行感染性材料过滤时,应注意佩戴合适的手套,并要防止发生液体喷溅,污染台面或操作者身体。

● 若发生手部受伤,其处理参见《意外事故处置》,并应启动紧急就医程序和事故报告程序。

● 若发生液体喷溅到台面,其处理参照《消毒灭菌标准操作程序》。

● 若操作者身体被污染,其处理参见《消毒灭菌标准操作程序》。上述意外情况均应填写意外事故记录。

4.5.2　剪刀。

在实验室应尽量避免使用剪刀。必须使用时一手持剪刀,另一手应握住被操作物品远端,避免被剪伤。不用时剪刀应闭合,放入金属容器中,禁止剪刀开口放置以免扎伤。污染过的剪刀应放入消毒液中浸泡1小时以上或用医用酒精棉擦拭。

①可能危害。

● 感染性材料外溢。

● 操作者手部受伤。

②预防及处置措施。

● 标本进行剪碎等操作时,应注意佩戴合适的手套,必要时应佩戴钢丝手套,并要防止组织标本掉至台面,造成污染。

● 若发生手部受伤,其处理参见《意外事故处置》,并应启动紧急就医程序和事故报告程序。

● 若发生组织掉落到台面,其处理参照《消毒灭菌标准操作程序》。上述意外情况均应填写意外事故记录。

4.5.3　手术刀片。

在实验室应尽量避免使用手术刀片。必须使用时,应将手术刀片安装到手术刀柄上使用,安装时用止血钳夹持安装,避免割伤手指,严禁用手直接拿手术刀片操作。进行操作时一手握住刀柄,另一手用镊子固定要操作的对象,必要时戴防切割手套或钢丝手套。使用后的处理方式同4.5.2。

①可能危害。

● 感染性材料外溢。

● 操作者手部受伤。

②预防及处置措施。

● 标本进行切割等操作时,应注意佩戴合适的手套,必要时应佩戴钢丝手套,并要防止操作对象掉至台面,造成污染。

● 若发生手部受伤,其处理参见《意外事故处置》,并应启动紧急就医程序和事故报告程序。

● 若发生感染性物质掉落到台面,其处理参照《消毒灭菌标准操作程序》。上述意外情况均应填写意外事故记录。

4.5.4　盖玻片与载玻片。

盖玻片严禁用手直接拿取以免划伤,取出时应用小镊子轻轻夹出,不要用力以免夹碎。擦拭时包在厚的酒精棉中,不要用手直接接触。破碎的盖玻片应用镊子装入专用锐器盒中随实验废弃物高压消毒后丢弃。

①可能危害。

● 感染性材料外溢。

● 操作者手部受伤。

● 碎片脚部刺伤。

②预防及处置措施。

● 进行操作时,应注意佩戴合适的手套,防止液体溅出。

● 若发生手部受伤,其处理参见《意外事故处置》,并应启动紧急就医程序和事故报告程序。

● 若发生液体外溢或玻片掉落到台面,其处理参照《消毒灭菌标准操作程序》。上述意外情况均应填写意外事故记录。

● 实验时穿防沾染和刺伤的实验鞋。

4.5.5 玻璃制品。

尽量使用塑料制品取代玻璃制品。必须使用时用前应仔细检查有无破损,完好才能使用。实验过程中如有破损应用镊子夹取碎片装入厚壁容器中高压消毒后丢弃。

①可能危害。

● 感染性材料外溢。

● 操作者手部和脚部受伤。

②预防及处置措施。

● 进行玻璃容器操作时,应注意防止液体溅出。

● 若发生手部受伤,其处理参见《意外事故处置》,并应启动紧急就医程序和事故报告程序。

● 若发生液体外溢或泼洒,其处理参照《消毒灭菌标准操作程序》。

● 若操作者身体被污染,其处理参见《消毒灭菌标准操作程序》。上述意外情况均应填写意外事故记录。

4.6 锐利器(具)损伤处置。

4.6.1 伤口紧急处理。

①立即从近心端向远心端将伤口周围血液挤出。

②用流动水冲洗 2~3 分钟。

③用 75% 酒精或 0.5% 安尔碘消毒伤口。

④ 24 小时内留取基础血样(3ml,普管)备查。

4.6.2 报告。

①实验人员发生锐利器(具)伤害事故后,应立即向项目负责人报告;项目负责人接到事故报告后,结合实验人员操作实验的病原菌危险评估的程度进行锐器伤危险度评估,立即向科室负责人汇报,负责人决定是否向生物安全委

员会汇报。

②发生锐利器(具)损伤后,紧急处理的同时,情况严重的应立即联系车辆送往定点救治单位进行进一步处理。

③发生锐利器(具)损伤后,应填写《锐利器(具)伤登记表格》,本人填写,经科室负责人签字后送生物安全委员会备案。

4.6.3 随访。

①生物安全委员会负责督促锐利器(具)伤当事人按时进行疫苗接种和化验,并追踪确认化验结果和服用药物。

②在锐利器(具)伤处理过程中,生物安全委员会要为锐利器(具)伤当事人提供咨询,必要时请心理医师帮助减轻其紧张恐慌心理,稳定情绪。

5 记录

锐利器(具)伤登记表

6 说明和要求

实验室使用锐器是造成实验人员意外体外伤害的重要原因,也是生物安全实验室发生实验室感染的重要原因,因此,加强实验室特别是生物安全实验室使用锐利器具的管理是实验室生物安全管理的一项重要内容。

实验室对锐利器具的管理,主要从使用或减少使用或不使用锐利器具着手,防止实验人员因意外伤害导致实验室感染,特别强调使用锐器前一定要做使用风险评估。

除了实验室因规定少用或使用替代器具要求外,实验室应根据实验室实际情况,制定实验室使用锐利器具的规章制度及锐利器具的使用程序,制定一旦发生锐利器具意外伤害时的应急处置方案和报告程序,使实验室避免因使用锐利器具而导致实验室感染事故的发生。

在制定的制度、操作程序等规定中应明确管理责任、实验室人员的职责,明确落实相应的操作程序、应急处置措施和报告程序,以及相应的紧急救治措施。

例27 废物处置程序

1 目的

加强实验室废弃物无害化处理的管理,明确工作职责,规范处理流程,确保实验室安全及环境不受污染。

2　范围

适用于实验室各类废弃物的无害化处置。

3　职责

3.1　××科负责实验废弃物的处置管理和处置程序的制定。

3.2　实验室按照规定要求和程序处置实验废弃物。

3.3　实验废弃物处置工作应由专业人员进行。

3.4　××科负责实验废弃物安全处置的监督检查。

4　程序

4.1　实验室内的废弃物在经过有效消毒灭菌处理前严禁携带出实验室，对不同种类的废弃物，应采用不同的包装和消毒灭菌方法进行处置。

4.2　废弃物分类收集。

4.2.1　实验室的每个房间，均设有收集适用各类废弃物的、并带有专用标识的污染物存放桶(袋)，并分类收集。

4.2.2　实验人员用过的一次性用品，置污物袋内，经高压灭菌、消毒，用专用污物袋包装后送至临时存放点存放，再由专门人员进行处置。

4.2.3　所有废弃的硬性材料(各种容器、加样头和注射器材)、尖锐物品应置于耐扎的专用锐器盒内。

4.3　废弃物的处置方式。

凡直接或间接接触样本或实验病原微生物的器材均应视为有感染性，均应经121℃30分钟高压灭菌。

4.3.1　金属器材、玻璃器皿可用压力蒸汽的方法，适用于耐高温、高湿的器械和物品的灭菌。

4.3.2　使用过的玻璃吸管、试管、离心管、玻片、玻璃棒、三角瓶和平皿等玻璃器皿应立即浸入0.5%过氧乙酸或有效氯为0.5%的含氯消毒剂中，并经121℃30分钟高压灭菌处理。

4.3.3　一次性帽子、口罩、手套、工作服、防护服等使用后应放入专用耐高压污物袋内经121℃,30分钟高压灭菌后统一处置。

4.3.4　塑料器材、橡胶手套、吸液球、血清反应板受污染后，处理同4.3.2。工作服、帽子、口罩等纺织品，处理同4.3.3。

4.3.5　接触过感染性物质的塑料和纸质废弃物。

4.3.6　污染了感染性物质的破碎物品，包括小瓶或容器以及包括培养物在内的感染性物质溅出，应该先用一块布盖上，再把消毒剂倒到上面，至少静置30分钟，然后才可把布及打碎的物品清理走。玻璃碎片应用镊子夹取，污染区应用消毒剂拖干净。如果使用了簸箕清理打碎的器皿,布和清理用的拖布,处理同 4.3.3。

4.3.7 污染的锐性器械(如手术刀、针头、尖锐设备和破碎玻璃),处理同 4.3.2。放入专门收集容器中统一处置,加样器吸头视作"锐性"固体废弃物。

4.3.8 被污染的玻璃器皿处理同 4.3.2。

4.3.9 甲醛溶液固定的组织或新鲜 / 冷冻、感染性废弃液体物质,处理同 4.3.2。

4.3.10 废弃的液体和次氯酸钠之间可能发生危险的化学反应,处理同 4.3.2。

4.3.11 污染废弃的甲醛溶液倒入装有足量锯末(能吸收所要处理的甲醛溶液)的袋中,密封袋口。再套上另一个袋,封口。待统一处理。

4.4 高压灭菌后的废弃物应用专用废物袋包装后,按规定时间送废弃物临时存放点,并做好交接记录。

4.5 单位收集的废弃物应交于具有处理资质的专业机构统一处理。

4.6 实验设备管理部门应定期开展消毒灭菌方法的确认和消毒灭菌设备的检定、自校和验证,确保消毒灭菌效果的可靠。

4.7 实验室管理部门应经常性地对实验废弃物的安全处置工作进行监督检查,发现问题及时要求整改。

5 依据

5.1 《实验室生物安全通用要求》(GB19489—2008)。

5.2 《生物安全管理手册》。

6 记录

6.1 《实验废弃物处置记录表》。

6.2 《实验废弃物处置交接记录表》。

7 说明和要求

实验废弃物的处置是实验室生物安全管理的重要工作,直接关系到实验室的生物安全和环境安全。

实验废弃物处置要按照分类收集,有效处置,确保安全的原则进行。实验室设立单位应设专门管理部门和人员进行管理,并定期组织相关的技术培训和安全教育,规范实验废弃物的管理。实验室内部应设置专用的废弃物收集箱(桶),并配置专用的废弃物包装袋,不同类型的废弃物应采用不同收集容器存放,尤其对诸如刀片、注射器、剪刀等锐器要用专用锐器盒收集存放。单位应设置实验废弃物专用临时存放点,并有明显的标识。

实验废弃物的包装容器和包装袋应能适应各种消毒灭菌方法的处理,尤其是需要高压灭菌的废弃物所用的包装袋应能耐高压,以免损坏消毒设备。实验室设立单位应制定实验废弃物的处置制度和程序,明确处置流程和职责,制定的流程要符合实验室实际情况,便于落实操作,严禁将未经安全处置的实验废弃物随意带出实验室,以免造成感染事件和环境污染。实验室应有专人负责实验废弃物的收集、消毒和搬运工作,相关人员应经过专门培训,具备相关资质。

不同种类的实验废弃物除了要分类收集外,其消毒灭菌方式、消毒剂类型及消毒灭菌时间也不同,因此,一定要根据实验废弃物种类和特点正确选择消毒灭菌方法,以确保消毒灭菌效果,防止病原微生物扩散和有毒有害化学物品的污染。

实验废弃物运输工具和存放点应符合规定要求,并有明显的标识。相关管理部门还应定期对消毒设备及时进行检定、校准和维护,确保消毒灭菌设备能正常运行。实验废弃物处置的整个过程均应形成书面记录,归档保存。

例28 HEPA 滤器的更换与消毒程序

1 目的
为明确实验室送排风系统、生物安全柜、负压罩的维护和排风系统高效过滤器更换的标准操作程序,确保后勤保障人员的安全。

2 范围
适用于涉及实验室送排风系统、生物安全柜、负压罩的维护和实验室排风系统高效过滤器更换工作的管理。

3 职责
3.1 由和单位签订维修保养协定的有资质的公司的专业人员进行更换。所在部门实验室仪器设备管理员陪同协助完成。

3.2 检验部门协助作业人员进行维护,并指导消毒灭菌工作。

3.3 后勤部门统一对更换下来的高效过滤器进行消毒灭菌,并进行安全处置。

4 程序
4.1 实验室、生物安全柜和安全罩的高效滤器,每年至少检测一次。由具备资质的机构和专业人员对生物安全柜、安全罩进行检测,内容包括:运行性

能和完整性,HEPA 过滤器的泄漏、向下气流的速度、正面气流的速度、负压 /
换气次数、气流的烟雾试验以及报警和互锁系统等,检测后出具检测报告。

4.2　根据检测技术指标和结果及时更换中、高效过滤器,高效过滤器的
更换应尽量采用"袋进袋出"的办法进行。更换下来的过滤器必须进行有效
的消毒灭菌处理,通常采用的方法是甲醛熏蒸的方法或消毒液浸泡的方法。

4.3　从事更换操作的专业人员和技术人员应采取相应的个体防护措施,
陪同人员应给予必要的指导和监督。

4.4　更换过滤器后的实验室必须经专业人员重新调试实验室的气流压
力等,并经检测合格后方可使用。

4.5　在生物安全柜内操作中出现任何事故,经事故处理后应重新进行检
测,经验证合格后方可使用。

4.6　对生物安全柜和负压罩的维修记录,应及时归档备查。

4.7　拆卸后高效过滤器的安全处理

4.7.1　拆卸后高效过滤器的处理,应符合实验室生物安全管理要求。

4.7.2　高效过滤器的消毒可以采用含氯消毒剂浸泡,高压灭菌或甲醛、过
氧化氢、过氧乙酸熏蒸等方法。

4.7.3　高效过滤器处理应符合先消毒后处理的原则。

4.7.4　消毒后的高效过滤器由后勤保障的××科负责统一安全处置。

5　相关文件

5.1　《实验室设备定期检查、安全去污染、维护和更新程序》。

5.2　《生物安全管理手册》。

6　记录

《实验室高效过滤器更换与消毒登记表》。

7　说明与要求

高效过滤器是实验室送、排风系统中一个阻隔病原微生物进入或逸出实
验室的关键部件,除了要求高效过滤器部件本身符合国家规定标准要求外,在
更换高效过滤器过程中由于高效过滤器本身沾染有大量病原微生物,对具体
更换的操作人员和环境具有极大的安全风险。因此,实验室应特别关注高效
过滤器更换过程的安全管理,以确保实验人员和实验环境的安全。

鉴于上述安全潜在风险,实验室应制定相关的工作程序,提出个体防护要
求,严格按照国家有关规定执行。首先,实验室应制定排风系统高效过滤器更
换工作程序和安全要求,明确责任;同时,应对更换人员进行必要的安全培训,

为其提供必要的个体防护装备;还应制定更换废弃的高效过滤器安全处置程序,严格按照规定要求进行消毒灭菌处理,防止对实验环境造成污染。需要消毒灭菌的高效过滤器主要是指实验室排风系统中的高效过滤器、生物安全柜中更换下来的高效过滤器和病原微生物实验室负压罩中的高效过滤器,及其他相关的被病原微生物污染的高效过滤器。其更换、消毒过程应形成书面记录,并定期归档保存。高效过滤器更换后,必须经过具备相应资质的专业公司的严格检测,检查,发现隐患及时处理,不得隐瞒不报。

例29 仪器设备维修保养安全程序

1 目的

明确仪器设备维修保养的安全操作要求,确保后勤保障人员的安全。

2 范围

各种仪器设备、空调通风系统的保养和维修。

3 职责

3.1 ××科负责组织实施。

3.2 ××科负责检修人员准入批准、监督检查。

3.3 所在实验室仪器设备管理员陪同协助工作。

4 程序

4.1 仪器设备的维护保养应由具有相应资质公司(或供应商)的专业人员或本中心有资质的人员、实验室相关人员进行维修与维护。仪器设备维护人员由××科负责管理,需要进入实验室的由××科负责向××科提出申请,××科给维修人员发准入证,维修人员持证进入实验室。

4.2 仪器设备的修理工作,相关人员必须遵循保养维护为主,一般维修和专业维修相结合的原则。

4.3 在对仪器设备进行维修、保养前,应由申请维修的实验室技术人员清除仪器设备表面的污染,确保仪器设备安全,如需对空调通风系统进行维修,应按照规定要求进行消毒灭菌处理后再进行相关的维护保养。

4.4 一级维护保养工作应在专职人员的指导下由实验人员来完成。如部分分解,检查和清洁,修复、更换易受损或已受损的零部件,检查、调整、修复仪器设备的精度等。

4.5 二级维护、保养工作则必须由专职人员(或由生产厂商、供应商技术人员)来完成。仪器设备的维护、保养可以采用"防尘、防潮、防震",定人保管、定期保养、定点存放、定期校验等"四定"的方法,确保仪器设备处于良好的工作状态。

4.6　对仪器设备进行维修保养的技术人员,某些项目的测试工作,如生物安全柜在更新过滤器之后的效果检查、高速离心机、二氧化碳培养箱等,必须在生物安全监督员的监督下进行。

4.7　参加维护保养的人员应按照生物安全管理要求做好个体防护,其防护用品由申请维护科提供,维修过程应遵守相关制度和规定。

4.8　维护维修人员不得单独进入实验室开展工作,应由职能部门联系实验室后,在该部门派实验人员陪同下完成。

4.9　必要时,须对维修保养人员进行简单培训,明示实验室存在的风险和防护要求。

4.10　维修完成后××科管理应形成完整的维修(维护)记录。

5　支持文件

5.1　实验室设备仪器定期检查、安全去污染、维护和更新程序。

5.2　《生物安全管理手册》。

6　记录

6.1　仪器维修情况登记表

7　说明与要求

仪器设备在长时间的运行过程中,出现磨损、故障、老化是一种自然规律,仪器设备的保养是完全必要的,特别是仪器设备进入使用期限的后期阶段,故障出现的可能性明显增大,修理工作极为重要。

因实验设备维护、保养工作大多由专业公司技术人员或后勤保障人员承担,对实验室环境不是很熟悉,对实验室的风险难以识别,因此,在进行维护保养、维修等工作过程中很有可能带来健康伤害。所以,相关部门和实验室应有责任作出相关规定,明确外部人员进入实验室的防护要求,明确在实验室内工作应注意的事项和个体防护要求。因此,实验室应制定仪器设备维修保养安全程序,以明确实验室责任和外部维修、保养人员的注意事项和安全要求。

必要时实验室应对仪器设备维修保养人员进行必要的安全和防护技能的培训,根据实验室准入要求向实验室管理部门申请准入,仪器设备管理部门应和实验室联系落实陪同人员,确保维修保养人员的身体健康与安全。同时,完成维修保养工作后实验室应形成维护保养记录,资料按照规定保存。

例30 实验室标识程序

1 目的

规范实验室标识使用、张贴,起到提示、警示和警告作用,有利于维护实验室安全管理。

2 适用范围

适用于实验室所有有关生物安全、消防、设备、门扉等相关的标识管理。

3 职责

3.1 实验室管理部门负责实验室内部标识的规范、设计与定制。

3.2 后勤保障部门负责实验设备标签、标牌的张贴。

4 程序

4.1 实验室内部标识由实验室管理部门统一定制标识,统一张贴位置。

4.2 实验室标识应准确、醒目、易区分。

4.3 实验标识系统分提示性、警示性和警告性标识,分别起到提示、警示和禁止作用;提示性标识有实验室分区标识、设备器材标识和样本检测状态标识等;警示性标识有生物安全标识、危险品标识、消防标识等;禁止性标识有严格禁止进入、接近、接触和触摸等标识。

4.4 应在实验室的相关部门入门处、设备、器具、运输箱、配电箱、齐平柜等部位规范张贴不同的标识。

4.5 实验室入口处应张贴有明显标识说明生物防护等级、操作的致病生物因子名称、实验室负责人姓名和责任人姓名及紧急联系电话,适用时应张贴其他危险标识。

4.6 实验室应张贴出口和紧急撤离路线指示标识(黑暗中能清楚识别)。

4.7 实验室所有管道和线路应有明确、醒目和易区分的标识。

4.8 所有配电箱应有功能指示标识和防止误操作或恶意操作措施。

4.9 实验室标识系统应定期进行评审,及时更新,以确保现行有效。

4.10 实验室标识应定期进行维护和更新,每年至少进行一次。

5 说明和要求

从事与病原微生物菌(毒)种、样本有关的研究、教学、检测、诊断、保藏及生物制品生产等相关活动的实验室按照规定要求选择使用禁止标识、警告标识、指令标识、提示标识、说明标识、专用标识等标识,对病原微生物实验室生物安全标识进行规范设置、运行、维护与管理。

参 考 文 献

［1］中华人民共和国国家质量监督检验检疫总局, 中国国家标准化管理委员会. 实验室生物安全通用要求: GB19489-2008. 北京: 中国标准出版社, 2009.

［2］卫生部. 可感染人类高致病性病原微生物菌(毒)种或生物样本运输管理办法: 卫生部45号令.

［3］卫生部. 消毒技术规范: 卫法监发〔2002〕282号.

［4］国家市场监督管理总局, 国家标准化管理委员会. 一次性使用灭菌橡胶外科手套: GB/T 7543—2020. 北京: 中国标准出版社, 2020.

［5］国家市场监督管理总局, 国家标准化管理委员会. 检测和校准实验室能力的通用要求: GB/T27025—2019. 北京: 中国标准出版社, 2020.

［6］中华人民共和国国务院. 病原微生物实验室生物安全管理条例: 中华人民共和国国务院令第424号(国务院根据2018年3月19日《国务院关于修改和废止部分行政法规的决定》第二次修订).

［7］国家卫生健康委员会. 人间传染的病原微生物目录(2023-8-18).

［8］中华人民共和国生物安全法. 全国人民代表大会常务委员会公报, 2024.

第五章

作业指导书

　　标准作业指导书（standard operation procedure，简称 SOP）是用来描述某个过程的具体的可操作性描述文件，是指在有限时间与资源内，为了执行复杂的事务而设计的内部程序。从管理学的角度来看，标准作业程序能够缩短新进人员面对不熟练且复杂的工作学习时间，按照步骤指示可明显降低失误与疏忽。

　　在 BSL 2 实验室中，作业指导书规定了具体的作业活动方法，是程序性文件的支持性文件，包括各种管理制度、标准方法、标准规程、非标准方法、仪器设备操作及维护规程。本章列举了部分作业指导书的内容。

第一节　编写原则与要求

　　第一，编制作业指导书应和检测项目所依据的方法标准以及使用仪器设备配套。如果检测方法标准和仪器使用说明等比较完整、详细和具体，又没有改变或补充，则不要求必须编写相应的作业指导书。

　　第二，编制作业指导书必须有依据。根据国内外权威机构及其出版物，或是自身多年的实践经验等，并经过实验验证，确实准确、可靠。

　　第三，编制作业指导书必须详细、具体并且可操作。

第二节　主　要　内　容

一、目的

是编制文件所要达到的目标。

二、适用范围

需要明确规定程序文件的使用或适用的活动领域。

三、职责

明确规定由谁来执行该程序以及由谁来监督执行的质量。

四、操作程序

根据程序的目的和内容的不同,此部分可以加以变化。例如,在试验 SOP 中应有这些内容:标本的采集、处理和标本拒收标准;显微镜检查标本检查步骤;试验操作步骤,包括结果计算,结果解释/校准品;校准品、试剂、质控品以及染色液和显微镜涂片的制备;校准和校准验证的步骤;对结果的审查;质控方法;当质控和校准不符合实验室要求时的纠正措施;方法的有限性,如影响结果的各种因素;参考范围;危急值;参考文献;标本贮存要求,建立报告检验结果的系统,包括危急值报告的步骤和规定;当因各种原因无法检验时,进行什么工作;外送标本标准和处理步骤等。

五、支持性文件

列出编制该文件的依据,包括所采用何种认可标准和它的相关条款,以及其他来源的文献。

第三节 实 例

例1 病毒抗体检测操作规程

1 目的

规范病毒抗体的检测方法。

2 适用范围

适用于特定病毒疑似病例的血清学诊断。

3 职责

检测人员负责样品准备、测试和设备日常维护,复核人员对检测结果进行复查,科室负责人审核结果。操作人员需按照《人间传染的病原微生物目录》(国卫科教发〔2023〕24号)的病毒等级进行相应的防护。

4 操作程序

4.1 方法原理 根据抗原抗体特异性结合的原理,利用抗人 μ 链 IgM(IgG)多克隆或单克隆抗体包被聚苯乙烯微孔板(固相载体)上,捕获人血清中的 IgM(IgG)抗体,并与后加入的辣根过氧化物酶-病毒抗原标记物结合,加底物,通过酶与底物作用产生可见的颜色反应,显色程度与 IgM(IgG)抗体含量成正相关,以待检血清与特异性抗原和阴性血清(对照)与特意性抗原反应光密度(OD)值的比值,作为判定 IgM(IgG)抗体反应的标准。

此外,间接免疫荧光法(IFA)也可检测待检血清中的特异性抗体,其原理是:某些荧光素(常用异硫氰酸荧光素)能与抗体蛋白分子结合,而不丧失抗体活力,仍能和相应的抗原发生特异免疫反应,产生免疫复合物,这种复合物由于有荧光素的参与,在荧光显微镜下显示荧光,表明有特异性抗原存在。

4.2 试剂

细胞抗原片、病毒 IgG 和 IgM 抗体酶联免疫诊断试剂、羊抗人 IgG 荧光抗体、常用稀释液。

4.3 仪器

荧光显微镜、电热恒温水浴箱、酶标仪、10~1 000μl 各量程的微量移液器。

4.4　实验步骤

以下步骤需在 BSL-2 实验室生物安全柜中进行操作并做好相应级别的个人防护。

4.1.1　间接免疫荧光试验（IFAT）

（1）用 0.01mol/L pH 7.4~7.6 磷酸盐缓冲液（PBS）稀释待检血清,从 1:20 开始,倍比稀释至所需稀释度。

（2）取出抗原片,用蒸馏水漂洗一次,冷风吹干。

（3）用加样器依次从高稀释度到低稀释度方向逐孔加入已稀释的待检血清,血清量以完全覆盖细胞抗原片孔面为准,放 37℃ 水浴箱湿盒内孵育 30~45 分钟。

（4）用 0.01mol/L、pH 7.4~7.6 PBS 振荡洗涤 3 次,每次 5 分钟,再用蒸馏水洗 1 次,脱盐,冷风吹干。

（5）按使用说明书要求,用 PBS 稀释荧光素结合物（另加 1/10 000 伊文思蓝）,每孔加入量以完全覆盖细胞孔面为准,放 37℃ 水浴箱湿盒内孵育 30 分钟。然后再按步骤（4）法洗涤,漂洗吹干。

（6）用荧光显微镜观察结果。细胞内病毒特异性荧光为黄绿色颗粒,根据荧光亮度、阳性细胞在细胞总数中所占的比例,可将免疫荧光反应大致区分为 1~4 个"+"。无特异性荧光者为"-"。检测抗体滴度时,以发出明显特异性荧光反应（+）最高稀释度的倒数来表示。

4.1.2　酶联免疫吸附试验（ELISA）。

（1）将检测血清用样品稀释液做 1:50 稀释（10μl 血清加入 490μl 样品稀释液中,充分混匀）。

（2）将浓缩洗涤液加入 750ml 蒸馏水中混匀备用。

（3）取出已包被板,加入已稀释血清 100μl/孔,同时设阴性、阳性对照及空白对照各 2 孔（阴阳孔分别加入对照血清 100μl/孔,空白对照加入洗涤液 10μl/孔）,振荡均匀后,于 37℃ 水浴箱温育 40 分钟。

（4）温育后,甩去板内液体,用洗涤液注满各孔,静置 1 分钟后甩干,重复洗涤 5 次,扣干。

（5）加入酶标记物 100μl/孔（空白孔不加）,振荡均匀后,于 37℃ 水浴箱温育 40 分钟。

（6）温育后,甩去板内液体,用洗涤液注满各孔,静置 1 分钟后甩干,重复洗涤 5 次,扣干。

（7）加显色液 50μl/孔,于 37℃ 避光显色 10 分钟,再加入终止液 50μl/孔,于 450nm 测 OD 值。

（8）结果判断: IgG 临界值（Cutoff）=0.150+ 阴性对照均值 N,IgM 临界值 =

0.20+阴性对照均值 N,N<0.05 时,按 0.05 计算,样品 OD 值小于临界值为阴性,样品 OD 值大于临界值为阳性。样品 OD 值在临界值正负 10% 范围内为可疑,应用其他方法复试。如试剂质量完好并操作正确,阳性对照应表现为阳性结果,阴性对照应表现为阴性结果,否则实验无效。实验中同时设置阴阳性对照。

5　支持性文件

《医学病毒学基础及实验技术》,科学出版社
《人间传染的病原微生物目录》,国卫科教发〔2023〕24 号

例 2　病毒分离检测操作规程

1　目的

规范病毒分离的检测方法。

2　适用范围

适用于疑似患者的血清、咽拭子、尿液、脑脊液等标本特定病毒的分离,作为实验室确诊的依据。

3　职责

检测人员负责样品准备、测试和设备日常维护,复核人员对检测结果进行复查,科室负责人审核结果。操作人员需按照《人间传染的病原微生物目录》(国卫科教发〔2023〕24 号)的病毒等级要求进行相应操作和防护。

4　操作程序

4.1　方法原理

供应及维持合适的细胞来支持病毒的繁殖,病毒在敏感细胞的繁殖常常引起细胞病变以及病毒能释放到维持液中,用标准血清或分子生物学方法对病毒进行鉴定。

4.2　试剂

细胞株:以 Vero 细胞为例(由液氮保存复苏);生长液:含 10% 胎牛血清的 MEM 培养液;维持液:含 3% 胎牛血清的 MEM 培养液。

4.3　仪器

生物安全柜、高速冷冻离心机、二氧化碳培养箱、倒置显微镜。

4.4　实验步骤

以下步骤需在 BSL-2 实验室生物安全柜中进行操作并做好相应级别的个

人防护。

4.4.1 标本处理 将患者的咽拭子标本中加入足量抗生素(青链霉素1 000U/ml)及两性霉素(5μg/ml)。

4.4.2 病毒分离 维持液的配制 MEM 94%、谷氨酰胺 1%、青链霉素1%、7.5% 碳酸氢钠 2%、胎牛血清 2%、pH 7.2。

(1)显微镜下观察单层细胞(Vero/slam 细胞系),以确保细胞是健康的。一个合适单层细胞会在传代 2~3 天内形成。

(2)弃去生长液,接种咽拭子标本 0.2ml/ 管,每份样本接种 2 管,37℃吸附1.0 小时,在显微镜下观察标本对细胞是否有毒性。同时标记一管作为阴性对照。

(3)每管加入维持液 0.8ml,置 37℃、5% CO_2 孵箱培养,每天在显微镜下观察细胞病变。

(4)如果有特征性致细胞病变效应(cytopathic effect,CPE)出现,观察至75% 的细胞发生变化(3+CPE),于 –80℃冻存以备 2 次传代。

(5)如 7 天后没有细胞病变出现,那么再继续盲传 2 代并观察 7 天,如仍无 CPE 出现,则判断为阴性。

(6)阴性对照在丢弃前至少观察 14 天。

(7)毒株鉴定:采用荧光定量 RT-PCR 方法进行病毒株鉴定。

5 支持性文件

《医学病毒学基础及实验技术》,科学出版社

《人间传染的病原微生物目录》,国卫科教发〔2023〕24 号

例3 细菌检测操作规程
(示例为"致泻性弧菌检验检测操作规程")

1 目的
规范致泻性弧菌的检测方法。

2 适用范围
本细则适用于各类样品的致泻性弧菌的检测。

3 职责
3.1 检测人负责按照本检测细则对被检样品进行检测。

3.2 校核人负责对检测操作规范以及检测结果准确性进行校核。

3.3 科室负责人负责对科室综合管理和检测报告的签发。

4　操作程序

样本操作需按照《人间传染的病原微生物目录》(国卫科教发〔2023〕24号)的病毒等级和要求进行操作和防护。

4.1　各类样品的采集及分离

4.1.1　粪便标本的采集及分离　采便方法可用棉拭采集自然排出的新鲜大便,亦可用棉拭由肛门插入直肠内 3~5cm 处采取。采得的标本可直接划种于 4 号琼脂、TCBS 等平板作分离培养,37℃培养 10~20 小时。在直接分离的同时接种碱性蛋白胨水,于 37℃增菌 6~8 小时后划种 4 号琼脂、TCBS 等平板,37℃培养 10~20 小时。

4.1.2　水样的采集及分离　以灭菌的 500ml 盐水瓶在可疑污染的河流、池塘岸边的 1 市尺深度以内的表层水采取水样。取 450ml 水样,先加 1mol/L NaOH 调整 pH 至 8.4~9.2,然后加 10 倍浓缩胨水 50ml 混匀后置 36℃±1℃ 培养过夜。第二天,取上层培养物接种 4 号琼脂、TCBS 等平板作分离培养,36℃±1℃培养 10~20 小时。同时用毛细吸管取上层培养物 3 滴转种 10ml 碱性胨水管中作第二次增菌,培养 6~8 小时再进行分离。

4.1.3　食品标本的采集及分离　如鱼虾类贝壳类、肉类、奶类、蔬菜、水果及其加工品等,采集 50~100g 放入广口瓶或厚塑料内。先在灭菌容器中将固体脏器剪碎或磨碎后接种于碱性胨水,增菌液的量一般为检体的 5~10 倍,培养 6~8 小时接种 4 号琼脂、TCBS 等平板作分离培养。

4.1.4　水生动物标本的采集及检测　选取活的或新鲜的水生动物,以无菌操作剪取适当部分进行增菌分离。贝壳类可取壳内软组织、鱼类则剖取鳃部和肠内容物,剪碎后接种于碱性胨水,增菌液的量一般为检体的 5~10 倍,培养 6~8 小时接种 4 号琼脂、TCBS 等平板作分离培养。

4.2　初步鉴定

挑选可疑菌落作氧化酶、动力、O/129 敏感性检查及 O1 和 O139 霍乱弧菌诊断血清玻片凝集试验。符合弧菌性状但在 O1 和 O139 群霍乱弧菌诊断血清不发生凝集者进一步作系统鉴定。在 O1 或 O139 群诊断血清发生凝集者可报告检出 O1 或 O139 群霍乱弧菌,按相应标准处理。

4.3　鉴定

对检出的弧菌进一步作系统鉴定,综合判定结果。也可用梅里埃的 API 生化条进行系统生化鉴定,判断结果。

5　支持性文件

《感染性腹泻的诊断标准及处理原则》(GB17012-1997)

《霍乱防治手册》(第六版),人民卫生出版社

《全国临床检验操作规程》(第4版),人民卫生出版社
《人间传染的病原微生物目录》,国卫科教发〔2023〕24号

例4　荧光定量RT PCR法病毒核酸检测操作规程

1　目的
规范荧光定量RT PCR检测病毒特异性核酸的检测方法。

2　适用范围
适用于疑似病例血清、尿液、粪便、含漱液、咽拭子、脑脊液、疱疹液、眼拭子等样本中的病毒核酸的检测。

3　职责
检测人员负责样品准备、测试和设备日常维护,复核人员对检测结果进行复查,科室负责人审核结果。

4　操作程序
4.1　方法原理
病毒核酸荧光定量RT PCR检测原理　在PCR扩增时,加入一对病毒特异性引物的同时加入一个特异性的荧光探针,该探针为一寡核苷酸,两端分别标记一个报告荧光基团和一个淬灭基团。探针完整时,报告基团发射的荧光信号被淬灭基团吸收;PCR扩增时,Taq酶的5′-3′外切酶活性将与PCR产物杂交形成双链的探针酶切降解,使报告荧光基团和淬灭基团分离,从而荧光监测系统可接收到荧光信号,即每扩增一条DNA链,就有一个荧光分子形成,实现了荧光信号的累积与PCR产物形成完全同步。根据荧光信号的强度及Ct值(反应管内的荧光信号到达设定的阈值时所经历的循环数)的大小,判断样本中是否含有相应的病毒核酸。

4.2　试剂
4.2.1　核酸提取试剂盒　QIAGEN公司核酸提取试剂盒RNeasy Mini Kit。

4.2.2　荧光定量RT PCR反应试剂盒　Takara公司的one step Prime Script RT PCR Kit。

4.3　仪器
生物安全柜、高速冷冻离心机、普通离心机、制冰机、10~1 000μl量程的微量移液器、涡旋混匀器、MJ OPTICONTM 2荧光定量PCR仪 / 罗氏LightCycler荧光定量PCR仪。

4.4　实验步骤

以下操作均在 BSL-2 实验室生物安全柜中进行并做好相应级别的个人防护。

4.4.1　样本处理　样本用涡旋混匀器混匀后待用。

4.4.2　核酸提取。

(1)试剂与材料。

试剂：RLT Buffer、RPE Buffer 等。

耗材：粉红色柱子、Eppendorf 管、10~1 000μl 量程 Tip 头等。

(2)操作步骤。

按照不同品牌试剂说明书要求进行核酸提取。

4.4.3　荧光定量 RT-PCR 反应

(1)反应体系配置。

选用相应的试剂盒按照试剂说明书要求进行体系配置。

(2)荧光 RT-PCR 循环条件设置　按照试剂说明设置荧光 RT-PCR 循环条件设置程序循环数温度、循环次数和读取荧光的时间。

(3)结果判断。

选择目标基因的荧光通道,调整基线,按照阈值设定原则调整阈值线。按照试剂说明书要求进行结果判读。

5　支持性文件

试剂使用说明书。

例5　生物安全柜操作规程

1　目的

为规范使用生物安全柜,以保障工作人员在操作生物危险因子时能够有效保护个人,同时确保检测工作顺利进行,特制定本规程。

2　适用范围

适用于研究单位、防疫、医院、环保等部门无菌操作之用,主要用于病毒分离、细菌、细胞等培养等。

3　职责

操作人员按照本规程操作仪器,对仪器进行日常维护,做好相关使用记录。

保管人员负责监督仪器操作是否符合规程,对仪器进行定期维护、保养。

科室负责人负责仪器综合管理。

4 操作程序

4.1 插上电源插头。

4.2 使用生物安全柜前,开启紫外线灯,照射消毒 30 分钟。

4.3 使用前 5 分钟打开送风电源开关。使用前关闭紫外线灯,打开照明开关。

4.4 提起玻璃门至适合高度(报警器未报警),进行相关实验操作。

4.5 实验操作结束后,继续运行 2~3 分钟进行内部清洁。

4.6 用合适的消毒剂擦拭消毒台面,实验完毕关闭送风电源开关及照明灯,并闭合玻璃门,开启紫外线灯照射消毒 30 分钟。完成室内的整理及清洁工作,做好使用记录。

4.7 定期对生物安全柜进行熏蒸消毒,并根据监测情况更换生物安全柜高效过滤膜。

5 支持性文件

仪器使用说明书。

例6 全自动高压灭菌器操作规程

1 目的

规范全自动高压灭菌器操作程序,正确使用仪器,保证检测工作顺利进行,保护操作人员人身安全和设备安全。

2 适用范围

主要适用于研究单位、防疫、医疗、环保等部门对实验器械、培养基等以及实验废弃物的高压灭菌处理。

3 职责

操作人员按照本规程操作仪器,对仪器进行日常维护,做使用登记。

保管人员负责监督仪器操作是否符合规程,对仪器进行定期维护、保养。

科室负责人负责仪器综合管理。

4 操作程序

4.1 插上电源插头,打开电源开关。

4.2 根据灭菌需要,设置相应的温度和时间。

4.3 打开灭菌器顶盖,灭菌器内加入适量水,同时注意观察塑料收集瓶,液位必须超过收集瓶上所标注的最低液位并不能高于最高液位,如液位未及最低液位请补足水,如超过最高液位请将多余水倒出。

4.4 将灭菌物品放入桶内时,物品之间不能过紧,应留有一定空隙,以便气体流通。

4.5 关闭灭菌器顶盖,使盖与主体密合,并检查排气阀是否关闭。

4.6 按下 START 开始工作。

4.7 当灭菌结束时,自然冷却。待压力表指针降到 0 后,打开排气阀,保证完全减压方可打开盖子取出物品。

4.8 关掉电源开关,拔掉电源插头,填写使用登记。

4.9 定期对灭菌器内部进行清洗、消毒,同时做好灭菌器外部清洁工作。

5 支持性文件

仪器使用说明书。

例 7 台式超速离心机操作规程

1 目的

为规范使用台式超速离心机,以保障工作人员能顺利完成该仪器的操作,同时确保检测工作的准确,特制定本规程。

2 适用范围

适用于病毒、细菌等的蛋白纯化与分离等。

3 安全注意事项

3.1 当离心机安装、操作、维护保养或修理之前,请充分阅读和理解所有有关安全须知的国际符号,看到此符号时应阅读有关安全资料的内容,留心安全措施,可避免离心机损害。

3.2 台式超速离心机操作人员按照本规程操作仪器,对仪器进行日常维护,做好相关使用记录。

3.3 台式超速离心机保管人员负责监督仪器操作是否符合规程,对仪器进行定期维护、保养。

3.4 科室负责人负责仪器综合管理。

4 操作程序

4.1 基本操作。

4.1.1 开机 打开电源开关 ON,按 DOOR 键,开启滑动门盖。根据转头手册,选择安装适用转头,安装,然后关腔门。

4.1.2 软件运行 按 SPEED 键,用键盘输入所需要运行速度(5 000~130 000RPM)MAX。按 TIME 键,用键盘输入所需时间,最高至 99 小时 59 分钟。按 TEMP 键,用键盘输入所需运行温度 0~40℃。按 ACCEL 键,用键盘输入所选择加速速率编号 1~9,也可跳过不执行加速速率这一步,直接以最大加速率加速。按 DECEL 键,用键盘输入所选择减速速率编号 1~0,也可跳过不执行减速速率这一步,直接以最大减速率减速。检查所有参数是否正确,关上门盖,按 ENTER/DISPLAY 键,再按 START 键。设置时间计算至 0 或需结束运行,按 STOP 键。

4.1.3 当转头停止(无声),按 DOOR 键,开启腔门滑动门盖,取转头。

4.2 安装转头

电源开关 ON(运行结束若无原因不需将电源开关 OFF)只需按 STOP 键替代便可。按 DOOR 键,腔体排气,门锁释放。腔体排气后,用门扳手滑动门盖,打开门。根据转头手册安装适用转头,确信转头安装于驱动轴上。关腔门(保持腔体干燥和清洁,随时勿忘关门)。

4.3 预冷或保温

按 TEMP 键,用键盘输入所需温度,按 TIME 键,用键盘输入仪器需到达设置温度的时间(通常 15~20 分钟),按 SPEED 键,键盘输入"Orpm",按 ENTER/DISPLAY 和 START 键。

4.4 输入运行速度

按 SPEED 键,用键盘输入所需速度,按下一步运行参数键或 ENTER/DISPLAY 键。

4.5 输入运行时间

按 TIME 键,用键盘输入所需运行时间。按下一步运行参数键或 ENTER/DISPLAY 键。

4.6 输入运行温度。

按 TEMP 键。用键盘输入所需运行温度。按下一步运行参数键或 ENTER/DISPLAY 键。

4.7 输入加/减速速率

按 ACCEL 键,按键盘数字选择所需加速速率编号,按下一步运行参数键或 ENTER/DISPLAY 键,按 DECEL 键,按键盘数字选择所需减速速率编号。按 DECEL、CE 键和其他运行参数键或 ENTER/DISPLAY 键。清除 DECEL 框输入。

5　支持性文件

仪器使用说明书。

例8　ABI 7500荧光定量PCR仪操作规程

1　目的

为规范使用ABI 7500荧光定量PCR仪,以保障工作人员能顺利完成该仪器的操作,同时确保检测工作的准确,特制定本规程。

2　适用范围

适用于研究单位、防疫及医院、环保等部门用于样品的核酸检测与研究,主要用于病毒、细菌等的核酸快速检测等。

3　职责

3.1　ABI 7500荧光定量PCR仪操作人员按照本规程操作仪器,对仪器进行日常维护,做好相关使用记录。

3.2　ABI 7500荧光定量PCR仪保管人员负责监督仪器操作是否符合规程,对仪器进行定期维护、保养。

3.3　科室负责人负责仪器综合管理。

4　操作程序

4.1　开机

打开电脑开关,键入用户名及密码,进入WindowsXP主界面,打开扩增仪ON/OFF键。

4.2　上样

打开样品槽,再样品槽内插入含特异扩增样品的0.2ml离心管,将每一个样品管向下压紧,向里推入样品槽。

4.3　选择程序

双击ABI 7500software软件程序,从文件(file)菜单选择新建(New),打开一个文件夹。从新文件(New Document)窗口中测定容量和模板菜单中做相应选择,然后点击OK,选择列表如下:选择列表菜单(menu)选择(selection)测定(Assay)绝对定量(AQ)存器(Container)96孔槽(96 well clear)模板(Template)空文件(Blank Document)运行模式(Run Mode)Standard7300。

4.4　检测通道选择。

在File中建立New文件,出现空白格,双击其中一个格子,出现Well

inspector，如有荧光组，则进入下一步。如无荧光组，则点击 Add Detector，出现 Detector Manager 选取所需荧光组（FAM），再点击 Add to plate Document 以及 Done。从 Reportor Dye 下拉菜单中选择染料，选择需要的染料（FAM），从 Quencher Dye 菜单中选择另一种染料。如：TAMRA，Well Inspector 窗口中参比荧光（Pass Refrence）选 none。

4.5　编号并运行。

按照仪器说明书和实验室对样本的编号设置规则进行样本和阴阳性质控品的编号。编号完毕点击 Instrument 进行循环设置，详见各自的扩增程序。打开 File 文件，点击 Save，然后点击 Start 开始进行扩增，若几种类别标本扩增程序相同，则可同时扩增，存储在同一个文件夹下。扩增过程不得关闭扩增程序界面，不得打开扩增仪。反应完毕，先存储结果以便进行数据处理。

4.6　结果分析。

Results 选项卡上，可查看到扩增程序的结果，并可更改参数。Amplification Plot 选项卡，可查看特定样本的扩增后荧光信号读取情况。Amplification Plot 上显示所选反应孔中的所有样本。Rn vs.Cycle（Linear））（Rn 随循环变化，线性）视图显示校正后报告光强度（Rn）荧光随循环变化的曲线。可通过此图来识别和检查不规则扩增。ΔRn vs.Cycle（Log）（ΔRn 随循环变化，对数）视图显示荧光（ΔRn）。随循环数变化的曲线。可通过此图来识别和检查不规则扩增，也可手动设置运行程序的阈值和基线参数。Ct vs.Well Position（Ct 值与反应孔位置关系）视图显示阈值循环（CT）与反应孔位置的关系变化图。可通过此图查找探针数据设置中不当设置的极端值。

4.7　关机

按 ON/OFF 键，关闭扩增仪，然后关闭电脑。取出扩增好的离心管放入垃圾袋，做好样品槽的清洁工作，完后盖上样品槽。

5　支持性文件

仪器使用说明书。

例9　洗涤、污物处理操作规程

1　目的

为贯彻执行《中华人民共和国传染病防治法》（2013 年修订）、《中华人民共和国固体废物污染环境防治法》（2020 年修订）和《医疗废物管理条例》（国务院 380 令，2011 修订版），以及实验室生物安全相关要求等有关规定，规范和加强实验器材洗涤和实验室废弃物处理等工作，保证实验室各项实验活动的正常进行,确保实验室安全,不污染环境,保护人体健康,特制定本作业指导书。

2　适用范围

适用于实验室洗涤岗位人员开展实验室器材洗涤和污物处理岗位人员开展实验室废弃物处理工作。

3　职责

3.1　各实验室洗涤岗位人员负责本实验室器材的洗涤工作。

3.2　后勤部门污物处理岗位人员开展实验室废弃物处理工作。

3.3　后勤部门负责洗涤室的四大功能区(洗涤物品接收登记区、浸泡洗涤区、消毒烘干区、保洁区)和污物处理间的整洁有序,保证各功能区运转畅通。

4　操作程序

4.1　器材洗涤。

将实验用器皿、材料无害化处理,实验室洗涤岗位人员收取,并登记洗涤物品,实验室洗涤岗位人员按物品的不同具体操作规程进行洗涤和消毒并送回实验室。

4.2　污物处理。

各实验室废弃物需经无害化处理,每周固定时段内放置在指定的医疗固体废弃物收集点并登记,后勤部门污物处理岗位人员与专业公司进行交接,污物由医疗机构指定的专业公司回收处理。

5　支持性文件

《中华人民共和国传染病防治法》(2013 年修订)

《中华人民共和国固体废物污染环境防治法》(2020 年修订)

《医疗废物管理条例》(国务院 380 令,2011 修订版)

《医疗卫生机构医疗废物管理办法》(卫生部令第 36 号,2003 年)

(陶志华　段秀枝)

第六章

安全手册

第一节　安全手册的特点和作用

生物安全事件或事故的发生是难以完全避免的,重要的是实验室工作人员应事先了解所从事活动的风险并在风险可控制的状态下从事相关的活动。实验室工作人员应认识但不应过分依赖于实验室设施设备的安全保障作用,绝大多数生物安全事故的根本原因是缺乏生物安全意识和疏于管理。因此,制定一个标准的操作规范,形成方便实用的实验室安全手册,是将实验室安全风险最小化的重要保障之一。实验室安全手册提醒所有工作人员在实验室从事各类操作时,对于容易出现安全事故的方面时刻保持警觉,预见事故的可能性,科学、规范地操作,遵守实验室的各项规章制度,知法、懂法、守法,避免事故的发生,确保实验室工作的顺利进行。

第二节　主　要　内　容

生物安全手册应以安全管理体系文件为依据,制定实验室安全手册;应要求所有员工阅读安全手册并在工作区随时可供使用;安全手册宜包括(但不限于)以下内容:

1. 紧急电话、联系人
2. 实验室平面图、紧急出口、撤离路线
3. 生物危险

4. 化学品安全

5. 辐射

6. 机械与电气安全及设备操作相关风险

7. 低温、高热

8. 消防

9. 个体防护

10. 危险废物的处理和处置

11. 实验室意外事故处置及撤离程序

12. 从工作区撤离的规定和程序

13. 实验室标识系统

14. 制定依据

第三节 安全手册编制的基本原则

编写实验室安全手册的宗旨是"以人为本",简明、易懂、易读,且内容根据实验室的实验对象、检测或研究任务的不同而分别编制,要具有针对性及实用性。从使用者的角度提出做好自身防护的措施,明确安全操作规范。编写内容注重精准全面、详实明确(应明确参照的法律法规名称且现行有效版本,有关部门和有关责任人的表述应明确到具体实施的部门、岗位及人员)、可操作性强、用词规范、及时更新(依法适时修订,科技的日新月异催生一些新技术、新方法、新理念应用于安全领域,因此要及时跟踪这些新变化,关注时效性,对本单位实验室安全手册进行持续完善,做到与时俱进)。富有实效,以利于保障安全。

第四节 实 例

实验室基本情况简介:BSL-2 实验室,主要用于各种病原微生物的检验检测与诊断等实验操作,应配置相应的实验检验设备、生物安全防护设备及个人防护装备等。BSL-2 实验室,特别是涉及病原微生物的实验室,在面积上并不追求大开间,而是以满足检测工作的需要为原则。通常核心区(检测区)以15m² 左右为宜,缓冲区以 2~3m² 为宜,准备区不宜过大,原则上不能在此区域进行任何可能造成污染的实验操作。

1　实验室内应急电话和报告程序

在实验室内应张贴以下电话号码及地址：

1.1　紧急电话：急救 120,火警 119,盗警 110,消控中心：

1.2　急救机构地址：　　　救治专线：　　　办公电话：

1.3　实验室地址：　　　电话：

生物安全委员会主任：×××　办公电话：　手机：　办公室：

实验室主任：×××　　　　　办公电话：　手机：　办公室：

…

实验项目负责人：×××　　　办公电话：　手机：　办公室：

安全负责人：×××　　　　　办公电话：　手机：　办公室：

1.4　安全保卫：

1.5　设施设备维修：

1.6　水、气和电的维修部门：

1.7　浙江省卫健委应急办公室：电话 0571-87709087

2　实验室平面图、紧急出口、撤离路线

2.1　实验室平面图

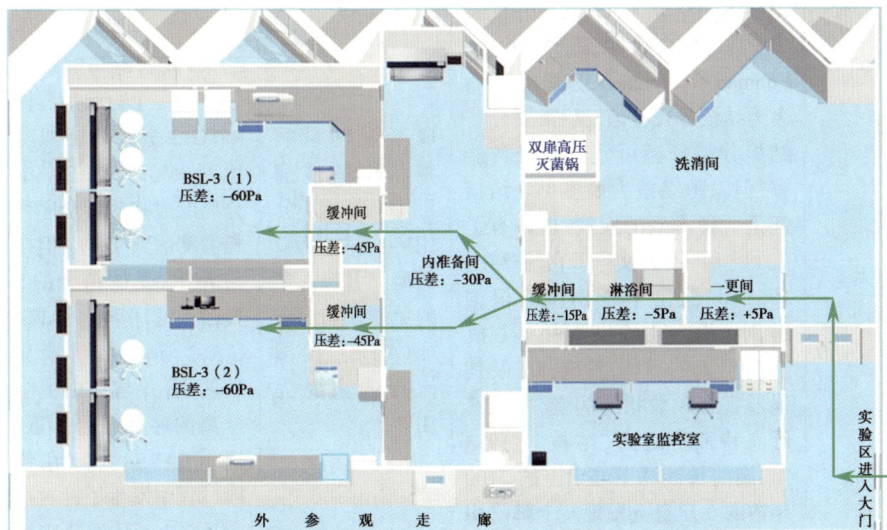

实验室平面布局及人员进入路线图,退出按原路退出

2.2 消防器材位置及逃生路线图

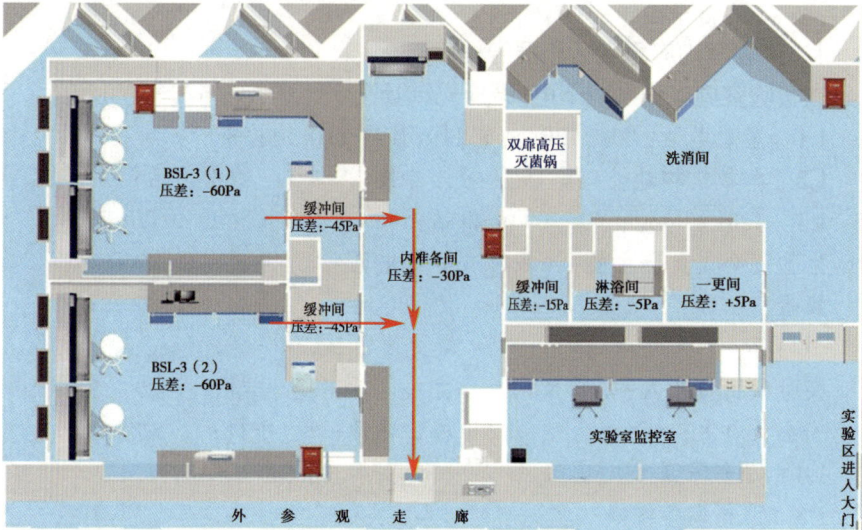

双廊高压灭菌锅

洗消间

BSL-3（1）
压差：-60Pa

缓冲间
压差：-45Pa

内准备间
压差：-30Pa

缓冲间
压差：-15Pa

淋浴间
压差：-5Pa

一更间
压差：+5Pa

缓冲间
压差：-45Pa

BSL-3（2）
压差：-60Pa

实验室监控室

实验区进入大门

外 参 观 走 廊

消防器材位置及逃生路线图

3 生物危险

项目	结核分枝杆菌	艾滋病毒	SARS-CoV-2 冠状病毒
来源	结核分枝杆菌,于1882年由德国微生物学家Koch发现并证实为结核病的病原菌。1886年,Lehman和Neuman正式将其命名为结核分枝杆菌,又称结核菌 结核分枝杆菌可侵犯全身各器官,但以肺结核为最多见。结核病是一种古老的疾病,也许有了人类之后,不久就有了它的存在。1965年,法国学者Sylvius根据解剖了死于所谓"消耗病"成"痨病"人的尸体,发现肺脏及其他器官有颗粒状的病变,根据其形态特征称之为"结核"。1973年,湖南长沙马王堆出土的2100年前的女尸身上发现左上肺门均有结核病灶。因而,结核的名称就此被应用至今	属于逆转录病毒科中的慢病毒属或组,分HIV-1和HIV-2两型。引起人类的免疫缺陷综合征(AIDS),我国流行的主要为HIV-1	早期的大多数病例均有在武汉华南海鲜市场的活动史。根据病毒测序结果,该病毒与蝙蝠中分离的一个冠状病毒株RaTG13全序列相似度达到96%,与穿山甲中分离的冠状病毒全序列相似度达到92.4%,但在与ACE2受体结合的S蛋白关键序列上SARS-CoV-2与后两者具有显著区别,并与穿山甲中分离的序列较为接近,提示SARS-CoV-2在传播过程中发生了针对宿主ACE2受体的适应性进化,但具体的演变过程仍有待明确

续表

项目	结核分枝杆菌	艾滋病毒	SARS-CoV-2 冠状病毒
危害分类	《人间传染的病原微生物目录》中将其列为第二类病原微生物	《人间传播的病原微生物名录》列为二类病原微生物	属于乙类传染病,按照甲类传染病进行预防控制
传染性	结核病的传染性与患者的病情、排菌量、咳嗽的频率、居住房子的通风情况及接触者的密切程度及抵抗力有关	一年四季均可发生,可通过自然途径(血源性、性接触和垂直传播)及职业暴露而感染	人群普遍易感,传染性极强,超过SARS,估计的传播R0值在1.5~6.6之间。主要传播途径为呼吸道和接触传播
感染剂量	因结核病病变进展的患者痰中带有大量的结核分枝杆菌,故这类患者是结核病的主要传染源,痰中的结核分枝杆菌越多,传播的危险性就越大。患者出现痰涂片阳性,若1ml痰液中含菌量为1 000~10 000,则其痰涂片阳率为40%~50%。患者排菌量越大,其密切接触者的感染率也就越高。结核分枝杆菌菌株之间毒力有较大差异,不同类型的患者排出结核分枝杆菌不仅在数量上不同,其毒力也不同,因而其传染性亦不同。感染的结核分枝杆菌活力越强,数量越大,传染性也越强	自然途径未见报道。实验室感染风险的相关报道有:暴露在HIV感染的血,针刺或皮肤割伤经皮肤感染的平均风险为0.3%;眼、鼻或口腔黏膜暴露感染率估计为0.1%。不完整的皮肤暴露估计感染率低于0.1%	目前,人感染SARS-CoV-2的最低剂量尚不清楚,但估计在100~1 000个病毒颗粒左右
对人的危害	结核分枝杆菌不产生内、外毒素。其致病性可能与细菌在组织细胞内大量繁殖引起的炎症、菌体成分和代谢物质的毒性,以及机体对菌体成分产生的免疫损伤有关结核分枝杆菌可通过呼吸道、消化道或皮肤损伤侵入易感机体,引起多种组织器官的结核病,其中以通过呼吸道引起肺结核为多见。肺泡中无正常菌群,结核分枝杆菌可通过飞沫微滴或含菌尘埃的方式被吸入,故肺结核较为多见	HIV感染是一个漫长而复杂的过程,经急性期、无症状期和艾滋病期,最后导致死亡	SARS-CoV-2感染的发病机制和SARS-CoV感染有相似之处,感染后在多种细胞因子和化学趋化因子介导下因一系列级联反应,发生"细胞因子风暴"导致急性肺损伤或急性呼吸窘迫综合征(ALI/ARDS)及肾衰竭或多器官功能衰竭的病理改变

续表

项目	结核分枝杆菌	艾滋病毒	SARS-CoV-2 冠状病毒
消毒方法	70%~75% 乙醇 5~30 分钟可被杀死,因此可用于皮肤消毒。但由于乙醇能凝固蛋白,使痰表面形成一层把菌体包裹起来的膜,短时间内不能杀死细菌,通常乙醇不用于痰标本的消毒,1% 甲醛处理结核分枝杆菌 5 分钟,可使细菌死亡。5% 甲醛和痰液等量混合,处理 12h 以上才能达到杀菌作用。在房间密闭性好,相对湿度 60%~80% 的条件下,使用 8~10g/m 甲能重蒸 12h 以上,可有效杀灭空气中和光滑表面物品上的结核分枝杆菌 结核分枝杆菌对湿热敏感,65 ℃ 30 分钟或 95 ℃ 1 分钟可杀灭结核分枝杆菌纯培养物;100 ℃煮沸 5 分钟可杀死痰中结核分枝杆菌	1)75% 乙醇、2% 甲醛、5% 石炭酸、1% 来苏尔、0.2%~0.5% 过氧乙酸、0.3% 过氧化氢、0.25% 丙内酯,用 1 000mg/L 次氯酸钠均可使病毒灭活。标本经丙酮或甲醛处理,可使病毒灭活 2)121 ℃ 高压蒸汽处理 30 分钟	对紫外线和热敏感,56 ℃ 加热 30 分钟,乙醚,75% 乙醇,含氯消毒剂,过氧乙酸和氯仿等脂溶剂均可有效灭活病毒,但氯己定不能有效灭活病毒
废弃物处理	121 ℃压力蒸汽 30 分钟,132 ℃预真空压力蒸汽 3 分钟均可杀灭动物脏器、痰感培养基中的结核分枝杆菌	实验中产生的废弃物包括不再需要的样品、培养物和其他物品等,应立即用 2 000mg/L 次氯酸钠消毒处理,然后置于专用的密封防漏容器中如黄色的塑料袋,严重污染的物品放在红色的塑料袋,密封后安全运至消毒室,并在高压消毒后再进行处理或废弃	实验完毕后用含 1 000mg/L 有效氯的次氯酸钠消毒剂溶液擦拭工作台面、生物安全柜内壁及台面,用 75% 乙醇擦拭实验器材表面移出生物安全柜。废弃物 121 ℃高压处理 30 分钟后才允许运出实验室

续表

项目	结核分枝杆菌	艾滋病毒	SARS-CoV-2 冠状病毒
操作要求	根据《目录》的规定,在实验操作涉及结核分枝杆菌的大量培养、结核杆菌离心和冻干等易产生气溶胶的实验操作以及以结核分枝杆菌活菌感染的动物实验,应在 BSL-3 或 ABSL-3 实验室进行临床样本的结核分枝杆菌分离培养、药物敏感性实验、生化鉴定、免疫学实验、PCR 核酸提取、涂片、显微观察等初步检测活动可在 BSL-2 实验室进行 对经有效方法灭活后不含结核分枝杆菌活菌材料的分子生物学、免疫学等实验可在 BSL-1 实验室进行	艾滋病血清学检测(包括筛查和确认实验室)、免疫学和 PCR 核酸检测应在 BSL-2 实验室中进行;HIV 分离培养及需要操作活病毒的实验,应 在 BSL-3 实验室中进行	涉及临床标本和活病毒的操作必须在 BSL-3 实验室内进行,按 BSL-3 实验室防护级别进行个人防护。灭活病毒或标本的操作可在 BSL-2 级实验室进行,但为了确保安全,实验过程中产生的废液和使用过的耗材等都必须高压灭菌后才允许运出实验室进行集中处理

4　化学品安全

4.1　目的

实验室的工作人员了解所使用的化学品的毒性作用、暴露途径以及可能与操作和储存这些化学品有关的危害。

4.2　适用范围

适用于实验室化学品的使用和管理。

4.3　职责

4.3.1　安全负责人负责识别、编写本实验室所有用到的化学品的名录。并组织编写本实验室所有用到的化学的 MSDS。

4.3.2　安全负责人负责对实验人员进行化学品安全使用的培训。

4.3.3　安全监督员负责日常工作中安全使用的监督。

4.3.4　实验人员应按照 MSDS 中各种化学品的性质、用途等要求,在许可的范围进行操作。

4.3.5　危险化学品设专人管理。

4.4　危害性化学品分类

4.4.1　化学危险物品包括下列十类:

第一类:爆炸物品。

第二类:氧化剂。

第三类:压缩气体、液化气体和溶解气体。

第四类:自燃物品。

第五类:遇水燃烧物品。

第六类:易燃液体。

第七类:易燃固体。

第八类:毒害物品。

第九类:腐蚀物品。

第十类:放射性物品。

判断一种物品是否属于危险化学品,不是按照危险化学品的定义来判断,而是对照 GB12268《危险货物品名表》《危险化学品名录》《剧毒化学品名录》来判断。

4.5 暴露途径

危险的化学品的暴露途径

吸入	化学药品会引起疼痛、不适、过敏反应、呼吸道疾病或癌症
接触	接触皮肤会引起灼伤、结膜炎或系统中毒
摄入	危险的化学药品会通过用嘴吸液意外吞入,或通过吃污染的食物或饮料摄入
通过破损的皮肤	危险的化学药品会通过割伤、擦伤或针头刺伤进入

4.6 化学品的贮存

4.6.1 实验室危害性化学品应有明显的标识。实验室应只保存满足日常使用量的化学品。大量的化学品应储存在专门指定的房间内,放入危化品存放柜内。化学品不应按字母顺序存放。关于不相容化学品的一般原则为了避免发生火灾和爆炸,下表中左列中的物质在贮存和操作中应避免接触表中相应的右列中的物质。

关于不相容化学品的一般原则

化学物质类别	不相容化学品
碱金属,如钠、钾、铯以及锂	二氧化碳、氯代烃、水
卤素	氨、乙炔、烃
醋酸、硫化氢、苯胺、烃、硫酸	氧化剂,如铬、硝酸、过氧化物、高锰酸盐

4.6.2 摆放化学试剂的货架或试剂箱不应过高,不应堆放,以便检查、搬运和应急处理。

4.6.3　强氧化剂、高氯酸盐、氯酸盐、过氧化物等不准与易燃、易爆和还原剂共同贮存,酸类和碱类不宜贮存一处,丙酮、醇类、二甲苯、固体石蜡等不宜与易燃物、可燃物和氧化剂相毗邻存放。

4.6.4　能产生较高蒸气压的溶剂,如醚类、丙酮、苯类不宜大瓶存放,也不可装满。以防温度升高后,玻璃瓶破碎而大量溢出。

4.7　危险化学品的保管

4.7.1　各实验室危险化学品保管人员应熟悉所保管的危险化学品的性质,工作认真负责,具有良好的职业道德,丰富的专业知识,健康的心理素质。保管人员发现安全隐患时,应能及时处理、自己解决不了的及时向科室领导反映。

4.7.2　保管人员要经常检查储存情况,防止容器破碎,标签不清的及时更换,坚持先入库的化学品先使用或现买现用的原则,尽量减少危险化学品库存量。

4.7.3　危险化学品保管人员发现危险化学品事故隐患时,责令立即排除或者限期排除。

4.7.4　危险化学品保管人员调离工作时,要办理交接手续,开列清单,交接清单至少保存三年。

4.7.5　对存放易爆、易燃、剧毒的保险柜,要严格执行安全管理制度,不得同时存放性质相抵触的物品。除爆炸物品外,如果包装坚固、封口严密、数量极少,可允许同室分堆或同柜分格储存。保管处温度要控制在30℃以下,通风良好。

4.7.6　压缩气体(剧毒、易燃、腐蚀、助燃)钢瓶管理

(1)要存放在安全地方(铁柜和单独房间内)。

(2)不可靠近热源,可燃、助燃气瓶使用时与明火距离不得小于10米。

(3)性质相抵触能引起燃烧、爆炸的气瓶要分开存放。

(4)气瓶应竖直放置时应采取防倾倒措施(比如用链条拴在墙上),以防止移位,严禁敲击、碰撞。

(5)压缩气罐和液化气罐不应放到散热器、明火或其他热源附近,或能打出火花的电器附近,或阳光直射处。

(6)不得使用过期未经检验的气瓶。各种气瓶必须按期进行技术检验:盛有一般气体的气瓶惰性气体的气瓶每三年检验一次;气瓶在使用过程中,发现有严重腐蚀和损伤时,应提前进行检验。

(7)气瓶内气体不能用尽,必须留有剩余压力(氧气不少于 $2kg/m^3$)。若气瓶内气体用尽,则按规定,空瓶将被供气单位扣留,并要付给押金。

(8)气瓶的瓶帽要保存好,充气时要戴上,避免在运输装卸过程中撞坏阀

门,造成事故。无瓶帽则供气单位不予充气。

4.8 化学品的毒性作用

在操作某些化学品或吸入它们的蒸气时会对人体健康产生不良影响。除了众所周知的毒性物质以外,已知许多化学品都有不同的毒性作用,可能对呼吸系统、血液、肺、肝脏、肾脏和胃肠道系统以及其他器官和组织造成不良影响或严重损害,而有些化学品具有致癌性或致畸性。

有些可溶性蒸气在吸入后是有毒性作用的。除了上面所提到的许多严重影响外,发生暴露时还可能导致一些不能被立即识别的蒸汽对人体健康的损伤,其中可能包括协调性差、嗜睡及类似的症状,并使出现事故的可能性增大。

一些对健康有害的实验室化学药品

化学物质	已报道的急性危害	慢性危害
无水醋酸	强烈的眼睛和上呼吸道刺激	
丙酮	轻度的眼睛、鼻子和咽喉刺激;昏迷	
氨	眼睛刺激	肺水肿
苯	昏迷	白血病;肝脏损害;再生障碍性贫血
氯仿	头痛、恶心、轻度黄疸、食欲不佳、昏迷	
甲醛	呼吸道、皮肤和黏膜刺激	肺水肿
甲醇	昏迷、黏膜刺激	视网膜和视神经损害
甲苯	昏迷	非特异性神经损害;可能成瘾
过氧化氢	高浓度过氧化氢有强烈的腐蚀性。吸入该品蒸气或雾对呼吸道有强烈刺激性。眼直接接触液体可致不可逆损伤甚至失明	

4.9 防止发生危险化学品事故的措施

4.9.1 原则

(1)使用某些化学物质或吸入它们的蒸汽时,会有损健康。呼吸系统、血液、肝、肾、胃肠和其他器官和组织可受到这些化学物质的不利影响或严重损害。

(2)在实验前应该了解化学品发生溢出或漏洒时的应急处理方法。使用这些化学品的实验室应该具有安全资料数据单(MSDS)。

(3)一些溶剂的蒸汽吸入后有毒。长期的或重复的暴露于多种有机溶剂,会因为脱脂的作用而导致皮肤损害,也会引起过敏和腐蚀。实验室应该在通风良好的条件下操作,应该定期检查通风柜的效率。

(4)对于涉及致癌物、致畸物和致突变物的研究,应有专门实验室,作业人员应该在经过特殊作用保护的培训后方可从事这一研究。对于致癌物、致畸物和致突变物废弃物,应只有专门的容器放置并有特殊标记。

(5)有关有机溶剂,按照环境保护的原则应该将含卤溶剂和非含卤溶剂分开存放,并经过专业处理。

(6)实验前必须充分了解化学药品的特点如一些普通的实验室化学药品互相接触后会发生危险的化学反应;化学物质的毒副作用。

4.9.2 化学品溢出

(1)为防止化学品溢出造成安全事故,实验室应制定相关处理措施,并应配备下列用具

1)化学品溢出处理工具盒。

2)防护服,例如耐用橡胶手套、套鞋或橡胶靴、防毒面具。

3)铲子、簸箕、扫帚、刷子。

4)用于夹取碎玻璃的镊子或夹子。

5)拖把、擦拭用的布和纸。

6)桶。

7)用于中和酸及腐蚀性化学品的苏打。

8)沙子(用于覆盖碱性溢出物)。

9)不可燃的清洁剂。碳酸钠(Na_2CO_3)或碳酸氢钠($NaHCO_3$)。

(2)当发生大量化学品溢出时,应采取下列措施

1)通知有关的实验室安全负责人。

2)疏散现场的闲杂人员。

3)密切关注可能受到污染的人员。

4)如果溢出物是易燃性的,则应熄灭所有明火,并关闭那些可能产生电火花的电器。

5)避免吸入溢出物品所产生的气体。

6)如果安全允许,启动排风设备。

7)提供清理溢出物的必要物品(参见上面)。

4.10 中毒的救护

4.10.1 准确判断与处置

(1)在发生急性中毒时,应迅速、准确判断是何种毒物。通过什么途径侵入人体,以便采取准确的措施,将中毒者急救出中毒现场,使其摆脱危险。

(2)如果中毒人员能够主述中毒经过和感觉症状,一般比较容易确诊。同

时,也给救护、医治创造方便条件。例如,中毒者处于昏迷状态,意识模糊,就必须送医院请医生诊断。并由了解情况的实验人员向医生介绍中毒的情况。

(3)注意不要将一般疾病与慢性中毒相混淆,如误将慢性汞中毒误认为是神经衰弱等。

(4)常见毒物侵入人体后,除在侵入部位,如皮肤黏膜、消化道、呼吸道等刺激和损伤外,主要损害中枢神经系统、心血管系统、肝和肾。

(5)根据中毒症状确诊是很重要的,但并不是绝对的。除中毒症状外,应对中毒人员的实验内容、接触毒物类型与剂量、实验环境、身体健康状况和情绪等做综合分析,辅以必要的理化检验。单纯的症状判断,在某些特定条件下,容易误诊。

4.10.2 实验室常见化学品中毒救护

(1)强酸主要指硫酸、硝酸、盐酸等。主要刺激皮肤、黏膜。其中,硫酸、硝酸为强,盐酸次之。强酸主要发生腐蚀作用,刺激皮肤和黏膜,引起发炎和溃疡。吸入酸蒸气可引起咽喉、呼吸道和气管发炎,以至肺水肿,对牙齿酸蚀严重。强酸性物质以大量清水和2%碳酸钠溶液冲洗,眼部冲洗可用清水、生理盐水,洗后涂以抗菌药物。毒物侵入口中,但尚未进入胃里的毒物可用漱口、刷牙方法洗出;已经进入胃里的毒物用1/5 000高锰酸钾溶液洗胃或催吐。有的用轻泻剂使其迅速排出体外。胃里毒物催吐后,可服用牛奶、鸡蛋冲水,淀粉糊等。

(2)强碱主要有氢氧化钠、氢氧化钾。皮肤和黏膜沾染高浓度碱液和碱固体后,轻度会引起皮肤红肿,接着起泡,发展形成化学灼伤。值得注意的是,眼睛受到强碱的化学性灼伤是很危险的。就是治愈后也将留有后遗症。皮肤、黏膜沾染后要用大量清水冲洗或以2%硼酸溶液冲洗。误服强碱后采取弱酸稀溶液中和或口服牛奶、鸡蛋水、淀粉糊。严重时,必须去医院诊治。

(3)会使嗅觉减退,以致完全丧失,氨进入呼吸道引起咽喉、呼吸道腐蚀。严重者,发生肺水肿。皮肤接触浓氨后,开始红肿,并可发展为化学性灼伤。接触浓氨后用清水冲洗或2%硼酸溶液冲洗。涂以抗生素或去医院请医生诊治。

(4)甲醛为无色气体,具特殊的刺激臭。40%甲醛水溶液(福尔马林)。日常生活、工作中用作消毒剂,是经常接触的。浓度较高的甲醛主要损坏皮肤和黏膜,尤其是对眼部损害为重,导致结膜、鼻、咽喉、支气管炎症。皮肤接触会出现各种炎症或皮疹。严重的甲醛中毒,有时出现视力减退。急救方法首先给以新鲜空气、氧气。皮肤黏膜沾染时,先以清水冲洗,并涂以抗生素药物。

(5)甲醇,俗称木精。甲醇通过呼吸系统、消化系统、皮肤和黏膜侵入人体,是一种常见的毒性物质。在日常生活中,多存在于质量低劣的乙醇及配制的酒精性饮料中。甲醇的主要毒害在于损害中枢神经系统。特别是损害视神经,并在体内积累,很难排出体外。轻度症状出现视力模糊、视野缩小,最终完全失明。甲醇中毒对人体的损害是很严重的,非常容易忽视。抢救急性中毒时,如洗胃、吸氧等,都不可能完全排出毒物,一定要去医院诊治。严重的甲醇中毒或已经失明,治愈较难。

(6)高浓度的臭氧对呼吸系统、皮肤、黏膜产生强烈刺激。臭氧作用于中枢神经系统引起头昏、头痛、无力、肝和眼部充血,肺水肿;严重者心力衰竭,中毒急救时,皮肤黏膜可用大量清水冲洗。

4.10.3 灼伤的处理

(1)实验室只能对灼伤做简单的处置,初步处理后请医护人员给予诊治处置,以减轻伤痛,为治愈创造条件。酸碱的轻度灼伤可用大量清水冲洗或用稀硼酸冲洗。

灼伤程度分类表

分类	灼伤深度	灼伤特点
1	表层	皮肤红肿、发干、灼热、疼痛
2浅	真皮浅层	皮肤红肿、灼热疼痛、起水疱
2深	真皮深层	皮肤底部发白、小红点、疼痛、起水疱
3	全层、肌肉、骨骼	皮肤灰白、焦黑、溃烂、稍疼痛

(2)眼睛的化学灼伤是最危险的灼伤,要抓紧时间立即用大量清水冲洗。同时,准备2%硼酸溶液冲洗,并迅速送往医院。

(3)轻度烫伤,在表层不破损的情况下可将患处浸于冷水中,以减轻灼痛。待缓解后,擦干,涂以抗菌消炎药物。

(4)保护灼伤部位尽量不脱皮、不破损,水疱不要碰破。在灼伤部位脱去工作服或手套时,也要注意保护表皮不被擦破。必要时,可用剪刀小心地将工作服或手套剪开脱下,以保护灼伤部位表皮的完整。

(5)实验室应准备简单的应急救护用品和药品,但是化学性灼伤在实验室内做简单的处置是临时的应急措施,一定要到医院诊治,以防伤情发展。大面积的灼伤创面在现场应急处置时,要尽量保持干净,为给治疗和抢救创造条件。

4.11 本实验室危险化学品的安全控制

(1)本实验室可能使用到的危害性化学品,包括:甲醛、甲醇、乙醇、丙酮、氯仿、异丙醇、盐酸、CO_2 气体[压缩]、丙烯酰胺、H_2O_2、次氯酸钠、NaOH 共计

16 种。

(2) 在上述试剂的操作中需谨慎小心,轻拿轻放,试剂瓶要稳妥放置,注意不要打翻或掉在地上,熟悉易爆试剂的保管细则,如防潮、防热,以及防止灰尘沾染等。

(3) 化学试剂不应使用敞口容器存放。

(4) 对实验室内所用的每种化学品的废弃和安全处置应按程序和有关要求进行。以保证这些物质安全、合法地脱离实验室控制。

5 辐射

本实验室所有工作中,均不涉及放射源,因此对此章节进行删减。为保持与标准对应,特此保留章节号。

6 机械与电气安全及设备操作相关风险

6.1 目的

确保本实验室电气设备安全使用。机械与电气设备必须由有经验的技术人员定期检查。必须确保设备和电源之间使用合适的保险丝。实验室所有的电器和线路必须符合国家电器安全标准和规范。

6.2 范围

适用于实验室操作人员使用所有设施设备的活动。

6.3 职责

仪器设备管理员负责实验室电器设备维护、检查、维修等事宜。

本实验室所有人员进行电气设备操作时,均应遵循此规定。

6.4 电气安全工作要求

6.4.1 所有电器都应常规检查和测试,包括地相电,并且由合格人员维护。实验室人员不应尝试维修任何电器。

6.4.2 应当小心确保正确型号的保险丝装在仪器和电源之间。实验室电路中应有断路开关(电闸)和地线以保护人员防止电击。

6.4.3 所有的实验室电器都应接地线,不接地线的电器会因未被觉察的错误而引起电火,最好是通过三向插头。

6.4.4 新的、改装过的或修理过的电气设备在未经专业人员完成电气安全测试和设备符合安全使用要求之前,不允许使用。

6.4.5 实验室电路中应当安装电路断路器和接地错误断续器。电路断路器不能保护人免受伤害,它们主要是保护配线温度过高引起火灾。接地断续器主要是保护人们免受电击。

6.4.6 操作人员必须具有熟悉仪器的性能、用途、使用方法等技能,严格按照使用说明书的要求,遵守操作规程。

6.4.7 在一块电源插接线板上不能同时插 2 个以上的仪器设备。

6.5 仪器设备使用及管理

6.5.1 设备管理员负责实验室仪器设备资料的管理备案,包括生物安全柜、离心机、培养箱、低温冰箱、PCR 仪等通常需要使用电力的关键设备配件、资料、软件需齐全并妥善保管。新仪器设备要认真验收,及时登记编号。

6.5.2 负责仪器设备的管理人员,应在仪器设备表面张贴仪器的运行状态;绿色标签为表示该仪器设备处于正常工作状态,准许使用;红色标签表示该仪器设备停用。仪器设备旁边有仪器标准操作规范(SOP),所有使用者必须严格按照操作规范进行操作。

6.5.3 仪器设备专管人应熟悉该仪器的正确操作方法,并有责任指导和监督他人正确使用该仪器,对于不熟悉该仪器设备的使用者应该由仪器设备专管人演示使用方法。

6.5.4 仪器设备在使用后必须登记,记录使用者、使用时间、设备运行状况等,并由使用者签字。完成工作后必须对使用过的仪器进行去污染处理,以减少其他使用人员和维护人员受化学或生物性污染的风险。

6.5.5 仪器设备如果出现故障,应立即切断电源,使用者会同仪器专管人检查原因,排除故障;无法查出原因或排除故障时,应请医工科专业人员或厂家技术人员检查维修,严禁擅自拆修重要仪器设备。

6.5.6 如果在仪器使用时发生感染性生物材料泄露,必须按照《实验室意外的应急措施》的规定进行消毒处理。

6.6 设施设备操作的相关风险及预防措施

实验室要求有通风、供水与供气管道、污物处理及消毒灭菌、电力供应、监控、通讯、生物安全柜、离心机、高压灭菌器、CO_2 培养箱等设施设备。

6.6.1 设施操作相关风险及预防措施

(1)电气操作:实验室活动涉及的电气操作包括:实验室工作区内电气设备的启动、关闭、安装、维修。这些电气操作的过程可能产生触电、电击、造成电气故障等风险。

(2)实验室断电:断电存在造成电气设备故障的风险。断电导致生物安全柜等生物安全防护设备停止工作而造成感染性物质外溢,存在污染操作人员和环境的风险。

(3)实验室设施设备管道穿越维护结构可能造成密封不严,当感染性材料溢出时,有污染环境的风险。

(4)安全防护措施

1)电气设备的设计及制造符合相关安全标准的要求。实验室核心防护区内有220V电源插座,对其明确标识,由有资质的专业人员进行操作。

2)新的、改装过的或修理过的电气设备在经有资质的电工进行电气安全测试和设备符合安全使用要求后,才能投入使用。

3)电气设备使用人员接受正确操作的培训,操作方式不降低电气安全性。电气设备使用人员定期检查设备的可能引起电气故障之破损。只有合格的人员可从事电气设备和电路工作。禁止未经授权的工作。

4)采取措施对设备去污染以减少维护人员被生物危险因子感染的风险。

5)实验室由双路市电供电,并为主要设备配备应急电源(UPS),避免了实验室断电可能产生的风险。

6)所有管道穿越维护结构的部位严格密封,定期进行检测维护,避免了感染性材料外溢污染环境的风险。

6.6.2 生物安全柜使用过程存在的风险及预防控制措施

(1)生物安全柜或实验室持续正压:当生物安全柜或实验室出现持续正压时,室内人员应立即停止操作,通知运行保障人员采取措施恢复负压。如果不能及时恢复和保持负压,应停止实验,按规程退出。发生此类事故或发生意外停电,造成具有传染性物质暴露潜在危险的事故和污染时,工作人员除了采取紧急措施外,立即报告实验室安全负责人,组织对实验室进行终末消毒。

(2)HEPA出现漏点:HEPA的结构在长时间承受风压的吹拂后会发生轻微变化。在变化到一定程度的时候就会出现局部漏点的情况。主要出现在由于四周密封圈老化出现的边框漏点和局部出现的针孔漏点,导致安全柜内悬浮粒子、微生物超标,影响实验结果。

(3)HEPA的堵塞或性能下降导致气流方向不合格:生物安全柜有两个气流方向,一个是垂直气流,一个是窗口气流。垂直气流是保护样本不受污染,窗口气流保证测试人员不受污染。在HEPA的堵塞或性能下降时会引起垂直气流乱流和窗口气流出现死角或是气流溢出窗外的情况,这些情况下的生物安全柜必须停用。

(4)操作者使用不当:生物安全柜如果使用不当,其防护作用就可能大大受到影响。操作者在移动双臂进出安全柜时,需要小心维持前面开口处气流的完整性,双臂应该垂直地缓慢进出前面的开口。手和双臂伸入到生物安全柜中等待大约一分钟,以使安全柜调整完毕并且让里面的空气"扫过"手和双臂的表面以后,才可以开始对物品进行处理。要在开始实验之前将所有必需的物品置于安全柜内,以尽可能减少双臂进出前面开口的次数。

(5)预防控制措施:良好的生物安全柜是保护实验人员和环境的有效设备。必须对其性能每年做一次检测确认。检测不合格的必须停用,HEPA更换后检测合格方可投入使用。每位实验使用人员上岗前必须做生物安全柜使用操作培训,培训合格方可使用。

6.6.3 离心机使用过程存在的风险及预防控制措施

(1)目前,实验室常用的是电动离心机。电动离心机转动速度快,要防止在离心机运转期间,因不平衡或试管垫老化,而使离心机边工作边移动,导致从实验台上掉下来,或因盖子未盖,离心管因振动而破裂后,破碎的碎片旋转飞出,造成事故。

(2)一旦离心机出现故障,气溶胶可能会泄露到开放环境中造成潜在的污染,实验室离心机离心过程中离心管破裂属于重度气溶胶泄露。

(3)转头在预冷时转头盖可摆放在离心机的平台上,或摆放在实验台上,千万不可不拧紧浮放在转头上,因为一旦误启动,转头盖就会飞出,造成事故。

(4)转头盖在拧紧后一定要用手指触摸转头与转盖之间有无缝隙,如有缝隙要拧开重新拧紧,直至确认无缝隙方可启动离心机。

以上的4点为最常见的隐患,我们在使用离心机的时候一定要严格遵守离心机操作规程使用离心机。

(5)现有的控制措施

1)离心机套管底部要垫棉花或试管垫。

2)电动离心机如有噪声或机身振动时,应立即切断电源,即时排除故障。

3)离心管必须对称放入套管中,防止机身振动,若只有一支样品管另外一支要用等质量的水代替。

4)启动离心机时,应盖上离心机顶盖后,方可慢慢启动。

5)分离结束后,先关闭离心机,在离心机停止转动后,方可打开离心机盖,取出样品,不可用外力强制其停止运动。

6)离心时间一般4~5分钟,在此期间,实验者不得离开去做别的事。

7)为了预防气溶胶泄露,不得使用伪劣的离心管,不得用老化、变形、有裂纹的离心管,除了遵循离心机正确操作外,生物安全实验室应采用带气密性转子的离心机。

6.6.4 CO_2 培养箱使用过程存在的风险及预防控制措施

(1)主要风险隐患

1)细胞培养过程被培养箱内微生物污染,导致实验失败。

2)温度、二氧化碳浓度和湿度不准确稳定,导致培养的细胞状态不佳,影响实验研究。

3)CO_2 钢瓶开启不当,导致输气胶管爆破,二氧化碳气体泄漏。

4)二氧化碳储存于高压气瓶中,有倾倒发生爆炸及泄漏的风险,可能导致人员外伤。

(2)现有的控制措施及处置建议

1)培养箱定期用 75% 酒精或中性不含氯的消毒剂常规消毒,防止微生物污染。

2)培氧箱在使用时,水盘内不能缺水(需用蒸馏水或超滤水),每周换一次,每次加满水盘的 2/3,保证 CO_2 培养箱内湿度,利于细胞存活。

3)掌握正确的使用方法,要特别注意钢瓶开启前,一定要拧松减压阀,防止输气管爆破。减压阀调整压力时要憋住管子调整,并且不能超过 0.1MPA,保证设备的安全。

4)每年对培养箱的温度和 CO_2 浓度进行校准。

5)二氧化碳钢瓶用铁架子固定,防止倾倒。

6.6.5　高压灭菌器使用过程存在的风险及预防控制措施

(1)由于压力灭菌设备使用人员没有掌握相关的消毒知识,对灭菌设备的性能及使用方式不了解,导致灭菌设备在使用过程缺乏技术支持,进而存在潜在风险。

(2)没有按照操作规范和说明书进行操作,维护及检测,使灭菌器灭菌效果明显降低。

(3)压力灭菌设备检查与监督力度不够,在使用时不能遵守正确的使用规范,不能正确维护设备,例如出现灭菌器仪表不准确、门密封圈密封不严等情况,如果出现故障后不能及时进行维修,就会对灭菌的失败造成直接的影响。

(4)风险控制措施

1)所有压力灭菌设备使用人员经过特种设备操作培训,持证上岗规范操作。

2)针对实验室使用的压力灭菌器进行操作规范培训。

3)定期维护、检测,确保性能。

4)做好灭菌效果监测、使用记录。

7　低温、高热

低温冰箱每日记录温度,发现异常及时报告,进行维修时应切断电源,以免冻伤或触电;从低温冰箱或液氮罐中取放标本试剂等时应注意防护,必须戴防冻手套操作防止冻伤,从液氮罐取标本时要戴防护眼镜,防止眼部受伤。

在需要使用微波炉、酒精灯时按操作流程进行,注意安全,有疑问时停止使用,请示上级主管。生物安全柜内禁止使用酒精灯。

8　消防

8.1　目的

预防火灾和减少火灾危害,加强应急救援工作,维护公共安全,避免对实验室和工作人员造成伤害。

8.2　实验室火灾的常见因素

(1)超负荷用电。

(2)电器保养不良,例如电缆的绝缘层破旧或损坏。

(3)电线过长。

(4)仪器设备在不使用时未关闭电源。

(5)使用的仪器设备不是专为实验室环境设计。

(6)易燃、易爆品处理、保存不当。

(7)不相容化学品没有正确隔离。

(8)在易燃物品和蒸气附近有能产生火花的设备。

(9)通风系统不当或不充分。

8.3　实验室防火要求

(1)每个房间的显著位置和走廊里都应该有火灾警告、说明和逃脱线路的指示。

(2)应定期检测消防报警系统,确保其功能正常并使所有人员熟知其运行。

(3)消防器材应放置在靠近实验室的门边,以及走廊和过道的适当位置。这些器材应包括软管以及灭火器。灭火器要定期进行检查和维护,使用其维持有效期内。

(4)应对实验室工作人员及建筑物内所有人员进行消防指导和培训。包括防火意识、出现火灾后的应急反应、防火设备的使用、失火时应采取的全部行动。

(5)当火灾发生时,赶快报警。现场的实验室人员应立即判断是否有能力和措施扑灭火情。如果有能力可以扑灭,则尽快扑灭。如果无能力即安全有序地撤离。

(6)如感染性材料发生火灾,工作人员应先用浸有消毒液的湿巾覆盖住失火点,再用灭火器进行灭火。

(7)所有出口都有在黑暗中可见的标识。

(8)当出现紧急状况时,实验室所有的出口门的锁都应是开启状态。

(9)出口的设计保证在不经过高危险区域就能逃脱。

(10)所有出口都能通向一个开放的空间。

(11)走廊、流通区域不得放置障碍物,且不受人员流动和灭火设备移动的影响。

8.4　当发生火灾时,应采取的紧急措施

(1)当实验室发生火灾时不要惊慌,立即按下报警按钮,火警报警装置在中控室门旁。在判断火势不会蔓延时,尽可能地扑灭或控制火灾。一般固体可燃物失火后,燃烧速度比较慢,火焰不高,辐射热不强,烟和气体流动缓慢,

可采用灭火毯或灭火器的方法灭火。(灭火器位置见图)

(2)迅速报警,做到灭火报警同时进行,如电器失火,应及时关闭气源和切断电源。向消防队报警,拨打119。首先讲清楚起火的单位的名称、地址。要讲清楚是何种物品起火,火势大小,是否有人被围困,有无爆炸危险品等情况。并注意倾听消防队询问的情况,准确、简洁地给予回答,待对方明确说明可以挂断电话时方可挂断电话。报警后,要派人到单位门口,迎接消防车,并带领消防队迅速赶到现场。

(3)逃离火灾现场,如火势不能控制,应立即考虑人员的紧急撤离。按照撤离出口指示路线撤离非实验区。

(4)马上通知生物安全负责人处理。

(5)消防队到达现场,在专业人员陪同下进入实验室对火势进行控制,避免火势蔓延。

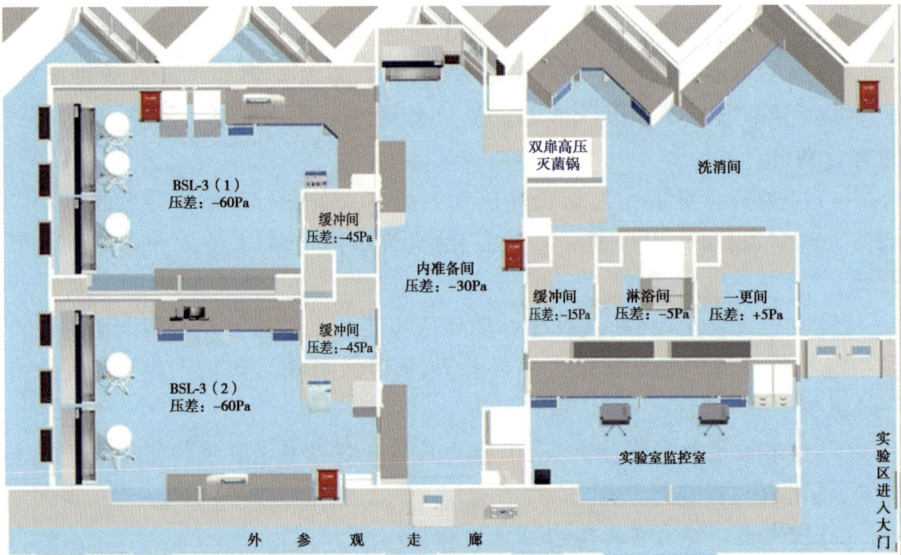

实验室消防设备分布图

8.5 灭火的方法

(1)如扑救固体可燃物火灾时,应对准燃烧最猛烈处喷射,并上下、左右扫射。如条件许可,使用者可提着灭火器沿着燃烧物的四周边走边喷,使干粉灭火剂均匀地喷在燃烧物的表面,直至将火焰全部扑灭。

(2)扑救可燃、易燃液体火灾时,应对准火焰要部扫射,如果被扑救的液体火灾呈流淌燃烧时,应对准火焰根部由近而远,并左右扫射,直至把火焰全部扑灭。

（3）扑灭容器内燃烧的可燃液体,使用者应对准火焰根部左右晃动扫射,使喷射出的干粉流覆盖整个容器开口表面;当火焰被赶出容器时,使用者仍应继续喷射,直至将火焰全部扑灭。

（4）在扑救容器内可燃液体火灾时,应注意不能将喷嘴直接对准液面喷射,防止喷流的冲击力使可燃液体溅出而扩大火势,造成灭火困难。

（5）如果当可燃液体在金属容器中燃烧时间过长,容器的壁温已高于扑救可燃液体的自燃点,此时极易造成灭火后再复燃的现象。

（6）灭火器的类型和用途

种类	可应用于	不能应用于
水	纸、木质纤维	电路和电器火灾、易燃液体、金属燃烧
CO_2 气体灭火器	易燃液体和气体、电火灾	碱金属、纸
干粉	易燃液体和气体、碱金属、电路和电器火灾	可重复使用的仪器和设备,因为其残渣难以清除干净
泡沫	易燃液体	电火灾

8.6 灭火器的维护和保养

（1）每隔一段时间,对灭火器进行清洁保养一次,用温湿软布擦灭火器的外表面,并检查其有效使用性。

（2）污脏严重时,可先用 1 000mg/L 次氯酸钠消毒剂进行擦拭,然后再用洗净的软布擦净水渍。

（3）灭火器使用一次,须更换一次。

8.7 火灾时遵循的原则

（1）当发生火灾时,实验人员应保持清醒的头脑,在判断火势不会蔓延时,尽可能地扑灭或控制火灾。

（2）如火势不能控制,应立即考虑人员的紧急撤离。

（3）如感染性材料发生火灾,工作人员应先用浸有消毒液的湿巾覆盖住失火点,再用灭火器进行灭火。

8.8 消防人员

消防人员只有在专业人员陪同下才能进入实验室,不得用水灭火。消防部门负责控制火情,以便火灾不会殃及邻居。

9 个体防护

9.1 在实验室工作时,必须穿合适的工作服或防护服。

9.2　工作人员在进行可能接触到血液、体液以及其他具有潜在感染性的材料或感染性动物以及其他有害物质的操作时,应戴上合适的手套。操作完毕,应先消毒再摘除手套,随后必须洗手。

9.3　在处理完感染性实验材料和动物以及其他有害物质后,在离开实验室工作区域前,都必须洗手。

9.4　为防止感染性材料溅出或雾化危害,必须使用面部保护装置(护目镜、面罩、个人呼吸保护用品)或其他防溅出保护设备。工作人员在生物安全实验室工作时不佩戴隐形眼镜。

9.5　所有个人防护设备不得带离实验室,不得在实验室内穿露脚趾的鞋,禁止在实验室工作区域进食、饮水、吸烟、化妆,禁止在实验室工作区域储存食品和饮料。

9.6　严禁穿着实验室防护服离开工作区域(如去餐厅、办公室、图书馆、员工休息室和卫生间等公共场所)。

10　危险废弃物处理和处置

10.1　目的

将带有感染性的耗材和病原体的培养基、标本和菌、毒种保存液等危险废弃物进行净化处理,使危险减至最小,并使废弃物对环境的损害降到最低。

10.2　范围

10.2.1　在实验室内使用后的废弃病毒菌(毒)种及培养液、血液组织等。

10.2.2　在实验室内使用的注射器、枪头、吸管、试管和培养瓶等。

10.2.3　在实验室内使用的防护用品。

10.3　职责

10.3.1　实验室操作人员应严格按照废弃物处理的规定执行。

10.3.2　实验室安全监督员应对废弃物处理进行监督检查。

10.3.3　后勤保障人员应对废弃物进行焚烧处理的安排。

10.4　工作要求

10.4.1　操作者必须严格按照标准操作规程操作,不可擅自做出超出标准规程的操作,所有实验人员对所从事的病原微生物工作负相应的责任。

10.4.2　实验室废弃物的处置应符合国家、地区或地方的相关要求。实验室应当依照环境保护的法规、行政法律和国务院的有关部门的规定,对废水、废气以及其他废物进行处置,并制定相应环境保护措施,防止环境污染。

10.4.3　实验室感染性废弃物在离开实验前均须经高压灭菌后按医用垃圾处理。

10.4.4　实验室废弃物对人和环境的危害程度分为有毒害和无毒害两大

类,无毒害的废弃物可按一般垃圾处理。

10.4.5 有毒害的废弃物按性质可分为生物类、化学类、放射类等,所有不再需要的样本、培养物和其他生物材料废弃置于有标记的用于处置危险废弃物的专用容器内。生物废弃物容器的充满量不能超过其设计容量。已装满的容器应定期运走。

10.4.6 由经过适当培训的人员使用适当的个人防护装备和设备处理危险废弃物。

10.4.7 废弃物处置之前,应存放在实验室内指定的安全地方。

10.5 实验室污水处理的规定

10.5.1 清洁区的废水,直接排放到污水处理站(或池)。

10.5.2 防护区的废水,不通过管道排放,而是用废水收集罐,收集后,通过高压蒸汽灭菌器灭菌处理后,排放至污水处理站。

10.5.3 污水处理站的污水,经蒸汽沸煮后,排放至污水处理厂。然后集中处理至达到国家排放要求后,统一排放。

10.6 处理程序

10.6.1 废弃物分类收集

(1)实验室的每个房间均设有非污染物存放垃圾桶。非污染物仅限于包装材料(包装盒、袋和纸等)。

(2)用过的一次性用品,置污物袋内,经高压消毒后废弃。

(3)所有废弃的硬性材料(各种容器、加样头和注射器材)、尖锐物品应置于耐扎的污物盒内,经高压灭菌后统一处置。

10.6.2 废弃物的处置

(1)凡直接或间接接触样本或实验微生物的器材均应视为有传染性,均应经 121℃ 20 分钟高压灭菌。

(2)本实验室实验活动过程中涉及的感染性废弃物耗材有:细胞培养板、细胞培养瓶、吸管、离心管、EP 管、吸过感染性样本的吸头,以上耗材使用过后,在生物二级安全柜中小心地放到能够耐受高压的污物袋或/和容器中,注意不要把液体溅到二级生物安全柜中,用压力蒸汽灭菌指示胶带封口。容器表面要用消毒剂喷洒消毒。然后,将其放入到高压灭菌器中,在 121℃ 条件下灭菌 20 分钟。

(3)一次性帽子、口罩、手套、防护服等使用后应放入污物袋内集中 121℃ 20 分钟高压灭菌后统一处置。

(4)污染了感染性物质的破碎物品,包括小瓶或容器以及包括培养物在内的感染性物质溅出,应该先用一块布盖上,再把消毒剂倒到上面,至少静置 30 分钟,然后才可把布及打碎的物品清理走。破碎物品和布经 121℃ 20 分钟高压处理。

(5)尖锐性器具:实验中使用过的尖锐性器具装入实验室配备的专用不锈钢容器中(不要超过容器容量的2/3),在容器上贴上标记,放入核心区高压蒸汽灭菌器121℃灭菌20分钟。

(6)所有废弃物经高压灭菌后由实验人员带出实验室移交废弃物处置人员。

10.6.3 高压灭菌后的废弃物应用专用废物袋包装后,按规定时间送废弃物临时存放点,并做好交接记录

(1)单位收集的废弃物应交于具有处理资质的专业机构统一处理。

(2)实验设备管理部门应定期开展消毒灭菌方法的确认和消毒灭菌设备的检定、自校和验证,确保消毒灭菌效果的可靠。

(3)实验室管理部门应经常性地对实验废弃物的安全处置工作进行监督检查,发现问题及时要求整改。

11 实验室意外事故处置及撤离程序

11.1 目的

为有效预防、及时控制和妥善处理本实验室各类突发事故和事件,提高快速反应和应急处理能力,建立健全应急机制,有效地控制事态的发展,尽可能地减少伴随的灾害损失和感染扩散,将发生事故造成的灾害降低到最低限度,确保的生命和环境安全,保证正常的工作秩序,维护实验室安全稳定运行。

11.2 适用范围

本预案适用于发生于实验室内部的、与实验室安全相关的、危害实验室员工健康以及社会公众健康和社会稳定的所有事件。主要包括:实验活动意外事件、消防安全意外事件和人员昏倒三大类,实验活动意外事件包括感染性物质的破碎及溢出,实验室发生感染或者病原毒种泄漏、盗抢,潜在危害性气溶胶的释放(在生物安全柜以外),离心管发生破裂等;消防安全意外事件包括水灾、火灾、停电和地震等。

11.3 组织机构及职责

实验室主任为第一责任人,成立实验室安全事故应急领导小组及现场应急处置小组。

领导小组:领导小组主要职责负责制定实验室生物安全应急事件预案和人员培训、应急演练、检查督导方案;应急事件突发时,负责启动病原微生物实验室生物安全应急事件预案并指挥、协调应急事件的处置。

组长:×××(实验室主任)

副组长:×××(安全负责人)、×××(安全监督员)

监督和协调:科研部、保卫部

相关职能部门:院感部、医务部。

现场应急处置小组:及时、准确报告安全事故,现场消毒隔离和个人防护措施,应急医疗救治等工作落实,配合相关部门开展应急事件调查。

组长:×××(安全负责人)

组员:×××、×××、×××、×××、……

相关职能部门:保卫部、科研部、院感部。

11.4　应急电话和报告程序

11.4.1　应急电话

11.4.2　应急报告程序

(1)意外事件事故上报程序

1)实验室发生房屋倒塌、水灾、火灾时,应立即报告实验室安全负责人,同时向消防队报警,由安全负责人上报实验室主任,制定应急措施,并由生物安全委员会审核。

2)实验室发生感染事故(包括人员感染和感染性样品泄漏等)及人员昏倒时,应立即报告实验室安全负责人,由安全负责人联系单位感染科对感染现场人员进行急救处理或隔离观察,同时上报实验室主任,制定应急措施,并由生物安全委员会审核。

3)实验室发生感染性样品或重要资料失窃时,应立即报告实验室安全负责人,由安全负责人向110报警,同时上报实验室主任,制定应急措施,并由生物安全委员会审核。

4)实验室发生停电、负压失灵时,应立即报告实验室安全负责人,由安全负责人联系工程技术人员和水、气和电的维修部门,同时上报实验室主任,制定应急措施。

以上意外事件事故对于已经导致或者后续可能导致事故,造成死亡、疾病、伤害、损坏以及其他损失的情况,由安全负责人上报实验室主任,制定应急措施,并上报生物安全委员,生物安全委员会和安全负责人对事故做出危险程度评估,2小时内向单位上级主管部门进行汇报。事故有了结果以后,当事人、安全负责人应深入实事求是地找出事故的根源,总结教训写出书面总结。医院领导向上级主管部门提交书面报告,报告事情的经过、后果、原因和影响。

对于未导致事故,未造成严重损害结果的事件,由安全负责人上报实验室主任,由实验室内部审核并做好事件记录,警示学习,引以为戒。

事件事故报告流程图

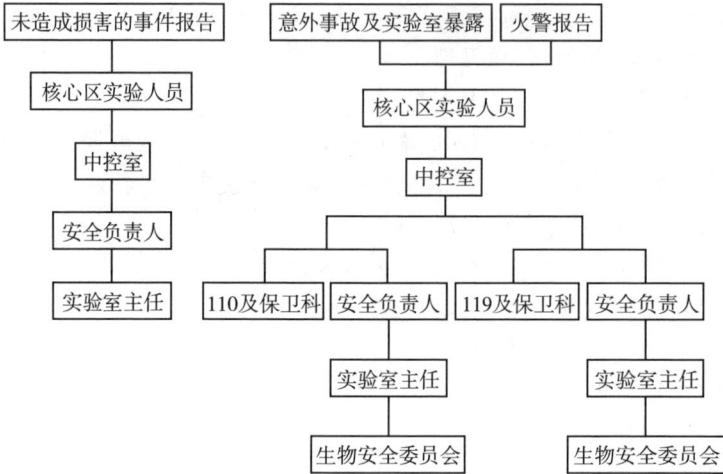

未造成损害的事件报告	意外事故及实验室暴露	火警报告

核心区实验人员 / 核心区实验人员

中控室 / 中控室

安全负责人

实验室主任 | 110及保卫科 | 安全负责人 | 119及保卫科 | 安全负责人

实验室主任 / 实验室主任

生物安全委员会 / 生物安全委员会

(2)报告内容

1)事件发生、发展、控制过程初次报告:内容包括报告单位实验室名称、报告人员及通讯方式、涉及病原体类别、发生时间、地点、涉及的地域范围、感染或暴露人数、可能的原因、已经采取的措施、初步判定的事件级别、下一步处置计划等。

2)过程报告:内容包括事件的发展与变化、处置进程、势态评估、控制措施等内容。同时,对初次报告内容进行补充和修正。重大实验室生物安全事件至少按日进行报告。

3)总结评估:在确认事件终止后2周内,领导小组对事件的发生和处理情况进行总结,形成书面报告递交上级主管部门,报告事情的经过、后果、原因和影响,并提出今后对类似事件的防范和处置建议。

11.5　实验室生物安全事件的分类及应急程序与处置

11.5.1　实验室生物安全事件的分类

实验室生物安全事件是指病原微生物菌(毒)种或生物样本在采集、运输、使用、保存(保藏)、销毁,以及研究、教学、检测、诊断等活动过程中,因自然灾害、操作不规范造成人员感染或暴露,或丢失、被盗、被抢等意外事件。

根据实验室生物安全事件的性质、危害程度和涉及范围,将实验室生物安全事件划分为特别重大、重大、较大、一般四个级别。

(1)特别重大实验室生物安全事件

1)实验室工作人员在实验活动过程中确诊或疑似感染实验室批复范围内高致病性病原微生物,且引起重症感染或者人员死亡的。

2)从事实验室批复范围内高致病性病原微生物实验活动造成实验室相关工作人员感染且引起实验室以外人员感染的。

3)实验室发生保存的病原微生物菌(毒)种或生物样本被盗、被抢、丢失等事件,并有可能进一步扩散或造成其他人员感染。

4)省级卫生健康行政部门认定的其他特别重大实验室生物安全事件。

(2)重大实验室生物安全事件

1)实验室工作人员在实验活动过程中确诊或疑似感染所从事实验活动涉及的高致病性病原微生物;出现有关症状、体征,未造成传播。

2)实验室工作人员感染所从事实验活动涉及的《人间传染的病原微生物目录》中非高致病性病原微生物,引起重症感染或人员死亡的。

3)实验室发生保存的病原微生物菌(毒)种或生物样本丢失、被盗、被抢,未造成进一步扩散或其他人员感染。

4)省级卫生健康行政部门认定的其他重大实验室生物安全事件。

(3)较大实验室生物安全事件

1)实验室工作人员在实验活动过程中确诊或疑似感染所从事实验活动涉及的《人间传染的病原微生物目录》中非高致病性病原微生物。

2)实验室工作人员从事高致病性病原微生物实验活动过程中发生职业暴露,且需要预防或者阻断措施的。

3)实验室发生高致病性病原微生物菌(毒)种或生物样本溢洒、泄露(非P3防护区)。

4)实验室发生非高致病性病原微生物菌(毒)种或生物样本丢失、被盗、被抢等事件。

(4)一般实验室生物安全事件。

1)实验室工作人员从事《人间传染的病原微生物目录》中非高致病性病原微生物实活动过程中发生职业暴露,且需要预防或者阻断措施的。

2)实验室发生高致病性病原微生物菌(毒)种或生物样本溢洒、泄露(P3防护区)。

3)实验室发生《人间传染的病原微生物目录》中非高致病性病原微生物菌(毒)种或生物样本溢洒、泄漏。

11.5.2 实验室生物安全事件应急程序与处置

(1)发生特别重大实验室生物安全事件后,经省级卫生健康行政部门评估确定启动Ⅰ级响应,并采取以下措施。

1)根据职责和规定的权限启动本单位应急预案,及时、有效地进行处置,控制事态。关闭发生事件的实验室;对周围环境进行隔离、封闭和现场消毒,防止污染扩大;并在2小时内向省级卫生健康行政部门报告。核实在相应潜伏期时间段内进入实验室人员及密切接触感染者人员的名单,并进行医学观察、必要时进行隔离;被感染人员尽快安全转运至感染病房救治医院;配合卫生健康行政部门做好感染者救治及现场调查和处置工作,提供实验室布局、设施、设备、实验人员等信息资料。发生重大传染病的病原微生物菌(毒)种或生物样本被盗、被抢、丢失等事件时,应配合当地公安部门开展调查处置。

2)省级卫生健康行政部门应组织应急处置人员组成现场处置组,封闭现场;了解核实事件信息,初步认定事件等级;进行现场采样、流行病学调查;对现场采取必要隔离、封闭、消毒措施;对感染人员及疑似感染人员进行隔离、救治;对在相应潜伏期时间段内进入实验室人员及密切接触感染者的人员进行隔离医学观察。

3)省级卫生健康行政部门接到报告后应立即报省委省政府相关部门,并组织专家赶赴现场进行指导,对事件发生原因及存在的生物安全隐患进行分析,认定事件等级,提出指导和评估意见,制定防控和医疗救治方案;及时向省委省政府相关部门提交相关处置进展报告。

(2)发生重大实验室生物安全事件后,经省级卫生健康行政部门评估确定启动Ⅱ级响应,并采取以下措施。

1)根据职责和规定的权限启动本单位应急预案,及时、有效地进行处置,控制事态。关闭发生事件的实验室;对周围环境进行隔离、封闭和现场消毒,防止污染扩大;并在2小时内向省级卫生健康行政部门报告。核实在相应潜伏期时间段内进入实验室人员及密切接触感染者人员的名单,并进行医学观察、必要时进行隔离;被感染人员尽快安全转运至定点救治医院;配合卫生健康行政部门做好感染者救治及现场调查和处置工作,提供实验室布局、设施、设备、实验人员等信息资料。发生高致病性病原微生物菌(毒)种或生物样本丢失、被盗、被抢等事件时,应配合当地公安部门开展调查处置。

2)省级卫生健康行政部门应组织应急处置人员组成现场处置组,封闭现场;了解核实事件信息,初步认定事件等级;进行现场采样、流行病学调查;对现场采取必要隔离、封闭、消毒措施;对感染人员及疑似感染人员进行隔离、救治;对在相应潜伏期时间段内进入实验室人员及密切接触感染者的人员进行隔离医学观察。

3)省级卫生健康行政部门接到报告后应立即报省委省政府相关部门,并组织专家赶赴现场进行指导,对事件发生原因及存在的生物安全隐患进行分析,认定事件等级,提出指导和评估意见,制定防控和医疗救治方案;及时向省委省政府相关部门提交相关处置进展报告。

(3)发生较大实验室生物安全事件后,经省级卫生健康行政部门评估确定启动Ⅲ级响应,并采取以下措施。

1)根据职责和规定的权限启动本单位应急预案,及时、有效地进行处置,控制事态。关闭发生事件的实验室;对周围环境进行隔离、封闭和现场消毒,防止污染扩大;并在2小时内向省级卫生健康行政部门报告。

2)省级卫生健康行政部门应组织应急处置人员组成现场处置组,进行现场调查确认,初步认定事件级别;指导实验室设立单位做好实验室感染人员治疗、相关人员的追踪;经省级专家组评估确认后宣布应急处突工作结束,将事件发生及处理情况书面报送省级卫生健康行政部门。

(4)发生一般实验室生物安全事件后,经实验室设立单位评估确定启动Ⅳ级响应,并采取以下措施。

实验室现场应急处置小组应立即启动本单位应急预案,并做好以下工作:立即关闭事件发生实验室;对实验室内环境做好有效消毒;对暴露人员做好评估工作;指导实验室人员进行预防用药或阻断措施,及时做好相关记录。事件结束后,将事件发生及处理情况书面报送省级卫生健康行政部门。

(5)实验室涉及生物恐怖的事件应急程序与处置

实验室涉恐事件是指在病原微生物实验室发生的可能涉及生物恐怖袭击的事件,包括破坏实验室设施、病原微生物菌(毒)种库或其信息系统;抢夺、盗窃高致病性病原微生物菌(毒)种或样本及其他感染性材料;在实验室内故意播撒高致病性病原微生物菌(毒)种或样本等事件。实验室设立单位发现各种实验室涉恐事件要立即向当地公安机关、省级卫生健康行政部门报告,启动本单位应急预案。省级卫生健康行政部门接到报告后应立即向省反恐怖工作协调小组报告。

11.6　应急及处置终止

重大实验室生物安全突发事件同时符合以下条件时,应急处置工作结束,现场应急指挥机构予以终止响应:受污染区域得到有效消毒;生物安全事件造成的感染者已妥善治疗、安置;在最长的潜伏期内未出现新的患者;明确丢失病原微生物菌(毒)种或样本得到控制;经上级专家组评估确认后应急处置工作结束。

11.7　善后处置与评估

11.7.1　善后与恢复:突发事件应急处置完成后,工作重点应马上转向善后与恢复行动,争取在最短时间内恢复实验室正常秩序。

11.7.2　评估:要对重大实验室生物安全突发事件的起因、性质、影响、责任、经验教训和恢复重建等问题进行调查评估,制定可行的整改方案。

11.8　应急保障

11.8.1　实验室建立生物安全应急处置队伍。明确职责、责任到人、措施到位,保持通讯畅通。加强对本单位工作人员进行生物安全培训,使其了解生物安全事件发生的报告程序和处置原则。

11.8.2　物资、装备保障

(1)实验室根据实战需要,储备必要的现场防护、洗消、排污和抢险救援器材物资。

(2)医疗救治人员、设备和应急药品、疫苗的储备。

(3)实验室储备足够的与风险水平相应的个体防护用品(如手套、防护服、实验用鞋、口罩、帽子和面部防护用品等),并配备其他安全设备(如生物安全柜、高压灭菌器、防溅罩、消毒设备、感染性样本及废弃物的运送容器运输工具等)。

(4)人员培训工作。实验室设立单位均应对所有实验室工作人员进行安全防范和应急事件处置培训,使其熟悉应急程序,掌握应急处置技术,并做到每年进行应急演练。

(5)加强安保:加强对重点区域、重点场所、重点人群、重要物资和设备的安全保护。

(6)预案管理与更新:生物安全委员会定期对本预案实施情况进行评审,并根据突发疫情的形势变化和实施中发现的问题,及时提出修订,报浙江省卫健委备案批准。

11.9　本预案工作原则和处置原则

11.9.1　工作原则

统一领导、分级负责;预防为主、常抓不懈。

专业处置、密切配合;依法办事、科学规范。

11.9.2　处置原则

先救治,后处理;先救人,后救物。

先制止,后教育;先处理,后报告。

11.10　本实验室实验活动安全防护方案

11.10.1　生物安全防护方案:所有感染性样本的处理、检测过程都需在实验室进行,在进行感染性样品处理时,实验操作可能会产生飞沫或气溶胶,因此均应在生物安全柜内进行;实验室工作人员穿戴防护用品,包括口罩、一次性手套、一次性防护服、合适的鞋套、防护眼镜。

11.10.2　实验室安全工作行为:实验操作人员需经生物安全培训考核合格,并持有相关的上岗证(省级生物安全二级培训证书和实验室内部准入岗位合格证书),经实验室主任的批准才可从事病原微生物相关实验活动。实验室安全负责人对进入实验室工作的人员的行为进行监督,对于严重违反操作规程屡教不改或造成严重后果的,取消其进入实验室工作的资格。

(1)从事高致病性病原微生物相关实验活动的工作人员或者其他有关人员,经实验室主任批准方可进入,进入实验室有门禁系统。实验室为其提供符合防护要求的防护用品并采取其他职业防护措施。

(2)处理、处置和操作生物危害因子的实验室工作人员经过生物安全培训,以确保其具备良好的生物危害因子操作技术和应急处置能力。

(3)严格按本实验室制定的程序进行实验室的每一项操作。实验操作过程,工作人员穿戴符合风险防护级别的个人防护装备,以防止实验活动过程中的个人暴露。

(4)对实验过程中使用过的注射器等利器,使用锐器盒存放。在其容量到达三分之二前及时予以更换,同时废弃的利器由专人保管并作无害化处理。

(5)实验过程中操作的所有样本、用过的培养物以及由此产生的所有废弃物,按照废弃物处置程序处置,防止泄漏或感染。

11.11 实验室可能遇到的突发事件、事故应急处理预案

11.11.1 当发生地震、水灾、火灾或设施出现故障时,有可能使保存菌(毒)种等感染性材料的容器发生破裂或泄露,而对操作者、环境和后续的抢险清理人员的健康造成威胁。生物安全柜等关键设备出现故障或/和实验室内压力、气流等发生逆转等时,可造成感染因子的泄漏而对操作者造成威胁。针对这些情况的处理程序如下:

(1)火灾处置程序

1)当火灾发生时,实验人员呼叫中控室;中控室人员一键报警通知消控室同时打火警电话119。并报告实验室安全负责人。

2)核心区的实验室人员应立即判断是否有能力和措施扑灭火情。如果有能力可以扑灭则尽快扑灭。如果无能力按紧急撤离路线撤离。最后撤离人员尽一切可能把门关上,防止火势蔓延。

3)中控室立即启动安全设施和实验室外围撤离,并明确指出事发性质和具体位置,以便封闭出事地点,指导其他人员疏散。工作人员按照分工,遇事保持镇静,各司其职,安全负责人待全部撤离后,最后撤离。

4)事后及时报告实验室主任和生物安全委员会,并由安全负责人组织分析事故原因,制定纠正措施和预防措施。

5)发生局部小范围火灾要立即扑灭,事后及时报告实验室安全负责人和实验室主任,并分析原因,制定纠正措施和预防措施。

6)听到火警后的注意事项:①当听到火警后,不要惊慌,不要等待,立即按提示或疏散指示灯指引的方向镇静有序地撤离现场。②务求在火势不可控制前安全撤离,撤离时要捂住口鼻、弯腰迅速撤离火场。③疏散时要注意的事项,不要停下来猜测火起何处,不要收拾个人或实验室物品,尽可能地帮助待

援人员,尤其是老年者、体弱者,走近通向可能是火场的门时要非常小心,如果有热气、异味或听到异响,千万不要靠近。

(2)房屋倒塌:实验室首先是设立适当范围的封锁区,其次是进行适当范围的消毒,边消毒边清理,最后由专业人员在做好个人防护的前提下对实验室边消毒边清理,清理到菌(毒)种保存室。如果菌(毒)种的容器没有破坏,可安全转移到其他安全的实验室存放。如果菌(毒)种的容器已有破坏和外溢应立即用可靠的方法进行彻底消毒灭菌。处理现场的人要进行适当的医学观察。

(3)停电:实验室备有双路电源,同时关键设备有 UPS 可供电运行 30 分钟。如果实验人员在实验室工作时突然停电,电路转换期间应保护好呼吸道,停止工作,按正常退出实验室时的程序退出实验室,脱防护用品、换鞋,进行消毒。

[说明:(4)至(6)仅适用于有负压梯度的实验室]

(4)房间正压而生物安全柜负压:当出现房间正压而生物安全柜负压时视为房间轻微污染,应立即停止工作,将正在操作的毒种/样品密封消毒后装入不锈钢容器中,密封容器并在容器表面加以标记后放在实验室生物安全柜的最内侧,消毒后缓慢撤出双手离开操作位置,避开从安全柜出来的气流,继续保持生物安全柜的负压 10~20 分钟。人员对房间进行常规处理后撤离,按相关程序报告实验室安全负责人处理。

(5)房间和生物安全柜均正压:当出现房间和生物安全柜均正压时,视为房间发生污染,应立即停止工作,将正在操作的毒种/样品密封消毒后装入不锈钢容器中,密封容器并在容器表面加以标记后放在实验室生物安全柜的最内侧,消毒后缓慢撤出双手离开操作位置,避开从安全柜出来的气流,关闭安全柜电源。启动备用排风机,加强个人防护,严格对实验室及个人消毒后按程序撤离实验室。所有人员必须立即撤离相关区域,任何暴露人员都应当接受医学咨询。锁闭实验室门并标明实验室污染,按相关程序报告实验安全负责人。为了使气溶胶排出和使较大的粒子沉降,至少 1 小时内严禁人员入内。如果中央通风系统因故停止工作,应当推迟 24 小时后方可进入。在此期间应当张贴"禁止进入"的标志。过了适当时间后,在生物安全负责人的指导下来清除污染。在清除污染工作中应穿戴适当的防护服和防护用具。

(6)生物安全柜出现正压:若生物安全柜出现正压,应被视为房间有生物因子污染并对实验人员危害较大,应立即关闭安全柜电源,停止工作,缓慢撤出双手离开操作位置,避开从安全柜出来的气流。在保持房间负压和加强个人防护的条件下进行消毒处理,撤离实验室。

11.11.2　实验室人员昏倒

当实验室出现人员昏倒时:

(1)实验人员立即拨打医院救治专线:办公电话:,请求紧急救护。

（2）同操作者应立即停止工作,帮助昏倒人员脱掉外层手套,左手搂住被救护人员的左肩,右手搂住被救护人员的右肩,顺势拖到地板上。

（3）急救人员穿防护服后,与实验室人员汇合,将昏倒人员拖至准备间,然后将昏倒人员外层隔离衣和防护口罩、护目镜脱掉;按照紧急退出路线退出实验室。

（4）视情况隔离观察,在此期间根据条件进行适当的预防治疗。

（5）填写意外事故报告,并报实验室主任。

11.11.3　感染性物质的破碎及溢出在台面、地面和其他表面清除程序

（1）感染性物质外溢到台面、地面

1）用吸附巾覆盖污染的场地。

2）向吸附巾上倾倒适当的施康消毒液（有效氯浓度 5 000mg/L）,并立即覆盖周围区域。（倾倒时由溢出区域的外围向中心进行）

3）作用 30 分钟后,将吸附巾及溢洒物品清理掉,从溢出区外围向中心清理。如果含有锐器,则要使用镊子收集处理过的物品,并将它们置于可防刺透的容器中以待处理。

4）对溢出区域再次消毒并用清水擦拭干净。

5）将污染材料置于防漏、防穿透的废弃物容器中高压灭菌。

6）消毒后,通知安全负责人目前溢出区域的清除工作已完成。

（2）感染性物质外溢到皮肤

1）如感染性培养物或标本组织液外溢到皮肤、黏膜,视为很大危险,应立即停止工作,在同操作者的配合下对溢洒暴露的皮肤,采用 75% 的酒精进行消毒处理,然后用生理盐水或清水冲洗 15~20 分钟。

2）处理后安全撤离,视情况隔离观察,在此期间根据条件进行适当的预防治疗。

3）填写意外事件报告,并报相关负责人。

（3）感染性物质外溢在防护服上

应立即进行局部消毒,更换。污染的防护服高压灭菌处理。

（4）感染性物质溅入眼睛

1）眼睛溅入感染性液体,在同操作者的配合下用洗眼水连续冲洗,（注意动作不要过猛,以免损伤眼睛）。

2）在操作者的配合下,按照退出路线退出实验室。

3）处理后安全撤离,视情况隔离观察,在此期间根据条件进行适当的预防治疗。

4）填写意外事件报告,并报相关负责人。

（5）皮肤刺伤

在发生锐利物刺伤、切割伤或擦伤等情况,应采取以下措施:

1）实验人员保持清醒的头脑,立即停止工作。

2)脱掉最外层手套,立即用手从伤口的近心端向远心端挤出伤口血液,禁止进行伤口局部挤压或按压,在同操作者的配合下对伤口用清水或生理盐水冲洗。

3)取出急救箱,对污染的皮肤和伤口用碘伏棉签或75%的酒精擦洗多次。

4)伤口进行适当的包扎,在同操作者的配合下,按照BSL-3的退出程序退出实验室。

5)及时送医院感染科,告知医生受伤原因及污染的微生物,根据操作的病原微生物含量、伤口深度、暴露时间、范围等进行评估,做相应处理。

6)事后记录受伤原因、从事的病原微生物,并应保留完整适当的医疗记录。

7)视情况隔离观察,在此期间根据条件进行适当的预防治疗。

(6)离心管发生破裂

1)使用离心机时,装有感染性材料的离心管破裂或可疑破裂,应关闭离心机并保持机盖关闭30分钟;如离心机停止后发现离心管破裂,应立即关闭机盖,保持30分钟。使气溶胶沉积。

2)静置30分钟后打开离心机机盖,往离心机内腔喷洒75%酒精进行消毒。

3)将离心机吊篮或者使用工具将转子拆卸,将吊篮或转子转移到生物安全柜内。

4)在生物安全柜打开离心机吊篮或者转子,用镊子取出完好的离心管,并用75%酒精对离心管表面进行消毒处理后更换新离心管。

5)盖上离心机吊篮或者转子盖子,用垃圾袋打包,吊篮或转子内破损物品和感染性物质高压灭菌处理。

6)离心机内腔应当用75%酒精消毒液擦拭,放置过后再擦拭一次,然后用水擦拭一次并干燥。清理时所使用的所有材料都应当按感染性废弃物处置。

7)清理高压处理后离心机吊篮或者转子:破损物品用镊子取出,废液移入废液罐,吊篮腔内或转子内部用湿巾擦拭干净。

11.11.4 感染性材料被盗、被抢、丢失应急处置

(1)管理要求:实验室按要求妥善保存感染性材料,设立专门保存感染性材料的样本库或毒种库。感染性材料样本库应双人双锁指定专人管理。对存放感染性材料的区域进行24小时监控。实验室建立感染性材料使用、运输的审批制度,防止感染性材料使用、储存和运输过程中发生盗抢、滥用等生物安全事件和生物恐怖事件。

(2)应急处置

1)出现感染性材料被盗、被抢、丢失事件时,实验室立即启动应急预案,关闭实验室并做好以下工作:对周围环境进行隔离、封控;核实并提供在相应时

间段内进入实验室的人员名单;配合卫生行政部门和公安部门做好现场调查和处置工作,提供实验室布局、设施、设备、实验人员等情况信息。

2)医院生物安全领导小组应组织人员封控现场;了解核实事件信息;初步认定事件等级,组织现场自救;立即上报公安部门和上级卫生行政部门并协助其控制事件发展。

3)公安部门和上级卫生行政部门应立即组织现场处置组和专家组,赶赴现场;调查丢失病原微生物菌(毒)种或样本种类、规格及数量、包装等信息;追踪丢失病原微生物菌(毒)种或样本去向;对现场采取必要封控、消毒措施;对感染人员及疑似感染人员、密切接触人员进行隔离、救治;对事件发生原因以及存在的生物安全隐患进行分析,认定事件等级,提出指导和评估意见,制定防控和医疗救治方案。

(3)处置要点:感染性材料被盗、被抢、丢失事件发生时,实验人员应立即向生物安全负责人报告。实验室立即启动应急预案,迅速判断事件可能造成的危害,在向相关部门报告的同时采取有效措施,保护实验室人员安全,控制病原微生物扩散,尽可能将事件危害降到最低。

(4)处置流程

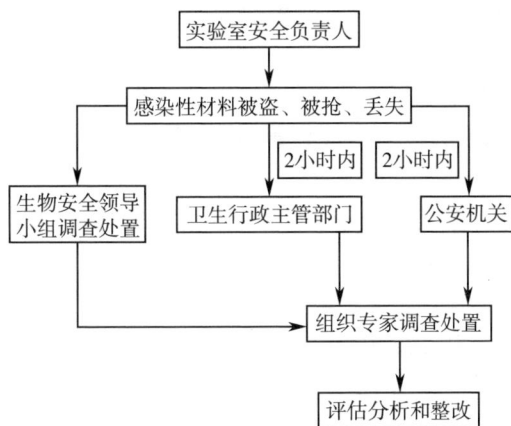

(5)主要预防措施

1)从事高致病性病原微生物相关实验活动的实验室应当向当地公安机关备案,并接受公安机关有关实验室安全保卫工作的监督指导。

2)实验室与医院安保中心建立报警联动机制和突发事件处置联动机制,保证突发事件发生时能够及时迅速采取有效应对措施。

3)医院保卫科加强对实验室重点区域、重点场所、重点人群、重要物资和设备的安全保护,定期巡视,及时发现不安全因素。

4)实验室定期开展应急预案培训、应急演练和安全检查,及时上报有关信息。

11.11.5　感染性材料运输过程发生泄漏

《可感染人类的高致病性病原微生物菌(毒)种或样本运输管理规定》发布,感染性材料运输应按照该规定要求进行操作。如果在运输途中发生泄漏事件,要及时采取措施,控制污染范围和事件影响。

(1)运输要求

1)高致病性病原微生物菌(毒)种或者样本的运输,应当经省级以上人民政府卫生行政部门批准。在省、自治区、直辖市行政区域内运输,由省、自治区、直辖市人民政府卫生行政部门批准;需要跨省、自治区、直辖市运输或者运往国外的,由出发地的省、自治区、直辖市人民政府卫生行政部门进行初审后,分别报国家卫生主管部门批准。

2)高致病性病原微生物菌(毒)种或者样本的运输,应当通过陆路运输没有陆路通道,必须经水路运输的,可以通过水路运输;紧急情况下或者需要将高致病性病原微生物菌(毒)种或者样本运往国外的,可以通过民用航空运输。

3)运输过程应符合生物安全要求,由具有资质的人员专程护送运输高致病性病原微生物菌(毒)种或样本,应当专人护送,护送人员不得少于两人。申请单位应当对护送人员进行相关的生物安全知识培训,并在护送过程中采取相应的防护措施。

4)运输途中,应随身携带消毒防护包,包括手套、防护服、镊子、有效消毒剂、消毒巾、吸水巾、生物安全垃圾袋等等,以备不时之需。

(2)处置方法

1)运输车辆意外事故的处理:①运输致病性微生物过程中如出现撞车,造成高致病病原微生物泄漏或溢出,将运输车停在人员稀疏的地方,拉紧急隔离带,做显著危险标志。②根据泄漏或溢出的程度,采取应急措施,报告有关部门,如:杭州市交通大队122、BSL-3实验室安全负责人,电话:

2)小范围的泄漏可使用随身携带的消毒防护包进行应急处置戴好手套,溢洒处用施康消毒液(有效氯浓度5 000mg/L)浸泡的吸附巾覆盖;消毒剂作用30分钟后,用镊子将吸附巾放入垃圾袋,再次用施康消毒液(有效氯浓度5 000mg/L)擦拭。如果样本破碎或其他锐器,则要小心收集,并将它们置于可防刺透的容器中以待处置。

3)如果发生重大泼溅事故,应根据病原性质、泄漏范围,泄漏量等情况采取以下措施:①疏散污染周边人员,控制污染扩散。②由生物安全专家查清情况后,确定消毒处置的程序。③交通工具上发生空气污染时,可采用气化过氧化氢发生器对车辆等可密闭空间进行空气消毒。

4)对感染性材料泄漏事故应进行登记,内容包括以下几个方面:①事故发生的时间、地点及详细经过明确病原性质、泄漏范围,泄漏量等情况。②事故处置方法和经过包括专家或领导赴现场指导和处置的情况,消毒处置方法及经过。③密切接触者的追踪、随访、检测和用药情况如果需要,也可为密切接触者提供疫苗、抗血清或免疫球蛋白的应急接种。④对重大意外和事故必须进行报告和检测发生小型事故时可在紧急处置后立即将事故情况和处置方法报告生物安全负责人。发生重大事故时,在紧急处置的同时要立即向单位主管领导报告。

5)人员暴露及受伤:①运输致病性微生物相关的工作人员,出现与运输微生物相关的临床症状或体征时,向实验室安全负责人报告,实验室安全负责人接到报告后,向实验室主任及生物安全委员会报告,并同时联系就近传染病医院,派专人陪同及时到相应诊疗机构就诊。②患者和陪同者,防护措施为戴口罩、穿防护服等符合所接触病原微生物相应防护等级的防护装备。③工作人员应将近期所接触的病原微生物的种类和危险程度告知诊疗机构。④生物安全委员会接到报告后,组织有关专家对发生的感染事故进行流行病调查,采取预防控制措施:对密切接触者进行医学观察、对所发生的事故进行评估,提出处理意见。

(3)处置要点:感染性材料运输途中发生泄漏事件,护送人员应立即疏散无关人员,控制污染区域,并向实验室负责人和生物安全负责人报告。根据病原性质、泄漏范围,泄漏量等情况,护送人员可对小范围的泄漏进行应急处置,范围较大的区域则应按照生物安全专家确定的方案进行消毒处置。泄漏事件发生后,应对所有密切接触者进行追踪、随访、检测或用药,有疫苗的还可以应急接种疫苗。事件发生后应及时进行总结,分析评估事件原因,并确定整改方案,以避免类似事件的再次发生。

(4)处置流程

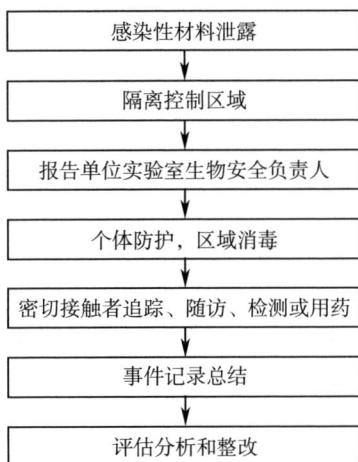

（5）主要预防措施

1）按照规定要求,做好感染性材料运输包装、运输审批和专人护送制度。

2）随身携带应急处置防护包。

3）加强培训,提高业务人员对突发意外事故的处置能力。

4）做好相应病原的应急救治药品和疫苗的储备工作。

11.11.6 实验室反恐应急处置程序

实验室生物恐怖事件指通过蓄意破坏实验室设施、利用实验室菌(毒)种传播病原体,以达到引起社会恐慌、威胁社会安全与安定,对人员、财产、生态环境危害的事件。生物安全实验室在开展实验活动及感染性材料使用、储存和运输的过程中,要防止生物安全事件和生物恐怖事件发生。实验室需要加强安保意识,防火、防盗、防事故,共同杜绝病原体从生物安全实验室中泄漏、被窃取和被滥用。

（1）实验室管理要求

1）实验室门口设置门禁系统,未经批准,禁止人员随意进入。

2）安全负责人对实验室安全负责,定期开展安全检查,及时消除事故隐患;定期组织培训,熟悉和掌握暴恐活动时的应急程序和撤离路线,明确实验室安全的重要性,提升工作人员的安全防护意识。

3）各项目负责人定期检查实验室安全措施落实情况,负责对项目组人员进行实验室安全监督和检查。

4）实验人员工作中要严格遵守安全操作规程。实验室根据日常的工作情况建立安全保卫程序,明确安全责任到人,实行轮流值日制度,每天下班前重点检查水、电、气、门窗等的安全状况。

5）保卫部负责实验室安保设施及安全巡查:①实验室各出入口布置监控,与医院保卫部联网,24 小时实时监控。②实验室和楼道内配置足够的安全保卫措施,在医院必要位置实施安检,配备安检设备。特保队不定时巡逻,节假日对实验室进行安保巡查。③医院设有警务室,由属地派出所民警常驻医院,及时处理各类突发事件。

（2）应急处置流程

出现暴恐事件时,实验室立即启动应急预案,激活一键报警按钮,拨打医院报警电话,关闭实验室,及时撤离,并做好以下工作:

1）配合保卫科对现场进行控制、隔离、封锁;核实并提供在相应时间段内进入实验室的人员名单;配合卫生行政部门和公安部门做好现场调查和处置工作,提供实验室布局、设施、设备、实验人员等情况信息。

2）医院生物安全领导小组应立即赶赴现场;了解核实事件信息;初步认定事件等级,组织现场自救;立即上报公安部门和上级卫生行政部门并协助其控制事件发展。

3)公安部门和上级卫生行政部门应立即组织现场处置组和专家组,赶赴现场;调查相关病原微生物菌(毒)种或样本种类、规格及数量、包装等信息;追踪相关病原微生物菌(毒)种或样本去向;对现场采取必要封控、消毒措施;对感染人员及疑似感染人员、密切接触人员、受伤人员进行隔离、救治;对事件发生原因以及存在的生物安全隐患进行分析,认定事件等级,提出指导和评估意见,制定防控和医疗救治方案。

(3)处置要点

暴恐事件发生时,实验人员应立即向生物安全负责人报告。实验室立即启动应急预案,迅速判断事件可能造成的危害,在向相关部门报告的同时采取有效措施,保护实验室人员安全,控制病原微生物扩散,尽可能将事件危害降到最低。

1)信息报告

事件发生、发展、控制过程初次报告:内容包括报告单位实验室名称、报告人员及通讯方式、涉及病原体类别、发生时间、地点、涉及的地域范围、感染或暴露人数、受伤人数及人员情况、可能的原因、已经采取的措施、初步判定的事件级别、下一步处置计划等。

2)报告内容

过程报告:内容包括事件的发展与变化、处置进程、势态评估、控制措施等内容。同时,对初次报告内容进行补充和修正。重大实验室生物安全事件至少按日进行报告。

总结评估:在确认事件终止后2周内,对事件的发生和处置情况进行总结,分析其原因和影响因素,并提出今后对类似事件的防范和处置建议。

12 从工作区撤离的规定和程序

12.1 目的

为了加强实验室的管理,保证在意外事故等紧急情况下采取正确的撤离措施,尽可能减轻损失,保障实验人员的健康和安全及实验室工作的正常运行。

12.2 范围

12.2.1 适用于在实验室内从事高致病病原微生物研究的工作人员。

12.2.2 适用于在实验室内进行设施、设备维修的技术人员。

12.3 职责

12.3.1 实验室安全负责人制订紧急撤离路线和方案,并对实验人员和维护人员进行培训,实验室操作人员和维护人员配合执行。

12.3.2 实验室安全负责人负责进行紧急撤离演习事宜。

12.4 实验室紧急撤离的要求

12.4.1 感染性物质暴露时的撤离

(1)在BSL-3实验内进行高致病性病原微生物操作过程如遇到高浓度感染材料溅洒等,必须采取紧急撤离时,应按正常退出实验室的程序撤离到非实验区:脱防护用品、换鞋、进行消毒。

(2)撤离路线:核心区 → 第二缓冲间 → 内准备间 → 第一缓冲间 → 淋浴间 → 进入清洁区。

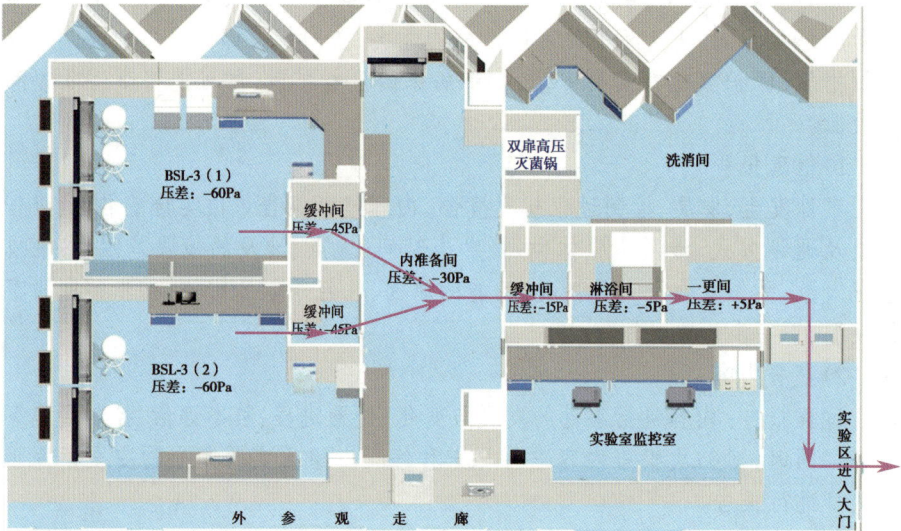

(3)撤离BSL-3实验室后,首先向生物安全负责人报告,采取紧急措施。

(4)张贴警示标志,将BSL-3实验室周围封闭。

12.4.2 人员意外伤害撤离

发生实验人员意外伤害,需要紧急医疗救援时,按下紧急报警铃,按照人员意外伤害处置程序处理结束后,按紧急退出路线撤离,视情况隔离观察,在此期间根据条件进行适当的预防治疗。

撤离路线:核心区 → 第二缓冲间 → 内准备间 → 紧急逃生门 → 进入清洁区。

(1)紧急灾害时的撤离

1)在实验内进行高致病病原微生物操作过程中如:遇到紧急事故,如地震、火灾、水灾等,必须采取紧急撤离时,按下紧急报警铃,将正在进行的感染性实验材料封闭保存好。按紧急退出路线撤离到非实验区。无法按正常的退出程序脱衣、换鞋,(如有可能在撤离BSL-3实验室前脱掉最外边的隔离衣)。实验室人员退出后,应集中在一个房间。

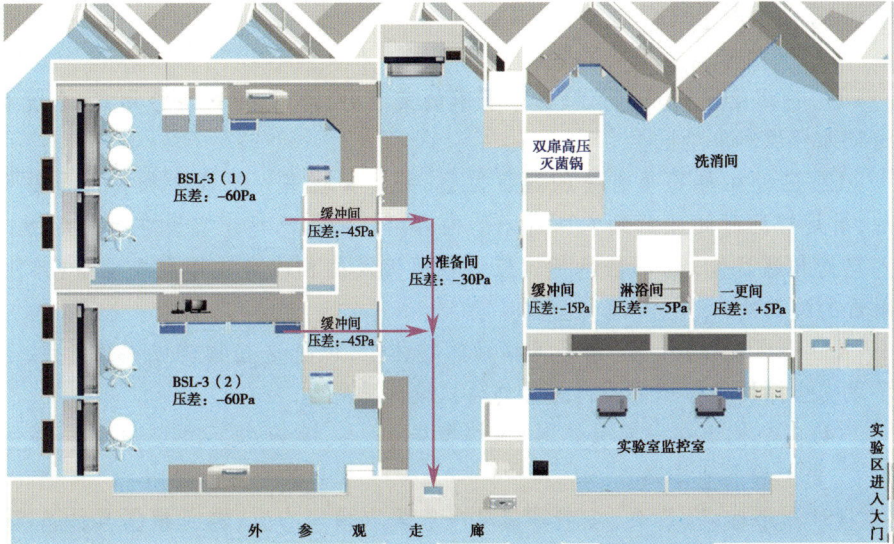

2）撤离路线：核心区 → 第二缓冲间 → 内准备间 → 紧急逃生门 → 进入洗消间。

3）撤离 BSL-3 实验室后，首先向生物安全负责人报告，采取紧急措施。

4）张贴警示标志，将 BSL-3 实验室周围封闭。

5）依据《病原微生物实验室生物安全管理条例》第四十六条，应当立即组织浙江省疾病预防控制中心和医疗机构，依法采取下列预防、控制措施：①封闭被病原微生物污染的实验室或者可能造成病原微生物扩散的场所；②开展流行病学调查；③对相关人员进行医学检查；④对密切接触者进行医学观察；⑤进行现场消毒；⑥其他需要采取的预防、控制措施。

13　实验室标识系统

13.1　从事病原微生物菌（毒）种、样本相关活动（研究、教学、检测、诊断、保藏）的实验室，要求对实验室内存在风险的操作或场所进行标识，其标识共分为五种：禁止标识、警告标识、指令标识、提示标识和专用标识。

（1）禁止标识，禁止人们不安全行为的图形标识。

（2）警告标识，提醒人们对周围环境引起注意，以避免可能发生危险的图形标识。

（3）指令标识，强调人们必须做出某种动作或采用防范措施的图形标识。

（4）提示标识，向人们提供某种信息（如标明安全设施或场所等）的图形标识。

（5）专用标识，向人们提供特定指示信息（标明安全分类或防护措施等）的标识,由几何图形边框和文字构成。

13.2 实验室标识使用要求

(1)标识应用简单、明了、易于理解的文字、图形、数字的组合形式,系统而清晰地标识出危险区。

(2)应设在与安全有关的醒目位置,并使实验室人员或者相关人员看见后,有足够的时间注意到它所标示的内容。环境信息标识宜设在有关场所的入口处和醒目处;局部信息标识应设在所涉及的相应危险地点或设备(部件)附近的醒目处。

(3)不应设在门、窗、架等可移动的物体上,以免这些物体位置移动后,看不见安全标识。标识前不得放置妨碍认读的障碍物。

(4)多个标识在一起设置时,应按警告、禁止、指令、提示类型的顺序,先左后右、先上后下地排列。

(5)图形标识、箭头、文字等信息一般采取横向布置,亦可根据具体情况,采取纵向布置。

(6)尽量用适量的标识将必要的信息展现出来,避免漏设、滥设。

13.3 标识管理要求

(1)标识必须保持清晰、完整。当发现形象损坏、颜色污染或有变化、褪色等情况,应及时修复或更换。检查时间至少每年一次。

(2)修整和更换安全标识时应有临时的标识替换,以避免发生意外的伤害。

(3)实验室管理层结合实验室内部审核、管理评审等活动,定期或不定期对实验室标识系统进行评审,根据危害情况,及时增、减、调整安全标识。

详细实验室标识类型及使用范围见第八章《生物安全实验室标识的使用和管理》

14 制定依据

14.1 第一部分 国内生物安全相关法律法规

(1)《中华人民共和国生物安全法》(主席令 56 号),2021 年 4 月 15 日实行。《中华人民共和国传染病防治法》(主席令 17 号),2004 年 12 月 2 日施行,2013 年 6 月 29 日修订。

(2)《突发公共卫生事件应急条例》[国务院令(第 376 号)],2003 年 5 月7 日施行。

(3)《病原微生物实验室生物安全管理条例》[国务院令(第 424 号)],2004 年 11 月 12 日发布,2018 年 4 月 4 日修订。

(4)《人间传染的病原微生物目录》(国卫科教发〔2023〕24 号),2023 年 8

月 18 日发布。

(5)《可感染人类的高致病性病原微生物菌(毒)种或样本运输管理规定》[卫生部令(第 45 号)],2006 年 2 月 1 日发布。

(6)《中国民用航空危险品运输管理规定》[中国民用航空总局令(第 121 号)],2016 年 4 月 13 日发布。

(7)《病原微生物实验室生物安全环境管理办法》[国家环境保护总局令(第 32 号)],2006 年 5 月 1 日发布。

(8)《医疗废物管理管理条例》[中华人民共和国国务院令(第 380 号)],2003 年发布,2011 年 1 月 8 日修订。

(9)《医疗废物分类目录》,2021 年 11 月 25 日发布。

14.2　第二部分　国际国内实验室生物安全相关标准

(1)《实验室生物安全认可准则》(CNAS—CL05: 2009),2009 年 6 月 30 日发布,2019 年 12 月 15 日第三次修订。

(2)《实验室生物安全手册》,世界卫生组织 2020 年发布。

(3)《实验室生物安全通用要求》(GB 19489—2008),中华人民共和国国家标准。

(4)《生物安全实验室建筑技术规范》(GB50346—2011),中华人民共和国国家标准。

(5)《病原微生物实验室生物安全通用准则》(WS233—2017),中华人民共和国卫生行业标准。

(6)《病原微生物实验室生物安全标识》(WS589—2018),中华人民共和国卫生行业标准。

(7)人间传染的病原微生物菌(毒)种保藏机构设置技术规范(WS315—2010)。

(8)Ⅱ级生物安全柜(YY0569—2011),中华人民共和国医药行业标准。

(9)Ⅱ级生物安全柜(JG170—2005),中华人民共和国建筑工业行业标准。

(10)消毒技术规范(卫生部 2002 年版)。

(姚航平　程林芳)

第七章

生物安全实验室标识的使用和管理

病原微生物实验室是开展疾控、医疗、科研、教学工作的重要场所。目前，我国病原微生物实验室的种类多、数量大，工作内容繁杂。在操作病原微生物各种实验过程中，不同的环节和场所存在不同的生物安全风险。为提示病原微生物实验室内工作人员在不同场所、不同操作环节应注意的内容，指导工作人员采取必要的防护措施，或告知工作人员可操作和禁止操作的活动，防范安全事故的发生，实验室设立单位建立起规范、系统、科学、明确的实验室生物安全标识系统。

生物安全实验室建立起规范的标识系统，这不仅是实验室管理的需要，更是确保实验室秩序和确保人员安全的需要。标识的正确使用有利于实验室人员和外来人员充分识别实验室存在的风险，避免因操作不当、防护不足、危害因素无法识别等原因造成的各类实验室生物安全事故。标识的使用应符合国际、国家或行业的通用要求，张贴的位置应合理、醒目，并注意维护，如有污损应及时维护更新。确保标识的正确规范使用，以达到实验室安全管理的目的。

2018年国家卫生健康委出台了《病原微生物实验室生物安全标识》（WS 589—2018），该标准结合我国卫生行业内病原微生物实验室生物安全工作的特点和实际需求、实验室生物安全标识管理要求提出规定，主要技术内容包括标识设置原则、制作、基本标识（禁止标识、警告标识、指令标识、提示标识）、特定标识（如生物安全实验室标识、仪器设备运行状态标识、文字辅助标识）等，旨在提示工作人员对可能存在风险的部位、操作等有明确的认识，提高工作人员防范能力，减少或避免实验室生物安全事故的发生。该标准对指导和规范我国卫生行业内病原微生物实验室生物安全标识的规范化，确保实验室生物安全，保障疾控、医疗、科研、教学工作安全、有序进行起到积极作用。其他行业的生物安全实验室也建议参照该标准对实验室的生物安全标识进行管理。

第一节　生物安全标识的特点和作用

生物安全标识是向工作人员警示工作场所或周围环境的危险状况,指导人们采取合理行为标志的。安全标志能够提醒工作人员预防生物危险,从而避免事故发生;当生物危险发生时,能够指示人们尽快逃离,或者指示人们采取正确、有效、得力的措施,对生物危害加以遏制。安全标志不仅类型要与所警示的内容相吻合,而且设置位置要正确合理,否则就难以真正充分发挥其警示作用。生物安全标识适用于从事与病原微生物菌(毒)种、样本有关的研究、教学、检测、诊断、保藏及生物制品生产等相关活动的实验室,具有其专有的特点和作用。

一、标识系统的意义

标识系统是指以标识系统标准化设计为导向,综合解决信息传递、识别、辨别和形象传递等功能的一整套系统解决方案。标识系统对于实验室安全管理十分重要,以达到向相关人员传递实验室内部潜在安全风险信息的目的,防止实验人员产生误操作或触碰可能存在风险的部位或设备、设施等。

二、安全标识的特点

(一) 安全色

安全色指的是传递安全信息含义的颜色,我国一般以安全色来区分各种不同标识,根据《安全色》(GB 2893—2008)将安全色分为"红、黄、蓝、绿"四种颜色。"红色"传递禁止、停止、危险或提示消防设备、设施的信息;"黄色"传递注意、警告的信息;"蓝色"传递必须遵守规定的指令性信息;"绿色"传递安全的提示性信息。同时为了让安全色更加醒目,常常采用黑、白两种颜色作为对比色,安全色和对比色的搭配见表 7-1。

表 7-1　安全色的对比色

安全色	对比色
红色	白色
蓝色	白色
黄色	黑色
绿色	白色

（二）安全标识的构成

根据 GB 2894-2008《安全标志及其使用导则》规定，安全标识通常由安全色、几何图形和形象图形符号或文字构成，用以表达特定的安全信息，也是一种国际通用的信息。安全标志分禁止标志、警告标志、指令标志和提示标志四大类型

（三）色度性能

标识面的文字、符号、边框及衬底等各种色度均应符合 GB 2893 对材料颜色范围的规定，普通材料、逆反射光材料和荧光材料的各种颜色的坐标及亮度因数满足要求，满足精确颜色要求的安全色色度范围应符合要求。当安全色的各种色度各角点坐标值偏离色品图所规定的范围，则该颜色不宜作为安全色和对比色使用。

（四）字体要求

标识的书写字体做到：字体工整、笔画清楚、间隔均匀、排列整齐。字体高度（用 h 表示）的公称尺寸系列为：1.8mm、2.5mm、3.5mm、5mm、7mm、10mm、14mm、20mm；并需注意：如需要书写更大的字体，其字体高度应按比例递增。

汉字应写成黑体字，并应采用中华人民共和国国务院正式公布推行的《汉字简化方案》中规定的简化字。汉字的高度（h）不应小于 3.5mm，其字宽一般为高度的 2/3。其他要求应符合 GB/T 14691 的规定。

（五）标识衬边

生物安全标识要有衬边。除警告标识边框用黄色勾边外，其余全部用白色将边框勾画一窄边，即为安全标识的衬边，当背景色与衬边颜色一致时可不用衬边。衬边宽度为标识边长或直径的 0.025 倍。

（六）标识材质和质量

实验室生物安全标识应采用坚固耐用的材料制作，一般不宜使用遇水变形、变质或易燃的材料。标识应图形清楚，无毛刺、孔洞和影响使用的任何瑕疵。

三、生物危害标识

1966 年，美国陶氏化学的工程师查尔斯（Charles L.Baldwin）在为美国国立健康研究中心的肿瘤研究所开放一种遏制系统。他们在参观各种各样的实验室时发现有很多不同所谓的警告标志，但却没有标准化，于是开发了同意的生物危害标识，并获得了人们的认可。标识的特征是：独特并给人印象深刻，不会忘记；颜色是鲜艳的黄色，因为在北极探险时这颜色被认为在多数条件下是最容易看见的一种。标志有三边是因为危险物品常常装在一个箱子里，

万一箱子被移动和运输后会处在不同的位置,标识还需要容易被识别。

易发生感染的场所,如实验室门禁、菌(毒)种保藏区入口处、所有盛装感染性物质的容器表面、感染物质的运输容器表面、生物安全实验室废弃物暂存点等应张贴生物安全警告标识。规范的生物安全警告标识的三圆环为黑色,背景为黄色(图7-1)。二级生物安全实验室入口处都应贴有规范的生物危害专用标识,还应明示"授权人员方可进入"。

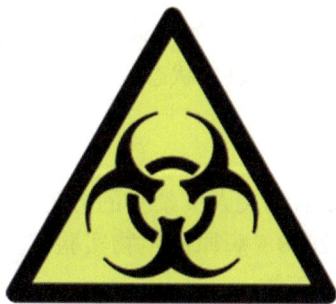

图 7-1 生物危害图标

第二节 生物安全标识的类型

标识的分类在我国各行各业中大致相同。实验室生物安全标识一般分为禁止标识、警告性标识、指令标识、提示标识和专用标识五类标识,应根据不同生物安全实验室的不同要求和目的张贴标识。

禁止标识类是禁止人们不安全行为的图形标志,主要用于安全禁止性事项的标识,一般设计成红色,其含义是禁止、停止。生物安标识中的禁止标识包括"禁止入内""禁止吸烟""禁止触摸""禁止靠近"等。

警告标识类是指提醒人们对周围环境引起注意,以避免可能发生危险的图形标志。主要有生物安全柜和存放生物样本或菌(毒)种等具有生物因子污染风险的设备的标识,一般设计成黄底黑边的图形,含义是警告和注意。生物安标识中的禁止标识警告标识包括"注意安全""当心触电""当心高压容器"、"当心高温表面"及"生物危害"等。

指令标识类是强调人们必须做出某种动作或采用防范措施的图形标志。主要是向相关人员传递指令性的标识,主要用于一些具有指令性的事项的标识,一般设计成蓝色,含义是指令,必须遵守。生物安标识中的指令标识包括

"必须穿防护服"、"必须戴一次性口罩"、"必须洗手"等。

提示标识类强调人们必须做出某种动作或采用防范措施的图形标志。主要是指公共场所或特殊场所等向相关人员传递提示性信息的标识,如安全出口、实验中、紧急撤离路线(方向性)、工作场所的指示等;一般设计成绿色,含义是提示。生物安标识中的提示标识包括"紧急出口"、"急救点"、"洗眼装置"等。

专用标识类是针对某种特定的事物、产品或者设备所制定的符号或标志物,用以标示,便于识别。专用标识的设计根据表示的对象具有不同的设计。生物安标识中的专用标识包括"设备状态"、"医疗废物"、"工作状态"等。

一、禁止标识

禁止标识是一类为提示相关人员禁止的行为而设的安全标识,以免导致重大安全事故。WS 589-2018《病原微生物实验室生物安全标识》包含了 24 个禁止标识,大致可以分为五类。

(一) 区域准入禁止标识

区域准入控制标识 4 个(图 7-2):"禁止入内"设置在可引起职业病危害的作业场所入口处或涉险区周边,如可能产生生物危害的设备故障时,维护、检修存在生物危害的设备、设施时,根据现场实际情况设置;"禁止通行"设置在有危险的作业区,如实验室、污染源等处;"儿童禁止入内",设置在易对儿童造成事故或伤害的场所,如实验室区域、各种污染源区域等;"禁止宠物入内",设置在宠物进入该区域会携带传染病菌,易对人员造成伤害的场所,如实验室区域、各种污染源区域等。

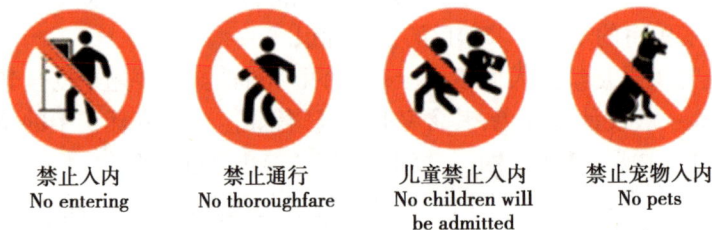

禁止入内
No entering

禁止通行
No thoroughfare

儿童禁止入内
No children will
be admitted

禁止宠物入内
No pets

图 7-2 区域准入禁止标识

(二) 烟火禁止标识

烟火禁止标识 3 个(图 7-3):"禁止吸烟"设置在实验室、禁止吸烟的场所,如实验室区域、二氧化碳储存场所和医院等;"禁止烟火"设置在实验室易燃易爆化学品存放、使用处和实验室操作区;"禁止明火"设置在实验室易燃易爆化学品存放、使用处和实验室操作区,如通风橱、通风柜和药品储存柜等。

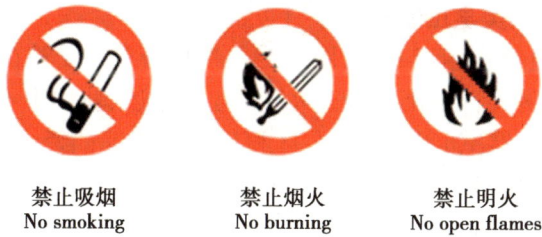

禁止吸烟
No smoking

禁止烟火
No burning

禁止明火
No open flames

图 7-3　烟火禁止标识

（三）内务管理禁止标识

内务管理禁止标识 6 个（图 7-4）："禁止携带首饰、金属物或手表"设置在开展实验活动的场所，如：实验室入口处或更衣室入口处；"禁止堆放"设置在消防器材存放处、消防通道、便携式洗眼器和紧急喷淋装置附近；"禁止拍照或摄录"设置在根据管理要求不得拍摄或使用闪光灯易影响实验活动或造成仪器设备和人员光波损伤等不良后果的场所；禁止开启无线移动通信设备"设置在使用无线移动通信设备易造成爆炸、燃烧和电磁干扰及泄密的场所；"禁止存放食物"设置在禁止存放食物的区域或地方，如实验室区域、污染源入口处、医疗垃圾存放处和手术室等；"禁止饮食"设置在易于造成人员伤害的场所，如实验室区域、污染源入口处、医疗垃圾存放处和手术室等。

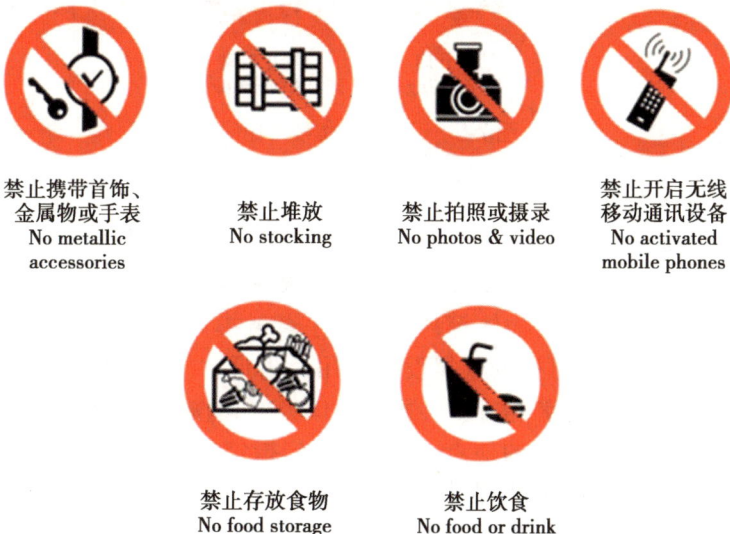

禁止携带首饰、
金属物或手表
No metallic
accessories

禁止堆放
No stocking

禁止拍照或摄录
No photos & video

禁止开启无线
移动通讯设备
No activated
mobile phones

禁止存放食物
No food storage

禁止饮食
No food or drink

图 7-4　内务管理禁止标识

（四）场所设备类禁止标识

设施设备类禁止标识 6 个（图 7-5）："禁止合闸"设置在设备或线路检修时，相应开关附近；"禁止用水灭火"设置在储运、使用中不准用水灭火的物质场所，如变压器室、实验室核心区和精密仪器等；"禁止靠近"设置在不允许靠近的危险区域，如变电设备、高等级生物安全实验室设备机房等附近；"禁止推动"设置在易于倾倒的装置或设备，如气体钢瓶和精密仪器等；"禁止开启"设置在因工作需要而禁止开启的实验室门；"禁止启动"设置在暂停使用的仪器和实施设备附近，如仪器检修、零件更换时的相关场所。

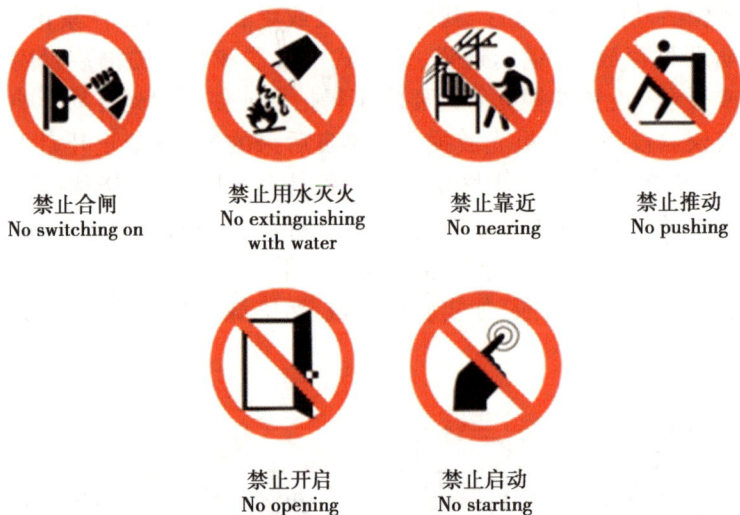

禁止合闸
No switching on

禁止用水灭火
No extinguishing
with water

禁止靠近
No nearing

禁止推动
No pushing

禁止开启
No opening

禁止启动
No starting

图 7-5　设施设备类禁止标识

（五）操作类禁止标识

操作类禁止标识 5 个（图 7-6）："禁止触摸"设置在禁止触摸的设备或物体附近，如实验室电源控制箱、压力蒸汽灭菌器高压灭菌过程的表面、液氮，及具有毒性、腐蚀性物体等；"禁止戴手套触摸"设置禁止戴有受（病原微生物）污染的手套触摸的仪器设备和用品附近；"禁止用嘴吸液"设置在具有玻璃吸管的实验室，实验时，禁止用口吸方式移液；"禁止乱扔废弃物"设置在可能产生废弃物的地点，废弃物扔到指定的地点或容器内，如利器盒、医疗垃圾袋和指定的容器中；"禁止疲劳工作"设置在实验室显著位置，禁止疲劳状态和免疫力低下时开展工作，如出现发热、咳嗽、全身乏力等不适症状时。

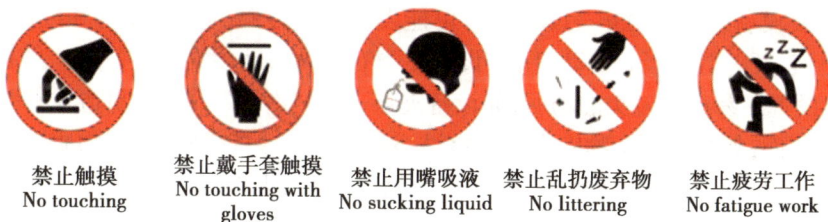

| 禁止触摸
No touching | 禁止戴手套触摸
No touching with gloves | 禁止用嘴吸液
No sucking liquid | 禁止乱扔废弃物
No littering | 禁止疲劳工作
No fatigue work |

图 7-6　操作类禁止标识

二、警告标识

警告标识主要是一些需要向进入实验区域的相关人员发出警告性提示的标识,以防止相关人员误操作或触摸而导致可能的安全事故。WS 589-2018《病原微生物实验室生物安全标识》包含了 21 个警告标识,大致可以分为三类。

(一) 危险类警告标识

危险类警告标识 6 个(图 7-7):"生物危害"设置在易发生感染的场所,如生物安全二级及以上实验室入口、菌(毒)种及样本保藏场所的入口和感染性物质的运输容器等表面;"当心火灾"设置在易发生火灾的危险场所,如实验室储存和使用可燃性物质的通风橱、通风柜和化学试剂柜等;"当心爆炸"设置在易发生爆炸危险的场所,如实验室储存易燃易爆物质处、易燃易爆物质使用处或受压容器存放地;"当心中毒"设置在剧毒品及有毒物质(GB 12268—2012中第 6 类第 1 项所规定的物质)的存储及使用场所,如试剂柜、有毒物品操作处;"当心电离辐射"设置在能产生同位素和电离辐射危害的作业场所;"危险废物"设置在危险废物贮存、处置场所,如盛装感染性物质的容器表面、有害生物制品的生产、储运和使用地点。

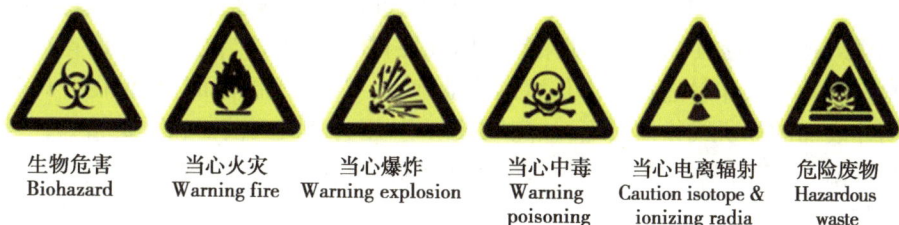

| 生物危害
Biohazard | 当心火灾
Warning fire | 当心爆炸
Warning explosion | 当心中毒
Warning poisoning | 当心电离辐射
Caution isotope & ionizing radia | 危险废物
Hazardous waste |

图 7-7　危险类警告标识

(二) 场所设备类警告标识

场所设备类警告标识 7 个(图 7-8):"注意安全"设置在易造成人员伤害的

场所及设备;"当心触电"设置在有可能发生触电危险的电器设备和线路,如配电室、开关等;"当心自动启动"设置在配有自动启动装置的设备处;"当心碰头"设置在易产生碰头的场所,如设备夹层;"当心滑倒"设置在易造成滑跌伤害的地面,如高等级生物安全实验室淋浴间,试剂、残液、消毒液等物质滴洒处(尤其意外事故处理过程);"当心高压容器"设置在易发生压力容器爆炸和伤害的场所,如二氧化碳钢瓶、高(和/或低)压液氮罐和压力蒸汽灭菌器等;"当心紫外线"设置在紫外线造成人体伤害的各种作业场所,如生物安全柜、超净台和实验室核心区紫外消毒等。

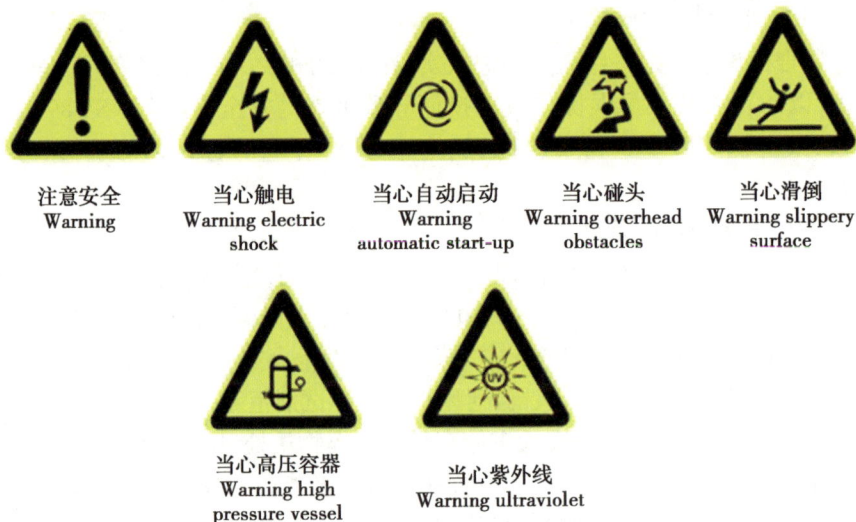

| 注意安全
Warning | 当心触电
Warning electric shock | 当心自动启动
Warning automatic start-up | 当心碰头
Warning overhead obstacles | 当心滑倒
Warning slippery surface |

当心高压容器
Warning high
pressure vessel

当心紫外线
Warning ultraviolet

图 7-8 场所设备类警告标识

(三) 操作类警告标识

操作类警告标识 8 个(图 7-9):"当心腐蚀"有腐蚀性物质(GB12268—2012 中第 8 类所规定的物质)的作业地点,如试剂室、配液室和洗涤室;"当心化学灼伤"设置在"存放和使用具有腐蚀性化学物质";"当心伤手"设置在实验室切片等操作易造成手部伤害的作业地点;"当心高温表面"设置在有灼烫物体表面的场所或物体表面,如高压灭菌间、压力蒸汽灭菌器和干燥箱等;"当心低温"设置在易于导致冻伤的场所,如冷库、气化器表面、存在液化气体的场所如液氮等;"当心锐器"设置在易造成皮肤刺伤、切割伤的物品或作业场所,如鸡胚接种、菌(毒)种冻干保存过程;"当心飞溅"设置在具有液体和气溶胶物质溅出的场所,如处理感染性物质的过程中使用匀浆、超声、离心机等仪器;"当心动物伤害"实验过程中可能有动物攻击(如动物咬伤、抓伤等)造成人员伤害的场所。

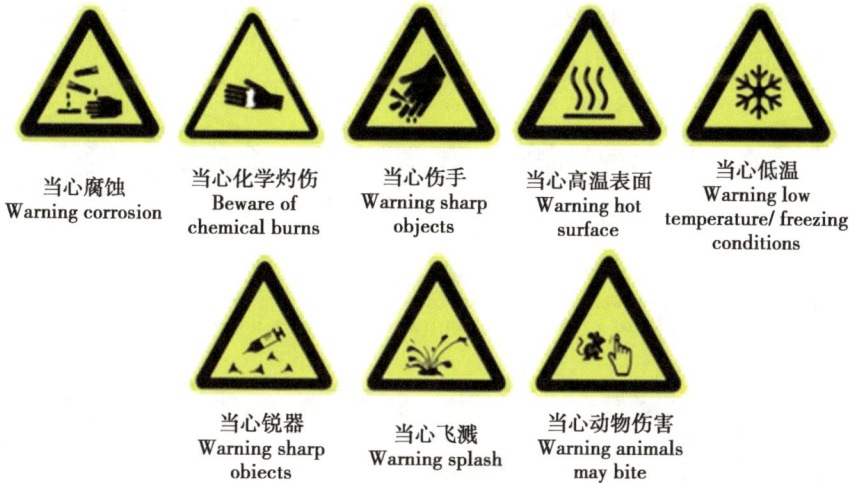

当心腐蚀
Warning corrosion

当心化学灼伤
Beware of
chemical burns

当心伤手
Warning sharp
objects

当心高温表面
Warning hot
surface

当心低温
Warning low
temperature/ freezing
conditions

当心锐器
Warning sharp
obiects

当心飞溅
Warning splash

当心动物伤害
Warning animals
may bite

图 7-9　操作类警告标识

三、指令标识

指令标识一般是向进入实验室控制区域的人员提出相关要求的标识,相关人员必须遵守。WS 589-2018《病原微生物实验室生物安全标识》包含了17 个指令标识,大致可以分为三类。

（一）个人防护类指令标识

个人防护类指令标识 12 个(图 7-10):"必须穿防护服" 设置在因防止人员感染而须穿防护服的场所,如实验室入口处或更衣室入口处;"必须穿工作服"设置在按规定必须穿工作服(实验室基本工作服装)的场所,如实验室风险较低,不需要穿防护服的一般工作区域;"必须戴防护帽" 设置在易污染人体头部的实验区;"必须戴防护镜" 设置在对眼睛有伤害的作业场所;"必须戴面罩"设置在对人体有害的气体和易产生气溶胶的场所;"必须戴呼吸装置" 设置在经风险评估,易导致呼吸道感染,需要相应防护的高等级生物安全实验室,如需要面部和呼吸道防护的区域;"必须戴一次性口罩" 设置在实验室内防止致病性物质喷溅时,如离心机的离心、匀浆机的匀浆过程等;"必须戴口罩(N95及以上型号)" 设置在操作《人间传染的病原微生物名录》(卫科教发〔2006〕15 号)中 "实验活动所需生物安全实验室级别" 规定的场所,如生物安全三级实验室、动物生物安全三级实验室及以上实验室;"必须戴护耳器" 设置在噪声超过 85dB 的作业场所;"必须戴防护手套" 设置在易造成手部感染和伤害的作业场所,如感染性物质操作,具有腐蚀、污染、灼烫、冰冻及触电危险的工作时;"必须穿鞋套" 设置在易造成脚部污染和传播污染的作业场所,如实验室核心工作间等地点；"必须穿防护鞋"设置在易造成脚部感染和伤害的作业场所，如具有腐蚀、污染、砸（刺）伤等危险的作业地点。

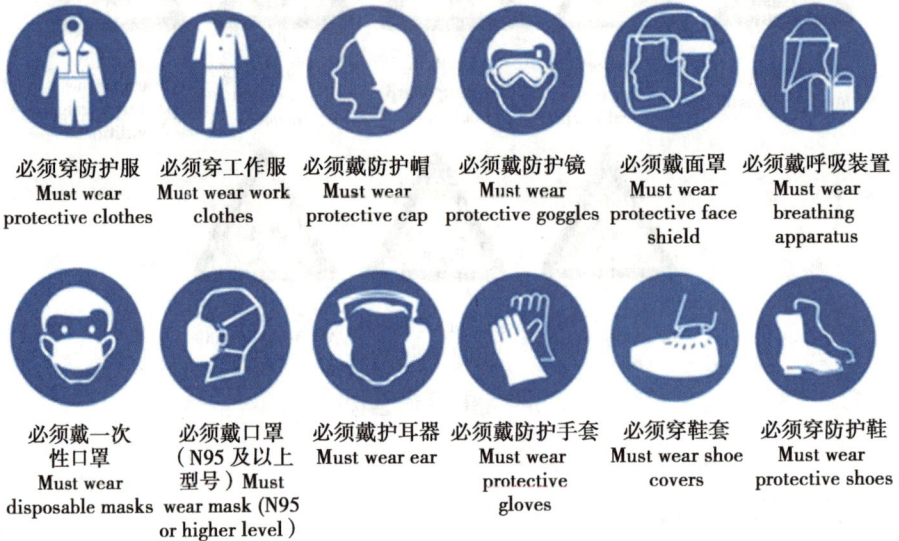

图 7-10　个人防护类指令标识

（二）手消毒指令标识

手消毒指令标识 2 个（图 7-11）："必须洗手"设置在操作病原微生物实验后进行手部清洁的装置或用品处，如专用水池附近；"必须手消毒"设置在生物安全实验室实验活动结束后，杀灭手上可能携带的病原微生物。

（三）场所设施类指令标识

场所设施类指令标识 3 个（图 7-12）："必须加锁"设置在剧毒品、危险品和致病性物质的库房等场所，如放置感染性物质的冰箱、冰柜、样品柜，有毒有害、易燃易爆品存放处；"必须固定"设置在须防止移动或倾倒而采取的固定措施的物体附近，如二氧化碳钢瓶、高（和／或低）压液氮罐存放处；"必须通风"设置在产生有毒有害化学气体、致病性生物因子气溶胶的场所。

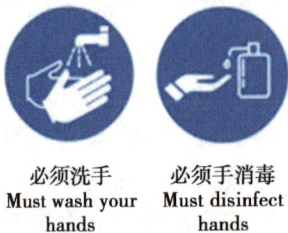

图 7-11　手消毒指令标识　　　　　图 7-12　场所设施类指令标识

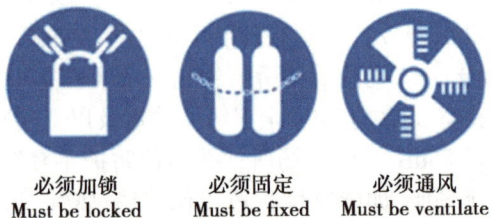

四、提示标识

提示标识的使用，一般用于向实验室工作人员作出一些提示，以便大家按照提示进出实验室。WS 589-2018《病原微生物实验室生物安全标识》包含了 10 个提示标识，大致可以分为三类。

（一）逃生类提示标识

逃生类提示标识 2 个（图 7-13）："紧急出口"设置在便于安全疏散的紧急出口处，与方向箭头结合设在通向紧急出口的通道、楼梯口等处，可详见 GB 15630；"击碎板面"设置在必须击开板面才能获得出口，如应急逃生出口、消防报警面板等。

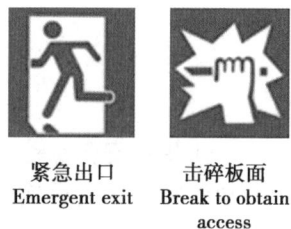

紧急出口　　　击碎板面
Emergent exit　Break to obtain
access

图 7-13　逃生类提示标识

（二）应急处置类提示标识

应急处置类提示标识 5 个（图 7-14）："急救点"设置在放置现场急救仪器设备及药品的地点；"应急电话"设置在安装应急电话的地点；"洗眼装置"设置在放置紧急洗眼装置的地点，如洗眼器附近；"紧急喷淋"设置在设置紧急喷淋装置的地点，如喷淋装置或喷淋装置附近；"生物安全应急处置箱"设置在放置生物安全意外事故紧急处置物品的地点，如生物安全应急箱附近。

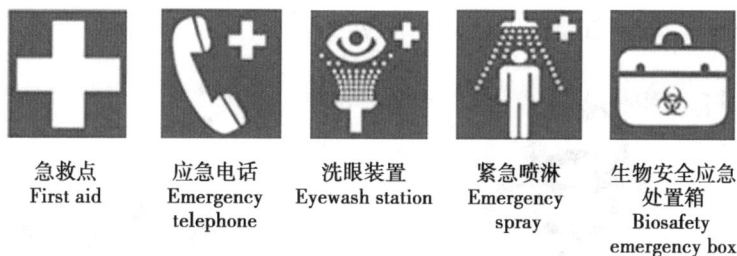

急救点　　　应急电话　　　洗眼装置　　　紧急喷淋　　　生物安全应急
First aid　　Emergency　　Eyewash station　Emergency　　处置箱
　　　　　　telephone　　　　　　　　　spray　　　Biosafety
　　　　　　　　　　　　　　　　　　　　　　　　emergency box

图 7-14　应急处置类提示标识

（三）场所提示标识

场所提示标识 3 个（图 7-15）："工具箱"设置在实验室仪器维修工具存放处；"动物实验"设置在实验室内，为了获得有关生物学、医学方面的知识，而使用动物进行科学研究的场所；"消毒中"设置在提示正在进行消毒的场地，如正在进行消毒的区域和实验室入口处。

五、专用标识

专用标识一般用于特殊场合，以及或者工作状态和设备状态的特殊说明。WS 589-2018《病原微生物实验室生物安全标识》包含了 4 种专用标识。

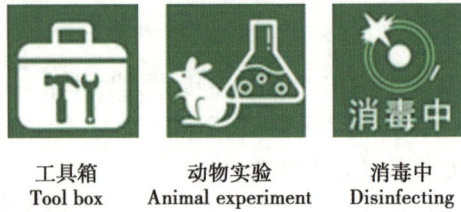

| 工具箱 | 动物实验 | 消毒中 |
| Tool box | Animal experiment | Disinfecting |

图 7-15 场所提示标识

（一）生物安全实验室入口专用标识

放置在生物安全实验室入口处,见图 7-16。人员在进入生物安全实验室应知晓风险。实验室需在入口处明确标注实验室的名称、等级（BSL-1/BSL-2/BSL-3）、病原体名称用以提醒进入实验室的人员。还应在入口处标注负责人和紧急联系电话,在实验室发生意外事件的时候可以及时联系上实验室负责人。

（二）设备状态专用标识

处于正常使用、暂停使用、停止使用状态的仪器和设施设备上或其附近。生物安全实验室的核心设备,如生物安全柜、压力蒸汽灭菌器等,应具有设备状态标识:绿色表示经过检定/校准,能正常使用;黄色表示存在缺陷,需要暂停使用;红色表示设备已完全报废,建议停止使用。设备的状态对实验室避免生物安全风险起到重要作用。见图 7-17。

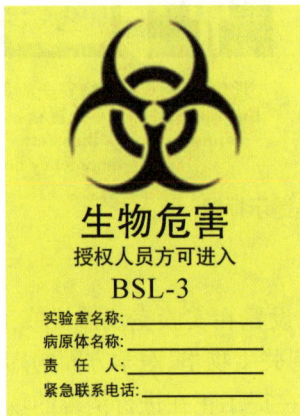

图 7-16 生物安全实验室入口专用标识

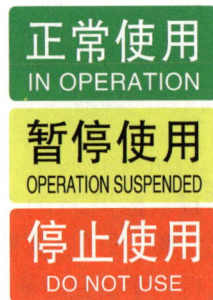

图 7-17 设备状态专用标识

（三）医疗废物专用标识

张贴于医疗废物产生、转移、贮存和处置过程中可能造成危害的物品表面,如医疗废物处置中心、医疗废物暂存间和医疗废物处置设施附近以及医疗废物容器表面等,见图7-18。医疗废物中可能含有大量病原微生物和有害化学物质,甚至会有放射性和损伤性物质,因此医疗废物是引起疾病传播或相关公共卫生问题的重要危险性因素。

（四）工作状态专用标识

生物安全实验室需要表明实验室处于工作状态的醒目位置,如实验室主入口或防护区入口等处(可辅助以灯箱使用),见图7-19。工作状态的标识可以有效避免其他人员在实验活动开展的时候意外闯入,减少意外风险的发生。

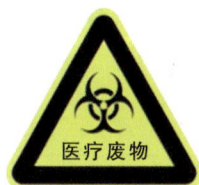

图 7-18　医疗废物专用标识

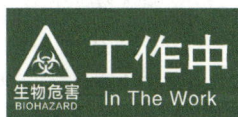

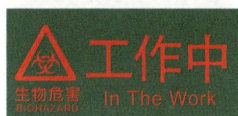

图 7-19　工作状态专用标识

除上述说明的地点需要注明安全标识以外,实验室以及与实验室有关的其他场所也必须注明相应的安全标识,如:化学品危险标识和警示线使用等,其使用要求应符合相对应的规定。

第三节　生物安全标识的使用和管理

标识的使用应做到规范、准确、醒目和易识别,张贴的位置应符合人体生理学要求,不能对人体产生健康危害。一般标识应布置在观察者水平视线略高点处,即标识中心点距离地面 2~2.2m 的位置,另外,张贴的标识一定要醒目,能在一定距离外就能提醒相关人员,避免误入、误碰,要使用通用且规范的标识。

实验室标识应根据不同需要分别使用,针对不同部位场所,分别选择不同类别的标识。如在生物安全入口应有"禁止进入"或"未经许可不得入内"等警告性标识;在实验室通道应设有"安全出口"或"紧急出口"等指示标识及撤离方向的指示;生物安全实验室门上应张贴生物安全标识,注明:实验室安全等级、病原体名称、实验室负责人姓名和联系电话、安全责任人姓名等信息。

在具有潜在污染风险的相关设备、容器、设施显眼处应张贴生物安全标识,如生物安全柜、高压灭菌器、离心机、酶标仪及废物箱等。

在实验室入口和内部根据不同需要分别张贴相关的指令性标识和提示性标识,为实验人员传递相关信息和要求。

一、标识型号选用

GB 2894 中对四种类型安全标的标准尺寸给出了 7 种规格,分别为:1型、2型、3型、4型、5型、6型、7型,其中 1 型的尺寸最小,7 型的尺寸最大,常用的为 1 型、2 型和 3 型,见表 7-2。在公共区域大的环境中,可能选用 4 型、5型、6 型和 7 型。生物安全实验室一般均为局部查看,选用的标识型号也常为1 型、2 型和 3 型。实验楼或实验室区域内所设标识其观察距离不能覆盖全实验室楼或全实验室区域内时,可多设几个标识。

表 7-2　安全标识尺寸

单位: m

型号	观察距离(L)	圆形标识的外径	三角形标识的外边长	正方形标识的外边长	长方形提示标识(长×宽)
1	$0<L\leqslant2.5$	0.070	0.088	0.063	0.100×0.125
2	$2.5<L\leqslant4.0$	0.110	0.140	0.100	0.150×0.200
3	$4.0<L\leqslant6.3$	0.175	0.220	0.160	0.250×0.315
4	$6.3<L\leqslant10.0$	0.280	0.350	0.250	0.400×0.500
5	$10.0<L\leqslant16.0$	0.450	0.560	0.400	0.600×0.800
6	$16.0<L\leqslant25.0$	0.700	0.880	0.630	0.900×1.200
7	$25.0<L\leqslant40.0$	1.110	1.400	1.000	1.350×1.800

1 型生物安全标识常被用于检测设备上,2 型生物安全标识常用于生物安全实验室环境设施中的标识,3 型生物安全标识用于实验室外的环境,如医疗废物存放点等,或者实验室公用空间较大时,用于环境设施的标识。标识的大小在符合表 7-2 的基础上,允许有 3% 的误差,在特殊情况下,标识的尺寸可适当调整。

二、标识设置高度

生物安全标识的设置高度应与人眼水平视线高度大体一致,标识的偏移距离应尽可能小。对位于最大观察距离的观察者,偏移角不宜大于 15°。如受条件限制,无法满足该要求,应适当加大标识的尺寸。局部信息标识的设置高度可根据具体场所的客观情况来确定。

三、标识的使用要求

生物安全标识应用简单、明了、易于理解的文字、图形、数字的组合形式系统而清晰地标识出危险区,且和实验室的风险相适应。实验室人员应充分了解各类标识的意义。在发生生物安全检修、局部溢洒、实验室内部事故时,可同时使用标记和物质屏障标识出危险区。

生物安全标识应设在与安全有关的醒目位置,并使实验室人员或者相关人员看见后,有足够的时间来注意它所表示的内容。实验室环境信息标识宜设在有关场所的入口处和醒目处;局部信息标识应设在所涉及的相应危险地点或设备(部件)附近的醒目处。

生物安全标识不应设在门、窗、架等可移动的物体上,以免这些物体位置移动后,看不见安全标识。标识前不得放置妨碍认读的障碍物。标识应设置在明亮的环境中。

标识的平面与视线夹角应接近 90°,观察者位于最大观察距离时,最小夹角不低于 75°(图 7-20)。

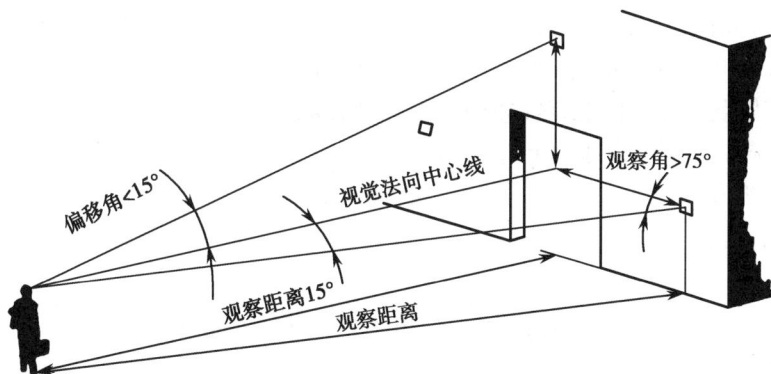

图 7-20　警示标示平面与视线夹角 $\alpha \geqslant 75°$

多个标识在一起设置时,应按警告、禁止、指令、提示类型的顺序,先左后右、先上后下地排列。图形标识、箭头、文字等信息一般采取横向布置,亦可根据具体情况,采取纵向布置。

两个或更多标识在一起显示时,标识之间的距离至少应为标识尺寸的 0.2倍(图 7-21);正方形标识与其他形状的标识,或者仅多个非正方形标识在一起显示时,标识尺寸小于 0.35m 时,标识之间的最小距离应大于 1cm;标识尺寸大于 0.35m 时,标识之间的最小距离应大于 5cm;两个引导不同方向的导向标识并列设置时,至少在两个标识之间应有一个图形标识的空位。

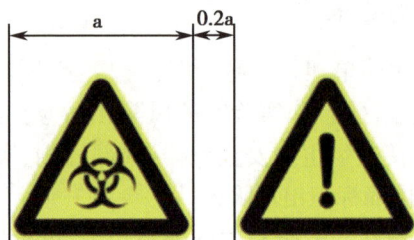

图 7-21　两个标识间的间隔尺寸

图形标识一般采用的设置方式为:附着式(如钉挂、粘贴、镶嵌等)、悬挂式、摆放式、柱式(固定在标识杆或支架等物体上),以及其他设置方式。尽量用适量的标识将必要的信息展现出来,避免漏设、滥设。标识的使用其他要求应符合 GB/T 15566.1 的规定。

四、标识的管理

实验室应建立符合生物安全要求的标识系统,并进行管理。生物安全标识必须保持清晰、完整。当发现有形象损坏、颜色污染、变形、褪色和信息变更等不符合要求时应及时维修或更换。实验室应每年至少一次系统性的检查标识。

在修整和更换生物安全标识时应有临时的标识替换,以避免发生意外的伤害。

管理者应结合实验室内部审核、管理评审等活动,定期或不定期对实验室标识系统进行评审,根据危害情况,及时增、减、调整安全标识。

第四节　使 用 实 例

正确规范使用各种标识对于做好实验室安全管理工作具有十分重要的意义。生物安全实验室从事一些具有感染性、传染性和危害性的病原微生物及相关生物因子的检测与诊断,为防止实验人员或相关人员发生误操作、避免不必要的触摸或进入控制区域,需要通过各种相关标识来向大家传递各种潜在风险,以确保实验室的生物安全和人员健康。

1. 实验室标识说明　在生物安全实验室的楼层张贴该楼层使用的标识说明,用于让进入实验室人员了解实验室内标识所表达的意义(图 7-22)。

实验室标识说明

禁止标识

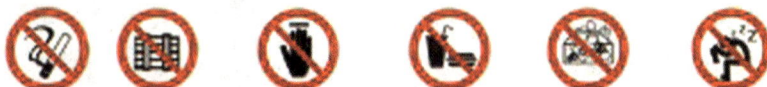

禁止吸烟　禁止堆放　禁止戴手套触摸　禁止饮食　禁止存放食物　禁止疲劳工作
No smoking　No stocking　No touching with gloves　No food or drink　No food storage　No fatigue work

警告标识

专用标识

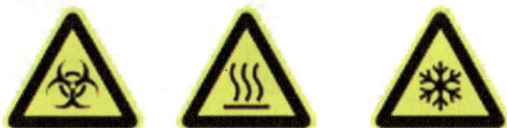
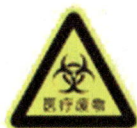

生物危害
Biohazard

当心高温表面
Warning hot surface

当心低温
Warning low temperature/ freezing conditions

医疗废物
Medical waste

指令标识

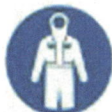
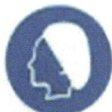
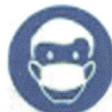

必须穿防护服
Must wear protective clothes

必须戴防护帽
Must wear protective cap

必须戴一次性口罩
Must wear disposable masks

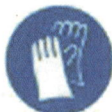
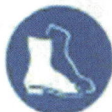
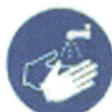
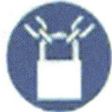

必须戴防护手套
Must wear protective gloves

必须穿防护鞋
Must wear protective shoes

必须洗手
Must wash your hands

必须加锁
Must be locked

指示标识

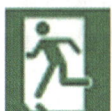
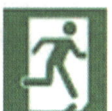
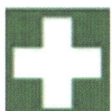
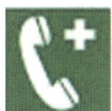
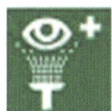

紧急出口
Emergent exit

急救点
First aid

应急电话
Emergency telephone

洗眼装置
Eyewash station

紧急喷淋
Emergency spray

图 7-22　楼层实验室标识说明实例

277

2. 实验室标识的综合使用　在细菌学实验室楼层入口,使用生物安全标识(图7-23):使用了警告标识"生物危害",表面生物危害;使用禁止标识"禁止存放食物"、"禁止饮食"、"禁止疲劳工作",等该区域的食物和疲劳工作作出规定;进入该区域,需要佩戴鞋套、防护手套、工作服、一次性口罩、防护帽,使用了指令标识"必须穿鞋套"、"必须戴防护手套"、"必须穿工作服"、"必须戴一次性口罩"、"必须戴防护帽",规范实验室人员的防护。

3. 禁止标识的使用实例　门把手上张贴"禁止戴手套触摸"以保证实验室门把手不受到污染;在进入实验室的工作区张贴"禁止疲劳工作",以避免实验室人员过度疲劳引起的实验室事故;在消防器材前张贴"禁止堆放"

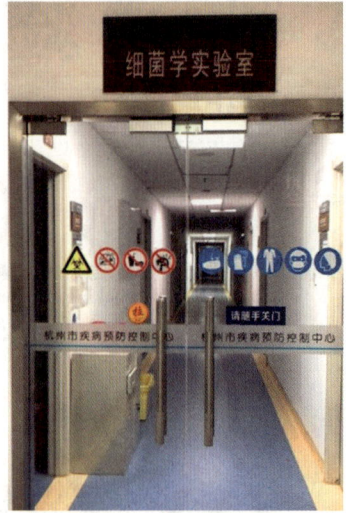

图7-23　细菌学实验室楼层入口标识使用实例

的标识,用于防止万一有火灾的时候,消防器材不会拿不出。见图7-24。

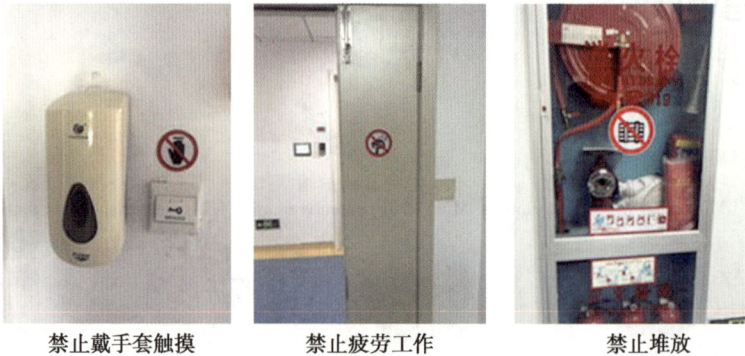

禁止戴手套触摸　　　禁止疲劳工作　　　禁止堆放

图7-24　禁止标识的使用实例

4. 警告标识的使用实例　生物安全实验室主要需要警告的标识为"生物危害",在生物安全柜、酶标仪、样本存放点和关键台面上均张贴相关标识(图7-25),提示存在潜在的感染风险,以确保实验室人员按照规范要求操作和做好防护。

除了"生物危害"外的警告标识,在生物安全实验室中也较常见(图7-26):超低温冰箱上张贴"当心低温",防止取样本时被冻伤;压力蒸汽灭菌器张贴"当心高温表面",防止未降温就取出废物被烫伤;用于操作病原微生物的洗板机废液张贴"危险废物",以提示洗液罐中存在的风险。

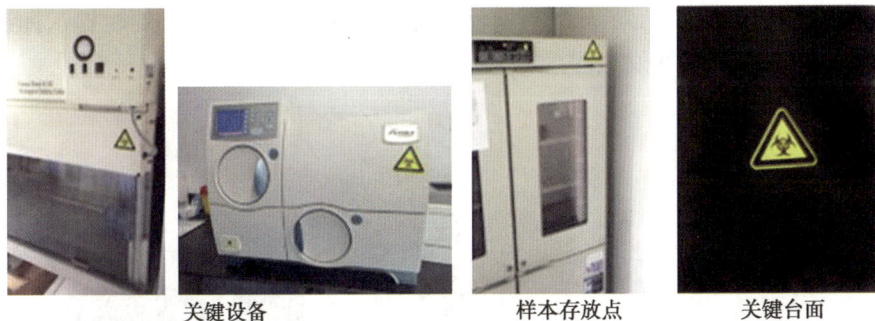

关键设备　　　　　　　　样本存放点　　　　关键台面

图 7-25　警告标识"生物危害"的使用实例

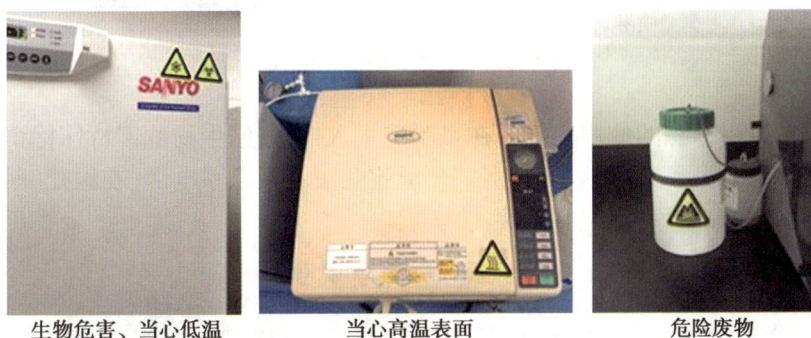

生物危害、当心低温　　　当心高温表面　　　　危险废物

图 7-26　其他警告标识的使用实例

5. 指令标识的使用实例　在实验室更换个人防护的地点张贴个人防护的指令标识,标识顺序可以按照日常穿戴的顺序进行张贴,用于提醒实验人员。对于保存菌毒种的冰箱,张贴指令标识"必须加锁",以确保样本的安全。具体见图 7-27。

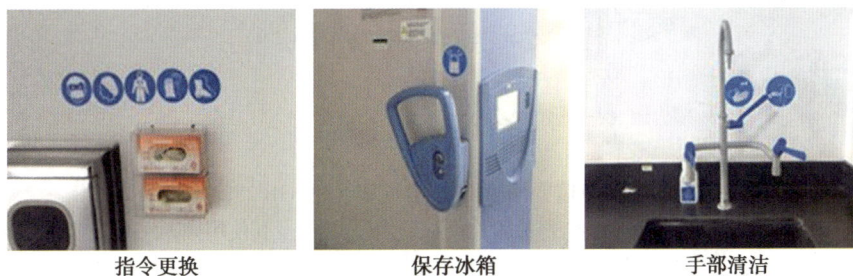

指令更换　　　　　　　　保存冰箱　　　　　　手部清洁

图 7-27　指令标识的使用实例

6. 提示标识的使用实例　在急救箱上张贴提示标识"急救点";在喷淋附近张贴提示标识"紧急喷淋",以避免实验室人员未发现;在水槽边上张贴提

示标识"洗眼装置",提示此处具有洗眼器。具体见图 7-28。必要时提示标识都应考虑基于能自我发光的措施,确保在夜间断电也能使用。

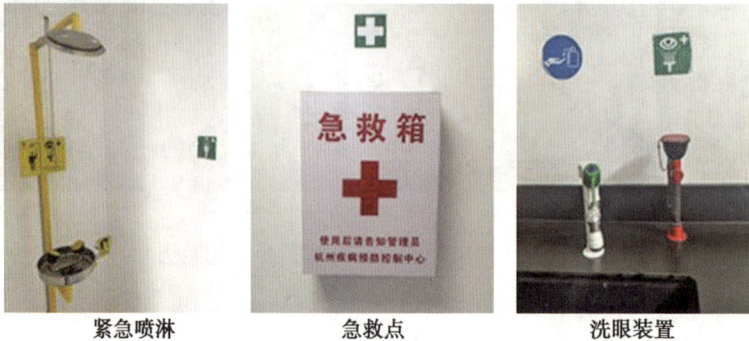

| 紧急喷淋 | 急救点 | 洗眼装置 |

图 7-28　提示标识的使用实例

7. 专用标识的使用实例　在实验室主入口,张贴生物危害特殊标识,明确实验室等级、操作的病原微生物、实验室负责人及联系电话;在医疗废物垃圾桶身上张贴专用标识"医疗废物"。具体见图 7-29。

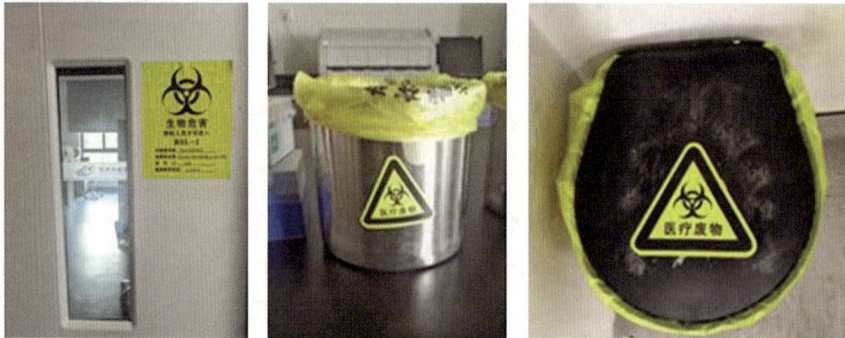

| 生物危害:主入口 | 台面垃圾桶 | 垃圾桶 |

图 7-29　专用标识的使用实例

参 考 文 献

［1］中华人民共和国国家质量监督检验检疫总局. 安全色: GB 2893—2008.

［2］中华人民共和国国家质量监督检验检疫总局. 安全标志及其使用导则: GB 2894—2008.

［3］中华人民共和国国国家卫生和计划生育委员会. 病原微生物实验室生物安全标识: WS 589—2018.

［4］国家市场监督管理总局. 公共信息导向系统 设置原则与要求 第 1 部分: 总则: GB/T 15566.1—2020.

(岑　斌)

第八章
实验活动生物安全风险评估报告

第一节　风险评估的作用和意义

《生物安全法》明确要求：国家建立生物安全风险监测预警制度和风险调查评估制度，提高生物安全风险识别和分析能力。国家标准《实验室生物安全通用要求》（GB 19489—2008）规定：实验室应建立并维持风险评估和风险控制程序，以持续进行危险识别、风险评估和实施必要的控制措施。

风险评估是保障生物安全的核心工作。只有通过风险评估才能识别出实验活动过程每个环节存在的各种风险和潜在风险，只有识别出风险才能有效地规避风险，降低实验活动可能导致的风险，同时只有在风险评估的基础上才能有效采取与之相适应的各种科学和恰当的防护措施，以确保实验人员的个体安全和实验环境的安全。

规范的风险评估工作应始于实验室设计建造和实验活动开展之前，实时贯穿于实验活动之中，定期阶段性再评估于使用之后。完善的风险评估程序和制度，对于保证生物安全具有非常重要的意义。

一、风险评估的作用

主要表现在以下几方面：

1. 帮助生物安全实验室设计者与使用者确定实验室的规模、设施具体指标与合理布局。

2. 指导操作者正确选择实验室安全防护水平（设备和操作）和个人防护措施。

3. 制定相应的标准操作规程(SOP)与可能发生风险后的应急处置方案及其他相关的管理程序。

4. 采取相应的生物安全风险管控措施。

5. 将实验活动的风险控制在允许的水平。

6. 减少和避免生物安全风险和事故的发生,减少工作人员暴露的风险和使环境污染降到最低限量(防止病原微生物的感染和扩散)。

7. 在确保安全的基础上顺利完成各项检验、教学、诊断和科学研究等实验活动。

二、风险评估的重要意义

1. 根据评估的结果,确保实验室的空间设施与设备、个体防护装备、管理等能满足所从事工作的需要和充分适宜。

2. 依据风险评估结果,采取有针对性适用有效的风险控制措施,这些措施包括人员的培训、设施设备的准备、环境控制、优化操作程序与管理规程、制定应急措施等。

3. 风险评估既是做好安全管理的基础,也是安全管理的一个关键环节,还可以作为评价病原微生物实验室生物安全现状的依据。

4. 风险评估报告当中包含大量的相关微生物的背景信息和其他信息,不仅在安全方面,而且在专业方面,为所有员工提供了具有指导作用的参考资料。

5. 保证实验室安全管理符合相关风险管理准则的要求,并提高效率和减少成本。

6. 风险评估可以识别出实际存在的相关缺陷和问题,发现改进时机,对实验室的科学发展有重要促进作用。

第二节　风险评估报告的主要内容

《病原微生物实验室生物安全通用准则》(WS 233-2017)明确要求:风险评估报告的内容至少应包括:实验活动(项目计划)简介、评估目的、评估依据、评估方法和评估程序、评估内容和评估结论;风险评估报告应注明评估时间及编审人员;风险评估报告应经实验室设立单位批准。《浙江省病原微生物实验室生物安全管理办法(试行)》规定:实验室风险评估应形成评估结论和书面报告,并由单位法定代表人签字认可,留档保存。

一、实验活动(项目计划)简介

应明确操作的具体病原微生物名称、危害程度分类及基本生物学特性,具体的实验活动,包括采样、所有检验检测过程或研究内容(例如细菌的分离、培养、核酸检测等);应满足的实验条件,包括生物安全实验室等级和其他必需的生物安全设备等。

二、评估目的

通过生物安全风险评估,确认实验室是否有条件和能力开展病原微生物实验活动;对于识别出的风险如何进行管理和控制;确保在风险可控的情况下开展实验活动。

三、评估依据

风险评估应以国家相关法律、法规、标准、规范,以及权威机构发布的指南、数据等为依据。

WHO 等国际权威机构及发达国家发表的评估手册、标准、规范和指南等可作为参考。

四、风险评估技术方法

包括以下方法(不限于)或几个方法的组合:

1. 检查表法　是一个危险、风险或控制故障的清单,而这些清单通常是凭经验(以前风险评估结果或过去的发生过意外事件)进行编制。按照表格检查,一般用是或否进行回答。

2. 德尔菲法　依据一套系统的程序在一组专家中取得可靠共识的技术。专家单独、匿名表达各自的观点。在调查过程中专家之间不得互相讨论,调查人员沟通。通过对专家进行填写问卷,集结意见,整理并共享。周而复始,最终获取共识。

3. 危险分析与关键控制点法　为识别过程中各相关部分的风险并采取必要的控制措施提供分析框架,以避免可能出现的危险,维护产品的质量可靠性和安全性。

4. 头脑风暴法　畅所欲言的任何形式的小组讨论。

5. 预先危险分析法　识别危险以及可能给特定活动、设备或系统带来损害的危险情况及事项(简单易行的归纳法)。

6. 情景分析法　通过假设、预测和模拟等手段。对未来可能发生的各种情景以及各种情景可能产生的影响进行分析的方法。

7. 故障树分析法　识别并分析造成特定不良事件因素的手段,可以使定性分析或定量分析,识别的因素可以与系统硬件故障、人为错误或造成不良事项的其他相关事项。

8. 风险矩阵法　用于识别风险和对其进行优先排序的有效工具。可以直观显示风险的分布情况,有助于管理者确定风险管理的关键控制点和风险应对方案。

9. 事件树法　是一种由事故原因、依事件发生时间先后,逐步推向事故后果的一种归纳方法。

10. 人因可靠性分析　人因对系统绩效的影响,可以用来评估人为错误对系统的影响。

以上方法各有优缺点,适用于在风险评估的各个阶段,有时候也可以同时使用。具体采用何种分析方法和如何组合使用基本取决于风险的特性、对风险的了解程度和控制要求。目前主要以基于知识的分析方法和定性分析为主,而且风险评估的范围主要局限在生物因子本身。

五、评估程序

风险评估是对实验活动全过程的风险识别过程,主要包括风险识别、风险分析、风险评价三个步骤,构成了一个完整的风险评价过程。

选择合适的风险评估技术与方法非常有利于组织及时高效地获取准确的评估结果,但是应注意在具体的评估实践中,由于风险评估的复杂性及详细程度以及风险的特征千差万别,其适用性也是不同的,因此所选择的评估技术也应结合实际情况加以甄别。

(一) 风险识别

风险识别是发现、列举和描述风险要素的过程,其目的是确定可能影响实验室安全目标实现的事件或情况,一旦风险得以识别,应对现有的风险控制措施进行识别。

(二) 风险分析

风险分析是对风险的进一步认识,对风险评价、决定风险是否需要应对及其适当的应对策略和方法提供信息支撑。

(三) 风险评价

风险评价是将风险分析的结果和事先设定的风险准则相比较,或者在各种风险分析的结果之间进行比较,以确定风险的等级,并作出决策。

决策:包括是否需要应对,应对的优先次序,是否应开展应对活动及应该采取哪种途径和措施。

最简单的风险评价结果是两种,一种是需要应对,另一种是不需要应对。

但是在具体工作中,风险是否需要应对往往难以得出一个明确的评价结论,也很难有个明确的界限,所以一般情况下根据风险可承受的范围或允许程度,将风险划分为三个区域:一是不可接受区域,二是中间区域,三是广泛可接受区域,四是风险应对。

风险应对是选择并执行一种或多种改变风险的措施,包括改变风险事件发生的可能性或后果的措施。风险应对措施的制定和风险评估是一个递进的过程,应重点关注剩余风险和次生风险,评价剩余风险是否能够承受,如果不能承受,则应进一步调整或改进新的应对措施,直至风险能够承受,我们在选择风险应对措施时要考虑法律、环保和社会责任,同时选择多种应对措施,相互组合使用,还应考虑风险控制措施实施效益和成本以及利益相关者的诉求等因素。可见风险应对是建立在风险识别、风险评价基础上的,应对的措施务必要求具有针对性、可行有效,并根据风险源的特性采取各自有效的控制措施。

六、评估内容

根据 GB 19489-2008《实验室生物安全通用要求》和 WS 233-2017《病原微生物实验室生物安全通用准则》等标准和相关法律法规规定,风险评估涉及的范围主要是病原微生物已知和未知的特性(包括重组 DNA)、实验具体活动、实验设施设备、工作人员、实验方法、意外事故(包括自然灾害)消防、电器、危险化学品及相关气体可能带来的安全风险等。风险评估的内容很多,需要根据上述几方面分类进行,而且要对每一个可能产生风险的风险源的特性、预防措施、防护等级和意外突发事件的控制、人员急救等进行事前的识别和把握,做到有备无患。每个单位或实验室应根据具体涉及的风险源种类和实际情况决定评估的要求。

(一)实验活动涉及致病性生物因子的已知或未知的特性

1. 危害程度分类 可通过查找《人间传染的病原微生物目录》获得,对于《人间传染的病原微生物目录》之外的病原微生物,可以经单位生物安全委员会判定具体危害等级;对于新发现的、还未列入国家相关主管部门发布的病原微生物名录的生物因子的风险评估报告适用时,应得到相关主管部门的批准。

2. 生物学特性 能够提供某种特定病原微生物的基本背景信息,有助于实验人员了解掌握该病原体的基本特性。这部分主要包括病原微生物起源、基因组及编码产物、形态、特征、培养特性四方面内容。

(1)起源:简单的介绍病原微生物的发现过程。

(2)基因组及编码产物提供基因组的类型、长度、编码产物种类及其功能等信息。

(3)形态特征：主要描述病原体的形状和大小。

(4)培养特性：主要描述病原体培养条件(温度、湿度、氧气等)、培养细胞或培养基类型、细胞病变形态、菌落形态等内容。

3. 传播途径和传播力　病原微生物的感染途径主要可分为自然感染途径和其他感染途径,自然感染途径主要是指病原微生物通过自然途径造成的感染,而其他途径则是指通过实验室活动、医疗诊治等途径造成的感染。不同的病原微生物其感染途径是不同的。在自然界病原微生物可以通过空气、水、食物、接触、媒介及土壤等途径感染。而在实验室或医疗机构等场所同样存在各种感染途径,但意外暴露和职业暴露是其主要感染途径,如意外刺伤、割伤、吸入、沾染、接触等是其直接暴露的直接原因,一些通过空气和气溶胶传播的病原微生物其危害就要比通过食管传播或接触传播的危害要大得多,因此更容易造成疾病的扩散和传播。

4. 感染性和致病性　易感性、宿主范围、致病所需的量、潜伏期、临床症状、病程、预后等。

(1)自然宿主：是指病原微生物在自然状态下在自然界传播过程中所涉及的能够在其体内生长繁殖的动物或人类,动物主要有猪、马、羊、禽类及野生动物等。人类的易感性因性别、年龄、身体素质等差异而不同,但也存在不同人群对某些病原微生物比较敏感的情况。所以风险评估时要注意病原微生物的自然宿主和人群的易感性问题。

(2)致病性和感染剂量：是评估病原微生物引起人类感染轻重程度的重要参考依据之一。感染剂量是引起人类或动物模型发病的剂量范围或最低阈值；不同病原微生物的致病能力不同,决定了他们感染机体的剂量差异；多少数量的病原微生物能够导致机体发病,目前尚没有统一的数据,通常来说,不同病原微生物具有不同的感染剂量；有时同一种病原微生物的不同菌株或毒株的感染剂量也会有较大差异,这是因为受到病原微生物种/株/型,宿主类型和入侵部位等因素的影响；但是病原微生物对人的致病性和其感染剂量具有密切关系,一般来说呈正相关的,即剂量越高,致病性越强。因此,病原微生物风险大小和所操作的实验材料的病原微生物浓度和量具有很大关系,浓度越高,量越大其风险也就越大,反之,则小。因此应依据操作的病原微生物的种类、以及操作样本中病原微生物的含量和浓度作为判断风险的大小,并选择生物安全防护等级和应采取的预防措施。

(3)致病性：主要是阐述病原微生物引发疾病的过程或者发病机制。不同的病原微生物其致病性是不同的,甚至同一病原微生物的不同菌株或型别之间的致病性差异也很大,所以致病性强弱、治病后导致的后果是否严重是其病原微生物风险大小的主要依据,也是风险评估需要重点关注的内容。

(4)潜伏期、临床症状、病程、预后以及与其他生物和环境的相互作用、相关实验数据、流行病学资料等:已知的病原微生物可以通过查找资料获得,对于未知的病原微生物应与临床医生密切合作,得到相关信息。

5. 在环境中的稳定性　病原微生物一般存在于自然界和人、动物的体表及体内,病原微生物在自然界中生存的能力和时间各不相同,对自然环境的抵抗力也不尽相同,自然环境中有许多因素影响着病原微生物的生存能力,主要取决于病原微生物自身的结构特点和适应能力及生存周期。病原微生物风险评估除了要充分考虑其在自然界的稳定性,同时需要考虑它对一些物理因素和化学消毒制剂的敏感性,如对阳光、紫外线、温度、湿度及酸碱度的敏感性以及对酒精、甲醛、石炭酸等消毒剂的敏感性。只要识别出对某些条件的敏感性,就可根据其特性采取相应的消毒和灭菌措施,避免造成对实验人员的感染。

6. 预防、治疗和诊断措施　包括疫苗、治疗药物与感染检测用诊断试剂。

直至目前,虽然人类已经研究开发出很多用于病原微生物的治疗药物和手段,开发出一些非常有效的预防免疫制剂,但是仍有很多传染病还缺乏有效的预防手段和治疗措施。如果处于同一危害程度的两种病原微生物,一种是具有有效预防措施和治疗手段的,和另一种没有预防措施和治疗手段的相比,前者的风险要明显小于后者。在进行风险评估的时候,要区别其风险并提出不同等级的防护措施,制订应急预案,事先确定指定医疗救治单位等。

(二)涉及病原微生物的实验活动

1. 菌(毒)种及感染性物质的领取、转运、保存、销毁等。

2. 采集、分离、培养、鉴定、制备等操作。

3. 易产生气溶胶的操作,如离心、研磨、振荡、匀浆、超声、接种和冷冻干燥等。

4. 锐器的使用,如注射针头、解剖器材、玻璃器皿等。因为不同的实验活动涉及不同的实验器材和器具,就存在不同的风险,尤其在使用一些锐器、手术刀剪等高风险的器具时,事先应有针对性的风险控制措施和预防措施,如尽量不使用锐器或者寻找相对安全的替代品,不得不用时应就其使用时的风险进行全面识别,并提出具体的预防措施,只有做到有备,才能无患。

(三)实验活动涉及遗传修饰生物体(GMOs)时,应考虑重组体引起的危害

1. 基因重组技术可以改变病原微生物的生物学特性,例如毒力、致病性、在环境中的稳定性以及宿主范围等。

2. 实验中如果进行病原微生物的基因重组操作,需要结合开展的实验活动种类、重组体的生物学特性等对基因重组操作进行全面评估,以确定重组操作的生物安全防护水平。

3. 基因组重组操作的实验活动应遵循相关技术规范和法律法规的规定执行。

(四) 涉及致病性生物因子的动物饲养与实验活动

一般的实验方法和动物感染实验风险,后者要远远高于前者,因此,如涉及动物感染实验的,其生物风险安全评估应做得更全面、更细致和更深入,尽量把各种风险识别出来,提出相应的预防控制措施,避免发生因实验方法或不当操作导致生物安全隐患的发生。例如,应考虑:

1. 抓伤、咬伤。

2. 动物毛屑、呼吸产生的气溶胶。

3. 解剖、采样、检测等;

4. 排泄物、分泌物、组织/器官/尸体、垫料、废物处理等。

5. 动物笼具、器械、控制系统等可能出现故障。

(五) 感染性废物处置过程中的风险

1. 废物容器、包装、标识。

2. 废物收集、消毒、储存、运输过程等风险。

3. 感染性废物的泄漏。

4. 消毒和灭菌方法的可靠性。

5. 废物存放和设施外人群可能接触到感染性废物的风险等。

(六) 实验活动安全管理的风险

1. 消除、减少或控制风险的管理措施和技术措施,及采取措施后残余风险或带来的新风险。

2. 运行经验和风险控制措施,包括与设施、设备有关的管理程序、操作规程、维护保养规程等的潜在风险。

3. 实施应急措施时可能引起的新的风险。

(七) 涉及致病性生物因子实验活动的相关人员

工作人员是实验活动的主角,是决定因素,也是生物安全防护必须关注的重中之重。不同能力的人员所带来的风险是完全不同的,对人员的评估重点要关注他们的专业背景、技术能力(专业及生物安全知识、操作技能)、心理素质、责任心(对风险的认知)和健康状况(健康监测、医疗保障及医疗救治),尤其要重视其上岗培训、专业技术培训和意外事件或事故的处置能力,确保他们满足要求。在开展一些危害程度高、风险大的实验活动时更应加强对实验人员的能力评估,并将培训工作做深做细,使其能完全了解安全管理和个人防护的具体要求。有时学历高并不一定代表其能力强,尤其是操作能力。所以风险评估时应针对不同的对象提出不同的要求,以确保实验活动的安全。同时也应对外来人员做好安全管理及提供安全有效的保护措施。

(八)实验硬件设施的风险评估

硬件设施是开展病原微生物实验活动的基本条件要求,如果不能满足实验室生物安全防护要求,就会存在安全风险。因此,病原微生物实验室应按照国家有关标准规范设计和建设生物安全实验室,在布局、流程、送(排)风设计等方面满足不同等级的生物安全防护标准。

生物风险评估是对现有的实验室硬件设施的符合性进行充分的论证,如果硬件设施符合要求,其风险就会降低,如果不符合要求,则风险就会上升,这时就必须考虑是否停止实验活动,或从个体防护和管理方面予以加强,必须确保不会给实验人员和实验环境带来危害。所以硬件设施也是风险评估的重要内容。

(九)检测设备的风险评估

生物安全检测设备可分为实验检测设备、生物安全防护设备(包括个体防护设备)和污染源清除设备及消防设备。检测设备要求能满足实验检测项目的基本要求,而生物安全设备主要有生物安全柜(选用适合的型号)、生物密闭型离心机(应配备本质安全的仪器设备)、离心机负压罩和个体防护装备(口罩、正压防护服、生命支持系统等)等。去生物污染设备主要是消毒灭菌设备如双扉高压灭菌器、小型高压灭菌器、消毒剂喷洒消毒、紫外线照射、熏蒸灭菌等设备。这些设备必须满足生物安全管理要求,同时应按照有关要求进行定期检定、自校和规范的维护,使其保持正常功能和良好运行状态。

(十)实验方法的风险评估

不同的实验方法其潜在的生物安全风险是不同的,实验室应选择既能满足检测质量的要求、同时也能满足实验室生物安全管理要求的方法。实验方法尽量选择通过验证的国家或行业标准方法。如果选择非标准方法,则应事先对方法的安全性进行充分验证,确保风险可控。

(十一)危险材料的风险评估

实验活动过程中往往会涉及危险材料的使用、保存和运输等问题,因此实验时应高度重视危险材料的管理和可能导致的潜在风险的评估工作。实验室涉及的危险材料主要有危险化学品、生物感染性材料和放射性物质及其他危险材料。对实验过程中涉及的不同危险材料应事前进行风险评估,充分识别出这些危险材料在使用、保存等环节中可能导致的风险。

（十二）其他外部风险的评估

除考虑实验室自身活动的风险外，还应考虑外部人员活动、使用外部提供的物品或服务所带来的风险。

（十三）实验室生物安保制度和安保措施

重点识别所保藏的或使用的致病性生物因子被盗、滥用和恶意释放的风险。

（十四）已发生的实验室感染事件的原因分析

应收集实验室曾经发生的事故或者同类型实验发生的事故，描述事故的类型、产生原因、发生频率、人员感染情况与后果等，可以为实验活动、风险分析、提供事故发生的频率等相关证据，同时分析产生的原因与处置方式，可为制定防范措施与应急预案提供参考依据；当实验室感染数据难以收集，应收集医院感染及发病情况，作为实验室感染后监测与治疗的参考数据。

（十五）自然灾害的风险评估

应事先对所有拟从事的实验活动的风险进行评估。实验室不仅限于生物安全，还涉及化学、物理、辐射、电气、水灾、火灾、自然灾害等。应以生物安全为主线，同时做好其他安全防范工作。虽然发生自然灾害的概率并不大，但一旦发生有可能是毁灭性的，而且不同实验室所处的地理位置和环境是各不相同的，其自然灾害的频率和强度也是千差万别的，因此在建设实验室时应充分了解相关信息，使实验室建设标准符合当地的特殊要求。风险评估一定要结合当地的自然环境和自然灾害发生的频率和强度提出具体要求，以确保一旦发生较强的自然灾害时病原微生物不会向外扩散，实验人员的安全达到保障。

七、评估结论

通过风险评估形成风险评估报告，供实验人员参考，起到规范指导作用，重点是要得出评估结论，评估结论至少应包含以下内容：

（一）病原微生物的分类分级

依据国家的法律法规并参考国际上的分类分级要求，为实验活动涉及的病原微生物和实验活动明确具体的危害程度等级。

（二）防护等级要求

通过风险评估明确该实验活动需要达到的防护等级，主要是明确实验活动设施场所的防护等级和实验人员个人防护等级，以便实验人员根据风险评估结论做好安全防护工作，确保实验室生物安全。

（三）人员数量和素质要求

通过风险评估明确实验活动开展人员最少数量要求以及人员在技术和身

体素质方面是否符合实验室生物安全管理要求,是否具备相关的岗位资质和心理素质。

(四) 提出针对性的预防和治疗措施

通过风险评估明确针对该病原微生物是否具有有效的免疫预防措施,如疫苗或其他免疫制剂,是否有特效的药物和免疫制剂可以治疗,这些对实验活动的风险控制是十分重要和关键的。

(五) 制定应急措施

通过风险评估明确是否具有意外突发事件的应急预案和风险控制措施,对于确保实验室生物安全十分必要,一旦发生意外情况便能有效应对。

(六) 生物样本和菌(毒)种的管理

生物样本或菌(毒)种在采集、保存和运输过程中存在各种不确定风险,风险评估时应针对这方面进行风险识别,识别薄弱环节,并提出相应的风险控制措施,避免意外事件的发生。

八、风险评估活动的组织与编审人员要求

风险评估一般有单位生物安全管理部门负责组织相关实验室和管理部门进行,各相关实验室和部门共同参与完成。风险评估是一项系统性、专业性、前瞻性、复杂性和综合性的技术工作,评估人员不但应掌握详尽的专业知识和检验检测实际操作经验,还需要熟悉其他相关专业知识。一般由检验和设施设备管理、临床医生、传染病控制、消毒、流行病学调查人员和生物安全管理人员等组成。

九、风险评估报告

风险评估应形成正式的书面报告,同时应注明评估时间及编审人员等信息;风险评估报告应经实验室设立单位的生物安全委员会审核通过后,由法定代表人批准发布实施,并留档保存。

第三节　风险评估的基本原则和要求

风险评估是评估风险大小以及确定是否可接受的全过程,包括风险识别、风险分析和风险评价;风险控制是为降低风险而采取的综合措施,这也是风险评估的主要目的。

一、风险评估策略

（一）消除

实验室应首先考虑是否可以通过替代、改用方法、流程优化等对实验室的风险进行消除，如使用无害的毒株、替代材料、改变工作流程等方式消除危险源或其发生的可能性。

（二）减少

对不可消除的风险，可采用降低使用量、减少实验次数和使用次数等方法降低其发生概率及危害性。

（三）隔离

通过时间和空间的隔离，避免与人和环境的接触，如生物安全柜、高等级防护实验室等的建设和使用。

（四）保留

当危险不能消除时，如果其后果不严重或可以有效得到控制，也可以保留风险。比如，普通流感病毒的传染性很强，但后果不严重。为避免将病毒带入社区，在预计发生实验室感染率概率较大时，对操作人员可以进行活动空间的限制。此时就保留了对个体的风险。

（五）转移

把风险从关键或重要部位转移到次要、非关键部位。如实验室选址、布局的位置远离人员聚集的地方等。

（六）控制

通过管理和技术措施，控制危险的发生和降低危害严重程度，比如完善审批流程和准入制度、预警、冗余、培训、演练等。

采取风险控制措施首先应考虑消除危险源，然后再考虑降低风险（降低潜在伤害发生的可能性或严重程度），最后考虑采用个体防护装备。

二、风险评估的基本原则

实验室风险评估与风险控制活动复杂程度取决于实验活动实际的危险特性，并不一定都需要复杂的风险评估和风险控制。风险评估和风险再评估既要识别各种风险源，提出相应的防范措施要求，将风险控制在最低水平，必要时也应注意提出科学的防范措施，在确保人员和实验环境安全的前提下，避免过度、盲目的防护，降低实验活动的成本。

实验活动风险评估是一项关乎实验室生物安全，且专业性与技术性很强，需要多专业、多学科技术综合分析的工作，因此评估工作应遵循以下原则。

（一）结合实际，科学评估

评估工作要根据各自实验室人员组成和设施设备条件及病原的危害等级等的实际情况，依据科学方法和科学依据进行评估，避免生搬硬套，不加分析地随意引用其他实验室的评估资料，要求有针对性。

（二）突出重点，操作可行

评估结论要求简明扼要，突出重点，内容齐全，避免内容繁杂、操作性科学性不强，结论要明确可操作。

（三）协同合作，综合分析

风险评估是一项专业性很强且跨专业的综合性工作，因此需要由一些专业知识渊博、实践经验丰富的一线专业技术人员及管理人员共同参与，同时需要其他相关专业的技术人员配合，综合分析，共同承担完成。

（四）预防为主，定期监测

风险评估工作务必在开展实验活动之前就要进行，甚至要提前到实验室设计、建造之前，而不能在发生事故后再来评估，并应定期进行再评估。

三、风险评估动态管理要求

（一）风险评估报告

风险评估报告属于实验室文件的一种，应定期审核（一般一年一次），必要时应及时进行修订；风险评估也是一项系统和动态的工作，当实验室环境条件、人员变更、设施设备等发生变化后，都应重新进行评估。通常在下列情况下，需要对已有的病原微生物危害评估的相应部分进行再评估：

1. 在生物安全实验室建造之前的风险评估主要用于帮助生物安全实验室设计者与使用者确定实验室的规模、设施与合理布局，其评估结果可能针对性不够强或不够详细，与实际使用有差距。因此，在生物安全实验室正式启用前，应根据实际工作进行再评估。

2. 当实验室硬件设施和设备发生重大变化，改变可能影响到病原微生物的操作时的安全性，需要对在该实验室进行操作的所有病原微生物重新进行危害评估。

3. 当收集到的最新资料表明病原微生物的致病性、毒力或者传播方式发生变化时，应及时变更该病原微生物的背景资料，并对有实验室操作的安全性重新评估。

4. 如果实验室或研究项目增加对某种病原微生物的实验活动的内容时，应该对该项目的实验活动内容进行再评估；

5. 在实验活动中，如需要病原微生物的浓度或数量显著增大时，应对该项目的实验活动进行评估。

6. 在实验室活动当中分离到原有评估报告中未涉及的病原微生物时,应再进行风险评估。

7. 生物安全实验室操作人员在进行实验活动中,发现其实验过程存在原评估报告当中未发现的隐患,或者在内外部检查(内审、管评、监督检查和专项检查)过程当中发现存在生物安全问题,应进行再评估。

8. 当发生泄漏和人员的感染等意外事件时,应进行风险再评估。

9. 当相关政策法规、标准等发生改变时,应重新进行风险评估。

(二) 作为实验室设立单位管理层应做好以下几点

1. 应通过日常自查和监督检查,实施质量方针和质量目标,开展内部审核、管理评审、数据分析、实验活动的风险评估,收集内部人员建议和客户反馈意见等尽可能多地发现存在的风险和潜在风险。

2. 对发现的风险和潜在风险及时开展纠正措施、预防措施,应基于风险的思维对过程和管理体系进行管控,消除或减少非预期结果。

3. 有效利用机遇,为内部职工和外部利益相关方提供更好的服务。

4. 通过持续不断地改进,确保风险可控,保障病原微生物检测、研究、教学等工作的顺利进行。

第四节　风险评估结论与报告编制

风险评估最终需要形成一个风险能否控制在可以接受水平的结论,并要求编制风险评估报告,为实验人员提供操作和风险控制的指导。风险评估报告形成后应经实验室管理层审核批准。

一、风险评估的结论

风险评估活动是风险识别、分析、评价和风险控制的全过程,通过风险评估应形成风险评估报告,供实验人员学习参考,起到指导作用,重点是要得出评估的结论,提出风险控制措施的要求与建议,以及个体防护等级的依据。一般评估的结论至少应包含以下几方面的内容。

(一) 病原微生物的分类分级

依据国家的法律法规并参考国际上的分类、分级要求,明确实验活动涉及的病原微生物的危害等级。

应针对涉及的病原微生物的基本特性,如感染方式、传播途径、致病性及稳定性等提出风险控制的要求与措施。

（二）防护等级

通过风险评估,明确该实验活动需要达到的防护等级,主要是明确实验活动设施场所的防护等级和实验人员个体防护等级,以便实验人员根据风险评估结论采取安全防护措施等,确保实验室生物安全。

（三）人员素质符合性

通过风险评估,明确实验人员在专业技术、专业背景、上岗资质及技术能力、培训要求和身体素质等方面是否符合实验室生物安全管理要求,是否具备相关的岗位专业素质和心理素质。

（四）设施设备符合性

要求明确在设施方面如实验室硬件设施的防护等级、平面布局、气流组织及维护管理等是否符合所开展的实验活动的风险等级及风险控制的要求。

在设备配置方面,要求明确设备是否符合实验活动检测与安全防护要求,设备的操作、维护及管理方面是否符合相关要求。

（五）实验活动的管理

生物安全实验室严禁出现超范围开展实验活动行为,因此,应关注实验活动的管理,尤其要明确高致病性病原微生物实验活动是否通过规定程序审批,实验活动所使用实验材料、采用的实验方法等是否通过验证与确认等,这类相关实验活动的风险能否处于可控状态。

（六）感染源的控制

实验室涉及的病原微生物及其感染源是否能得到有效控制,如菌(毒)种的使用、保存、包装、运输及销毁等环节安全措施是否科学、具体、可行。

（七）去污染措施

针对实验活动涉及的病原微生物危害程度与风险,实验室选择的去污染技术、措施、方法是否可靠有效,这些方法是否已经通过验证证明可靠有效等,还有实验废弃物的处置是否能保证将病原微生物控制在实验室内部;应明确对菌(毒)种使用过程中剩余样本的安全处理是否符合规定要求等。还有去污染设备及材料是否已经按照规定进行了检测与检定等。

（八）自然灾害

针对实验室所处的地理环境和特点,应评估历史上发生自然灾害的可能性及严重程度,有一套应变方案和措施,并提出一旦发生严重的自然灾害应采取的对策是否能将风险控制在最小范围以及培训、演练的要求等。

（九）预防和治疗措施

通过风险评估,明确针对该病原微生物是否具有有效的免疫预防措施,如疫苗或其他免疫制剂,是否有特效的药物和免疫制剂可以治疗,这些对实验活动的风险控制是十分重要和关键的。

还有针对许多风险是可以通过采取各项有针对性的预防措施而得到有效控制的,如免疫接种、培训、演练、安全监督等,可消除或避免风险的发生。

二、风险评估报告的编制及要求

风险评估活动由实验室生物安全负责人负责组织开展,风险评估报告的编制则一般由实验活动相关的专业人员负责编制。

编制的基本程序是首先应确定需要开展的实验活动种类及涉及的病原微生物类型和危害等级,然后成立风险评估小组,评估小组人员收集相关信息,包括病原微生物的基本信息、人员、设施设备及管理体系等资料,根据实验活动项目的风险识别、分析、评价等过程,提出风险应对措施和清单,最后确认能否控制在允许的范围。形成书面报告后,应组织该领域专业技术权威或有经验的技术人员进行讨论审核,形成统一意见后,报生物安全委员会审核通过,由生物安全委员会负责人批准实施。

编制风险评估报告时务必结合本实验室实际,简单地说就是开展什么实验项目就评估什么,把相关内容写清楚,要求基本格式规范,内容齐全,风险点尤其是潜在的重点风险点不能遗漏,提出的措施科学有针对性,并切实可行,不涉及的内容无须进行评估。

三、风险评估报告的一般格式

风险评估报告的格式一般包含以下几方面内容:

首先应设计一个直观规范的封面,内容包括标题:"某某病原微生物实验活动风险评估报告"、编制人、审核人和批准人姓名、实验室所在单位名称,报告编制日期等。

二是报告文本内容,如目录、页码等。

三是报告正文,包含的内容有概况,然后是病原微生物的基本特性,接着是实验活动各方面的风险识别、风险特征、风险可能导致的后果及需要应对风险的控制措施。

四是风险评估的结论,一般包含病原微生物的危害等级、分类类型,实验活动涉及的各类风险源产生的风险是否能得到有效控制,即在设施设备、人员、培训、管理等方面是否符合风险控制的要求等,最后确认这项实验活动能否在风险可控的情况下进行。

第五节　风险评估报告编写实例

例1　乙型肝炎病毒实验活动风险评估报告

一、乙型肝炎病毒概述

1965 年 Blumberg 等发现了澳大利亚抗原,1967 年 Krugman 等发现澳大利亚抗原与肝炎有关,故称其为肝炎相关抗原(HAA),1970 年 Dane 等在电镜下发现乙型肝炎病毒完整颗粒,称为 Dane 颗粒。1972 年世界卫生组织(WHO)将其命名为乙型肝炎表面抗原(HBsAg)。1979 年 Galibert 测定了乙型肝炎病毒全基因组序列。乙型肝炎病毒是嗜肝 DNA 病毒科,正嗜肝 DNA 病毒属的一员。

（一）生物学特征

1. 病毒形态

（1）大球形颗粒:亦称 Dane 颗粒,它是一种由一个囊膜和一个含有 DNA 分子的核衣壳组成的病毒颗粒,直径约 42nm。核衣壳为 20 面体对称结构。游离的核衣壳只能在肝细胞核内观察到。血中 Dane 颗粒浓度以急性肝炎潜伏期后期为最高,在疾病起始后则迅速下降。Dane 颗粒表面含有 HBsAg,核心中还含有环装双股有缺口的 DNA 链、依赖 DNA 的 DNA 聚合酶和核心抗原。目前认为 Dane 颗粒即完整的 HBV。HBV DNA 的两条链长短不一,长链（L）完整,为负链,长度恒定约 3 200 个碱基。短链（S）为正链,长度可变,约为长链长度的 50%~80%,链的增生按 5'-3' 顺序进行。在不同分子中短链 3' 端的位置是可变的,而短链和长链的 5' 端位置固定点为黏性末端,通过 250~300 个核苷酸碱基配对,以维持 DNA 分子的环状结构。在黏性末端两侧,两链 5' 端各有一个由 11 个 bp 组成的重复序列 5'TTCACCTCTCC(direct repeat,DR),该 DR 位于第 1 824 个核苷酸者称 DR1,位于第 1 590 个核苷酸者称 DR2,在病毒复制中起作用。

（2）小球形颗粒:直径约 22nm 的小球形颗粒是 HBV 感染后血液中最多见的一种。它由 HBsAg,即病毒的囊膜组成。化学组成为脂蛋白,可按其特有的密度与正常血清蛋白部分分离。在此颗粒中未检出 DNA 聚合酶活性。

（3）管形颗粒:直径约 22nm,长度可在 100~1 000nm 之间。实际上它是一串聚合起来的小颗粒,但同样具有 HBsAg 的抗原性。

2. 基因组及编码产物 乙型肝炎病毒基因是乙型肝炎病毒(HBV)的遗传因子,其基因组是不完全的环形双股 DNA,由一负股长链和一正股短链组成。长链有 4 个开放读码框架,分别称为 S、C、P 和 X 区。S 区为乙型肝炎表面抗原(HBsAg)编码区,其产物是 HBsAg;它的前面两个亚区是前 S1 区和前 S2 区。前 S2 区编码产物 pre-S2 蛋白是 HBV 表面的聚合人体血清清蛋白受体,与病毒识别及感染肝细胞有关;前 S1 区编码产物 pre-S1 蛋白对 HBV 附着肝细胞起调节作用。C 区是乙型肝炎核心抗原(HBcAg)编码区,编码产物是 HBcAg;C 区前端为前 C 区,编码产物是 IIBcAg 参与 HBV 的核心与外壳的装配。P 区是 DNA 聚合酶编码区,其产物是 DNA 聚合酶,供病毒蛋白生物合成。X 区是含 154 个氨基酸的多肽编码,X 基因能整合肝细胞 DNA,可能为致癌的重要因素。

3. 培养特性 对 HBV 易感的动物很局限,灵长类动物如黑猩猩是较理想的动物模型。体外培养 HBV 尚未取得满意效果,通过 HBV DNA 转染获得的一些细胞株(如 HepG2)可支持完整病毒的复制和病毒蛋白的分泌。

4. HBV 的抗原组成

(1)HbsAg:广义的 HBsAg 由三种蛋白组成:①主要表面蛋白(S 蛋白,小分子 HBsAg),由 S 基因编码的 226 个氨基酸组成。②中分子蛋白(中分子 HBsAg),由前 S2、S 基因编码,在 S 蛋白 226 个氨基酸的 N 端附加一个含 55 个氨基酸的 Pre S2 蛋白组成,共 281 个氨基酸。③大分子蛋白(大分子 HBsAg),由 S、前 S1 和前 S2 基因编码,在中分子蛋白 281 个氨基酸的 N 端附加一个含 119 个氨基酸的 Pre S1 蛋白组成,共 400 个氨基酸。S 蛋白即狭义 HBsAg,是 HBV 囊膜的主要表面抗原的主要成分,包括糖基化的 GP27 和非糖基化的 P24 两种形式,以二硫键相连形成二聚体,代表 HBsAg 的结构单位,具备完整的抗原性。

(2)HBcAg:HBcAg 存在于 Dane 颗粒的核心和乙型肝炎患者的肝细胞核内。HBcAg 一般从 HBcAg 阳性尸检肝脏或实验感染的黑猩猩肝脏提取。在乙型肝炎的急性期、恢复期和 HBcAg 携带者中常可测出抗 HBc。此抗体对病毒无中和作用。体内如发现 HBcAg 或抗 HBc 表示 HBV 在肝内持续复制。

(3)HBeAg:有关 e 抗原的本质还不十分清楚,但多数认为它是潜藏在 Dane 颗粒的核心部分。HBeAg 是一种可溶性蛋白质,游离存在于血中,仅见于 HBsAg 阳性血清,到目前为止,尚未在 HBsAg 阴性的血清中出现过。抗原已知有三种亚型:e1、e2 及 e3。由于 HBeAg 与 DNA 聚合酶在血液中的消长相符,故 HBcAg 的存在可作为体内有 HBV 复制及血清具有传染性的一种标记,血中 HBsAg 滴度越高,HBeAg 的检出率亦愈高。有些患者可出现 HBe 抗体,可能也是一种有保护作用的抗体。

5. 致病性和感染剂量　HBV 的致病机理尚未完全明了。HBV 的传染性很强，据报道，接种 0.000 04ml 含病毒的血液足以使人发生感染。鉴于乙肝临床类型可表现为多种多样(如急性肝炎、慢性活动性肝炎、慢性迁延性肝炎、重症肝炎及 HBsAg 无症状携带者)，因而认为 HBV 的致病作用与一般病毒不同。可能不是由于病毒在靶细胞内增殖而直接损害靶细胞，而可能是通过机体对病毒的免疫反应而引起病变和症状。

(1)特异性抗体：受乙肝病毒感染后，机体可产生三种抗体，抗 HBs、抗 HBc 及抗 HBe。抗 HBs 一般在感染 HBV 后 4 周出现，对乙肝有保护作用。据报道，在 712 名医务人员中，有抗 HBs 者发生乙肝的不到 1%，而无抗 HBs 者有 11% 发生肝炎。但抗 HBs 仅能作用于细胞外的 HBV，在预防感染上较重要，而在疾病恢复时尚需细胞免疫协同作用。抗 HBc 的出现反映了 HBV 新近感染及正在体内进行增殖，因此，它可用为 HBV 在体内复制的一个指标。抗 HBc 一般在感染后 60~150 天出现，往往在症状出现前或出现不久后即存在，比抗 HBs 出现要早 31~87 天，但不如抗 HBs 存在持久。抗 HBc 与肝中 HBcAg 量有关，慢性 HBsAg 携带者抗 HBc 滴度较低，慢肝活动期、肝硬化及肝癌患者则较高。滴度波动与病情呈平行关系，由于抗 HBc 在疾病恢复过程中不仅不升高，反而下降，因此，认为抗 HBc 与抗 HBs 不同，它与保护无关，而与病毒增殖和肝细胞损害有关。抗 HBe 能使病毒活力降低，可能有保护作用，但机制不一样。

(2)免疫复合物的损伤作用：在乙型肝炎患者血循环中常可测出 HBsAg—抗 HBs 的免疫复合物。免疫复合物可引起Ⅲ型变态反应，其中以关节炎和肾炎最为常见。在急性重症肝炎患者血中有时也可同时测出 HBsAg—抗 HBs，这种患者预后不良，死亡率高。因此，认为免疫复合物可在肝外引起患者的一系列症状。如大量免疫复合物急性沉着于肝内，致毛细血管栓塞，则可能引起暴发性肝衰竭而导致死亡。

(3)细胞介导的免疫反应：目前认为 HBV 是非溶细胞性的，即不会增殖裂解被感染的细胞。因此，机体清除乙肝病毒主要依赖 T 细胞(Tc，T 杀伤细胞)或通过抗体介导的 NK 细胞来杀伤靶细胞，将病毒释放于体液中，以后再经抗体作用。实验研究发现，凡转为慢性肝炎者，一般 T 细胞数及功能较低下。因此，推测可能乙型肝炎患者 T 细胞功能强弱与临床过程的轻重和转归有关。Dudleuy 认为，当 T 细胞免疫功能正常，受病毒感染的肝细胞不多时，乙肝病毒很快被细胞免疫配合体液免疫予以清除，这时，由细胞免疫所造成的急性肝细胞损伤可完全恢复。如 T 细胞免疫功能低下，免疫反应不足以完全破坏被病毒感染的肝细胞，或亦不能产生有效的抗 HBs，或即使产生抗 HBs 却无法作用于细胞内的病毒，持续在肝细胞内的病毒可引起免疫病理反应而导致慢性持续性肝炎。如机体对病毒完全缺乏细胞免疫反应,既不能有效地清除病毒,亦不导致免疫病理反应,结果出现 HBsAg 无症状携带症状。如果 T 细胞免疫功能过强,病毒感染的细胞又过多,细胞免疫反应可迅速引起大量肝细胞坏死,临床上表现为急性重型肝炎。但上述学说尚未被完全证实,通过进一步的研究,多数人认为细胞免疫和体液免疫相互配合发挥免疫作用。因此,抗体介导的 K 细胞作用已日益受到重视,并认为是杀伤靶细胞的重要免疫机制。除上述 T 细胞作用低下外,还有人认为慢性活动性肝炎的发生与 T 细胞抑制性功能低下,Tc 细胞或 NK 细胞的杀伤功能过强有关,从而造成肝细胞持续损伤。

(4) 自身免疫反应:HBV 感染肝细胞后,一方面可引起肝细胞表面抗原的改变,暴露出膜上的肝特异性脂蛋白抗原(LSP);另一方面可能因 HBsAg 含有与宿主肝细胞蛋白相同的抗原,从而诱导机体产生对肝细胞膜抗原成分的自身免疫反应。通过研究,发现确有部分乙肝患者存在对 LSP 的特异抗体或细胞免疫反应。一般认为,如患者在病程中出现自身免疫反应,则可加强对肝细胞的损伤而发展成为慢性活动性肝炎。

(5) 乙型肝炎与原发性肝癌:近年来,关于乙型肝炎病毒感染与原发性肝癌的发生之间的关系,日益受到重视。国内外资料均提示肝炎患者的肝癌发病率比自然人群高。Maupas 等就 HBV 与原发性肝癌的密切关系作了以下论证:①乙型肝炎传染形成高度地方性的区域与原发性肝癌流行率高的地区,在地理上有相关性;②在地方性与非地方性区域,男性 HBsAg 慢性携带者中发生原发性肝癌的危险是相对恒定的。在此种人群中,原发性肝癌的年死亡率在 250~500/10 万人。粗略估计,全世界 HBsAg 慢性携带者约 1.75 亿人,原发性肝癌的年发生率为 35 万例。这就指出与 HBV 相关的原发性肝癌是在全世界人口中较为流行的癌症之一;③HBV 感染可先于并经常伴随原发性肝癌的发生;④原发性肝癌常发生于与乙型肝炎病毒有关的慢性肝炎或肝硬化;⑤在原发性肝癌患者取出的组织中存在 HBV 的特异性 DNA 及抗原;⑥有些原发性肝癌细胞系已能在培养中产生 HBsAg,并已证明 HBV 的 DNA 已能整合到这些细胞的基因组中,并含有 HBV 相似的生物化学、生物物理特性,它在其宿主可诱发肝硬化及原发性肝癌。目前对上述资料的解释仍有不同观点,HBV 的致癌或促癌作用,须配合其他如遗传、内分泌、免疫与环境因素而导致肝癌;肝癌是与 HBV 无关的因素引起,但这些癌细胞可能对 HBV 特别易感,以致持续携带病毒。

6. 感染途径及潜在暴露结果

(1) 传染源:主要传染源为乙型肝炎患者或无症状 HBV 携带者。乙型肝炎的潜伏期为 30~160 天,不论在潜伏期、急性期或慢性活动初期,患者血清都有传染性。HBV 携带者因无症状,不易被觉察,其作为传染源的危害性比患者更大。

(2)传播途径

1)血液和血制品传播。HBV 的传染性很强,据报道,接种 0.000 04ml 含病毒的血液足以使人发生感染。输血或注射是重要的传染途径,此外,外科和口腔手术、针刺、共用剃刀、皮肤黏膜的微小创伤污染含少量病毒的血液,均可能导致医源性感染。这也是引起实验室感染的主要途径。

2)垂直传播。多发生于胎儿期和围生期。此外,HBV 也可通过哺乳传播。

3)性传播和密切接触传播。由于乙型肝炎患者和 HBsAg 携带者的精液、阴道分泌物均可检出 HBsAg,HBsAg 阳性的配偶较其他家庭成员更易感染 HBV,表明 HBV 可以经性途径传播。近来有人报告在急性乙型肝炎患者和慢性 HBsAg 携带者唾液标本中检测到 HBsAg 及 Dane 颗粒,因此,HBsAg 随唾液经口传播的途径应当重视。

(3)潜伏期:乙型肝炎的潜伏期为 30~160 天,处于潜伏期的 HBV 感染者因症状不明显,不易被觉察,作为传染源的危害性比患者更大。

(4)自然宿主和易感人群:未主动或被动免疫过,体内无抗 HBs 的人均极为易感。

7. 环境中的稳定性及对理化因子的敏感性 HBV 对外界的抵抗力较强。对低温、干燥、紫外线和一般化学消毒剂均耐受。不被 70% 乙醇灭活,因此这一常用的消毒方法并不能用于 HBV 的消毒。高压灭菌法、100℃加热 10 分钟和环氧乙烷等均可灭活 HBV,0.5% 过氧乙酸、5% 次氯酸钠和 3% 漂白粉也可用于消毒。但应指出,在对外界抵抗力方面,HBV 的传染性和 HBsAg 的抗原性并不一致,上述消毒手段仅能使 HBV 失去传染性,但仍可保留表面 HBsAg 抗原性。

8. 与其他生物和环境的交互作用 当 HBV 与丙型肝炎病毒、丁型肝炎病毒等同时存在时,更易加剧肝脏的损伤而发展成为重症肝炎或慢性肝炎。

(二)预防和治疗措施

1. 预防措施

(1)主动免疫:接种乙型肝炎疫苗是最有效的预防方法。乙型肝炎疫苗有血源疫苗和基因工程疫苗两种。

(2)被动免疫:含高效价抗 HBs 的人血清免疫球蛋白(HBIg)可用于紧急预防。

2. 治疗措施 目前对乙型肝炎尚无特效疗法,一般认为用广谱抗病毒药物,调节机体免疫功能及护肝药物联合应用为好。拉米夫定、泛昔洛韦、干扰素及清热解毒、活血化瘀。

3. 防治原则 目前,针对乙型肝炎已有有效疫苗用于特异性预防,接种后可获得持久的免疫力。此外还有含高效价抗-HBs 的 HBIg 可用于紧急预防。检验人员在上岗前应接种乙肝疫苗,防止职业暴露。

二、乙型肝炎病毒检测相关实验活动风险评估

实验活动是指实验室从事与乙型肝炎病毒有关的研究、教学培训、检验、诊断等活动。单位实验室主要涉及样本采集(阳性患者和健康人群)、运输、接收、实验室检测(血清学)、阳性样本保存、实验室清洁及消毒、实验废弃物处置操作活动。

(一) 实验活动风险识别及风险控制措施

1. 实验方法

(1)风险点识别:若采用国家标准、行业标准之外的其他未经确认的实验方法,或在使用国家标准、行业标准之前未进行技术确认,操作时可能存在安全风险。

(2)风险控制措施:尽量采用国家标准、行业标准或经过充分验证的实验方法;在使用新的或变更过的国家标准、行业标准之前,必须经过严格的技术确认。

2. 样本采集

(1)所用器材:一次性采血针、真空采血管、消毒棉签及一次性利器盒。

(2)风险点识别

1)采血过程中实验人员若被乙肝患者或无症状携带者的血液污染了皮肤、黏膜,或被含有 HBV 的血液污染了的针头刺破皮肤,在抗-HBs 阴性的情况下被感染的可能性很大。

2)血液标本溅洒出来可能造成人员或环境污染。

(3)风险控制措施:采血前做好个人防护,穿戴防护服、口罩、帽子、乳胶手套;抽血前检查针管的密闭性,使用过的针头直接放入利器盒内,禁止用手直接接触使用后的针头或将使用后的针头重新套上针套;采血管用真空采血管,采好血后直立于试管架中,防止倒翻;消毒棉签等污染物放入医疗废弃物专用袋中,统一消毒处理。

3. 样本的包装和运输

(1)所用器材:真空采血管,95 千帕样品运输罐(UN2814 运输罐),A 类标本运输箱(UN2814 冷藏箱),运送车辆。

(2)风险点识别:若使用不合格包装进行运输,容器密封不严,将不能安全有效地防止运输过程中包装容器意外破损,从而产生污染扩散的可能。

(3)风险控制措施:严格按照生物安全的要求,采用三层容器包装。第一层真空采血管装样本,应密闭防渗漏;第二层采用95千帕样品运输罐,可容纳并保护第一层容器,密封不易破碎、耐压力防渗漏且易消毒;第三层A类标本运输箱,要容纳并保护、固定第二层容器,且易于消毒。样本应由中心专车运回实验室。

4. 样本转运和接收

(1)风险点识别:如果在运输途中有样本管破裂,血液溢漏,则可能对样本接收人员造成污染。

(2)风险控制措施:样本直接送至实验室,由专业检验人员接收,接收样本前做好个人防护,穿戴好防护服、帽子、口罩、乳胶手套。若有样本管破裂,立即在生物安全柜内将尚存留的样本移出,废弃物放入带盖的防刺破的塑料罐中,被污染的容器用0.5%过氧乙酸等消毒液浸泡后再清洗。

5. 样品检测

(1)所用器材:离心机、生物安全柜、移液器、洗板机及酶标仪等设备。

(2)风险点识别

1)离心过程中离心管破裂造成离心机污染。

2)加样过程中血液样本溅洒,造成人员或台面、地面等环境污染。

3)洗板、读板时液体溅出污染设备表面或工作台面。

(3)风险控制措施 所有检测操作均在BSL-2实验室中进行,检测人员在实验前按照二级生物安全防护要求做好个人防护;加样移液操作在生物安全柜内进行,动作轻缓;判读结果时酶标板轻放轻拿,避免液体溅出;待实验完毕,先消毒手部,再脱去手套并立即洗手;若有意外情况发生,应及时采取有效措施。

1)离心过程中离心管破裂:应马上关闭电源,让离心机停止工作,并静止30分钟,然后缓慢打开离心机盖,将离心杯平稳地拿到生物安全柜中,如果发生泄漏,则将配制好的1%的次氯酸钠消毒液灌入离心杯腔体中消毒30分钟,然后弃去消毒液和离心管碎片,将离心杯清洗后擦干。

2)样本溅洒污染设备表面:可用0.5%过氧乙酸擦拭消毒。

3)台面、地面及人员暴露于污染物的处理措施同采样部分。

4)在任何可能导致潜在的传染性物质溅出的操作过程中,应保护好面部、眼睛和嘴;发生液体溅出、溢出等事故,明显暴露于传染源时,应立即向科室负责人报告,及时处理并对事故的发生与处理作记录,必要时进行适当的医学评估、观察、治疗,保留书面记录。

6. 阳性样本保存

(1)所用器材:生物安全柜、移液器、带螺旋盖的塑料管及可密封的塑料冻存盒。

（2）风险点识别：乙肝表面抗体阳性样本若保存不当,易造成人员或环境污染。

（3）风险控制措施：按照二级生物安全防护要求做好个人防护;样本的保留在生物安全柜内进行,动作要轻缓;所有样本的血清或血浆都保留在带螺旋盖的塑料管内,再装入可密封的塑料冻存盒中,置 −20℃ 以下冰箱内保存,双人双锁管理。

7. 实验室的清洁和消毒

（1）风险点识别：工作完毕若不及时对工作台面、生物安全柜等进行消毒,有可能会造成实验室环境污染或人员感染。

（2）风险控制措施：实验室洗涤人员必须按照《实验室洗涤工作细则》和《微生物实验室器具消毒灭菌和废弃物的管理》要求,对实验器材进行正确规范的消毒、灭菌处理。工作完毕及时对检测所涉及的工作台面及地面用 100 倍稀释的施康清洗消毒液 I 擦拭,用消毒液擦拭后要干燥 20 分钟以上。待实验和消毒完毕,先脱去手套,再脱去防护服,并正确使用肥皂和流水洗手。

8. 废弃物处置

（1）所用器材：医疗废弃物专用袋、硬质耐高压且防渗漏的垃圾桶、高压灭菌器。

（2）风险点识别：剩余的阳性样本是很大的污染源,采血过的针头处理不当易造成人员被刺伤甚至感染 HBV 的风险。

（3）风险控制措施：实验过程中产生的所有感染性废弃物,包括不再需要的剩余样本、酶标反应板、移液头等及所有实验过程涉及的用品等,需置于装有医疗废弃物专用袋的硬质耐高压且防渗漏的垃圾桶中,于 121℃ 高压灭菌 15~20 分钟后才可运出实验室;针头、破碎玻璃等损伤性废弃物必须放入利器盒,利器盒严禁再次打开,装满针头等利器的一次性利器盒严禁再次打开,须密封好后,同上述垃圾一起处理。所有处理完毕的废弃物集中存放,由有资质的医疗废弃物处理单位上门收集,集中处置,同时做好交接记录,所有相关记录定期整理归档。各类医疗废物、垃圾必须分类放置,医疗废物应置于黄色医疗废弃物垃圾袋中,不得将生活垃圾、放射废物、化学废物混装其中。病原体的培养基、标本、菌种及其保存液等废物在释放前,均应使用高压灭菌或消毒剂等可行的消毒方法处理,严格防止感染或致病因子外泄而污染环境,特别注意对损伤性医疗废物要及时处理。对需要在洗涤室消毒和消毒灭菌室灭菌的物料应置于耐用、防漏容器内,密封运出实验室,再进行消毒灭菌。完成消毒灭菌后由实验室辅助人员取走,集中存放于一楼医疗废弃室。集中存放的废弃物,由相关公司上门收集集中处置,一周一次。离开实验室前进行消毒灭菌的物料,在转移前应按照要求进行包装,其包装应符合有关的法规。

(二) 人员相关风险及风险控制措施

1. 风险点识别

(1) 人员数量：人员过少会因缺少相互提示或因工作量增大而导致操作过程中失误增加,风险增加。

(2) 人员结构及资质：缺少设备管理与辅助人员时,不能保持设备操作、消毒处理等工作正常规范运行,会增加工作失误的机会。新入职人员若没有高资历人员带教操作,不能很好地处理意外事件,风险会增加。实验人员不熟悉实验检测方法及操作规范,在进行实验前未进行相关的专业知识培训,无法保证工作质量和安全。

(3) 职业操守：由于实验室工作与致病性病原微生物接触机会较多,存在较大的安全风险,若由政治思想素质较低、责任心不强的人员参与该项工作,产生生物危害而危及人员安全、环境安全与社会安定的可能性较大。责任心不强的人员参与该项工作,产生生物危害而危及人员安全、环境安全与社会安定的可能性较大。

(4) 健康管理：健康状况主要包括生理、心理素质与免疫状态。当身体出现腹泻等胃肠道症状、手部皮肤有开放性损伤或其他不适于工作的情况,职业暴露风险会增加。

(5) 生物安全培训及应急事件处理能力：工作人员上岗前没有接受严格的生物安全以及相关生物安全设备操作的技术培训,易造成生物安全事故的发生。上岗后没有接受实验室突发事件处理的培训,一旦发生意外事件,不能有效地早期处理和控制生物安全事件。

2. 预防控制措施

(1) 人员数量：尽量有2个工作人员同时进行采样、检测或有质量监督员对关键步骤进行监督。

(2) 人员素质及资质：在微生物实验室工作的人员必须接受过专业教育,清楚工作中存在的微生物种类与危害级别。自愿从事实验室工作,接受安全教育,自觉遵守生物安全规章制度和操作规程。

1) 实验室管理人员必须定期对相关员工进行培训,保证每个人有好的微生物操作技术,有识别和控制生物危害因子的能力,以尽量减少差错及实验室感染事故的发生。

2) 实验室检测人员年龄和资历结构应配备合理,新入职人员应由高资历人员带教或监督操作。检测技术人员需经过上岗培训和在岗持续培训。要求掌握相关专业知识和技能,包括操作设施设备技能,能独立熟练地操作,并经考核合格,持证上岗。

3) 增强实验室工作人员的安全防护意识,最大限度地减少实验活动风险。

检验工作人员应主动地从多方面学习病原微生物的相关知识,了解所操作病原体的传播方式等信息,采取正确的防护措施。

4) 制定生物安全培训制度。实验人员、实验室洗涤人员、后勤保障人员必须接受严格、规范的生物安全培训,经理论与操作技能考核合格,取得合格证书后才能上岗。

5) 微生物学专业知识　检验人员应具有病原微生物检测相关的学历教育背景,具备细菌学、免疫学、病毒学等医学专业知识和相应工作技能与经历,具备娴熟的实验操作技术,能独立开展相关检测工作,熟悉样品保存的基本技术、实验室知识、临床实践知识和安全(包括防护设备)知识,以及与实验室设施的设计、操作和维护有关的工程原理方面的知识。

(3) 职业操守:加强职业道德教育,培养工作责任心。

(4) 健康管理:建立健康申报制度,遇有手部皮肤有开放性伤口及其他不适于工作的情况,及时向科室负责人报告并暂停工作;裸露皮肤的微小伤口、擦伤、皲裂等应用防水材料严密覆盖。必要时戴双层手套。人员健康状况实验室工作人员必须在身体状况良好的情况下进入实验室工作,上岗前建立个人健康档案,及时了解并记录人员的健康、耐药和过敏状况。定期进行健康体检、免疫接种及免疫检测,并保留本底血清。及时进行乙肝疫苗的补种,更新健康档案。

(5) 良好的操作规范:严格遵守规章制度和执行管理体系文件,养成良好的工作习惯

1) 所有的实验操作过程应尽量细心,避免产生和溅出气溶胶。离心、剧烈震荡或混匀、开启装有传染源的容器、采集感染标本等可能形成传染性气溶胶或溅出物的实验过程,只要条件允许都必须在生物安全柜内进行。涉及高浓度或大体积的传染源时,应选用密封转头或带安全罩的离心机离心。若有意外污染应及时消毒、冲洗并擦干飞溅出的液体。在离心机停止转动前,不要打开顶盖,以减少气溶胶的产生。更不要用手去使离心机减速,避免机械损伤的发生。

2) 严禁在实验室内吸烟、吃东西,重视手部清洁,掌握正确的洗手方法。进入实验室内,必须使用专用的防护性外衣、大褂、罩衫或制服。离开实验室时应脱去工作服并留在实验室内。限制在实验室以外的场所穿工作服。穿过的工作服应定期更换,被污染的工作服应立即更换,先消毒灭菌后再洗涤。一次性使用的工作服也应先消毒再丢弃,工作服不应与生活服装放在同一衣柜中。实验完成后,脱去手套后消毒双手,再脱去工作衣。

3) 实验使用的商品试剂盒含有来源于人和动物的物质,这些物质具有潜在的传染性,当可能接触潜在传染源、被污染的物体表面或设备时,要戴手套。

一次性手套不用清洗、不能重复使用,不能用于接触"洁净"的表面(键盘、电话等),也不应戴着到实验室外。若接触传染性危险大的病原微生物,可戴双层(两副)手套以增加保护。操作时手套破损,应立即丢弃、洗手并戴上新手套。操作完毕或离开实验室,接触干净区域前应摘掉手套,防止污染其他物体表面或环境。在实验室必须穿舒适、防滑、防渗、不露脚趾的鞋,在特定区域操作时应穿特殊的鞋。

4)在使用针、注射器、加样器、玻璃器皿等锐器时,必须时刻保持高度警惕。在处理或清洗时应防止刺伤或划伤,并对用过的物品进行消毒处理。用过的锐器应直接放入利器盒,消毒后废弃。禁止将使用后的一次性针头重新套上针头套,或用手直接接触使用后的针头、刀片等锐器。

5)在有关感染性材料操作的工作结束后,尤其是感染性材料溅出或洒出后,相关的实验设备和工作台面应当使用有效的消毒剂消毒。操作人员若明显暴露于感染源,要立即向实验室负责人报告。进行相应的医学评估、观察、治疗,保留书面记录。

(6)生物安全培训及应急事件处理能力　检测人员必须接受上岗前培训,每年参加本中心组织的生物安全知识或生物安全操作技术培训、考核。实验室工作人员必须严格按照《实验室意外事故和职业性疾病报告制度》和《病原微生物生物安全应急处置技术方案》中规定的要求进行应急事件的处置,强化职业暴露的应急处理能力,规范工作中职业暴露后现场急救处理办法。

(三) 设施的风险及风险控制措施

1. 电力

(1)风险点识别　若实验室没有布置双路供电,或电力供应不稳定,有可能造成实验活动突然中断、实验设备停止工作等所带来的相关安全风险。

(2)预防控制措施　实验室尽量要布置双路供电,没有布置双路供电的应配置备用电源,以确保高压灭菌器、生物安全柜等重要设备的安全运行。

2. 电气操作

(1)风险点识别　实验室活动涉及的电气操作,包括实验室工作区内电气设备的启动、关闭、安装、维修;设备层内 UPS、空调机组等电气设备的启动、关闭、维修等。这些电气操作的过程可能产生触电、电击、电气故障等风险。

(2)预防控制措施

1)电气设备的设计及制造符合相关安全标准的要求。实验室工作区内若有 380V 电源插座,需明确标识,并由有资质的专业人员进行操作。

2)新的、改装过的或修理过的电气设备在未经合格的人员(如有资质的电工)完成电气安全测试和设备符合安全使用要求之前,不允许使用。

3)电气设备使用人员接受正确操作的培训,操作方式不降低电气安全性。

电气设备使用人员要定期检查设备可能引起电气故障之破损。只有合格的人员可从事电气设备和电路工作。禁止未经授权的工作。

4)采取措施对设备去污染,以减少维护人员感染的风险。

3. 实验室给排水设施设备

(1)风险点识别:实验室含有给排水的设施设备,包括位于工作区和洗消区的高压灭菌器和洗涤池。当管道意外破裂、排水管道阻塞可能导致感染性材料溢出,有污染实验人员和环境的风险。

(2)预防控制措施:实验室产生的所有染菌物及器具,必须先经高压灭菌或含氯消毒剂浸泡消毒后洗涤,产生的污水集中排入中心污水池消毒处理,严禁直接排放。按照 GB 18466 要求,监测总余氯、粪大肠菌群及其他致病菌。

4. 实验室设施设备管道

(1)风险点识别:实验室设施设备管道穿越围护结构的部位可能造成密封不严,当感染性材料溢出时,有污染环境的风险。

(2)预防控制措施:所有管道穿越围护结构的部位严格密封,定期进行检查,避免感染性材料外溢污染环境。

(四) 设备的风险及风险控制措施

1. 生物安全柜

(1)风险点识别:若选型不正确、没有按照设备操作规程或使用说明书进行操作、维护与检测,使生物安全柜的防护屏障效果明显降低或消失,失去安全防护效果。设备因长时间使用或未及时更换 HEPA 过滤膜,使其功能失常,造成工作窗口气流速度降低或流向紊乱。生物安全柜使用后未彻底消毒处理,对于清洁、维护人员将会产生污染。设备长期关停期间,将会使部分电器元件老化失去正常功能。设备移位、碰撞受损等没有及时进行性能检测等。

(2)预防控制措施:正确选配生物安全柜,操作人员应接受相关的操作、维护培训,日常操作和维护严格按照设备操作规程或使用说明书进行接受相关的操作、维护的培训,定期对生物安全柜进行检测,确保其正常性能,操作时动作要轻缓。一旦造成污染,应及时消毒处理。

2. 高压灭菌器风险

1)风险点识别:若不按照高压灭菌器操作规程进行操作、维护,其效果会明显降低或失效,失去污染与无害化的作用;若长时间使用又不定期检测灭菌效果,对其灭菌效果无从考证,可能产生功能缺损,存在灭菌不彻底引起污染的隐患;在长期关停期间,若内部水分不及时排干,将会使内部器件老化失去正常功能。

2)预防控制措施:采用下排式高压灭菌器,防止气溶胶污染;规范操作,定期维护,确保高压灭菌器性能正常;定期检定、核查,做好使用记录,持证上岗；日常进行灭菌效果监测，以保证灭菌质量。

3. 离心机

(1) 风险点识别：在分离血清的过程中，若没有做好平衡，可能会发生离心管破裂、离心管盖脱落、离心转子和离心腔被污染的风险。

(2) 预防控制措施：离心时配备耐离心压力的且带螺旋管盖的离心管，离心前做好平衡，选择正确的离心速度和离心力；规范正确操作，定期维护，确保离心机性能正常；每次使用后做好清洁消毒和使用记录，定期进行功能检查。

所有的实验操作过程应尽量细心，避免产生和溅出气溶胶。离心、剧烈震荡或混匀、开启装有传染源的容器、采集感染标本等可能形成传染性气溶胶或溅出物的实验过程，只要条件允许都必须在生物安全柜内进行。涉及高浓度或大体积的传染源时，应选用密封转头或带安全罩的离心机离心。若有意外污染应及时消毒、冲洗并擦干飞溅出的液体。在离心机停止转动前，不要打开顶盖，以减少气溶胶的产生。更不要用手去使离心机减速，避免机械损伤的发生。

4. 酶标仪和洗板机

(1) 风险点识别：在使用酶标仪和洗板机的过程中，可能会发生阳性对照或在测样品污染设备表面和工作台面的风险。

(2) 预防控制措施：酶标仪每年强检一次，中途再做一次期间核查；洗板机每年进行一次功能检查；在洗板、读板时，要做到动作轻缓，小心操作；倘若有液体溅出，要马上进行消毒处理。

(五) 个人防护用品的风险及风险控制措施

1. 个人防护用品若使用大小不合适的防护口罩、手套、帽子、眼罩等将会导致防护效果失效或降低。使用质量不符合要求的产品，降低防护效果，存在被感染风险。穿戴的程序、方法不符合或没有及时发现穿戴错误等情况均可能造成感染的后果。

2. 风险控制措施：选择正规合格产品，使用前进行必要培训，按照规定程序使用，穿戴时相互检查确认，避免使用有破损、缺陷的产品。必须采购生物安全合格的个人防护用品。正确佩戴适合个人面型和大小的防护口罩，且进行个人适合性测试，不能使用常规无纺布制的单层口罩，配备合格的防护镜、防护服、防护手套等。正确配备和使用医疗急救用品，及时清理维护有期限物品或药剂。

(六) 实验材料风险及风险控制措施

1. 样本容器材质

(1) 风险点识别：玻璃容器会导致破碎后的污染扩散，锐器会导致人员意外地割伤或刺伤，密封不严的容器容易导致污染物流失而污染环境、人员等目标物。

(2)风险控制措施:尽量不使用易破碎容器或锐利的实验材料,选用塑料等替代品,防止因此而可能导致的泄漏、意外致伤等风险。

2. 运输包装材料

(1)风险点识别:使用非 UN2814 或 UN3373 包装,将不能安全有效地防止机械破损,从而可能产生污染的扩散。

(2)风险控制措施:使用国家指定的运输包装材料,规范包装、运输,运输通过正规渠道,并采取必要的安全措施。必须选购塑料材质的生物样本运输容器,容器盖为螺旋式且密合。运输包装材料必须为 UN2814 或 UN3373。

3. 消毒灭菌剂

(1)风险点识别:消毒剂产品无生产许可证、过期或配制方法不正确、种类选择不合理,将会导致消毒效果降低,生物灭活能力降低或对物品腐蚀性增加,对皮肤造成刺激等问题产生。

(2)风险控制措施:选择正规厂家符合国家标准生产的产品,以规定的消毒方法、消毒时间、消毒浓度(剂量)进行消毒,避免使用过期产品;消毒过程中消毒人员应做好必要个体防护,防止发生意外。

4. 医疗急救用品

(1)风险点识别医疗急救用品种类全,种类不合适、未及时清理维护过期物品或药剂,导致急用时无法发挥作用。

(2)风险控制措施:定期维护清理更新,配备的急救物品与实验活动相适应,专人负责管理。

5. 废弃物包装材料

(1)风险点识别:不规范的废弃物包装标识,容易造成污染物与生活垃圾混放,导致增加生活垃圾污染风险,同时污染的锐器由于没有明确的提示,而使未接受专业培训的人员发生意外伤害。

(2)风险控制措施:采用专用、质量可靠、有标识的包装材料,必要时采用耐高压包装材料包装。实验室废弃物包装袋,必须符合生物安全的规定,有一定的牢固度,包装时将污染物与生活垃圾严格区分,锐器废弃物必须单独包装并有提示。

(七) 实验室理化因素风险及风险控制措施

1. 紫外线

(1)风险点识别:生物安全柜及 BSL-2 实验室均使用紫外线灯进行物体表面消毒。紫外线波长为 250~280nm,主要影响眼睛和皮肤,可引起急性角膜炎和结膜炎、慢性白内障等眼部疾病,还可诱发皮肤癌。紫外线灯开启时人员不知情进入可造成伤害。

(2)安全防护措施:在实验室工作应避免紫外线直接照射人体,特别是眼部。生物安全柜表面贴有紫外线危害的标识。在进行紫外线消毒时,实验人员尽量远离消毒区域,基本可以规避紫外线对人体的危害。

2. 辐射

(1)风险点识别:实验室筹建选址时未对周围辐射源进行排查,使用含辐射的仪器未严格管理,存在辐射源或辐射事故间接导致病原微生物屏障系统破坏的隐患。

(2)预防控制措施:实验室筹建选址时对周边建筑群严格排查辐射源。

3. 施康清洗消毒剂Ⅰ

(1)风险点识别:施康清洗消毒剂Ⅰ属于含氯消毒剂,有效氯的含量为4.55%~5.55%,次氯酸钠为主要杀菌因子。含氯的消毒液会残留在空气中不挥发,长期使用会使人感到头疼、恶心。如果有过敏体质的人,还容易引发过敏、哮喘等疾病。高浓度含氯消毒剂对人的呼吸道黏膜和皮肤有明显的刺激作用,可使人流泪、咳嗽,并刺激皮肤和黏膜,严重者可使人产生氯气中毒。急性中毒者出现躁动、恶心、呕吐、呼吸困难等症状,甚至窒息而死。

(2)安全防护措施:按照使用说明,根据消毒对象不同配制不同的浓度,避免使用不必要的高浓度的消毒液,稀释和使用时戴好手套,消毒后及时开窗通风,基本可规避消毒液对人体的危害。

(八) 安全保障风险管理及风险控制措施

(1)风险点识别:实验室存放着菌(毒)种和阳性样本感染性材料、有害化学和放射性材料等。一旦泄漏和丢失可能造成感染性材料(特别是高致病性病原微生物)、有害物质、放射性材料的滥用、转用或有意释放的风险,造成难以估量的损失,甚至引起社会的恐慌。

(2)预防控制措施:重点应设置物理防盗设备(防盗门、人员受控进入措施、防盗锁等)与监控设施。

(九) 生物安全应急设施风险及风险控制措施

(1)风险点识别:实验室若没有配备洗眼器、应急药箱等必要的应急设施和物品,或配备的急救用品种类不全、不合适或过期,导致急用时无法发挥作用。

(2)预防控制措施:在实验室内正确配备洗眼器,确保功能正常。配备的75%乙醇、碘伏或其它消毒剂、创可贴等急救物品与实验活动相适应,并在有效期内使用,专人负责管理,定期维护、清理、更新。

(十) 实验室火灾及其他自然灾害风险评估与预防控制措施

1. 火灾

(1)风险点识别

1)超负荷用电,电线过长。

2)电器和电源老化、电器保养不良,如电缆的绝缘层破旧或损坏。

3)用火不当等引发火灾。

4)仪器设备在不使用时未关闭电源。

5)使用的仪器设备不是专为实验室环境设计。

6)易燃、易爆品处理、保存不当。

7)不相容化学品没有正确隔离。

8)在易燃物品和蒸汽附近有能产生火花的设备。

9)通风系统不当或不允分。

(2)预防控制措施

1)定期检查电器插座、电线绝缘层是否完好,保证用电负荷,对易燃、易爆等危险品进行有效区域隔离。

2)实验室配备灭火器。放置在易取的地点,摆放部位张贴灭火器标识。用于扑灭可控制的火灾,帮助人员撤离火场;对灭火器进行定期检查和维护,确保其有效使用。

3)实验室需装设应急灯,所有出口都应有黑暗中可见的"紧急出口"标识;当出现紧急状况时,实验室所有出口的锁必须在开启状态,出口设计保证在不经过高危险区域就能逃脱,所有出口都能通向一个开放空间。

4)走廊、流通区域不放置障碍物,确保人员流动和灭火设备移动不受影响。

5)在实验室工作区显著位置张贴火警电话。实验室每年对工作人员进行消防知识培训,包括消防器材的使用、火灾发生时的应急行动等。

自然灾害可能导致的实验室紧急状况主要包括水灾和地震等。

2. 水灾

(1)风险点识别:水灾可能导致实验室维护结构和设施损坏,实验室内感染性材料随水外溢。

(2)安全防护措施

1)在安全手册中制订《实验室紧急事件应急预案》,并对所有实验室人员进行培训。

2)实验室一旦发生水灾报警时应立刻停止工作,首先考虑实验室内感染性物质和人员的转移,实验室负责人、中心主任根据条件及时采取对策,第一时间联系相关消防人员,消防人员应有防护措施,并在受过训练的实验室工作人员陪同下,进入实验室完成感染性物质和人员的安全转移。

3. 地震

(1)风险点识别:发生地震等自然灾害会导致实验室维护结构和设施损坏,导致人员伤害和实验室感染性材料外溢的风险。

(2) 风险控制措施：实验室应采取措施降低自然灾害带来的风险，保证发生后能够安全撤离实验室，减少对人员和环境的影响。发生地震后，首先设立距实验室维护结构 20m 范围内的封锁区，其次对封锁区进行消毒，然后由专业人员在做好个人防护的前提下对实验内部环境边消毒边清理。如果保藏样品的容器没有破坏，可安全转移到其他安全的实验室存放。如果保藏样品的容器已有破坏和外溢应立即用可靠方法进行彻底消毒灭菌。

(十一) 管理体系的风险评估与控制措施

(1) 风险点识别：管理体系是否完善，体系文件是否健全，是否符合实际管理要求是决定生物安全管理的决定因素，如果组织机构不健全、设置不合理，体系文件与实际工作不匹配，以及部门职责不清或衔接不当等都可能带来安全风险，主要风险来自风险程序文件、评估报告、SOP、应急预案等方面，因此要求定期开展对管理体系的评审，发现问题及时解决与纠正，以确保整个体系的持续有效运行。管理体系(包括应急预案)、程序文件、作业指导书和操作规程都是确保生物安全的主要因素。如果组织结构不健全、设置不合理，体系文件与实际工作不匹配，以及部门职责不清或衔接不当等都可能带来安全风险。

(2) 预防控制措施：定期开展对管理体系的评审，发现问题及时修订、完善，以确保生物安全管理体系持续有效地运行。

(十二) 实验室非常规活动中的风险评估与预防控制措施

1. 实验室主要的非常规活动

(1) 检测外专业人员对实验室设施设备的维护、维修、检测验证(如主要设施设备的检测验证)和更换(如高效过滤器等的更换)。

(2) 实验室后勤保障人员对实验室及公共环境的保洁、实验器材洗刷消毒。

(3) 外部人员来实验室参观及上级部门对实验室的检查。

(4) 任何其他人员需要进入实验室从事实验活动外的行为(如火灾、水灾时消防人员、急救人员的进入)。

2. 风险点识别

(1) 进入实验室可能会引起实验室感染的风险，特别是不慎打翻、打破血管或损坏仪器部件情况下。

(2) 实验室运行过程中某些人员需要进入实验室参观，存在影响实验室正常运行的风险。

3. 预防控制措施

(1) 实行人员准入、登记制度。外部人员来进行参观或检查前，应对实验室作彻底消毒；任何外来人员进入实验室时应有实验室人员全程陪同。

(2) 进入人员绝对不能私自动用实验室内有标志的危险品(除非经过授

权),绝不能将未经消毒处理的物品拿出实验区。

(3)在实验室进行设施、设备维护维修过程中,若发生意外事件,应立即报告实验室负责人,进行风险评估,并采取应对措施。

(4)对实验室的设施、设备进行维护维修工作时应动作轻柔,避免产生气溶胶。检测维修后、离开实验室前,必须洗手。

(十三) 被误用和恶意使用的风险与预防控制措施

1. 风险点识别　若阳性标本未明确标识并双人双锁管理,实验活动结束后不及时消毒操作场所,其他工作人员在不知情的情况下可能误用标本、实验材料和设施设备等,导致人员感染和实验室环境污染等。

2. 预防控制措施

(1)实行严格的人员准入和持证上岗制度。

(2)所有获得批准进入实验室工作的人员,必须严格按规程操作实验材料和设施设备。

(3)发生事故时必须及时报告并作必要的处理和记录。

(4)实验所用材料和试剂等必须有明确的标识。

(5)阳性标本实施严格双人双锁管理。

(十四) 应急预案及处置的风险及风险控制措施

1. 编制《病原微生物实验室生物安全应急处置技术方案》,对实验室污染或其他事故应急响应、先期处置、事件的报告、现场应急处置、后期处置、应急保障、监督管理都做了明确的规定。

2. 在发生病原微生物实验室感染或泄漏事件时,首先报告科室负责人和中心生物安全委员会,同时保留现场,由生物安全委员会指定现场调查组进行流行病学调查,根据调查结果制定实验室隔离消毒措施、病例的救治与隔离治疗措施以及周围人群的紧急预防措施。

3. 发生意外伤害暴露后要立即进行伤口局部处理,并立即报告中心生物安全委员会,同时对受伤者及患者进行 HBV、HCV、HIV 和梅毒等检测,依据检测结果尽快采取相应的补救措施,减少职业感染率的发生,并准确记录,确认损伤器械是否来自有传染性疾病的患者,以使受伤者及时得到监测和治疗。

三、相关实验室已发生的事故分析和从中得到的启示

调查研究发现,HBV 是检验人员面临传播危险性最大的血源性疾病,检验人员感染率高。第一例 HBV 的实验室感染报告是在 1931 年由芬德利报道的。根据我国北京第二传染病医院孙孚报告(1987),在该医院 246 名职工调查中,发现 HBV 感染者 141 人,而检验科职工的感染例数,在 18 个不同科室中占第 5 位。

2008 年某二甲医院 312 名工作人员进行乙型肝炎病毒血清标志物调查，结果全院工作人员患乙型肝炎病毒感染率为 20.19%，医务人员与非医务人员乙肝病毒感染率分别为 23.08%、11.54%，两者之间有统计学的意义（$P<0.01$）。临床手术科室人员乙肝病毒感染率为 30.43%，显著高于临床非手术科室人员 15.97%（$P<0.05$）。结论：医院工作人员乙型肝炎病毒感染检出率高于正常人群，其中医护人员感染率很高，是医院预防的重点。

因此，实验人员在进行采样、检测及废弃物处置等工作过程中，特别要注意加强个人防护，规范操作，严格遵守实验室相关规定，降低和规避职业暴露风险。

四、实验室检测常见紧急事件（事故）处理预案

（一）实验室生物安全事件（事故）处理措施

1. 若发生针头刺伤或血液标本溅洒，污染人员、器具或环境等，应及时采取有效的消毒处理措施。

（1）被采血针头刺伤：应立即用肥皂和大量流水冲洗，尽可能挤出损伤处的血液，并用碘伏等有效消毒剂对伤口进行消毒处理。若被血液污染的针头或仪器等锐器刺伤，应对伤口进行轻轻挤压，尽可能挤出损伤处的血液，用肥皂和流水清洗伤口，用 70% 酒精、0.2%~0.5% 过氧乙酸、0.5% 碘伏等浸泡或涂抹消毒，并包扎伤口、戴手套等。

（2）皮肤和黏膜污染：皮肤意外接触到血液等污染物，应立即以肥皂水和清水冲洗；立即用肥皂和大量流水冲洗污染部位，并用碘伏或 0.2% 过氧乙酸等有效消毒剂进行消毒处理。

（3）黏膜污染：若黏膜暴露应用生理盐水或清水反复冲洗干净用大量流水或生理盐水冲洗污染部位。

（4）物品污染：耐煮沸的物品煮沸 20 分钟后清洗；对不能煮沸的衣服等物品可用 1% 漂白粉或 0.5% 过氧乙酸浸泡 2 小时后再用清水洗涤。

（5）地面、墙面等环境污染：可用 3% 漂白粉或 2% 过氧乙酸喷雾或擦洗 2 次。

在制定的应急预案中应包括消防人员和其他紧急救助人员，应事先告知他们哪些房间有潜在的感染性物质，让他们熟悉实验室的布局和设备。实验室人员要熟悉紧急撤离的情况及紧急撤离路线标识，当实验室发生不可控制的火灾、水灾、爆炸或其他危险情况时，为确保工作人员的安全，要进行紧急撤离。所有实验室人员须了解紧急撤离行动计划、撤离路线和紧急撤离的集合地点，每年至少参加一次紧急撤离演习，包括急救设备使用和采取相应急救措施。

2. 当生物安全柜出现持续正压时,应立即停止操作,通知运行保障人员采取措施恢复负压。如果不能及时恢复和保持负压,应停止实验。发生此类事故或发生意外停电,造成具有传染性物质暴露潜在危险的事故和污染时,工作人员除了采取紧急措施外,立即报告实验室安全负责人,组织对实验室进行终末消毒。

3. 离心过程中离心管破裂　应马上关闭电源,让离心机停止工作,并静止30分钟,然后缓慢打开离心机盖,将离心杯平稳地拿到生物安全柜中,如果发生泄漏,用1%的次氯酸钠消毒液灌入离心杯腔体中消毒30分钟,然后弃去消毒液和离心管碎片,将离心杯清洗后擦干。

4. 污染物泼溅或溢出　发生污染物泼溅或溢出时,立即用清洁布或吸水纸覆盖污染处,并倒上10~25倍稀释的施康消毒液,作用至少30分钟方可清理全部污染物。用消毒剂擦拭污染区域,所有这些操作过程中都应戴手套。如发生大范围污染物扩散事故时,应立即通知实验室主管领导和安全负责人到达事故现场,查清情况,确定消毒方案,组织对实验室进行终末消毒。

(二) 生物安全应急事件(事故)报告和记录

1. 发生生物安全及其他应急事件时,在紧急处理的同时必须向单位主管领导和生物安全委员会报告。

2. 生物安全事件必须进行登记,详细记录发生的时间、地点及经过、处理方法等。

五、风险管控后危险发生的概率评估

序号	潜在危险因素	危害程度	发生可能性	固有风险	措施合理性	残留风险	风险可控程度
1	样本运输过程中容器意外侧翻、破裂导致样本泄漏	中度	可能	中度	合理	低风险	可控
2	样本接收、开启及加样等常规实验活动中产生气溶胶	中度	较大可能	中度	合理	低风险	可控
3	离心过程中样本管破裂产生大量气溶胶	中度	可能	中度	合理	低风险	可控
4	检测未经灭活的样本对仪器与环境造成污染	中度	较大可能	中度	合理	低风险	可控
5	样本、实验材料及设施设备等被误用	中度	较小可能	中度	合理	低风险	可控

续表

序号	潜在危险因素	危害程度	发生可能性	固有风险	措施合理性	残留风险	风险可控程度
6	阳性样本被恶意使用	高度	较小可能	高度	合理	低风险	可控
7	废弃物处理不当造成病原微生物扩散	中度	可能	中度	合理	低风险	可控
8	检测人员及工勤人员破损的皮肤、黏膜接触到血液样本或被锐器刺伤等造成职业暴露	高度	可能	高度	合理	低风险	可控
9	检测人员个人防护不当造成病原微生物扩散	中度	可能	中度	合理	低风险	可控
10	非检测人员、进修实习等外来人员进入实验室的不当操作造成病原微生物扩散	中度	可能	中度	合理	低风险	可控
11	水、电、火灾或自然灾害造成病原微生物扩散	中度	较小可能	中度	合理	低风险	不可控

六、评估结论

(一) 危害等级

《中华人民共和国传染病防治法》规定,病毒性肝炎属乙类传染病;国家卫生健康委员会《人间传染的病原微生物目录》、规定,HBV 危害程度为第三类。

(二) 实验活动及生物安全防护水平

原卫生部《人间传染的病原微生物目录》规定乙肝动物感染实验在 ABSL-2 实验室进行,病毒培养、未经培养的感染材料的操作在 BSL-2 进行,灭活材料的操作、无感染性材料的操作在 BSL-1 进行。单位实验室主要进行 HBV 抗原抗体的血清学检测,从事未经培养的感染性材料操作,实验活动均在二级生物安全实验室中进行。采样或进入实验室进行灭活材料和无感染材料的操作时工作人员应穿工作服、戴乳胶手套和医用防护口罩以及工作帽。当操作可能含有感染性或感染性样本(或未知样本)时,必须在生物安全柜内进行,工作人员应穿工作服、戴乳胶手套和医用防护口罩以及工作帽;当不能在生物安全柜内操作时,工作人员应戴医用防护口罩、护目镜。长发必须束在脑后,操作人员不佩戴戒指、手镯、腕表、耳环等,以免传染源或其他有害物溅洒。个人防护设备应符合国家相关标准并正确、有效使用。

实验室配备的生物安全柜(Ⅱ级 A2 型)、高压灭菌器(下排式)等设备符合生物安全要求。

本实验室 HBV 检测所依据的方法为 WS 299-2008《乙型病毒性肝炎诊断标准》,在项目开展时经过验证,实验方法风险很小。

(三) 人员健康及素质

实验人员及相关辅助人员在上岗前均经过充分的生物安全、专业知识及操作技能的培训,考核合格后持上岗证,新上岗人员和进修人员经过培训,并在指导老师指导下从事检测工作。人员数量基本满足要求。

(四) 管理体系和应急预案

相关管理体系文件如《生物安全柜操作规程》(XJK/JS41)、《HEV-50 高压灭菌器操作规程》(XJK/JS36)、《0412-1(80-2)型离心机操作规程》(XJK/JS10)、《ELX50 型洗板机操作规程》(XJK/JS71)、《微生物实验器具消毒灭菌和废弃物的管理》、(XJK/JY07)、《样品管理程序》(XJK/CX32)等经过技术委员会的评审是有效和安全的。实验室对制订的《实验室意外事故和职业性疾病报告制度》和《病原微生物生物安全应急处置技术方案》,经过培训和反复演练,能确保一旦发生意外感染事件时能有效应对,把危害控制在最小范围和最低限度。

(五) 其他风险控制措施

乙肝检测实验室的建设符合 GB50346—2011《生物安全实验室建筑技术规范》、GB 19489—2008《实验室生物安全通用要求》和 WS 233—2017《病原微生物实验室生物安全通用准则》的要求。生物安全二级实验室实验活动中未涉及化学、物理、辐射等相关检测和研究内容,因此不存在相应的风险。实验室所在地理位置海拔面高,建筑材料可抗六级地震,能够抵抗水灾、地震等灾害。

实验室采用的实验材料和器材(包括转运包装)符合国家安全相关要求,选用消毒液对乙肝有杀灭作用;采样、检测和实验室的清洁和消毒、废弃物处置等实验活动和非常规活动按照单位制定的相应管理体系文件和上面的风险控制措施执行和记录。

单位已对在生物安全二级实验室所涉及的所有活动内容进行了较全面的风险评估,并根据风险的内容已逐项制定了可行的、适用的防控措施。评估报告不仅适用于实验室设施设备的常规运行,而且适用于实验室设施设备进行清洁、维护及关停期间。

综上所述,实验室在人员数量和素质、个人防护用品、设施设备、实验器材及实验方法、管理体系、废弃物处置等方面能满足开展 HBV 抗原抗体血清学检测相关实验活动的要求,实验过程风险可控的,实验人员的健康与安全是有保障的,不会对周围环境产生危害。

但是 HBV 主要通过血液和血制品传播,且传染性很强,含病毒的少量血液足以使人发生感染。实验室工作人员在实验活动过程中应加强个人防护,规范操作是最有效的防控策略。同时必须遵循以下防护原则如下:使用必要的防护用品和防护设施,避免直接接触血液;安全规范处置锐利器具;对所涉及的器械实施严格消毒;安全处置废弃物;严格洗手和手消毒。

七、风险再评估

由于风险评估是一种动态发展的工作,在下列情况下应对实验活动风险进行再评估:

1. 生物安全 BSL-2 实验室改造前(或新建造前)和正式启用前。

2. 当收集到资料表明 HBV 的致病性或传染方式发生变化时,应对其背景资料及时变更,并对其实验操作的安全性进行重新评估。

3. 开展新的实验活动(增加新的项目),应对该项目的实验活动进行评估。

4. 生物安全实验室操作人员在进行实验活动中,发现有原评估报告中未涉及的隐患存在,或者在检查过程中发现存在生物安全问题,应进行再评估。

5. 在实验活动中发现阳性标本泄漏或人员感染等意外事件或事故时,应立即进行再评估。

6. 当评估过的实验活动(包括相关的设施、设备、人员、活动范围、管理等)发生改变或者操作超出常规量,以及从事某些特殊活动时,应该事先或重新进行风险评估。

7. 相关政策、法规、标准等变化时需要风险再评估。

八、评估依据

风险评估主要依据国家法律法规、标准、规范、指南等相关要求。

九、评估人员

张三、李四、张五　　　　　　评估时间:20××年××月××日
审核人员:赵一、钱二、孙某　　审核时间:20××年××月××日
批准人:王某　　　　　　　　批准发布时间:20××年××月××日
　　　　　　　　　　　　　　组织评估单位:　××××

例 2　新型冠状病毒风险评估报告

一、生物因子

(一) 一般特性

新型冠状病毒感染(COVID-19)为新发急性呼吸道传染病,目前已成为全球性重大的公共卫生事件,其病原为新型冠状病毒(2019-nCoV)。

冠状病毒为不分节段的单股正链 RNA 病毒,属于巢病毒目(Nidovimles)冠状病毒科(Coronaviridcie)正冠状病毒亚科(Orthocoronavirinae),根据血清型和基因组特点冠状病毒亚科被分为 α、β、γ 和 δ 四个属。已知感染人的冠状病毒有 6 种,包括 α 属的 229E 和 NL63,β 属的 OC43 和 HKU1、中东呼吸综合征相关冠状病毒和严重急性呼吸综合征相关冠状病毒,此次新型冠状病毒感染患者下呼吸道分离出的冠状病毒为一种新型冠状病毒(2019-nCoV)。新型冠状病毒属于 β 属的冠状病毒,有包膜,颗粒呈圆形或椭圆形,直径 60~140nm。具有 5 个必需基因,分别针对核蛋白(N)、病毒包膜(E)、基质蛋白(M)和刺突蛋白(S)4 种结构蛋白及 RNA 依赖性的 RNA 聚合酶(RdRp)。核蛋白(N)包裹 RNA 基因组构成核衣壳,外面围绕着病毒包膜(E),病毒包膜包埋有基质蛋白(M)和刺突蛋白(S)等蛋白。刺突蛋白通过结合血管紧张素转化酶 2(ACE-2)进入细胞。体外分离培养时,新型冠状病毒 96 个小时左右即可在人呼吸道上皮细胞内发现,而在 Vero E6 和 Huh-7 细胞系中分离培养约需 4~6 天。

(二) 来源

目前新型冠状病毒的来源尚未明确。新型冠状病毒的主要传染源是新型冠状病毒的患者,无症状感染者也可成为传染源。

(三) 传染性

传染源主要是新型冠状病毒感染的患者和无症状感染者,在潜伏期即有传染性,发病后 5 天内传染性较强。

(四) 传播途径

目前的研究表明最主要的传播途径是呼吸道飞沫传播和密切接触传播,在相对封闭的环境中长时间暴露于高浓度的气溶胶下存在气溶胶传播的可能。由于在尿中和粪便中可分离到病毒,应注意粪便和尿对环境污染造成的气溶胶或接触传播。

(五) 易感性

人群对此病毒普遍易感。

（六）潜伏期

根据国家最新公布的《新型冠状病毒感染的肺炎疫情防控方案（第六版）》，基于流行病学调查研究，潜伏期为 1-14 天，多为 3-7 天，潜伏期具有传染性。

（七）剂量 - 效应关系

尚不清楚这种新型冠状病毒的特性，其剂量效应关系有待进一步研究。

（八）致病性

以发热，乏力，呼吸道症状以干咳为主，并逐渐出现呼吸困难，严重者表现为急性呼吸窘迫综合征、脓毒症休克、难以纠正的代谢性酸中毒和出凝血功能障碍。部分患者起病症状轻微，可无发热。多数患者预后良好，少数患者病情危重，甚至死亡。

（九）变异性

冠状病毒属巢状病毒目，冠状病毒科，主要分为 α、β、γ 和 δ 四个属。α、β 属仅对哺乳动物致病，γ 属主要引起鸟类感染。人冠状病毒按抗原差异可以分成不同的抗原群，以往发现的人冠状病毒有抗原 1、2 群，其代表株分别为 HCoV-229E 和 HCoV-OC43。2003 年出现的 SARS 病毒不同于上述两种抗原群。此外，2004 年以后荷兰等地又发现有新毒株，如 HCoV-NL63、HCoV-HKU1。沙特出现的 MERS 冠状病毒为冠状病毒 β 属，是 β 属 c 组中第一个确定可以通过动物感染人的病毒，基因组为单股正链 RNA 病毒，约为 30 000 个核苷酸组成。通过全基因组序列比对发现，2019 新型冠状病毒与来自中华菊头蝠的 bat-SL-CoVZC45 的相似性为 87.99%，通过 S 基因的序列比对，该病毒与 bat-SL-CoVZC45 的相似性为 83.45%；此外，通过全基因组序列比发现，该病毒与来自 SARS 患者的 ZS-C 的相似性为 80.3%，通过 S 基因的序列比对，该病毒与 ZS-C 的相似性为 74.56%；因此，可以确定认为该病毒同样是属于冠状病毒的 β 属，与 SRAS 冠状病毒的亲缘关系是比较近的。

（十）稳定性

对冠状病毒理化特性的认识多来自对 SARS 冠状病毒和 MERS 冠状病毒的研究。病毒对热敏感，56℃ 30 分钟、乙醚、75% 乙醇、含氯消毒剂、过氧乙酸和氯仿等脂溶剂均可有效灭活病毒。

（十一）预防和治疗

1. 预防　预防要针对传染源、传播途径、易感人群三个环节，采取以管理和控制传染源、预防控制医院内传播为主的综合性防治措施，努力做到"早发现、早报告、早隔离、早治疗"。

控制传染源：强调就地隔离、就地治疗，避免远距离转移（转运）。对每例新型冠状患者都应在最短时间内开展流行病学调查，追溯其发病前接触史和症状期密切接触者。对症状期密切接触者均应实施医学观察，一般采取家庭观察；必要时实施集中医学观察，但要注意避免交叉感染。对可疑的发热患者，应立即让其住院隔离治疗。

切断传播途径：加强院内感染控制，建立、健全院内感染管理组织，制定医院内预防新型冠状病毒感染的管理制度，严格消毒，落实医务人员个体防护措施，促使医务人员形成良好的个人卫生习惯。对患者及疑似患者及其探视者实施严格管理。原则上新型冠状病毒感染患者应禁止陪护与探视。

易感人群的保护：目前尚无特效的疫苗或药物预防方法。

2. 治疗　目前尚无特异性治疗措施，主要采取对症支持治疗。根据《新型冠状病毒肺炎诊疗方案》(第八版)，可在定点医院根据病情进行一般治疗，重症、危重症患者治疗以及中医治疗。

（十二）事故分析

迄今为止国内外还未报道实验室感染事件，但已经有医院内感染发生。为了杜绝实验室可能发生的感染，应严格按照标准操作规程操作，控制风险，按要求做好三级防护，做好实验室人员健康监测。实验室感染新型冠状病毒实验的安全防护重点是实验操作过程中尽量减少气溶胶的产生和相关人员的呼吸道的保护。一旦发生实验室感染，应按照应急预案进行处置和报告。

二、风险评估与风险控制

（一）实验活动

新型冠状病毒采集样本的类型主要包括上下呼吸道样本，优先考虑采集下呼吸道样本，包括呼吸道抽取物、支气管灌洗液和肺组织活检标本等。上呼吸道标本包括咽拭子、鼻拭子、鼻咽抽取物等。粪便、血清也应该采集。死亡病例需采集尸检标本。

我中心 BSL-3 实验室从事新型冠状病毒的实验活动主要包括：细胞分离培养、病毒的 $TCID_{50}$ 测定、中和实验、制备新型冠状病毒抗原片、新型冠状病毒中和抗体检测。

1. 新型冠状病毒的细胞分离培养

序号	实验操作	可能风险	风险高低	发生范围	控制措施	残留风险
1. 接种前标本处理	1. 标本转移至生物安全柜	离心管掉落破裂或破碎，感染性物质溅出，同时可能产生气溶胶	低	生物安全柜内	标本处理时要动作轻柔，应事先在操作台面铺含有 0.5% 有效氯的次氯酸钠纱布或者 75% 乙醇纱布。一旦发生上述意外，马上将污染的纱布弃入废物缸内并立即消毒台面并更换新的纱布或吸水纸	低

序号	实验操作	可能风险	风险高低	发生范围	控制措施	残留风险
1. 接种前标本处理	2. 对咽拭子标本进行挤压、对肺组织进行漂洗、组织研磨	产生气溶胶和溅出液体	低	生物安全柜内	标本处理时要动作轻柔,应事先在操作台面铺含有 0.5% 有效氯的次氯酸钠纱布或者 75% 乙醇纱布。一旦发生上述意外,马上将污染的纱布弃入废物缸内并立即消毒台面并更换新的纱布或吸水纸	低
	3. 标本离心	产生气溶胶或破裂溢出	低	生物安全柜内或离心机	实验室采用带有安全套盖的离心套筒,如离心过程中发生收集管破裂应关闭电源,在生物安全柜内处理相关感染性物质,彻底清洁和消毒离心机套桶。如果在不带有安全套筒的离心机操作,离心过程中发生收集管破裂应关闭电源并且保持离心机盖子关闭 30 分钟。如果在机器停止运行后发生了破裂,离心机盖应立即关闭并保持 30 分钟。并及时通知本实验室生物安全员采取相应措施	低
	4. 标本转移离心管	1. 离心管开盖时液体溅出,离心管滑落,打翻标本 2. 标本转移时,吸头漏液 3. 加样时,感染性液体溅出,污染离心管外部、手臂或生物安全柜台面	低	生物安全柜内	1. 在操作时,动作要轻缓,以防开盖时离心管滑落、打翻或溅出。2. 使用移液器时,确保吸头与移液器连接紧密,吸取或吹打液体时动作要轻缓 3. 样品打开前进行短暂离心,去除样品管盖上的残留,避免开盖时样品溅出 4. 使用带滤芯的吸管,动作要轻缓。若滴落在生物安全柜台面应及时消毒处理,以 0.5% 有效氯的次氯酸钠纱布或 75% 的乙醇纱布处理。若手接触感染材料,用 75% 的乙醇消毒后脱去最外层的手套,换一副新手套,并用 75% 的乙醇纱布擦拭管壁,将污染的纱布放在生物安全柜内的垃圾袋内,封口后移出生物安全柜,进行高压处理	低

续表

序号	实验操作	可能风险	风险高低	发生范围	控制措施	残留风险
2. 接种细胞过程	1. 吸取处理后标本接种细胞	标本滴落台面或抽吸的过程形成气溶胶	低	生物安全柜内	使用带滤芯的吸管,动作要轻缓。若滴落在生物安全柜台面应及时消毒处理,以 0.5% 有效氯的次氯酸钠纱布或 75% 的乙醇纱布处理。若手接触感染材料,用 75% 的乙醇消毒后脱去最外层的手套,换一副新手套,并用 75% 的乙醇纱布擦拭管壁,将污染的纱布放在生物安全柜内的垃圾袋内,封口后移出生物安全柜,进行高压处理	低
	2. 移至培养箱孵育	接种后培养瓶跌落形成气溶胶	低	实验室核心区	将培养瓶口拧紧,转移时使用转移托盘	低
	3. 孵育后 Hank's 液清洗细胞	形成气溶胶,清洗液溅洒	低	生物安全柜内	操作时在生物安全柜内放好带有消毒液的纱布。用带滤芯的吸管,动作要轻缓。若滴落在生物安全柜台面应及时消毒处理,以 0.5% 有效氯的次氯酸钠纱布或 75% 的乙醇纱布处理。若手接触感染材料,用 75% 的乙醇消毒后脱去最外层的手套,换一副新手套	低
	4. 加生长液	形成气溶胶	低	生物安全柜内	加生长液时动作轻柔,避免对着细胞生长面加液,加液后及时将瓶口拧紧或盖上培养板盖	低
3. 培养观察	1. 显微镜观察	移动过程跌落导致溢出或形成气溶胶	低	实验室核心区	为避免大量病毒产生危害,一次病毒培养体积不超过 100ml。将培养瓶口拧紧,放置托盘中,移动时轻缓,注意安全。大量培养物溢出时,停止实验,先用一块布或纸巾盖上,再把消毒剂倒到上面,实验人员先退出实验室,至少静置 30 分钟,然后才可把布和纸巾等物品清理掉	低
	2. 培养箱内培养过程	形成气溶胶	低	培养箱内	放在 CO_2 孵箱内的病毒培养瓶需拧紧,密封袋包装,并放在托盘上,以防止污染孵箱	低

续表

序号	实验操作	可能风险	风险高低	发生范围	控制措施	残留风险
4. 培养物收获	细胞培养物的收获分装	分装过程滴落台面,污染管壁,冻存管封口不严	低	生物安全柜内	为避免大量病毒产生危害,一次病毒培养体积不超过 100ml。操作时在生物安全柜内放好带有消毒液的纱布。若滴落在生物安全柜台面应及时消毒处理,以 0.5% 有效氯的次氯酸钠纱布或 75% 的乙醇纱布处理。分装病毒时应使用带垫圈、密封效果好的旋盖管,分装时注意安全,确保病毒不污染管外壁,管外壁经 75% 医用乙醇纱布擦拭后方可移出生物安全柜	低
5. 细胞工厂中新型冠状病毒收获液制备	1. 毒种转移至生物安全柜	离心管掉落破裂或破碎,感染性物质溅出,同时可能产生气溶胶	低	生物安全柜内	培养物处理时要动作轻柔,应事先在操作台面铺含有 0.5% 有效氯的次氯酸钠纱布或者 75% 乙醇纱布。一旦发生上述意外,马上将污染的纱布弃入废物缸内并立即消毒台面并更换新的纱布或吸水纸	低
	2. 毒种接种至细胞工厂内	产生气溶胶和溅出液体	低	生物安全柜内	1. 减少接种病毒液的时间,当接种量较大时,为避免人员疲劳操作及保证病毒收获液质量,可分组进行操作(25~35 个 10 层细胞工厂使用一个核心区,35 个以上使用两个核心区)。 2. 毒种在接种过程中动作要轻柔,事先在安全柜内铺上含有氯的消毒液绢布,如果发生意外立马将绢布弃入废液缸中,台面用酒精或含氯消毒液进行消毒,更换新的垫布。从生物安全柜中取出时需将细胞工厂用消毒液擦拭,封口膜封口后传出生物安全柜	低
	3. 移至培养箱孵育	接种后细胞工厂跌落形成气溶胶	中	实验室核心区	将细胞工厂盖子拧紧,封口膜封口,表面消毒,转移时轻柔小心	低

续表

序号	实验操作	可能风险	风险高低	发生范围	控制措施	残留风险
5. 细胞工厂中新型冠状病毒收获液制备	4. 加维持液	形成气溶胶	低	生物安全柜内	加维持液时动作轻柔,加液后及时将细胞工厂盖子拧紧,并用封口膜封口。将细胞工厂用消毒液擦拭,对表面进行消毒后传出生物安全柜	低
	5. 培养箱内培养过程	形成气溶胶	中	培养箱内	放在细胞培养箱内的细胞工厂盖子需拧紧,封口膜封口	中
	6. 显微镜观察	移动过程跌落导致溢出或形成气溶胶	中	实验室核心区	移动时轻缓,注意安全。大量培养物溢出时,停止实验,先用一块布或纸巾盖上,再把消毒剂倒到上面,实验人员先退出实验室,至少静置 30 分钟,然后才可把布和纸巾等物品清理走	中
	7. 病毒培养液的收获	收获过程滴落台面。	高	生物安全柜内	操作时在生物安全柜内放好带有消毒液的纱布。若滴落在生物安全柜台面应及时消毒处理,以 0.5% 有效氯的次氯酸钠纱布或 75% 的乙醇纱布处理。病毒收获液时应使用带垫圈、密封效果好的收液装置,分装时注意安全,封口,管外壁经 75% 医用乙醇纱布擦拭后方可移出生物安全柜	中
	8. 病毒收获液的灭活	病毒灭活不彻底,混匀时病毒液溢出	中	生物安全柜内	1. 加入灭活剂后,密封瓶口,充分摇匀 2. 摇匀后置 2~8 ℃ 冰箱灭活时间 ≥24 小时 做灭活验证	低

2. 病毒的 $TCID_{50}$ 测定和中和实验

序号	实验操作	风险	风险高低	发生范围	控制措施	残留风险
1. 接种前培养物处理	1. 标本转移至生物安全柜	离心管掉落破裂或破碎,感染性物质溅出,同时可能产生气溶胶	低	生物安全柜内	培养物处理时动作要轻柔,应事先在操作台面铺含有 0.5% 有效氯的次氯酸钠纱布或者 75% 乙醇纱布。一旦发生上述意外,马上将污染的纱布弃入废物缸内并立即消毒台面并更换新的纱布或吸水纸	低
	2. 对培养物进行稀释、振荡	产生气溶胶和溅出液体	低	生物安全柜内	稀释与振荡时要动作轻柔,应事先在操作台面铺含有 0.5% 有效氯的次氯酸钠纱布或者 75% 乙醇纱布。一旦发生上述意外,马上将污染的纱布弃入废物缸内并立即消毒台面并更换新的纱布或吸水纸	低
2. 接种细胞过程	1. 吸取稀释后标本接种细胞	标本滴落台面或抽吸的过程形成气溶胶	低	生物安全柜内	使用带滤芯的吸管,动作要轻缓。若滴落在生物安全柜台面应及时消毒处理,以 0.5% 有效氯的次氯酸钠纱布或 75% 的乙醇纱布处理。若手接触感染材料,用 75% 的乙醇消毒后脱去最外层的手套,换一副新手套,并用 75% 的乙醇纱布擦拭管壁,将污染的纱布放在生物安全柜内的垃圾袋内,封口后移出生物安全柜,进行高压处理	低
	2. 移至培养箱孵育	接种后培养板跌落形成气溶胶	低	实验室核心区	将细胞培养板盖好,用封口膜妥善密封,转移时使用转移托盘	低
3. 培养观察	1. 显微镜观察 CPE	移动过程跌落导致溢出或形成气溶胶	低	实验室核心区	放置托盘中,移动时轻缓,注意安全。培养物溢出时,停止实验,先用一块布或纸巾盖上,再把消毒剂倒到上面,实验人员先退出实验室,至少静置 30 分钟,然后才可把布和纸巾等物品清理走	低
	2. 培养箱内培养过程	形成气溶胶	低	培养箱内	培养板放在 CO_2 孵箱内需妥善密封并放在托盘上,以防止污染孵箱	低

3. 制备新型冠状病毒抗原片

序号	实验操作	风险	风险高低	发生范围	控制措施	残留风险
1. 制备前培养物处理	1. 培养物转移至生物安全柜	离心管掉落破裂或破碎,感染性物质溅出,同时可能产生气溶胶。	低	生物安全柜内	培养物处理时要动作轻柔,应事先在操作台面铺含有 0.5% 有效氯的次氯酸钠纱布或者 75% 乙醇纱布。一旦发生上述意外,马上将污染的纱布弃入废物缸内并立即消毒台面并更换新的纱布或吸水纸	低
	2. 对培养物进行处理	产生气溶胶和溅出液体	低	生物安全柜内	稀释与震荡时要动作轻柔,应事先在操作台面铺含有 0.5% 有效氯的次氯酸钠纱布或者 75% 乙醇纱布。一旦发生上述意外,马上将污染的纱布弃入废物缸内并立即消毒台面并更换新的纱布或吸水纸	低
2. 抗原片制备过程	吸取病毒液玻片、风干以及固定过程	标本滴落台面或抽吸的过程形成气溶胶、风干和固定过程产生气溶胶	低	生物安全柜内	使用带滤芯的吸管,动作要轻缓。若滴落在生物安全柜台面应及时消毒处理,以 0.5% 有效氯的次氯酸钠纱布或 75% 的乙醇纱布处理。若手接触感染材料,用 75% 的乙醇消毒后脱去最外层的手套,换一副新手套,并用 75% 的乙醇纱布擦拭管壁,将污染的纱布放在生物安全柜内的垃圾袋内,封口后移出生物安全柜,进行高压处理	低

4. 新型冠状病毒的抗原或中和抗体检测

序号	实验操作	风险	风险高低	发生范围	控制措施	残留风险
1. 标本处理	1. 标本转移至生物安全柜	离心管掉落破裂或破碎,感染性物质溅出,同时可能产生气溶胶	低	生物安全柜内	标本或血清处理时要动作轻柔,应事先在操作台面铺含有 0.5% 有效氯的次氯酸钠纱布或者 75% 乙醇纱布。一旦发生上述意外,马上将污染的纱布弃入废物缸内并立即消毒台面并更换新的纱布或吸水纸	低

序号	实验操作	风险	风险高低	发生范围	控制措施	残留风险
1. 标本处理	2. 对标本或血清进行稀释、振荡	产生气溶胶和溅出液体	低	生物安全柜内	稀释与振荡时要动作轻柔,应事先在操作台面铺含有 0.5% 有效氯的次氯酸钠纱布或者 75% 乙醇纱布。一旦发生上述意外,马上将污染的纱布弃入废物缸内并立即消毒台面并更换新的纱布或吸水纸	低
2. 抗原抗体反应与结果测定过程	1. 吸取稀释后标本或血清至微孔或抗原片	标本滴落台面或抽吸的过程形成气溶胶	低	生物安全柜内	使用带滤芯的吸管,动作要轻缓。若滴落在生物安全柜台面应及时消毒处理,以 0.5% 有效氯的次氯酸钠纱布或 75% 的乙醇纱布处理。若手接触感染材料,用 75% 的乙醇消毒后脱去最外层的手套,换一副新手套,并用 75% 的乙醇纱布擦拭管壁,将污染的纱布放在生物安全柜内的垃圾袋内,封口后移出生物安全柜,进行高压处理	低
	2. 移至培养箱孵育	加样后微孔板或抗原片跌落形成气溶胶	低	实验室污染区	将微孔板或抗原片置湿盒中,封口膜妥善密封,转移时使用转移托盘	低
	3. 微孔板或抗原片洗涤	洗涤后的液滴滴落台面或抽吸的过程形成气溶胶及洗涤液中含有病毒	低	生物安全柜内	使用带滤芯的吸管,动作要轻缓。若滴落在生物安全柜台面应及时消毒处理,以 0.5% 有效氯的次氯酸钠纱布或 75% 的乙醇纱布处理。若手接触感染材料,用 75% 的乙醇消毒后脱去最外层的手套,换一副新手套,并用 75% 的乙醇纱布擦拭管壁,将污染的纱布放在生物安全柜内的垃圾袋内,封口后移出生物安全柜,进行高压处理	低

续表

序号	实验操作	风险	风险高低	发生范围	控制措施	残留风险
2. 抗原抗体反应与结果测定过程	4. 酶标仪检测吸光度或荧光显微镜观察	移动过程跌落导致溢出或形成气溶胶	低	实验室污染区	放置托盘中,移动时轻缓,注意安全。此时微孔板或抗原片中残留感染性病毒的可能已极低。溢出或滴落时,停止实验,先用一块布或纸巾盖上,再把消毒剂倒到上面,实验人员先退出实验室,至少静置30分钟,然后才可把布和纸巾等物品清理走。另应注意反应液的化学危害或抗原片跌落破裂导致的物理伤	低

(二) 设施设备

设施设备中,生物安全柜、培养箱、离心机、振荡器、冰箱、高压灭菌器的可能风险以及控制措施如下:

仪器名称	可能风险	发生可能性	后果描述	控制措施
生物安全柜	气流异常突然断电	可能性低	对实验人员及实验室高度危险	操作培训,设备定期维护。使用时,观察窗不要抬得过高;柜内尽量少放仪器和物品,不要阻塞后面气口处的空气流通;禁止在柜内使用酒精灯;在柜内的所有工作都要在工作台中央或后部进行,并且通过观察窗能看见柜内的操作;尽量减少操作者后面的人员走动,操作者不要频繁移动及挥动手臂以免破坏定向气流;前面的空气栅格不要被吸管或其他材料挡住;生物安全柜的风扇在工作开始前及操作结束后至少要再运行5分钟。实验室电源设备应做定期维护保养并记录

仪器名称	可能风险	发生可能性	后果描述	控制措施
培养箱	二氧化碳泄漏；电源短路；培养物产生气溶胶	可能性低	人员接触污染	1. 每次使用二氧化碳培养箱时，注意观察二氧化碳气表以及培养箱显示是否正常，确保电源线连接正常，电源线周围无液体存在 2. 定期更换二氧化碳培养箱空气滤膜 3. 严格规范操作，定期检查
离心机	离心管发生破裂气溶胶释放	可能性低	人员接触污染	配备有安全套筒的离心机，可转移到生物安全柜内处理
振荡器	产生气溶胶、泄漏和容器破裂	可能性低	人员样品接触污染	必须使用塑料的器皿，因为玻璃可能会破裂释放出感染性物质，而且可能伤及操作者。在操作结束后，容器应在生物安全柜里才能重新开启
冰箱	保存管泄漏	可能性极低	人员样品接触污染	操作培训，做好个人防护
高压灭菌器	人员接触高温部位，发生烫伤	可能性中等	人员发生烫伤	操作培训，做好个人防护

（三）人员

1. 健康监护和健康状况评估　实验人员、辅助人员、后勤保障人员上岗前应建立个人健康档案，进行定期的健康体检和相应的免疫接种。人员的健康状况应当符合实验室的安全工作要求。

从事新型冠状病毒研究的实验室工作人员必须在身体状况良好的情况下，才能进入 BSL-3 实验室工作，出现下列情况，不能进入：患发热性疾病、感冒、上呼吸道感染或其他导致抵抗力下降的情况；妊娠、已经在实验室控制区域内连续工作 4 小时以上，或其他原因造成的疲劳状态。心理素质不稳定的也尽量避免进入实验室。未经充分专业操作技能培训的人员。

新型冠状病毒实验人员的健康监护从开始进行实验当日，直至实验结束后 14 天内，其间应每日早晚测量体温，报告健康状况，每周采取咽拭子或鼻拭子进行核酸检测。若操作者或其所在实验室的工作人员在此期间出现发热、体温高于 37.3℃等类似症状，则应被视为可能发生实验室感染，应立即报告实验室负责人，采取早发现、早报告、早隔离、早治疗以控制管理传染源为主的综合性防治措施。同时采取咽拭子或鼻咽拭子进行核酸检测,对疑似感染者采取严格的隔离防护措施,送至指定医院就诊,并做好转运过程的安全隔离和防护、消毒工作。

另外措施:实验活动前采集本底血清样本,实验活动期间每天测体温,必要时采集血液样本进行前后对比检测,以确定是否感染。

2. 人员资质和培训　实验人员、辅助人员、后勤保障人员上岗前均须接受严格的生物安全以及相关操作的技术培训,包括实验室设施、设备、个体防护、实验操作等培训。同时必须熟悉和严格遵守实验室的管理要求。

潜在风险因素	发生可能性	后果严重性	控制措施
实验人员技术水平	技术培训不足或操作不熟练导致误操作	中	实验人员需接受相关技术培训并考核合格后方能上岗;定期进行相关培训及演练
人员健康水平	实验人员身体状况不佳或患有基础疾病	中	实验室工作人员每年参加体检,预留本底血清标本;实验人员进入 BSL-3 实验室前需测量体温,体温高于 37℃者不能进入
未经授权人员	未经授权人员进入 BSL-3 实验室	高	进入 BSL-3 实验室须得到相关部门和实验室负责人的批准,应详细登记出入时间,并保证 2 名以上的人员同时进入

(四) 意外事件、事故带来的风险

实验室感染新型冠状病毒实验的安全防护重点是实验操作过程中尽量减少气溶胶的产生和相关人员的呼吸道的保护,如佩带 N95 医用防护口罩、必要时使用正压呼吸器等,防止通过吸入气溶胶感染。

1. 临床标本的处理　疑似新型冠状病毒感染的患者的咽拭子、肺组织和血液标本,这些标本当中有可能含活病毒,但浓度不详。对此类临床标本的操作都必须在实验室生物安全柜内操作,实验操作人员按三级防护级别进行个体防护。

2. 涉及活病毒的操作　涉及活病毒的操作是指如病毒分离、组织培养、$TCID_{50}$ 测定、中和实验、间接免疫荧光实验等,以及新型冠状病毒抗原、抗体检测前,对血清进行 56℃ 水浴 30 分钟灭活处理,以及新型冠状病毒电镜标本制作,超薄切片标本甲醛、锇酸固定前的实验。此类实验必须在生物安全三级实验室的生物安全柜内进行。实验操作人员按三级防护级别进行个人防护。

3. 已灭活的病毒或标本的操作　已灭活的病毒或血清标本等,用于病毒特异性核酸、抗原、抗体检测和电镜切片的观察实验时,可在 BSL-2 实验室进

行操作。实验操作人员按三级防护级尽量使用塑料材质的实验物品,避免使用尖锐物品和利器。必须使用时应倒放在耐扎的容器内,使用后收集在特定的带盖的锐器盒内保存至最后消毒处理或销毁。禁止将使用后的一次性针头重新套上针头套。严格禁止用手直接接触使用后的针头、刀片等锐器。禁止徒手处理破损或打碎的玻璃器材。对实验室的台面,应当对其锐角进行处理,如加装桌角保护器或对桌角进行打磨等,使桌角保持光滑,避免割伤皮肤。

4. 实验室操作后的消毒措施　涉及临床标本和活病毒的实验操作,在实验完毕后用含 0.5% 有效氯的次氯酸钠消毒剂溶液擦拭工作台面、生物安全柜内壁及台面,实验器材表面用 75% 乙醇擦拭后移出生物安全柜。废弃物在实验室内 121℃ 高压处理 30 分钟后才允许运出实验室。

在 BSL-2 实验室中进行核酸扩增、抗体检测等实验时,为了确保安全,实验过程中产生的废液和使用过的耗材等都必须用含 0.5% 有效氯的次氯酸钠消毒液浸泡 30 分钟后,并进行高压灭菌处理,才允许运出实验室存放在指定的存放点进行集中处理。

5. 标本接种处理量的控制

(五) 其他风险控制

其他风险主要包括对化学、物理、辐射、电器和水灾、火灾等自然灾害等的引起的风险。

1. 化学危害　应熟知实验涉及的试剂的化学品安全说明书(MSDS),本实验过程中可能接触免疫学检测中的酸、碱,抗原片制备过程中的固定试剂,应注意操作轻缓,防止溅落而接触皮肤。如发生皮肤接触,应停止实验,在做好紧急处置后,撤离实验区,用大量水冲洗,如有需要应就医。

2. 物理危害　如破损器皿的刺伤、使用锐器不当造成的扎伤、实验室台面的锐角割伤等。在 BSL-3 实验室中,各实验区空间一般较为狭小,在放置了各种实验设备,实验人员穿戴两层防护用品后,行动难以自如,存在被绊倒的可能,如果实验台的台面和其他部位存在锐角设计,有可能在意外发生时造成工作人员皮肤损伤和防护用品破裂,从而导致感染致病性材料外溢、泄漏。要求 BSL-3 实验室内的物品,特别是实验台面必须消除锐角隐患,加装锐角保护器或直接通过加工,磨去锐角。

如发生此类危害,应停止实验,在做好紧急消毒处置后,撤离实验区进行医学观察或到指定医院就医。

3. 辐射危害　本实验活动不涉及辐射危害。

4. 电器危害　本实验室所有电器或插座已经妥善接地,但实验人员在进行实验活动时应遵守各电器、设备的使用规则,如遇短路等导致的停电,应盖上正在操作的传染性物质,拉下生物安全柜的操作窗。实验人员进行 75% 乙醇喷洒等消毒处理后退出实验室。如遇电器引起的火灾,按照如下火灾发生时的原则进行处置。

5. 火灾　发生火灾时应立即停止工作,要立即扑灭火势,当确定不能控制火势时应立即撤离实验室,并同时拨打119向消防部门报警。应当告知消防人员所从事工作的危害性,尽量控制火情蔓延,不得进入实验室,不得用水进行灭火。

6. 地震　本省发生高级别的地震可能性很小,本实验室抗震级别为七级。但一旦发生有明显震感的地震时,应立即停止工作,脱掉防护服,经逃生门退出实验室。如果发生房屋倒塌,应在实验室周边设立隔离区,适合进行适当的消毒。

7. 水灾　本中心发生洪灾的可能性没有,只有发生海啸时才会影响本中心实验室,如果接到相关通知或资讯时,应立即停止实验,在做好紧急处置后,人员紧急撤离。

三、评估结论

综上所述,新型冠状病毒是2019年底新发现的病毒,考虑该病毒为新发现病毒,且能够引起人类严重疾病,目前没有针对该病毒的有效人用疫苗,我中心对新型冠状病毒的细胞分离培养、病毒的 $TCID_{50}$ 测定和中和实验、制备新型冠状病毒抗原片、新型冠状病毒中和抗体检测操作都必须在生物安全三级(BSL-3)实验室内进行。操作者要按照三级防护标准进行个人防护,具体为佩戴N95医用防护口罩(具体型号需进行呼吸器闭合性测定)或正压呼吸装置(有条件的话可选用、高风险实验活动必须使用)、护目镜、防护服。穿着次序应为手术衣-内层隔离衣防护-防护服-外层隔离衣、脚套、双层手套。所有相关的实验废弃物应在BSL-3实验室核心工作间内经121℃高压灭菌30分钟后运出至防护区的准备间,再经双扉高压灭菌器灭菌后,在洗消间侧取出方可移出实验室。

鉴于新型冠状病毒已引起死亡病例,对于新型冠状病毒风险应随疫情形势及时开展动态评估,不断完善、修订新型冠状病毒实验活动的风险评估。

例3　结核分枝杆菌风险评估报告

一、背景资料

(一) 一般生物学特性

1. 形态与染色　结核分枝杆菌为细长略带弯曲的杆菌,大小 $1\sim4\times0.4\mu m$。

牛分枝杆菌则比较粗短。分枝杆菌一般用姜-尼氏(Ziehl-Neelsen)染色法(抗酸染色),以 5% 石炭酸复红加温染色后可以染上,但用 5% 盐酸乙醇不易脱色。若再加用亚甲蓝复染,则分枝杆菌呈红色,而其他细菌和背景中的物质为蓝色。

结核分枝杆菌在体内外均可变为 L 型,呈颗粒状或丝状。临床结核性脓疡和痰标本中还可见非抗酸性革兰阳性颗粒,过去称为 Much 颗粒。该颗粒在体内或细胞培养中能返回为抗酸性杆菌,故亦为 L 型。

2. 培养特性　专性需氧。最适温度为 37℃,低于 30℃ 不生长。结核分枝杆菌细胞壁的脂质含量较高,影响营养物质的吸收,故生长缓慢。初次分离需要营养丰富的培养基。常用的有罗氏(Lowenstein-Jensen)固体培养基,孔雀绿可抑制杂菌生长,便于分离和长期培养。根据接种菌多少,一般 2~4 周可见菌落生长。菌落呈颗粒、结节或花菜状,乳白色或米黄色,不透明。在液体培养基中可能由于接触营养面大,细菌生长较为迅速。一般 1~2 周即可生长。临床标本检查时,液体培养比固体培养的阳性检出快。

3. 生化反应　结核分枝杆菌不发酵糖类。与牛分枝杆菌的区别在于,人型结核分枝杆菌可合成烟酸和还原硝酸盐。热触酶试验对区别结核分枝杆菌与非结核分枝杆菌有重要意义。结核分枝杆菌大多数触酶试验阳性,而热触酶试验阴性;非结核分枝杆菌则大多数两种试验均阳性。热触酶试验检查方法是将浓的细菌悬液置 68℃ 水浴加温 20 分钟,然后再加 H_2O_2,观察是否产生气泡,有气泡者为阳性。

(二) 在外界环境的稳定性

1. 自然条件下的稳定性　结核分枝杆菌细胞壁中含有脂质,故对乙醇敏感,在 70% 乙醇中 2 分钟死亡。此外,脂质可防止菌体水分丢失,故对干燥的抵抗力特别强。在自然条件下结核分枝杆菌在室内阴暗潮湿环境处能存活半年;在尘土飞扬的空气中可保持传染性 8~10 天;在干燥痰内可存活 6~8 个月;在污染的图书上可存活 3 个月;在 3℃ 条件下存活 1 年、在 −6~8℃ 环境下可存活 4~5 年。另有资料表明,室内的结核分枝杆菌微滴核约 60%~71% 可存活 3 小时,48~56% 存活 6 小时,28~32% 存活 9 小时以上。

2. 对于理化因子的耐受性　耐热的结核性污染物品,干热 180℃ 作用 2 小时可达到杀菌目的,杀灭痰中的结核分枝杆菌则需要 3 小时以上。结核分枝杆菌对湿热敏感,纯培养物加热 60℃ 30 分钟、70℃ 10 分钟、80℃ 5 分钟、90℃ 1 分钟或煮沸即被杀死。但在痰中需 100℃ 3 分钟才能杀死。因此,煮沸与高压蒸汽消毒是最有效的方法之一。结核分枝杆菌对紫外线敏感,直接日光照射数小时可被杀死,可用于结核患者衣服、书籍等的消毒。

结核分枝杆菌的抵抗力与环境中有机物的存在有密切关系,如痰液可增强结核分枝杆菌的抵抗力。因大多数消毒剂可使痰中的蛋白质凝固,包裹细菌周围,使细菌不易被杀死。5% 石炭酸在无痰时 30 分钟可杀死结核分枝杆菌,有痰时需要 24 小时;5% 来苏儿无痰时 5 分钟杀死结核分枝杆菌,有痰时需要 1~2 小时。

结核分枝杆菌对酸(3%HCl 或 6%H_2SO_4)或碱(4%NaOH)有抵抗力,15 分钟不受影响。可在分离培养时用于处理有杂菌污染的标本和消化标本中的黏稠物质。结核分枝杆菌对 1∶13 000 孔雀绿有抵抗力,加在培养基中可抑制杂菌生长。结核分枝杆菌对链霉素、异烟肼、利福平、环丝氨酸、乙胺丁醇、卡那霉素、对氨基水杨酸等敏感,但长期用药容易出现耐药性,而吡嗪酰胺的耐药性<5%。

(三) 流行现状

结核病是一种通过空气传播的慢性传染病。1921 年发明卡介苗预防结核病以及 20 世纪 50 年代异烟肼、链霉素、对氨基水杨酸等有效抗结核药相继问世以来,人类对结核病已经"防有措施,治有办法"。但对结核病流行的严重性与长期性认识不足,导致各国政府漠视结核病防治,专业防治机构被撤销,各项防治经费锐减。近年来结核病在全球各地"死灰复燃"。据 WHO 估计,目前全球大约有 1/3 的人感染了结核分枝杆菌,95% 的结核患者及 98% 的结核病死亡发生在发展中国家。全世界每年约新发结核病 900 万人,而且死于结核病达 300 万人,与艾滋病、疟疾成为三大传染病死因,所致的经济损失约占国民生产总值的 4%~7%。

我国是全球 22 个结核病高负担国家之一,仅次于印度居世界第二位。据 2000 年全国结核病流行病学抽样调查数据显示:全人口结核感染率为 44.5%。估算全国有活动性肺结核患者 500 万,其中涂阳肺结核患者 150 万;每年新发涂阳肺结核病 200 万人,约有 13 万人死于结核病,死亡平均年龄为 55.2 岁,为其他传染病和寄生虫病死亡人数总和的两倍。

在所有的结核病当中,肺结核占 80% 以上,排菌的结核患者是主要传染源,但是涂阴的患者中有 17% 的有传染性。实验室常用的小鼠、豚鼠、家兔、猴子以及鸡等实验动物均对结核分枝杆菌敏感,其中最敏感动物为豚鼠。实验性感染结核分枝杆菌的豚鼠或小鼠不会通过咳嗽产生飞沫核,但受感染动物的粪便和垃圾可能会受到污染,成为传染性气溶胶的来源。

(四) 致病性与传染性

结核分枝杆菌不产生内、外毒素。其致病性可能与细菌在组织细胞内大量繁殖引起的炎症,菌体成分和代谢物质的毒性以及机体对菌体成分产生的免疫损伤有关。

1. 致病物质

(1) 荚膜:荚膜的主要成分为多糖,部分为脂质和蛋白质。其对结核分枝杆菌的作用有：①荚膜能与吞噬细胞表面的补体受体3（CR3）结合，有助于结核分枝杆菌在宿主细胞上的黏附与入侵；②荚膜中有多种酶可降解宿主组织中的大分子物质，供入侵的结核分枝杆菌繁殖所需的营养；③荚膜能防止宿主的有害物质进入结核分枝杆菌，甚至如小分子 NaOH 也不易进入。故结核标本用 4%NaOH 消化时，一般细菌很快杀死，但结核分枝杆菌可耐受数十分钟。结核分枝杆菌入侵后荚膜还可抑制吞噬体与溶酶体的融合。

（2）脂质：据实验研究细菌毒力可能与其所含复杂的脂质成分有关，特别是糖脂更为重要。①索状因子：是分枝菌酸和海藻糖结合的一种糖脂。能使细菌在液体培养基中呈蜿蜒索状排列。此因子与结核分枝杆菌毒力密切相关。它能破坏细胞线粒体膜，影响细胞呼吸，抑制白细胞游走和引起慢性肉芽肿。若将其从细菌中提出，则细菌丧失毒力。②磷脂：能促使单核细胞增生，并使炎症灶中的巨噬细胞转变为类上皮细胞，从而形成结核结节。③硫酸脑苷脂（sulfatide）：可抑制吞噬细胞中吞噬体与溶酶体的结合，使结核分枝杆菌能在吞噬细胞中长期存活。④蜡质 D：是一种肽糖脂和分枝菌酸的复合物，可从有毒株或卡介苗中用甲醇提出，具有佐剂作用，可激发机体产生迟发型超敏反应。

（3）蛋白质：有抗原性，和蜡质 D 结合后能使机体发生超敏反应，引起组织坏死和全身中毒症状，并在形成结核结节中发挥一定作用。

2. 所致疾病　结核分枝杆菌可通过呼吸道、消化道或皮肤损伤侵入易感机体，引起多种组织器官的结核病，其中以通过呼吸道引起肺结核为最多。其他器官的结核病有：结核性脑膜炎、结核性腹膜炎、骨结核、肠结核、淋巴结核、皮肤结核、附睾结核等。临床上肺结核大致可以分为四种类型：原发性肺结核、血行播散性肺结核、继发性肺结核和结核性胸膜炎。

（五）感染剂量与毒力

因结核病变进展而形成空洞的患者痰中带有大量的结核分枝杆菌，这类患者是结核病的主要传染源，痰中结核分枝杆菌越多，传播的危险性就越大，患者出现痰涂片阳性，若 1ml 痰液中含菌量为 1 000~10 000，其痰涂片阳性率为 40%~50%。患者排菌量越大，其密切接触者的感染率也就越高。结核分枝杆菌株之间毒力有较大差异，不同类型的患者排出结核分枝杆菌不仅数量不同，其毒力也不同，因而其传染性亦不同。感染的结核分枝杆菌活力越强，数量越大，传染性也越强。传染源排出的飞沫受压力和黏度的影响而大小不一，飞沫核直径 1~10μm 者在空气中漂浮的时间长，进入人体末梢气管内越多，越容易传播。

（六）传播途径与暴露的后果

1. 自然感染途径　呼吸道感染是肺结核的主要感染途径，飞沫感染为最常见的方式。传染源主要是排菌的肺结核患者(尤其是痰涂片阳性、未经治疗者)的痰液。

健康人吸入患者咳嗽、打喷嚏时喷出的飞沫而受感染。小于 10μg 的痰滴可进入肺泡腔,或因其重量轻而飘浮于空气中较长时间,在室内通风不良环境中的带菌飞沫,亦可被吸入引起感染。

感染的次要途径是经消化道进入体内。少量、毒力弱的结核菌多能被人体免疫防御机制所杀灭。仅当受大量毒力强的结核菌侵袭而机体免疫力不足时,感染后可能发病。其他感染途径,如经皮肤、消化道、泌尿生殖系统等均少见。

2. 实验室感染途径　实验操作中释放的较大粒子和液滴(直径大于 5μm)会迅速沉降到工作台面和操作者的手上,对感染性材料的清除污染和处理可能导致手污染,可能造成感染性物质的食入或与皮肤和眼睛的接触导致感染。

破损玻璃器皿的刺伤,使用注射器操作不当可能扎伤引起的经血液感染。

血清样本采集时可能喷溅和可产生气溶胶,导致呼吸道感染或误入眼睛而发生黏膜感染。

微生物操作内容及其危险性结核菌可存在于痰液、胃灌洗液、脑脊液、尿液和许多损伤的组织中。暴露在传染性气溶胶中是最主要的危害。结核菌可以在热固定的涂片中存活,可在制备冷冻切片和操作液体培养物的过程中被气雾化。由于结核分枝杆菌对人的感染剂量较低(如 LD50<10 个细菌),而在一些实验室中,从临床样本中分离到抗酸微生物的概率较高(>10%),所以取自怀疑或已知的结核病例的痰液及其他临床样本,必须将其视为是具有传染性的,在处理时应采取适当的预防措施。

1) 实验室操作易产生微生物气溶胶的有:接种操作:接种培养和培养,在培养介质中"冷却"接种环、燃烧接种环;吸管操作:混合微生物悬液;吸管操作液体溢出在固体表面;针头和注射器操作:排除注射器中的空气;从塞子中拔出针头,接种动物;针头从注射器上脱落喷出菌液。

2) 实验室仪器设备操作及其危险性:在实验室中使用搅拌机、匀浆机、振荡机、超声波粉碎仪和混合仪处理含有感染性病原微生物的材料时以及打开培养容器感染性材料的溢出;在真空中冻干和过滤;也可以产生感染性微生物气溶胶,在进行这类操作时,如未将这些仪器放入生物安全柜中或采用有效防护再进行操作可能产生污染。菌种或含菌物品在低温储藏时发生容器破裂可能导致污染物泄露;对污染物高压灭菌处理未采用不外排蒸汽的高压灭菌装置,在升温早期外排的蒸汽都可能产生带菌气溶胶。实验室水浴设备未及时排空水,可能有污染微生物生长繁殖。

3. 暴露的潜在后果　已经证实结核分枝杆菌和牛型结核分枝杆菌对实

验室人员以及其他可能暴露在实验室传染性气溶胶中的人员是一种危害。

操作结核分枝杆菌的实验室人员结核病的发病率比其他人群高3倍。自然或实验性感染的非人灵长类动物是一个被证实的传染源(例如普通人群中每年的结核菌素转阳率不到3/10 000,而操作受感染的非人灵长类动物的人员,每年的结核菌素转阳率为大约70/10 000)。

实验者受到结核菌感染后,是否发生结核病,与感染结核菌的数量、细菌毒力的大小和身体抵抗力高低的影响有关,结核菌毒力强而身体抵抗力又低则容易发生结核病,但当少数感染结核菌的人出现抵抗力降低时发病。

(七) 宿主范围

1. 从动物实验数据和实验室感染报告或临床报告中得到的信息　结核分枝杆菌的天然宿主主要为人和牛,其他动物如犬、猪、猴、羊等也可被自然感染而致病,但不常见。人、畜、禽类被结核分枝杆菌感染后可使感染个体在机体多种组织内形成肉芽肿和干酪样钙化灶为特征的慢性传染病,感染的病原菌以人型与牛型结核分枝杆菌为常见。

密切接触者与传染源同处环境的空气流动情况,将影响感染的概率。

自然与社会因素　地理条件、气候变化、生态环境等对结核病的流行可产生一定的影响,但目前来看,这种影响的程度和范围往往是有限的。社会因素对结核病流行有很大影响,全球结核病发病80%以上在发展中国家,而发达国家的结核病发病在移民,监狱和贫困人群中高发。

2. 易感人群　结核病主要是人群之间传播的传染病,发生结核分枝杆菌传播主要取决于传染源的排菌情况。主要是指从未受过结核菌感染的,结素试验阴性的人、艾滋病患者、糖尿病患者。在受到结核菌感染的人群中只有4-5%的人发生结核病,其余90%以上的人并不发病。

3. 易感者的自身因素　结核分枝杆菌进入人体,引起易感者机体的复杂反应。易感者的身体和心理等状况均可影响机体的反应过程和结果。机体的自然免疫力强、接种过卡介苗(bacilli calmette-gúerin,BCG)或受过感染后获得了免疫力,则能将入侵的结核分枝杆菌杀死或严密包围,制止其扩散,使病灶愈合。

(八) 感染后的临床表现、治疗及预后

1. 临床表现　咳嗽咳痰:是肺结核患者早期和常见的症状,开始是干咳无痰或仅有少量的白色痰液。随着病变进展,甚至空洞形成。咳嗽加重,痰液增多,有肺部继发感染时咳黄色脓痰。

咯血:咯血也是早期的临床症状之一。肺结核患者中有1/3~1/2的患者有咯血史,当肺结核有炎性改变是,毛细血管通透性增高,可咯出鲜红色或暗紫色血丝和痰混合一起。咯血的多少与损伤血管的多少有关。

胸痛：是壁层胸膜受肺内病变刺激所致。

发热：是肺结核的中毒症状之一，多出现在病变进展阶段。多为午后低热，约在 37.5~38.5℃ 之间，易被患者所耐受，往往被忽略。

盗汗：也是中毒症状，随着病变进展，患者体质虚弱时，夜间睡着后，两腋及胸前出汗，醒后大汗淋漓，称之盗汗。随着病程加重，出现食欲减退，消瘦体重减轻，全身疲乏无力，呼吸困难等。少数妇女出现闭经。

2. 临床治疗与预后　结核病临床上有初、复治之分，患者有排菌和不排菌之别，结核菌有处于繁殖生长期和休眠静止期之别。利福平、异烟肼、乙胺丁醇、链霉素为第一线药物。

结核病治疗的原则是：早期、联合、适量、规律、停用、全程。耐药结核病是对一种或多种抗结核药物耐药的结核病，至少对异烟肼和利福平同时耐药的结核病称为耐多药结核病。耐药结核病的确定，是通过患者留取痰标本，在实验室进行结核菌的培养以及药物敏感试验测定，从而确定是否为耐药结核病。这种结核病的治疗应根据患者的具体情况进行综合治疗，包括化学治疗、免疫治疗、手术治疗和介入治疗等。

卡介苗是活疫苗，苗内活菌数直接影响免疫效果，故目前为冻干疫苗供应。

二、危害程度分级

(一) 分类等级

依照 1996 年卫生部卫疾控发第 5 号文件，将肺结核病纳入《中华人民共和国传染病防治法》乙类传染病管理。必须按乙类传染病的报告要求对肺结核病例限时进行报告。根据《病原微生物生物实验室生物安全管理条例》和《实验室生物安全通用要求》的有关规定，在《人间传染的病原微生物目录》中，结核分枝杆菌的危害程度分类属于第二类。WHO 将结核分枝杆菌的生物危害等级定为Ⅲ级。

在结核分枝杆菌所在的分枝杆菌属中，属于第二类病原微生物的有：结核分枝杆菌、牛分枝杆菌、非洲分枝杆菌、鸟分枝杆菌、副结核分枝杆菌、溃疡分枝杆菌。属于第三类病原微生物(国际危险程度为Ⅱ级)的有：亚洲分枝杆菌、龟分枝杆菌、偶发分枝杆菌、堪萨斯分枝杆菌、麻风分枝杆菌、玛尔摩分枝杆菌、田鼠分枝杆菌、瘰疬分枝杆菌、猿分枝杆菌、斯氏分枝杆菌、蟾分枝杆菌。其余分枝杆菌尚未明确其危害等级，多为非致病性分枝杆菌。

运输包装分类：培养物为 A 类，UN 编号：UN2814。

(二) 不同实验操作生物安全实验室级别要求

根据《人间传染的病原微生物目录》规定，以下实验操作应在 BSL-2 实验室内开展。

样本检测：包括样本的病原菌分离纯化、少量的药敏试验与菌型鉴定、免疫学实验、样本直接核酸提取、涂片等初步检测活动。

使用细菌培养物提取核酸,裂解剂或灭活剂加入后可比照未经培养的感染性材料的防护等级进行操作。

三、风险评估与控制措施

(一) 人员相关的风险

1. 人员数量　人员过少会因缺少提示或因工作量增大而导致操作过程中工作失误增加,风险增加,同时,为满足《病原微生物实验室生物安全管理条例》要求所以需要人员数量基本量为 2 人。

2. 思想素质　由于工作与高致病性病原微生物接触机会较多,同时此类物质属高风险材料,涉及生物恐怖、人员安全、环境安全与社会安定的生物可能性很大,所以对于人员政治思想素质要求较高,需要选择是思想品德良好、责任心强、关心他人利益的人员参与该项工作。

3. 身体状况(生理、心理素质与免疫状态)　实验室工作人员必须在身体状况良好的情况下进入 BSL-2 实验室工作,人员的健康应当符合实验室的工作要求。

下列情况下不能进入:身体出现开放性损伤;患发热性疾病;感冒、上呼吸道感染或其他导致抵抗力下降的情况。

检测人员在上岗前应建立个人健康档案,进行定期的健康体检和适当的免疫接种。

若操作者或其所在实验室的工作人员在此期间出现结核菌感染相应症状或者体征时应停止实验,并立即报告实验室负责人,采取相应的后续报告、处置措施。

4. 理论基础与技术素质　实验室安全负责人熟悉相关的微生物学方法及良好操作规范,具备微生物学和生物化学,同时具备基础的物理学和生物科学的技术背景。

实验人员具有病原微生物检测相关的学历教育背景,从事病原微生物实验室工作时间累积达一年以上,具备相应工作技能与经历,能独立开展相关检测工作。

项目负责人具备微生物学和生物化学的技术背景。实验室知识、临床实践知识和安全(包括防护设备)知识,以及与实验室设施的设计、操作和维护有关的工程原理方面的知识。

5. 生物安全培训需求　实验人员、辅助人员、后勤保障人员上岗前均须接受严格的生物安全以及相关操作的技术培训,包括实验室设施、设备、个体防护、操作等培训。

同时必须熟悉和严格遵守实验室的管理要求。

(二) 活动的风险

1. 活动背景资料　计划开展的活动内容：本实验室主要从事结核分枝杆菌微生物学研究与临床诊断，涉及结核分枝杆菌的实验内容有：①结核患者痰标本的涂片与染色；②结核患者标本的分离培养；③结核病分离阳性标本的菌型鉴定；④结核分枝杆菌的耐药检测。

计划实施的实验室操作：痰及其他体液标本的直接涂片、分离培养、菌液的制备与稀释；本实验室暂无开展涉及结核分枝杆菌的动物实验计划。

涉及的菌毒种背景资料：本实验所涉及的菌种来源于结核患者的临床分离和国家为进行实验室质量控制、熟练度测试专送的质控菌株；菌株保存在微生物检验所的普通冰箱与超低温冰箱中，双人双锁。所用的实验对照标准菌株为国家质控时提供，经传代保存于超低温冰箱中。

2. 所操作微生物的浓度和浓缩标本的容量　实验活动中每株菌种所取的菌量为浓度 1mg/ml，小于 20ml。每支培养物约含菌量为 1~80mg，每毫克结核分枝杆菌约含活菌 1×10^7~2×10^7。

3. 工作人员实验活动的生物风险

(1) 样品的接收与开启

【可能危害】

在 BSL-2 实验室中，工作时间过长会使检测人员感觉不舒服。

如果实验台的台面和其他部位存在锐角设计，有可能在意外发生时造成工作人员皮肤损伤和防护用品破裂，从而感染致病性生物因子。

运输过程中可能会发生试管塞脱落或破碎。

样本启开时产生气溶胶。

【预防措施】

实验室设计合理，检测人员数满足要求。

禁用在 BSL-2 实验室内使用易碎玻璃器皿。

样本启开时应在生物安全柜中操作。

加液过程中台面铺上浸有消毒剂的纱布或一次性吸水纸。

【处置措施】

一旦发生试管塞脱落或破碎等意外，马上将污染的纱布或纸弃入含有 10% 有效氯的次氯酸钠的消毒液内，并立即消毒台面并更换新的纱布或吸水纸。

(2) 实验样品涂片

【可能危害】

用于显微镜观察的培养物、血液、唾液和粪便等样品在涂抹、固定和染色时，可能产生气溶胶，而且根据 Allen BW 的实验结果表明，样品的热固定不能杀灭所有涂片标本中的结核分枝杆菌,但在经过染色后涂片上的结核分枝杆菌不能存活。

【预防措施】

涂片时在生物安全柜内操作。

染色完成前,涂片不能拿出生物安全柜,不能接触清洁和无菌用品。

【处置措施】

涂片操作过程中应避免产生气溶胶,制成的痰片应立即染色以减少危险。若痰片不能及时染色,将痰片浸泡在戊二醛溶液中。痰片用镊子取用,并经清除污染后才丢弃。

(3)样本前处理、结核分枝杆菌药敏和菌型鉴定时的稀释和接种

【可能危害】

用吸管吸取标本和菌液时可能产生气溶胶和液体溅出。

涡旋震荡混匀和稀释过程可能会形成气溶胶。

标本和菌液接种过程中可能会产生气溶胶和液体溅落。

【预防措施】

整个实验动作应轻柔,勿剧烈操作,以防止产生气溶胶和液体溅出。

混合过程不要用吸头吹打,而是盖紧瓶盖后在振荡器上混匀。

所有操作应在生物安全柜内,并做好个人防护。

【处置措施】

标本和菌液在吸取和混匀时液体容易溅出试管,污染工作台面,应事先在工作台面铺浸有 5% 苯酚的纱布或吸水纸。使用完后将其高压灭菌,按感染性废物处理,避免感染性物质的扩散。

为避免转移物质洒落,微生物接种环的直径为 2~3mm,并完全封闭,手柄长度应小于 10cm,以减少振动,并用封闭式微型点加热器消毒接种环,避免明火加热所引起的感染性物质爆溅。

样品容器尽可能使用塑料制品,正确地使用盖子或塞子,盖好后无泄露,在容器外不留有残液。

样品接种后将其固定在架子上,避免滑落。

若样品或菌液滴落在生物安全柜台面应及时消毒处理;若手接触感染材料,用 75% 的消毒后脱掉最外层的手套,换一副新手套,并用 75% 的酒精纱布擦拭手接触过的物体表面,将污染的纱布放在医用垃圾袋内,进行高压处理。

(4)实验仪器设备

【可能危害】

皮肤的物理损伤。

离心机与旋涡振荡器使用过程产生的气溶胶。

玻璃容器破碎和倾洒造成污染。

【预防措施】

对设备可能产生划伤部位进行钝化处理。

操作时应在生物安全柜的台面铺设配制的含有 0.5% 有效氯的次氯酸钠纱布或其他防护、消毒材料。

使用带密封垫圈的离心管进行样本离心。

旋涡振荡器使用在生物安全柜内操作。

【处置措施】

同(3)进行

(5)培养物与实验废弃物销毁

【可能危害】

废弃物容器外表污染病原微生物转移易造成污染。

高压灭菌器装置如不符合要求,灭菌不彻底造成污染。

【预防措施】

废弃物容器外表及时消毒,废弃物及时消毒灭菌处理。

定期开展高压灭菌器生物效果监测。

【处置措施】

如果发生培养物和实验室废弃物的污染,请参见《实验室意外事故处理办法》。

(6)室内空气、实验用品以及操作台面污染

【可能危害】

微生物操作过程中对室内空气、用品以及操作台面污染。

【预防措施】

定期开展室内环境消毒和检测。

【处置措施】

如果发生实验室内空气被污染,请参见《实验室意外事故处理办法》

(7)菌种及培养物保藏

【可能危害】

玻璃容器破碎和倾洒造成污染。

【预防措施】

操作时应在操作台面铺设一次性吸水纱布或吸水纸。

使用塑料容器保存菌种。

配备 75% 乙醇消毒液或含氯消毒液。

【处置措施】

如果发生毒种管破裂或划伤,请参见《实验室意外事故处理办法》

4. 外部人员的活动风险　外部人员包括机构外部参观实验室的人员、送样人员、合作人员及临时维修人员等，可能无意进入实验污染区，而该类人群既无生物安全防护意识、知识与技能，也不会使用个人防护用品，一旦接触污染，更容易导致感染事故的发生。所以应严格限制外部人员的活动范围，防止人员误入工作区域。需采取硬件屏障隔离，如门禁系统，生物危险标识等进行管理。

5. 安全防护设备

(1) 生物安全柜：如果没有按照设备操作规程或使用说明书进行操作、维护，可能使生物安全柜的气溶胶防护效果明显降低或消失，失去安全防护效果。如果设备因长时间使用不能及时更换 HEPA，将使其功能失常，如工作窗口气流速度降低或流向紊乱。如果未彻底消毒处理，对于清洁、维护人员将会产生污染。设备长期关停期间，将会使部分电器元件老化失去正常功能。设备的锐角可能会划破防护手套或防护服装，或绊倒人员。

(2) 高压灭菌器：如果没有按照设备操作规程或使用说明书进行操作、维护，可能使高压效果明显降低，失去去污染与无害化的目的。如果设备因长时间使用不能定其监测灭菌效果，将可能导致污染物扩散污染环境或感染处理人员。设备长期关停期间，如果内部不能及时排干水分，将会使内部器件老化失去正常功能。高压灭菌器内框篓、内腔的锐角可能会划破防护手套或防护服装。

6. 个人防护用品　个人防护用品因各人面型而适用于不同型号的防护口罩，不合适的防护口罩将会导致防护效果失效或降低，所以应进行个人适合性测试。

7. 实验室防护设施　设施压差与定向流是防止污染气溶胶污染扩散的主要二级防护屏障，所以设施应保持总压差为 –40Pa，并且保持压差均匀，单级压差低于 –10Pa 时，则不能保证发挥有效的防护效果。

8. 供应品或服务质量的风险　样本容器材质：玻璃容器会导致破碎后的污染扩散，同时锐器会导致人员意外的割伤；密封不严的容器容易导致污染物流失，导致污染或感染事故的发生。

(1) 运输包装材料：非 UN2814 或 UN3373 包装不能安全有效地防止机械破损，将可能产生污染的扩散。

(2) 消毒灭菌剂：消毒剂产品无生产许可证、过期或配制方法不正确、种类选择不合理，将会导致消毒效果降低、生物灭活能力降低或对物品腐蚀性增加，对皮肤造成刺激等问题产生。

(3) 医疗急救用品：用品种类不合适、不会正确使用、未及时清理维护有期限物品或药剂，导致急用时无法发挥作用。

(4) 废弃物包装：非规范包装容易导致将污染物与生活垃圾混放,导致增加生活垃圾污染风险,同时可能的锐器会无明确的提示而使未接受专业培训的人员发生意外伤害。

（三）操作方法的风险

1. 标准检测方法的管理　标准方法未正确使用,导致错误操作,降低安全性,导致细菌与病毒的生物活性保留,污染环境或感染工作人员。

2. 非标准检测方法的管理　非标准方法未经有效认证,可能导致灭活方法对细菌与病毒的生物活性的消毒灭菌作用不可靠,降低实验废弃物的安全性,污染环境或感染工作人员。

3. 安全操作规程的管理　标准安全操作规程未能有效执行,或错误操作,降低操作的安全性,导致细菌与病毒的生物活性未能有效去除,污染环境或感染工作人员。

（四）风险控制信息不足的风险

1. 确定设施/设备要求的信息　对设施/设备正确操作要求的信息不足,可能导致设备误用,不能有效发挥设备的防护性能与功效,降低防护效果。

2. 识别培训需求的信息　对人员培训需求的信息不明确,不能有效地开展培训,满足技能要求,从而降低安全操作效果。

3. 开展运行控制需提供的信息　对运行控制需提供的信息不足可能导致对设施防护效果监控不力,从而疏于安全防范,降低系统防护性能。

（五）风险评估

1. 风险的范围、性质、时限性和概率　拟开展的上述实验活动操作,如果不采取任何防护措施,固有风险为中度至高度风险,对实验人员感染的可能性较强,对环境污染的可能性较大,风险程度为不可接受。

2. 可能产生的危害及后果分析　如果采取防护措施不力,如不按要求在相应级别的生物安全柜内操作,或实验室防护级别达不到预定要求,或废弃物处置达不到灭菌要求,或污染物不能安全处置,则固有风险仍然不能降低至低风险水平,即对实验人员感染与对环境污染风险仍不可接受。

3. 确定可容许的风险　低风险为可接受风险水平,仍需加强控制措施。

（六）风险控制措施及残余风险分析

消除、降低与隔离风险的管理措施:建立中心的生物安全管理体系,包括管理手册、程序文件、安全手册与作业指导书及相应的记录表格。

开展体系宣贯和人员培训,制定生物安全管理工作计划,开展设施设备安全运行及人员状况符合性监督检查,加强日常监督检查,定期开展内审与管理评审。

（七）消除、降低与隔离风险的技术措施

开展风险评估、人员管理(人员培训、健康监护、资格授权)、设施设备管理

(个人防护用品管理、设备安全性检定、防护性检测与状态监测、实验室设施性能检测与使用监测)、材料管理(样本与菌毒种、废弃物)、标识管理(危险标识、状态标识、逃生标识)、应急管理(应急预案、应急演练)、应急功能与状态(报警、处置、报告)、档案管理(体系文件管理、活动记录管理、新方法的论证)等活动,从设施设备及个人防护的防护屏障建设和生物安全管理体系的有效运行两方面开展技术管理工作。

(八) 采取措施后带来风险

采取措施后会新增一些风险,如设备锐角及因不安全操作对人员的可能伤害、化学消毒剂的影响等,但均可通过人员培训,安全操作可以有效避免。

四、综合评估结论

结核分枝杆菌在外界环境中相当稳定,主要通过空气传播,宿主范围较广,感染性较强,微量的感染就可使敏感机体感染,但发病率较低,未收集到实验室内经呼吸道感染的资料,但应注意部分实验活动存在造成创伤导致经血感染。耐药结核分枝杆菌感染后造成的危害大于非耐药结核分枝杆菌,耐多药(MDR-TB)的危害性更大,而超级耐药(XDR-TB)将有可能成为不治之症。结核病有较为有效的治疗药物,结核病专业机构可以承担感染后的处理以及患病后的治疗。虽然卡介苗预防效果尚未肯定,依然建议 PPD 阴性者进行接种,待转阳后方可参加相关的实验活动。

该病原菌为二类高致病性微生物,除必须在其他实验室进行检测的标本、菌种在容器外表经消毒处理后可送出室外外,一般不允许在不同实验室间传递。推荐涂片、结核分枝杆菌分离培养、药敏试验在 BSL-2 实验室操作。

例4　高致病性禽流感病毒(H5N1)风险评估报告

一、生物因子

(一) 一般特性

禽流感(avian influenza,AI)是由 A 型禽流感病毒(avian influenza virus,AIV)引起禽的一种从呼吸系统到严重全身性败血症等多种症状的禽类病毒性传染病,鸡、火鸡、鸭和鹌鹑等家禽及野鸟、水禽、海鸟等野生鸟类均可感染,目前在美洲、非洲、欧洲、亚洲、澳大利亚等世界上许多国家和地区都曾暴发过本病。禽流感病毒呈世界分布,绝大多数禽流感病毒呈隐性感染,不表现任何临床症状;只有少数禽流感病毒具有迅速传播和高致死性的特征,引发高致病性禽流感(以下简称 HPAI)。高致病性禽流感通常是由 H5 和 H7 亚型引起的,是严重危害养禽业的重大传染病之一。2004年至今,我国部分地区已经出现多起H5N1高致病性禽流感疫情,由于我国政府采取封锁、扑杀、消毒和强化免疫接种等综合性措施,迅速而有效控制了疫情,但为此付出了沉重代价,造成很大的经济损失。目前,我国防控高致病性禽流感疫情的形势依然十分严峻。

禽流感病毒具有感染宿主多样性的特点,不仅感染家禽和野禽等多种动物,也可以感染人。在众多种的禽流感病毒中,常见的可以感染人类的亚型包括:H5N1、H7N3、H7N7、H9N2、H7N9、H10N8和H5N6等。近几年HPAI的发生,以及感染人并造成死亡的报道,突显出HPAI的公共卫生意义。1997年香港发生人感染H5N1禽流感事件,引起18人感染6人死亡,这是人类感染H5N1亚型HPAI病毒的首次报道,并由此引起了全世界的广泛注视,因此HPAI成为继SARS以后另外一个严重威胁人类健康的新发传染病,属于乙类传染病,但按甲类管理。

（二）来源

禽流感的传染源可来自感染或发病的家禽、野生鸟类、迁徙的水禽及哺乳动物。家禽最初的感染来源有以下三种:

1. 来自家禽从鸡群和相邻的鸭群可分离出同一血清亚型的病毒,火鸡群和相邻的鸡群也是如此,鹌鹑、珍珠鸡和雉鸡都有类似的报道。有很多的证据表明禽流感病毒可以从一个养殖场传播到相邻养殖场的同种或异种禽群。

2. 来自野生鸟类的传播,特别是迁徙性的水禽,被认为是家禽流感暴发最有可能的感染来源。家禽极有可能接触这些鸟类及排泄物,有研究证明从家禽中分离出的禽流感病毒血清亚型与这些鸟类携带的病毒血清亚型相同。

3. 来自哺乳动物禽流感病毒可以感染大量不同种类的动物,这些动物曾被认为是禽流感传播的生物学屏障,但现在发现事实并非如此。其中哺乳动物是禽流感病毒潜在的传播者之一,有证据表明,火鸡的流感可能为猪源的流感病毒所致。

（三）传染性

根据目前的研究结果,HPAI在人群中的传染性不高。因为禽流感和人流感病毒与人呼吸道上皮细胞结合的受体不同,禽流感病毒要突破种间屏障传播给人的几率尚小。但流感病毒非常容易发生变异,一旦禽流感和人流感病毒发生重配,使禽流感病毒获得与人呼吸道上皮细胞结合的能力,有可导致其在人间的传播能力大大加强。应引起注意的是,禽流感病毒有可能由人传染给人。越南1女孩感染禽流感死亡,其母亲和姨妈在护理过程中,与其接触密切,随后母亲也感染禽流感死亡。

（四）传播途径

禽流感一年四季均可发生,但以冬季、春季最为严重。病毒的传播方式主要是水平传播,感染途径主要是呼吸道和消化道。病毒通过病禽的分泌物、排泄物和尸体等污染饲料、饮水和其他物体,通过直接接触和间接接触发生感染。感染禽能从粪便中排出大量病毒,污染一切物品,如饲料、饮水、设备、笼具、蛋筐、蛋盘、输精工具、动物、飞沫、衣服、运输车辆等,均可成为病原的机械性传播媒介。人员的流动与消毒不彻底,也可导致病毒的传播。病毒在畜禽之间的传播,特别是在不同群落、不同物种之间的传播,形成了 HPAI 的扩散和流行。

病禽类的分泌物、排泄物、羽毛及其污染的水等含有大量病毒,人们通过与其密切接触可感染,病毒可通过黏膜、破损皮肤、消化道、呼吸道进入体内。这些含有感染性的污染物受外力的作用可形成病毒气溶胶在空气中扩散(一定的时间和距离)、沉积在各种物体表面上;当人体吸入病毒气溶胶后可能导致感染发病,病毒气溶胶沉积在人的黏膜、破损皮肤或食物上也可引起感染。此外,呼吸道分泌物受到呼气、咳嗽、叫唤等作用进入空气形成微小的飞沫及其"飞沫核"也有很强的感染力,即气溶胶感染。所以,禽流感的传播媒介和侵入途径是多种多样的,在操作中应采取综合防护措施。

(五) 易感性

对人类而言,一般认为任何年龄均具有易感性,但 12 岁以下儿童发病率较高,病情较重。与不明原因病死家禽或感染、疑似感染禽流感的密切接触人员为高危人群。发病前 1 周内曾到过禽流感暴发的疫点,或与被感染的禽类及其分泌物、排泄物等有密切接触者,或从事禽流感病毒实验室工作人员为易感人群。少数报道,与禽流感患者有密切接触的人可感染发病。

(六) 潜伏期

潜伏期一般为 1~3 天,通常在 7 天以内,最长的 21 天。

(七) 剂量 - 效应关系

感染剂量尚未见报道,但根据流行病学资料和病原特性分析,最小感染量不会太大,禽类易感染,但由于存在种间屏障,人类尚不易感染高致病性禽流感病毒,禽流感病毒在人间的传播是温和的。

在进行活病毒的操作时,如咽拭子、肺组织、血液标本的处理和病毒的分离实验,检测所用的标本为疑似高致病性禽流感患者的咽拭子、肺组织和血液标本,故这些标本当中有可能含活病毒,但是浓度不同。在进行高致病性禽流感病毒效价测定实验时,利用多次扩增后的病毒进行效价测定,通常病毒滴度大约可达 $10^{4~6}TCID_{50}/ml$。病毒保存时,冻存管中的病毒悬液一般为 0.5~1ml/管,滴度与增殖后的病毒相同。

高致病性禽流感病毒 RNA 提取试验,实验用的是临床上的咽拭子和血液标本,由于临床疑似患者标本原则上和上述各种实验过程所用到的病毒原液相比,病毒浓度要小得多,因此在提取之前有一定传染性,但是灭活后无感染性。

本实验室涉及大量病毒的培养和浓缩,如处理病毒分离阳性物,病毒分离阳性物中病毒核酸提取,用于病毒全序列的测定,高致病性禽流感病毒中和抗体测定和高致病性禽流感病毒药物敏感性试验等都涉及大量病毒。通常细胞培养阳性分离物的病毒滴度大约可达 $10^{4-6}TCID_{50}/ml$。

(八) 致病性

高致病性禽流感病毒致病性强,对禽类可致死以外,对人致死率也比较高,可经多种途径传播感染,临床表现急性发病,早期表现类似普通型流感。主要为发热,体温大多持续在 39℃ 以上,热程 1~7 天,一般为 3~4 天,可伴有流涕、鼻塞、咳嗽、咽痛、头痛和全身不适。部分患者可有恶心、腹痛、腹泻、稀水样便等消化道症状。重症患者病情发展迅速,可出现肺炎、急性呼吸窘迫综合征、肺出血、胸腔积液、全血细胞减少、肾功能衰竭、败血症、休克及 Reye 综合征等多种并发症。重者肺部实变,胸部 X 线检查可显示单侧或双侧肺炎,少数可伴有胸腔积液等。人禽流感的预后与感染的病毒亚型有关,感染 H_9N_2、H_7N_7 者,大多预后良好;而感染 H_5N_1 者预后较差,据目前医学资料报告,病死率约为 30%。影响预后的因素除与感染的病毒亚型有关外,还与患者年龄、是否有基础性疾病、治疗是否及时、以及是否发生并发症等有关。尚无特异性治疗手段,发病前一天开始排毒,持续时间较长,免疫抑制者排毒长达一个多月,一旦暴发流行难以控制,后果十分严重。

(九) 变异性

禽流感病毒基因组由 8 条独立的单链负股 RNA 组成,PB2、PB1、PA、HA、NP、NA、M 和 NS。其中 HA 和 NA 最容易发生变异,在禽流感病毒的分子进化中起着关键作用。禽流感病毒和其他流感病毒一样发生变异的途径包括抗原漂移和抗原转化。

1. 抗原漂移 HA 能否裂解为 HA1 和 HA2 关系到该病毒粒子致病力的强弱,而 HA 对蛋白酶裂解的敏感性直接影响到病毒的毒力。在 HA1 和 HA2 连接处的肽链序列一般是 R-X-R/K-R,R-X-X-R 是目前高致病性禽流感病毒所能识别的最小序列。和非致病性的病毒相比,几乎所有的 A 型流感病毒在 HA1 和 HA2 的连接处都有插入的氨基酸序列或在 22 位上缺少糖基化。这些变异使得 HA 的裂解更容易,同时也加强了病毒的毒力。抗原漂移很容易受到环境压力选择作用的影响,近年来,由于各种抗生素的使用,使得免疫系统对病毒的选择压力增大,导致病毒的变异率上升。抗原漂移是流感全部基因变化的积蓄。

2. 抗原转化 禽流感病毒的基因组中含有 8 个片段,它比其他单链的病毒更易发生基因重组,从而产生上百种的病毒。另外,如果一个宿主同时受到两种或更多种的病毒交叉感染,在病毒繁殖复制期间,不同的病毒之间在包装前可能发生基因重组。重组后的病毒致病力、传染性等特征会发生明显变异,就会同时具有感染不同宿主的可能。

(十) 稳定性

禽流感病毒对热比较敏感,56℃加热30分钟或煮沸(100℃)2分钟可灭活。病毒在粪便中可存活1周,在水中可存活1个月,在pH<4.1的条件下也具有一定的存活能力。病毒对低温抵抗力较强,在有甘油保护的情况下可保持活力1年以上。在自然条件下,存在于口腔和粪便的禽流感病毒由于受到有机物的保护具有极强的抵抗力,特别是在凉爽和潮湿温和的条件下可存活很长时间,病毒在干燥尘埃中可存活2周,在4℃可保存数周,在冷冻的禽肉和骨髓中可存活10个月之久。

病毒在直射阳光下40~48小时即可灭活,如果用紫外线直接照射,可迅速破坏其传染性。禽流感病毒为有囊膜病毒,故对乙醚、氯仿、丙酮等有机溶剂均敏感,200ml/L乙醚4℃过夜,病毒感染力被破坏;对氧化剂、卤素化合物、重金属、乙醇和甲醛也均敏感,10g/L高锰酸钾、1ml/L汞处理3分钟,750ml/L乙醇5分钟,1ml/L碘酊5分钟,1ml/L盐酸3分钟和1ml/L甲醛30分钟,均可灭活禽流感病毒。

只进行物体表面消毒时,应按照先上后下,先左后右的方法,依次进行喷雾消毒。喷雾消毒可用0.2%~0.5%过氧乙酸溶液或有效氯为0.1%~0.5%的含氯消毒剂溶液。地面消毒先由外向内喷雾一次,喷药量为200~300ml/m²,待室内消毒完毕后,再由内向外重复喷雾一次。以上消毒处理,作用时间应不少于60分钟。对室内空气进行消毒,可采用0.2%~0.5%的过氧乙酸或3%过氧化氢,按20ml/m³的量,使用气溶胶喷雾的方法消毒1小时,消毒结束后进行通风换气。

(十一) 预防和治疗

目前的季节性流感疫苗不能预防高致病性禽流感病毒感染。需采取早发现、早报告、早隔离、早治疗以控制管理传染源为主的综合性防治措施。用于高致病性禽流感病毒的早期快速诊断主要集中在病毒的核酸检测,一旦出现或怀疑出现实验室感染时应采集患者呼吸道分泌物提取核酸做RT-PCR检测或实时荧光定量PCR检测,并对产物测序验证。另外也可采集患者的双份血清进行微量中和实验,作为确诊的依据。在抗流感病毒的药物中,神经氨酸酶抑制剂如扎那米韦和达菲在体外对高致病性禽流感病毒有一定的治疗和预防效果。

在感染的控制方面首先对疑似和确诊患者进行隔离治疗。要采用对症治疗,可应用解热药、缓解鼻黏膜充血药、止咳祛痰药等。儿童忌用阿司匹林或含阿司匹林以及其他水杨酸制剂的药物,避免引起儿童Reye综合征。当前国际上推荐预防和早期治疗禽流感病毒的药物神经氨酸酶抑制剂,如达菲。应用抗生素治疗可以减轻支原体和细菌性并发感染。应在发病48小时内抗流感病毒药物。神经氨酸酶抑制剂奥司他韦(oseltamivir),成人剂量每日150mg,儿童剂量每日3mg/kg,分2次口服,疗程5d。中医药使用要及早,采取清热、解毒、化湿、扶正祛邪。同时加强支持治疗和预防并发症,注意休息、多饮水、增加营养,给易于消化的饮食。抗菌药物应在明确或有充分证据提示继发细菌感染时使用。重症或发生肺炎的患者应入院治疗,对出现呼吸功能障碍者给予吸氧及其他呼吸支持,其他并发症患者应积极采取相应。

(十二) 事故分析

本实验室未发生高致病性禽流感病毒H5N1感染事件。

其他实验室发生的实验室感染事件报道如下:

1987年,澳大利亚动物健康实验室的一名实验室人员进行新城疫病毒溶液浓缩实验,该实验人员没有按照标准操作进行,忘记检查用于浓缩病毒溶液的滤器安装是否正确。当进行过滤时,带有感染性的病毒溶液意外喷溅到实验人员的脸和头发上。意外事件发生后,该实验人员立即中止实验,使用纱布擦拭眼睛和头发上的病毒溶液,并清理现场,离开实验室前淋浴2次。3天后,该实验人员出现了眼结膜炎症状。在这个案例中,个人防护不完备是造成他们感染的重要原因。另外感染者已经出现了相关症状,实验室负责人没有采取有效措施进行隔离和治疗,这很有可能造成病毒的进一步扩散。因此,对于已经发生的感染事件,绝不能掉以轻心,一个错误的决定有可能产生严重的后果,甚至会影响到整个人群的健康。

二、风险评估与风险控制

(一) 实验活动

实验室从事H5N1禽流感病毒的实验活动包括鸡胚和MDCK细胞分离培养、血凝鉴定和血清抗体微量中和等实验。

1. 病毒分离培养存在的风险和控制措施

序号	实验操作	可能风险	发生概率	发生范围	控制措施	残留风险
1. 接种前标本处理	1. 标本转移至生物安全柜	离心管掉落破裂或破碎,感染性物质溅出,同时可能产生气溶胶	低	生物安全柜内	标本处理时要动作轻柔,应事先在操作台面铺含有0.5%有效氯的次氯酸钠纱布或75%的乙醇纱布。一旦发生上述意外,马上将污染的纱布或纸弃入含0.5%有效氯的次氯酸钠的消毒缸内并立即消毒台面并更换新的纱布或吸水纸	低

序号	实验操作	可能风险	发生概率	发生范围	控制措施	残留风险
1. 接种前标本处理	2. 标本振荡和挤压	产生气溶胶和溅出液体	低	生物安全柜内	标本处理时要动作轻柔,应事先在操作台面铺含有 0.5% 有效氯的次氯酸钠纱布或 75% 的乙醇纱布。一旦发生上述意外,马上将污染的纱布或纸弃入含 0.5% 有效氯的次氯酸钠的消毒缸内并立即消毒台面并更换新的纱布或吸水纸	低
	3. 标本离心	产生气溶胶或破裂溢出	低	生物安全柜内或离心机	实验室采用带有安全套盖的离心套筒,如离心过程中发生收集管破裂应关闭电源,在生物安全柜内处理相关感染性物质,彻底清洁和消毒离心机套桶。如果在不带有安全套筒的离心机操作,离心过程中发生收集管破裂应关闭电源并且保持离心机盖子关闭 30 分钟。如果在机器停止运行后发生了破裂,离心机盖应立即关闭并保持 30 分钟。并及时通知本实验室生物安全员采取相应措施	低
	4. 标本转移至离心管	1. 离心管开盖时液体溅出,离心管滑落,打翻标本 2. 标本转移时,吸头漏液 3. 加样时,感染性液体溅出,污染离心管外部、手臂或生物安全柜台面	低	生物安全柜内	1. 在操作时,动作要小心,以防开盖时离心管滑落、打翻或溅出 2. 使用移液器时,确保吸头与移液器连接紧密 3. 样品打开前进行短暂离心,去除样品管盖上的残留,避免开盖时样品溅出 4. 使用带滤芯的吸管,动作要轻缓。若滴落在生物安全柜台面应及时消毒处理,以 0.5% 有效氯的次氯酸钠纱布、75% 的乙醇纱布处理。若手接触感染材料,用 75% 的乙醇消毒后脱去最外层的手套,换一副新手套,并用 75% 的乙醇纱布擦拭管壁,将污染的纱布放在生物安全柜内的垃圾袋内,封口后移出生物安全柜,进行高压处理	低

序号	实验操作	可能风险	发生概率	发生范围	控制措施	残留风险
2. 接种细胞过程	1. 吸取处理后标本接种细胞	标本滴落台面或抽吸的过程形成气溶胶	低	生物安全柜内	使用带滤芯的吸管,动作要轻缓。若滴落在生物安全柜台面应及时消毒处理,以0.5%有效氯的次氯酸钠纱布、75%的乙醇纱布处理。若手接触感染材料,用75%的乙醇消毒后脱去最外层的手套,换一副新手套,并用75%的乙醇纱布擦拭管壁,将污染的纱布放在生物安全柜内的垃圾袋内,封口后移出生物安全柜,进行高压处理	低
	2. 移置CO_2培养箱	接种后培养瓶跌落形成气溶胶	低	实验室核心区	将培养瓶口拧紧,转移时使用转移托盘	低
	3. 孵育后Hank's液清洗细胞	形成气溶胶,清洗液溅洒	低	生物安全柜内	操作时在生物安全柜内放好带有消毒液的纱布。用带滤芯的吸管,动作要轻缓。若滴落在生物安全柜台面应及时消毒处理,以0.5%有效氯的次氯酸钠纱布、75%的乙醇纱布处理。若手接触感染材料,用75%的乙醇消毒后脱去最外层的手套,换一副新手套	低
	4. 加生长液	形成气溶胶	低	生物安全柜内	加生长液时动作轻柔,避免对着细胞生长面加液,加液后及时将瓶口拧紧	低
3. 接种鸡胚过程	1. 吸取处理后标本接种鸡胚	标本滴落台面或抽吸的过程形成气溶胶	低	生物安全柜内	使用带滤芯的吸管,动作要轻缓。若滴落在生物安全柜台面应及时消毒处理,以0.5%有效氯的次氯酸钠纱布、75%的乙醇纱布处理。若手接触感染材料,用75%的乙醇消毒后脱去最外层的手套,换一副新手套,并用75%的乙醇纱布擦拭管壁,将污染的纱布放在生物安全柜内的垃圾袋内,封口后移出生物安全柜,进行高压处理	低

续表

序号	实验操作	可能风险	发生概率	发生范围	控制措施	残留风险
3. 接种鸡胚过程	2. 使用注射器吸取标本接种鸡胚	注射器刺伤皮肤	低	生物安全柜内	使用注射器要集中精神,避免被刺伤;用完的注射器立即置于一次性利器盒中;若被刺伤,需立即停止实验,脱去手套,挤血,用生理盐水冲洗后消毒,并退出实验室区并进行意外事故报告,如有需要需进一步就医	低
	3. 转移至培养箱中	鸡胚跌落打碎	低	实验室核心区	转移时使用鸡胚专用托架;发生鸡胚意外跌落时,将含有 0.5% 有效氯的次氯酸钠纱布或 75% 的乙醇纱布覆盖污染区,并用次氯酸钠消毒剂喷洒污染区及周边,作用半小时左右后,将污染的纱布和鸡胚放于垃圾袋内进行高压处理;实验室核心区疑有气溶胶污染时,需用过氧化氢消毒器进行室内空气消毒,并按照程序进行意外事故报告	低
4. 培养观察	1. 显微镜观察培养物	移动过程跌落导致溢出或形成气溶胶	低	实验室核心区	为避免大量病毒产生危害,一次病毒培养体积不超过 100ml。将培养瓶口拧紧,放置托盘中,移动时轻缓,注意安全。大量培养物溢出时,停止实验,先用一块布或纸巾盖上,再把消毒剂倒到上面,实验人员先退出实验室,至少静置 30 分钟,然后才可把布和纸巾等物品清理走。	低
	2. 培养箱内培养过程	形成气溶胶	低	培养箱内	放在 CO_2 孵箱内的病毒培养瓶需拧紧,密封袋包装,并放在托盘上,以防止污染孵箱	低
5. 培养物收获	培养物的收获分装	分装过程滴落台面,污染管壁,冻存管封口不严	低	生物安全柜内	为避免大量病毒产生危害,一次病毒培养体积不超过 100ml。操作时在生物安全柜内放好带有消毒液的纱布。若滴落在生物安全柜台面应及时消毒处理,以 0.5% 有效氯的次氯酸钠纱布、75% 的乙醇纱布处理。分装病毒时应使用带垫圈、密封效果好的旋盖管内,分装时注意安全,确保病毒不污染管外壁,管外壁经 75% 医用乙醇纱布擦拭后方可移出生物安全柜	低

2. 病毒血凝试验鉴定存在的风险和控制措施

序号	实验操作	可能风险	发生概率	发生范围	控制措施	残留风险
血凝试验	1. 病毒倍比稀释	产生气溶胶和溅出液体	低	生物安全柜内	病毒倍比稀释时动作轻柔,应事先在操作台面铺含有 0.5% 有效氯的次氯酸钠纱布或 75% 的乙醇纱布。一旦发生上述意外,马上将污染的纱布或纸弃入含 0.5% 有效氯的次氯酸钠的消毒缸内并立即消毒台面并更换新的纱布或吸水纸	低
	2. 病毒和红细胞混匀	产生气溶胶和溅出液体	低	生物安全柜内	混匀时动作轻柔,应事先在操作台面铺含有 0.5% 有效氯的次氯酸钠纱布或 75% 的乙醇纱布。一旦发生上述意外,马上将污染的纱布或纸弃入含 0.5% 有效氯的次氯酸钠的消毒缸内并立即消毒台面并更换新的纱布或吸水纸	低

3. 微量中和实验存在的风险和控制措施

序号	实验操作	可能风险	发生概率	发生范围	控制措施	残留风险
微量中和实验	1. 在 96 孔板中加入已知滴度的病毒	产生气溶胶和溅出液体	低	生物安全柜内	加病毒时动作轻柔,应事先在操作台面铺含有 0.5% 有效氯的次氯酸钠纱布或 75% 的乙醇纱布。一旦发生上述意外,马上将污染的纱布或纸弃入含 0.5% 有效氯的次氯酸钠的消毒缸内并立即消毒台面并更换新的纱布或吸水纸	低
	2. 病毒和抗体混匀	产生气溶胶和溅出液体	低	生物安全柜内	混匀时动作轻柔,应事先在操作台面铺含有 0.5% 有效氯的次氯酸钠纱布或 75% 的乙醇纱布。一旦发生上述意外,马上将污染的纱布或纸弃入含 0.5% 有效氯的次氯酸钠的消毒缸内并立即消毒台面并更换新的纱布或吸水纸	低

续表

序号	实验操作	可能风险	发生概率	发生范围	控制措施	残留风险
微量中和实验	3.96孔细胞培养板的转移	细胞板跌落产生气溶胶	低	实验核心区	使用细胞托盘转运细胞板,发生细胞板意外跌落时,将含有0.5%有效氯的次氯酸钠纱布或75%的乙醇纱布覆盖污染区,并用次氯酸钠消毒剂喷洒污染区及周边,作用半小时左右后,将污染的纱布和细胞板放于垃圾袋内进行高压处理;实验室核心区疑有气溶胶污染时,需用过氧化氢消毒器进行室内空气消毒,并按照程序进行意外事故报告	低

(二)设施、设备的风险

设施设备中,生物安全柜、培养箱、离心机、振荡器、冰箱、高压灭菌器的可能风险以及控制措施如下:

仪器名称	可能风险	发生可能性	后果描述	控制措施
生物安全柜	气流异常	可能性低	对实验人员及实验室的高度危险	操作培训,设备定期维护。使用时,观察窗不要抬得过高;柜内尽量少放仪器和物品,不要阻塞后面气口处的空气流通;禁止在柜内使用酒精灯;在柜内的所有工作都要在工作台中央或后部进行,并且通过观察窗能看见柜内的操作;尽量减少操作者后面的人员走动,操作者不要频繁移动及挥动手臂以免破坏定向气流;前面的空气栅格不要被吸管或其他材料挡住;生物安全柜的风扇在工作开始前及操作结束后至少要再运行5分钟。定期进行检定
培养箱	二氧化碳泄漏;电源短路;培养物产生气溶胶。	可能性低	人员接触污染	每次使用二氧化碳培养箱时,注意观察二氧化碳气表以及培养箱显示是否正常,确保电源线连接正常,电源线周围无液体存在。定期更换二氧化碳培养箱空气高效过滤膜严格规范操作,定期检查

续表

仪器名称	可能风险	发生可能性	后果描述	控制措施
离心机	离心管发生破裂 气溶胶释放	可能性低	人员接触污染	配备离心机有安全套筒,一旦发生离心管破裂等意外,将离心机安全套筒转移到生物安全柜内处理,所有破裂的管子、玻璃碎片、桶、套管及转轴都应放到对该种微生物有效的无腐蚀性的消毒剂里,放置24小时后高压,未破碎的有盖的管子可单独放到含有消毒剂的容器里,60分钟后再开盖。离心杯应使用适当浓度的同种消毒剂擦拭,并用水洗净后干燥,清扫用的所有物品都应视为污染废弃物对待
振荡器	产生气溶胶、泄漏和容器破裂	可能性低	人员样品接触污染	在生物安全柜内使用,必须使用塑料耗材,因为玻璃可能会破裂释放出感染性物质,而且可能伤及操作者。在操作结束后,容器应在生物安全柜里才能重新开启
冰箱	保存管泄漏	可能性极低	人员样品接触污染	操作培训,做好个人防护
高压灭菌器	人员接触高温部位发生烫伤。	可能性中等	人员发生烫伤	操作培训,做好个人防护。每次高压灭菌时要在适当位置放置灭菌试纸条,验证灭菌效果,并将灭菌后的试纸条张贴在灭菌记录本上,这样可以防止因灭菌效果不符合要求而导致污染物扩散污染环境或感染处理人员事件发生。高压灭菌器需要定期进行检定

(三) 人员

1. 健康监护和健康状况评估 实验人员、辅助人员、后勤保障人员上岗前应建立个人健康档案,进行定期的健康体检和相应的免疫接种。人员的健康状况应当符合实验室的安全工作要求。

从事 H5N1 禽流感病毒研究的实验室工作人员必须在身体状况良好的情况下,才能进入 BSL-3 实验室工作,出现下列情况,不能进入:患发热性疾病;感冒、上呼吸道感染或其他导致抵抗力下降的情况;妊娠、已经在实验室控制区域内连续工作 4h 以上，或其他原因造成的疲劳状态。心理素质不稳定的也尽量避免进入实验室。未经充分专业操作技能培训的人员。

H5N1 禽流感病毒实验人员的健康监护从开始进行实验当日，直至实验结束后最长潜伏期，期间应每日早晚测量体温并观察相应症状。若操作者或其所在实验室的工作人员在此期间出现发热、体温高于 38℃ 等类似症状，则应被视为可能发生实验室感染，应立即报告实验室负责人，采取早发现、早报告、早隔离、早治疗以控制管理传染源为主的综合性防治措施，并在 2 小时内报告所在地的县级人民政府卫生主管部门。对疑似感染者采取严格的隔离防护措施，送至指定医院就诊，并做好转运过程的安全隔离和防护、消毒工作。

措施：实验活动前采集本底血清样本，实验活动期间每天测体温，必要时采集血液样本进行前后对比检测，以确定是否感染。

2. 人员资质和培训　实验人员、辅助人员、后勤保障人员上岗前均须接受严格的生物安全以及相关操作的技术培训，包括实验室设施、设备、个体防护、操作等培训。同时必须熟悉和严格遵守实验室的管理要求。

潜在风险因素	发生可能性	后果严重性	控制措施
实验人员技术水平	技术培训不足或操作不熟练导致误操作	低	实验人员需接受相关技术培训并考核合格后方能上岗；定期进行相关培训及演练
人员健康水平	实验人员身体状况不佳或患有基础疾病	低	实验室工作人员每年参加体检，预留本底血清标本；实验人员进入 BSL-3 实验室前需测量体温，体温高于 37℃ 者不能进入
未经授权人员	未经授权人员进入 BSL-3 实验室	低	进入 BSL-3 实验室须得到相关部门和实验室负责人的批准，应详细登记出入时间，并保证 2 名以上的人员同时进入

（四）意外事件、事故带来的风险

实验室意外事件包括感染性物质的破碎及溢出在台面、地面和其他表面，感染性物质溅入眼睛，皮肤刺伤、误接触污染物（如标识不清、消毒不彻底等原因），因此在实验过程中尽量避免使用利器、对工作台面及发生溅洒的表面及时进行可靠的消毒灭菌、清晰标识感染性物质、彻底清洗和消毒手部。实验活动中出现的意外事件或事故的风险和控制措施都已在实验活动或仪器设备部分中阐述，此处不再重复。

（五）其他风险控制

1. 电气设备安全风险　电气设备的设计及制造不符合相关安全标准的

要求。需要备用电源的设备未连接备用电源。新的、改装过的或修理过的电气设备在未经合格的人员(如有资质的电工或生物医学工程师)完成电气安全测试和设备符合安全使用要求之前使用。电气设备使用人员未接受正确操作培训,操作方式不正确,降低电气安全性。电气设备使用人员未定期检查设备的可能引起电气故障之破损。非合格的人员从事电气设备和电路工作。未经授权开展需要授权的工作。未采取措施对设备去污染以减少维护人员受化学或生物性污染的风险。对所有电器设备未定期进行检查和测试,包括接地系统。在实验室电路中未配置断路器和漏电保护器。断路器不能保护人,只是用来保护线路不发生电流超负荷从而避免火灾。漏电保护器用于保护人员避免触电。实验室的所有电器未接地,未采用三相插头。实验室的所有电器设备和线路不符合国家电气安全标准和规范。

2. 化学风险 可能通过下列方式暴露于危险性化学品:①吸入;②接触;③食入;④针刺;⑤通过破损皮肤。化学品的毒性作用在操作某些化学品或吸入它们的蒸气时会对人体健康产生不良影响。除了众所周知的毒性物质以外,已知许多化学品都有不同的毒性作用,可能对呼吸系统、血液、肺、肝脏、肾脏和胃肠道系统以及其他器官和组织造成不良影响或严重损害,而有些化学品具有致癌性或致畸性。长期反复接触许多液态有机溶剂可能造成皮肤损害,这可能是由于有机溶剂的去脂效果,另外还可能出现过敏和腐蚀症状。

化学品的储存:本实验室未涉及有毒有害化学品的储存。

3. 辐射 本实验室不涉及此类风险。

4. 物理 本实验室不涉及此类风险。

5. 水灾 实验室所在地区可能面临水灾风险,导致实验室结构损坏,病原微生物泄漏。下述风险可能增加风险后果:未明确危险物的性质、数量和存放位置;未对救援人员进行有效培训,使其熟悉实验室的布局和设备。

6. 火灾 可引起火灾的原因包括:超负荷用电;电器保养不良,例如电缆的绝缘层破旧或损坏;供气管或电线过长;仪器设备在不使用时未关闭电源;使用不是专为实验室环境设计的仪器设备;使用明火;供气管老化锈蚀;易燃、易爆品处理、保存不当;不相容化学品没有正确隔离;在易燃物品和蒸气附近有能产生火花的设备;通风系统不当或不充分。

7. 自然灾害 地震等灾难会使实验室结构损坏,病原微生物泄漏。当遇水灾、地震或其他自然灾害时,视建筑物或实验室遭破坏程度,应采取隔离污染区域和污染源、有效消毒、疏散人员等紧急措施。

三、综合评估

H5N1禽流感是一种急性呼吸道传染病,已被我国列为乙类管理的传染病,其致病力与普通季节性流感病毒相比明显提高,对其病原体的常规操作,如临床标本核酸提取可在 BSL-2 实验室中进行,如涉及病毒分离鉴定、血凝试验、微量中和试验等大量活病毒的操作需要在 BSL-3 实验室完成,并且操作者需要着三级生物防护用品。病毒的常规消毒可采用 75% 乙醇,0.5% 次氯酸钠或物理的紫外照射 30 分钟方法。所有相关的废弃物应在 BSL-3 实验室内 121℃ 高压灭菌 30 分钟才能运出实验室。

进入实验室的工作人员应通过生物安全培训并取得相应的资质,在身体健康状态良好的情况下准入。本实验室不进行动物实验。实验室应建立意外事故报告制度和应急处理预案;建立菌(毒)种和实验活动管理的各项规章制度,并专人进行监督管理。

参 考 文 献

［1］中华人民共和国国家质量监督检验检疫总局, 中华人民共和国标准化管理委员会. 实验室生物安全通用要求: GB 19489—2008 (2008-12-26).

［2］中国合格评定认可中心. 生物安全实验室认可与管理基础知识风险评估技术指南. 北京: 中国标准出版社, 2012.

［3］浙江省病原微生物实验室生物安全质量管理中心. 浙江省实验室生物安全与质量管理实施细则 (试行): 浙生质管中心发 (2020) 1 号 (2020-06-16).

［4］武桂珍. 致病性病原微生物危害评估指南. 北京: 北京大学出版社, 2008.

［5］中国合格评定国家认可委员会. 病原微生物实验室生物安全风险管理指南: CNAS-GL045 (2020-12-31).

［6］国家认证认可监督管理委员会. 病原微生物实验室生物安全风险管理指南: RB/T040—2020 (2020-0826).

［7］World Health Organization. Laboratory Biosafety Manual. 4ed. Geneva: World Health Organization, 2020.

［8］蒋健敏, 张双凤, 周晓红, 等. 病原微生物实验活动风险评估报告实例. 杭州: 浙江大学出版社, 2016.

(翁景清　杨章女)

第九章

生物安全意外事件应急处置预案

第一节　编写原则与要求

实验室生物安全意外事件应急处置预案应形成体系,针对各级各类可能发生的事故和所有危险源制订应急预案和现场处置方案,并明确事前、事中、事后的各个过程中相关部门和有关人员的职责。实验室生物安全意外事件应急处置预案(以下称应急预案)是针对具体的装置、场所或设施、岗位所制定的应急处置措施。应急预案应具体、可操作性、针对性强,应根据风险评估及危险性控制措施逐一编制,做到事件相关人员应知应会,熟练掌握,并通过应急演练,做到迅速反应、正确处置。

一、编写原则

以人为本,最大限度地减少突发公共事件造成的人员伤亡和危害。要依靠科学,依法规范,实行科学民主决策,采用先进的预测、预警、预防和应急处置技术,符合有关法律、法规、规章要求,并与相关政策相衔接,确保应急预案的全局性、规范性、科学性和可操作性。

加强协调配合,确保快速反应。应急预案的制定和修订是一项系统工程,要明确不同类型突发事件应急处置的牵头部门或单位,落实应急响应的岗位责任制,明确责任人及其指挥权限。其他有关部门和单位要主动配合、密切协同、形成合力;要明确各有关部门和单位的职责和权限;要确保突发公共事件信息及时准确传递,应急处置工作反应灵敏、快速有效。

要经常性地做好应对突发事件的思想准备、预案准备、机制准备和工作准备,加强培训与演练,做到常备不懈。认真借鉴国内外处置突发公共事件的有益经验,深入研究负责领域实际情况,切实加强应急能力和机制的建设。

二、编制要求

应急预案的建立需要组建应急预案编制队伍,充分考虑本机构风险与应急能力,同时结合工作实际及时修订与完善预案,开展应急预案评审工作,完善组织体系架构并明确工作职责。可通过以下 5 个步骤建立应急预案。

(一)组建编制队伍

应急预案从编制、维护到实施均需成立编制组,编制人员应该具备相关专业知识。

(二)风险与应急能力分析

1. 法律法规分析分析国家法律、地方政府法规与规章,如安全生产与职业卫生法律、法规,环境保护法律、法规,消防法律、法规与规程,应急管理规定等。调研现有预案内容包括政府与本单位的预案,如疏散预案、消防预案、工厂停产关闭规定、员工手册、危险品预案、安全评价程序、风险管理预案、资金投入方案、互助协议等。

2. 风险分析通常应考虑下列因素

(1)历史情况:本单位及其他相关单位,所在社区以往发生过的紧急情况。

(2)地理因素:单位所处地理位置,如邻近洪水区域、地震断裂带和大坝;邻近危险化学品的生产、贮存、使用和运输企业;邻近重大交通干线和机场;邻近核电厂等。

(3)技术问题:某工艺或系统出现故障可能产生的后果,包括火灾、爆炸和危险品事故,安全系统失灵,通信系统失灵,计算机系统失灵,电力故障,加热和冷却系统故障等。

(4)人的因素:人的失误可能是因为下列原因造成的:培训不足,工作没有连续性,粗心大意,错误操作,疲劳等。

(5)物理因素:考虑设施建设的物理条件,危险工艺和副产品,易燃品的贮存,设备布置,照明,紧急通道与出口,避难场所邻近区域等。

(6)管制因素:彻底分析紧急情况下,考虑如下情况的后果:出入禁区,电力故障,通讯电缆中断,燃气管道破裂;水害,烟害,结构受损,空气或水污染,爆炸,建筑物倒塌,化学品泄漏等。

3. 应急能力分析对每一紧急情况应考虑如下问题:

(1)所需要的资源与能力是否配备齐全。

(2)外部资源能否在需要时及时到位。

(3)是否还有其他可以优先利用的资源。

（三）应急预案编制

应急预案编制应成立编制组,编制过程中或编制完成之后,广泛征求各部门的意见,包括高层管理人员、中层管理人员、人力资源部门、工程与后勤部门以及卫生健康和环境保护部门。应急预案编制要有法律依据,确保预案编写符合规范格式与内容要求。应急响应程序要围绕"5W1H":为什么(why),做什么(what),谁去做(who),什么时间(when),什么地点(where),如何做(how)。

（四）应急预案评审与发布

应急预案在实施过程中出现新情况或新问题时,应结合实际及时修订与完善本预案。成立应急预案评审工作小组组织开展评审,按照评审意见对应急预案进行修订和完善,发布符合要求的预案。

（五）应急预案实施

完善组织体系及明确工作职责,做好监测、报告与风险评估,定期组织人员开展应急预案培训,适时组织突发事件应急演练,提高应急技能。

第二节　主 要 内 容

应急预案编写主要包括总则、组织指挥体系及职责、预警和预防机制、应急处置、后期处置、保障措施等内容。

一、总则

说明编制应急预案的背景、目的、编制依据(如《中华人民共和国生物安全法》《中华人民共和国突发事件应对法》《突发公共卫生事件应急条例》《人间传染的病原微生物目录》《病原微生物实验室生物安全管理条例》等,依据的列举要全面、适用范围、相关事件定义等。

二、组织指挥体系及职责

成立生物安全小组等专业技术机构,明确组织机构的职责、权利和义务,以突发事件应急响应全过程为主线,明确事件发生、登记、报告、预防、应急处置等内容。

三、预警和预防机制

包括信息监测与报告,明确监测内容和做好监测资料分析,对实验室相关事件不得隐瞒、缓报、谎报或者授意他人隐瞒、缓报、谎报。

四、信息报告

确定报告机构、报告人、报告内容、报告程序和形式。包括报告的要求、报告人的责任与义务、报告时限要求、报告内容及报告方式等。

五、应急处置

制定应急反应原则、应急反应措施,做好先期处置、响应启动条件,对突发事件及时响应处置,做到信息共享、通讯、指挥等协调合力,并开展紧急处置(按照先处理、治疗,后报告原则,做好实验室消毒隔离措施、病例救治与治疗、接触者的判定和医学观察),最后开展检测与后果评估,应急结束。

六、后期处置

包括响应的解除、善后处置(后期评估、奖励惩罚、暴露随访)、事故调查报告、实验室安全事件的预防和经验教训总结及改进建议。

七、保障措施

包括决策保障(制定相关预案),应急支援与装备保障,物资、经费、技术和人员防护保障,监督检查等。

八、培训与演练

包括应急处置预案的培训宣贯、演练责任与分工等内容。

第三节　实　　例

病原微生物实验室生物安全事件应急处置预案

1　总则

1.1　编制目的

加强单位病原微生物实验室生物安全管理,规范实验活动,有效预防和控制病原微生物实验室生物安全事件,防止病原微生物扩散,保护实验室工作人员和公众健康,维护社会稳定,保障经济发展。

1.2　编制依据

《中华人民共和国生物安全法》《中华人民共和国传染病防治法》《中华

人民共和国突发事件应对法》《中华人民共和国国家安全法》《突发公共卫生事件应急条例》《病原微生物实验室生物安全管理条例》《浙江省病原微生物实验室生物安全管理办法(试行)》《浙江省病原微生物实验室生物安全应急预案》等。

1.3　适用范围

本预案适用于单位内部发生的人间传染的病原微生物实验室生物安全相关事件的应急处置工作。

1.4　工作原则

1.4.1　统一领导,分级管理。生物安全领导小组负责本单位生物安全管理和病原微生物实验室生物安全事件应急处置工作的统一领导,根据事件的范围、性质、危害程度等进行分级管理和处置。相关部门对本部门的生物安全管理负主体责任,切实履行自身的病原微生物实验室生物安全事件应急处置职责。

1.4.2　预防为主,科学防范。日常加强生物安全管理,定期开展实验人员生物安全知识培训和应急处置演练,提高生物安全意识和处置技能,定期进行实验室生物安全风险自查和监督检查,及时发现和消除风险隐患。

1.4.3　依法规范,高效处置。遵循相关法律规定,及时报告病原微生物实验室生物安全事件信息,快速研判,立即处置,力争做到早发现、早报告、早控制,将事件危害降低到最低程度。

1.5　事件分级

病原微生物实验室生物安全事件是指病原微生物菌(毒)种或生物样本在采集、运输、使用、保存(保藏)、销毁,以及研究、教学、检测、诊断等活动过程中,因自然灾害、操作不规范造成人员感染或暴露,或丢失、被盗、被抢等意外事件。

根据实验室生物安全事件的性质、危害程度和涉及范围,将实验室生物安全事件划分为特别重大、重大、较大、一般四个级别。

1.5.1　特别重大实验室生物安全事件

(1)实验室工作人员确诊或疑似感染所从事实验活动涉及的以下病原微生物,且引起重症感染或者人员死亡的:

1)高致病性病原微生物。

2)我国尚未发现或已经宣布消灭的病原微生物。

3)未列入《人间传染的病原微生物目录》的高致病性病原微生物或疑似高致病性病原微生物。

(2)从事前款所述高致病性病原微生物实验活动造成实验室相关工作人员感染且引起实验室以外人员感染的。

(3)发生鼠疫等重大传染病的病原微生物菌(毒)种或生物样本被盗、被抢、丢失等事件。

(4)省级卫生健康行政部门认定的其他特别重大实验室生物安全事件。

1.5.2 重大实验室生物安全事件

(1)实验室工作人员确诊或疑似感染所从事实验活动涉及的高致病性病原微生物。

(2)实验室工作人员感染所从事实验活动涉及的《人间传染的病原微生物目录》中非高致病性病原微生物,引起重症感染或人员死亡的。

(3)发生除鼠疫等重大传染病之外的其他高致病性病原微生物菌(毒)种或生物样本丢失、被盗、被抢。

(4)省级卫生健康行政部门认定的其他重大实验室生物安全事件。

1.5.3 较大实验室生物安全事件

(1)实验室工作人员确诊或疑似感染所从事实验活动涉及的《人间传染的病原微生物目录》中非高致病性病原微生物。

(2)实验室工作人员从事高致病性病原微生物实验活动过程中发生职业暴露,且需要预防或者阻断措施的。

(3)实验室发生高致病性病原微生物菌(毒)种或生物样本溢洒、泄露。

(4)实验室发生非高致病性病原微生物菌(毒)种或生物样本丢失、被盗、被抢等事件。

(5)省级卫生健康行政部门认定的其他较大实验室生物安全事件。

1.5.4 一般实验室生物安全事件

(1)实验室发生《人间传染的病原微生物目录》中非高致病性病原微生物菌(毒)种或生物样本溢洒、泄漏。

(2)实验室工作人员从事《人间传染的病原微生物目录》中非高致病性病原微生物实活动过程中发生职业暴露,且需要预防或者阻断措施的。

(3)省级卫生健康行政部门认定的其他一般实验室生物安全事件。

2 组织机构与职责

2.1 生物安全领导小组

单位成立生物安全领导小组,负责统一领导本单位生物安全管理和实验室生物安全事件的应急处置工作。单位生物安全领导小组的人员组成和工作职责按照有关文件执行。

2.2 生物安全委员会

单位成立生物安全委员会,负责本单位生物安全管理工作规范、制度、操作技术指南、规范性文件以及实验室生物安全事件应急预案的制定,对实验室生物安全事件的认定、危害评估、处置等进行技术指导。生物安全委员会的人员组成和工作职责按照有关文件执行。

2.3 部门职责

(1)应急部门或管理职能部门:负责抽调有关人员组建实验室生物安全事件调查处置组,组织开展事件的现场调查以及场所封闭、患者隔离、现场消毒、密切接触者或暴露人员医学观察等应急处置工作;负责联系医疗机构对实验室感染人员进行救治。

(2)保障部门:负责实验室感染预防与处置需要的设施、设备、车辆等保障,协助开展场所封闭和秩序维持。

(3)人事部门或管理职能部门:负责实验室人员的健康监测、健康档案建立及免疫接种等管理。负责外单位学习进修人员、实习生等人员进入实验室的生物安全宣教,并加强日常管理。

(4)实验室相关部门:负责所开展实验活动的风险评估、生物安全风险监测、实验人员日常健康监护、标准操作培训以及实验室生物安全事件的报告、现场处置和做好相关处置记录等,开展可疑病原的分离、检测、鉴定,对发生事件的实验室微生物相关数据进行收集和分析,为制定现场处置和抢救方案、查明事件原因提供依据。

3 监测预警

由应急部门或管理职能部门负责组织实验室生物安全事件监测工作,定期对实验室生物安全情况进行检查,对发现的问题及时提出整改意见并督促落实。

3.1 监测内容

(1)实验活动监督检查:通过实验部门自查、单位定期检查等方式,对包括实验原始记录、实验操作、仪器使用与检定校准、高致病性病原微生物菌(毒)种及生物样本保存使用和运输、实验废弃物处置等实验室生物安全情况进行监督检查。

(2)实验室工作人员健康监测:对实验室工作人员健康状况、个人防护等进行日常监测。

(3)实验室生物安全事件监测:包括感染原因、途径、方式、技术事故或责任事故情况等。

(4)实验室设施和设备运行情况。

3.2 评估与预警

(1)各实验部门对所开展实验活动的生物安全风险进行评估。

(2)应急部门或管理职能部门负责收集各类监测资料,对收集的资料、数据进行整理、汇总、分析,组织生物安全委员会专家对监测情况开展风险评估,及时发现事件风险隐患和作出预警。

4 信息报告

4.1 报告要求

任何部门和个人均有权向单位报告实验室生物安全事件或重大安全隐患,有权向卫生健康行政部门举报不履行或不按规定履行实验室生物安全事件应急处置职责的部门、单位及个人。

任何部门和个人对单位发生的实验室生物安全事件不得瞒报、迟报、谎报或者授意他人瞒报、迟报、谎报,不得阻碍他人报告。

4.2 报告部门与报告人

(1)各部门为实验室生物安全事件的责任报告部门,各部门实验室工作人员及其他实验人员和管理人员为责任报告人。

(2)除责任报告人外的单位其他个人为义务报告人。

4.3 报告时限要求

(1)各实验室发生生物安全事件时,现场工作人员应立即采取必要的控制措施并报告实验室负责人,实验室负责人在接到报告后应立即向部门负责人、应急部门或管理职能部门报告。应急部门或管理职能部门在接到实验室负责人报告后,应立即向单位生物安全负责人报告,并组织开展现场处置工作。经初步判断构成特别重大、重大、较大实验室生物安全事件的,应在2小时内向所在地县(市、区)卫生行政部门报告。如发生高致病性病原微生物菌(毒)种及生物样本被盗、被抢、丢失的,还应向所在地县(市、区)公安部门报告。

(2)如实验室生物安全事件已造成突发公共卫生事件,应按《浙江省突发公共卫生事件应急预案》的有关要求进行报告和处置。

(3)一般实验室生物安全事件应在处置结束后,将事件发生及处置情况书面报所在地县(市、区)卫生健康行政部门。

4.4 报告内容

(1)初次报告

报告内容包括实验室设立单位名称、实验室名称、事件发生地点、发生日期和时间、涉及病原体名称、涉及的地域范围、感染或暴露人数、发病人数、死亡人数、密切接触者人数、发病者主要症状与体征、可能的原因、已采取的措施、初步判定的事件级别、事件的发展趋势、下一步应对措施、报告单位、报告人员及通讯方式等。初次报告强调及时性,暂时未获得的信息可在进程报告和结案报告中补充完善。

（2）进程报告

报告事件的发展与变化、处置进程、势态评估、控制措施等内容。同时，对初次报告内容进行补充和修正。特别重大和重大实验室生物安全事件需每日进行进程报告。

（3）结案报告

事件处置结束后，应进行结案信息报告。在卫生健康行政部门确认事件终止后 2 周内，对事件的发生和处理情况进行总结，分析其原因和影响因素，并提出今后对类似事件的防范和处置建议。

4.5　报告方式

在发现实验室生物安全事件后，责任报告人和义务报告人应以最快的方式进行报告。事件发生部门应同时填报《实验室生物安全事件报告表》，经部门负责人审核、签字、盖章后以书面形式报应急部门或管理职能部门。

5　应急处置

5.1　先期处置

实验室发生生物安全事件后应立即停止相关实验活动，并采取必要措施进行先期处置，防止事件进一步扩散。应急部门或管理职能部门接到报告后，应对事件的基本情况和信息进行初步核实，组织生物安全委员会专家对实验室生物安全事件的严重程度、可能产生的危害进行评估，确定事件的性质和后果，为现场调查处置提供专家咨询和技术指导，根据事件所造成的后果的危害大小和严重程度进行事件等级认定。应急部门或管理职能部门应同步组建调查处置组，着手对事件开展调查，实施场所封闭、患者隔离治疗、现场消毒、密切接触者医学观察等应急措施。

5.2　应急响应启动

有下列情形之一者，即可启动应急响应：

（1）实验人员在检测高致病性病原微生物过程中，发生严重差错或事故，导致病原微生物外溢，且数量较多或样本浓度较高，并有实验人员防护不到位，可能造成直接暴露，极有可能导致感染时。

（2）开展高致病性病原微生物检测实验时，遇突发事件，如突然断电，导致送排风系统无法运转，或遇到火灾、自然灾害等，导致病原体外泄，造成严重污染，使实验人员直接暴露时。

（3）因违反操作规程和安全管理制度，安排未经安全培训和不具备专业能力的实习、进修人员从事高致病性病原微生物检测工作，发生严重差错或事故，造成病原微生物扩散，且实验操作人员个体防护措施存在缺陷时。

（4）实验过程中，发生容器破损，导致病原微生物外溢或扩散，从事高致病性病原微生物检测的人员,未经预防接种,且所操作的病原微生物能够导致严重疾病,甚至死亡的情况时。

(5)在操作能够通过呼吸道传播、扩散的高致病性病原微生物时,实验人员发现个体防护存在缺陷,并直接暴露,且实验人员未经预防接种时。

(6)其他认为需要启动应急响应的情形。

5.3 分级响应

发生实验室生物安全事件后,由应急部门或管理职能部门组织生物安全委员会专家进行评估并确定应急响应级别,报生物安全领导小组组长批准后启动响应。

5.3.1 Ⅳ级响应

发生一般实验室生物安全事件后,发生事件的实验室应立即停止实验活动并采取临时封控措施;对实验室污染区域进行消毒,消除感染源;对可能暴露人员做好排查和评估工作;指导实验室人员进行预防用药或阻断措施和自我健康监测,及时做好相关记录。

5.3.2 Ⅲ级响应

发生较大实验室生物安全事件后,在一般实验室生物安全事件的基础上,做好以下工作:

(1)应急部门或管理职能部门组织调查处置组进行现场处置。

(2)确诊或疑似感染的人员立即送定点医院隔离观察和治疗,对可能被其污染的场所和环境进行终末消毒处理。

(3)对密切接触者、可疑暴露人员进行排查,根据具体情况和感染风险大小,分别落实集中或居家隔离医学观察、健康监测等措施。

(4)发生非高致病性病原微生物菌(毒)种或生物样本丢失、被盗、被抢等事件时,应立即向所在地县(市、区)卫生健康行政部门报告,并配合公安部门开展调查处置。

5.3.3 Ⅱ级响应

发生重大实验室生物安全事件后,在较大实验室生物安全事件的基础上,做好以下工作:

(1)根据实际情况和专家评估意见扩大实验室临时封控区域,封控区域内实验室停止实验活动,并进行全面终末消毒处理。

(2)对临时封控区域内人员,根据调查结果和专家评估意见,按照感染风险大小分别落实集中或居家隔离医学观察、健康监测等措施。

(3)发生除鼠疫等重大传染病外的其他高致病性病原微生物菌(毒)种或生物样本丢失、被盗、被抢等事件时,应立即向所在地县(市、区)卫生健康行政部门报告,并配合公安部门开展调查处置。

5.3.4 Ⅰ级响应

发生特别重大实验室生物安全事件后,在重大实验室生物安全事件的基础上,做好以下工作:

(1)根据感染者活动轨迹情况扩大封控区域,对封控区域及周围环境进行全面终末消毒,防止污染扩大。

(2)对封控区域内所有人员采取集中隔离医学观察,如有特殊原因不能进行集中隔离的,在具备条件情况下可进行居家隔离医学观察。

(3)发生鼠疫等重大传染病的病原微生物菌(毒)种或生物样本被盗、被抢、丢失等事件时,应立即向所在地县(市、区)卫生健康行政部门报告,并配合公安部门开展调查处置。

5.3.5 实验室涉及生物恐怖事件的应急处置

实验室涉及生物恐怖事件是指在病原微生物实验室发生的可能涉及生物恐怖袭击的事件,包括破坏实验室设施、病原微生物菌(毒)种库或其信息系统;抢夺、盗窃高致病性病原微生物菌(毒)种或样本及其他感染性材料;在实验室内故意播撒高致病性病原微生物菌(毒)种或样本等事件。

发生实验室涉及生物恐怖事件后应立即向所在地县(市、区)公安局以及市级卫生健康行政部门报告,并根据实际情况立即启动应急响应。

5.4 现场调查

在发生病原微生物实验室生物安全事件后,应急部门或管理职能部门应立即组建调查处置组,进驻现场开展调查处置工作。

5.4.1 调查内容

(1)感染者或疑似感染者及其密切接触者与可疑暴露的实验人员情况。

(2)个人防护装备的配备、使用情况。

(3)实验室设施和设备运行情况。

(4)实验室安全管理制度执行情况。

(5)生物安全危险材料使用的管理情况。

(6)实验人员遵守安全/规范操作情况。

(7)动物实验与实验动物的安全管理情况。

(8)参加实验活动工作人员的资质情况。

(9)其他实验室意外情况,包括临时停电、雷击、实验室意外坍塌、水灾、失窃、恐怖袭击等。

5.4.2 调查方法与步骤

以现场调查为主,针对出现的感染情况及可能感染来源、途径、方式等立即开展相关调查,直至感染或事故原因调查清楚为止。参与现场调查的人员必须实行严格的个人防护,同时由两名以上人员做好记录并签名。

根据调查获得的信息,及时进行必要的追踪调查。同时,做好必要的样品采集、检测与分析工作。

调查结束,应及时撰写调查报告并提交应急部门或管理职能部门。

5.4.3　实验室隔离消毒措施

按照"早、小、严、实"的原则划分和处理现场,对感染发生场所进行消毒处置。消毒应根据病原微生物的生物学特性,有针对性地选择消毒方法和消毒制剂并正确使用,确保消毒效果。

发生一般的实验室感染或污染的场所,由所在实验室人员进行消毒与处置;对事后才发现有可疑污染的,由发现人员进行应急处置并报告实验室负责人。发生重大实验室感染或污染的场所,由应急部门或管理职能部门组织专业消毒人员实施消毒与处置。

实验室消毒处置需全程记录消毒的各项基本信息。

5.4.4　病例的救治与隔离治疗

为做到早预防、早发现、早报告、早隔离、早治疗,防止发生交叉感染,应将感染者或疑似感染者及时转运定点医院进行诊治。

(1)应急响应:一旦发现实验室人员感染或疑似感染,应立即组织安排送至定点医疗单位进行医学观察或隔离治疗。

应告知医疗机构实验室感染的基本情况和感染病例的流行病学史,以便采取隔离救治措施,隔离可能被感染的人员。

(2)根据情况,可向卫生健康行政部门建议医疗机构采取严格的防护措施,使用相应的防护用品,防止医务人员感染。

(3)应急部门或管理职能部门应及时保持与医院方面的联系,掌握感染者病情进展情况。必要时,每天向单位领导报告动态情况,当感染者病情发生明显变化时,及时报告。

5.4.5　接触者的判定和医学观察

(1)接触者的判定:凡处于同一实验室感染暴露危险因素下的所有接触人群均为接触者。根据接触时间、程度、感染危险度大小分为密切接触者与一般接触者。

(2)密切接触者一般根据病原微生物的生物学特性采取集中或居家隔离医学观察,隔离场所实施随时消毒和终末消毒。

(3)一般接触者实行自我健康监测或居家隔离医学观察,每天测量体温1-2次。

(4)密切接触者和一般接触者在隔离观察期间若有异常,应立即报告中心并及时就诊。

5.4.6　特殊场所的现场处理

(1)BSL-2、BSL-3实验室的现场处置:被高致病性病原微生物污染的场所,应选择相应的消毒剂和消毒方法进行消毒,并进行消毒效果监测与验证,确认合格后方可再次投入使用。

(2)实验动物意外逃离实验环境的现场处置:立即停止实验,对逃逸动物进行紧急封锁和捕杀,对可能污染的场所以及污染物及时进行消毒。

(3)高致病性病原微生物运输途中意外污染场所的现场处置:负责运输的专业人员必须立即报告事发当地疾病预防控制中心,同时报告所在部门负责人和应急部门(或管理职能部门),在当地疾病预防控制机构的协助下进行现场消毒与处置。

5.4.7　暴露人员转运的安全处置

需要转运到指定医疗机构救治的,应做好以下安全防护工作:

(1)转运暴露人员时要求采用专用的交通工具进行转运。

(2)转运时应有专人陪护,并做好陪护人员的个体防护。

(3)转运途中不得停靠人员密集场所、学校、居民区等公共场所。

(4)转运后应立即对交通工具、个体防护用品、暴露者排泄物等进行消毒处理,确保安全。

(5)必要时,对陪护人员等进行健康监护。

(6)暴露人员离开实验室后应在指定的临时隔离区域等待后续处理,不得擅自离开。

5.5　后期处置

实验室生物安全事件应急处置结束后,应急部门或管理职能部门应组织生物安全委员会专家对事件的处理情况进行评估。评估内容主要包括事件概况、现场调查处置概况、感染风险、感染后果、人员救治情况、所采取措施的效果评价、应急处置过程中存在的问题和取得的经验、改进建议及今后预防措施。

5.6　响应的终止

当感染的实验人员经观察已过最长潜伏期,没有出现临床症状或感染指标,或经治疗已经痊愈,同时,实验室受污染场所已进行全面有效消毒处理,密切接触者经过最长潜伏期后没有感染表现,在评估安全的情况下,可以终止响应。

当实验室生物安全事件不再对社会及相关人员产生威胁时,可以对响应级别进行降级或终止响应。

实验室生物安全事件响应级别的降级或终止响应,由应急部门或管理职能部门组织生物安全委员会专家评估后提出,报生物安全领导小组组长批准后实施。

5.7　实验室生物安全事件的预防

5.7.1　一般预防

预防实验室生物安全事件的发生,需要采取预防措施,主要有以下几方面：

(1)根据所开展的实验活动性质和病原微生物的生物安全等级,实验室需具备相应的防护设备和防护用品。

(2)实验室应制定生物安全管理制度、开展实验活动风险评估、编制操作技术规范和作业指导书;实验检测人员必须严格遵守生物安全管理制度,切实按照实验操作程序和技术规范及作业指导书进行操作;实验操作人员应该熟悉安全防护要求及具有生物安全事件应急处置能力,一旦发生意外,能够沉着应对,有效处置。

(3)实验室应有设有生物安全监督员,负责日常监督实验室生物安全活动。

(4)从事病原微生物检验检测人员必须经过生物安全防护理论知识和专业技术的培训,经考核合格后持证上岗;实习进修人员不得在实验室单独从事高致病性病原微生物的实验活动。

(5)实验检测人员要定期进行健康体检,建立健康档案,实验人员不得带病上岗,对患有不适宜检测岗位工作的疾病或免疫缺陷者,不得从事检测工作;实验人员在从事具有预防接种预防措施的病原微生物检测工作之前,应进行必要的预防接种,杜绝实验室生物安全事件发生。

5.7.2　紧急预防措施

在检测过程中,一旦发生实验室生物安全事件,应采取以下紧急预防措施：

(1)对实验人员进行隔离观察,并对实验室污染场所进行全面有效的消毒,并采取措施防止病原微生物进一步扩散,必要时对污染场所进行封锁控制。

(2)对出现疑似症状的实验人员,应立即送定点医院进行医学观察或隔离治疗。

(3)对密切接触者应及时予以追踪和隔离观察,直至最长潜伏期后,没有临床表现或感染指标为止。

(4)如有疫苗或其他预防制品及有效药物,应对实验室暴露者进行紧急免疫接种与治疗。

(5)对发生生物安全事件的实验室,要对事件的原因进行深入调查分析,重新进行风险评估,查清事件原因,对存在的安全漏洞和隐患进行整改,整改结束后须经生物安全委员会组织专家验收合格,方可重新启用。

6　保障措施

6.1　物资设备保障

保障部门负责实验室生物安全事件应急处置的物资、车辆保障,及时对实验室设备设施进行维修和定期开展仪器设备检定校准,负责个体防护用品的采供。各实验部门根据日常实验需要储备适当数量的个人防护用品,负责所使用仪器设备和设施的日常维护和功能检查,及时提出仪器设备检定校准申请和检定校准后的确认工作。

6.2 应急处置保障

应急部门或管理职能部门组织应急处置工作,必要时可抽调相关人员或邀请外单位生物安全专家参加事件处置。生物安全委员会成员、应急和相关部门人员要求保持24小时通讯畅通。

6.3 经费保障

单位应保障实验室生物安全事件预防、感染事件调查处置所需要的设备及经费。

6.4 信息保障

保障部门、信息技术部门应保障实验室电话、网络、远程视频会商畅通,保障事件及时报告和事件处置过程中的信息技术支持。

6.5 技术指导

生物安全委员会提供生物安全防护等相关技术的咨询;生物安全委员会及相关部门对事件处置过程中的现场封控、消毒、隔离、转运等给予技术支持与指导。

7 培训与演练

7.1 宣贯培训

应急部门或管理职能部门负责本预案的宣贯,组织相关部门和人员参加生物安全培训。各实验室应对相关人员进行专业技术、操作技术与规程、生物安全事件处置等培训及能力评估。

7.2 应急演练

应急部门或管理职能部门负责每年组织开展一次实验室生物安全事件应急处置演练。各实验室负责各自专业领域内的演练。

8 责任追究

按照《中华人民共和国生物安全法》《中华人民共和国传染病防治法》《中华人民共和国突发事件应对法》《中华人民共和国国家安全法》《突发公共卫生事件应急条例》《病原微生物实验室生物安全管理条例》《浙江省病原微生物实验室生物安全管理办法(试行)》等法律法规和相关规章制度的规定执行。

9　附则

本应急预案由单位生物安全委员会负责起草,经单位发布后实施。根据实际情况定期组织生物安全委员会专家对预案实施情况进行评估,并适时组织开展修订工作。

参 考 文 献

［1］中华人民共和国主席令第 56 号.中华人民共和国生物安全法.

［2］中华人民共和国主席令第 17 号.中华人民共和国传染病防治法.

［3］中华人民共和国主席令第 69 号.中华人民共和国突发事件应对法.

［4］中华人民共和国主席令第 29 号.中华人民共和国国家安全法.

［5］中华人民共和国国务院令第 376 号.突发公共卫生事件应急条例.

［6］中华人民共和国国务院令第 4246 号.病原微生物实验室生物安全管理条例.

［7］浙江省卫生计生委员会.浙江省病原微生物实验室生物安全管理办法 (试行):浙卫发〔2016〕44 号.

［8］浙江省卫生健康委员会.浙江省卫生健康委员会关于印发浙江省病原微生物实验室生物安全应急预案的通知:浙卫发〔2000〕33 号.

［9］唐钧.紧急救助.北京:中国人民大学出版社,2009.

［10］顾华,翁景清.实验室意外事件应急处置手册.北京:人民卫生出版社,2016.

［11］秦川.实验室生物安全事故防范和管理.北京:科学出版社,2017.

［12］武桂珍,王健伟.实验室生物安全手册.北京:人民卫生出版社,2020.

第十章

生物安全安全数据单编制

第一节 安全数据单的作用和特点

材料安全数据单(material safety datasheet,MSDS)是提供含有一种或多种危险物质的材料与健康安全相关信息的书面文件。用以说明化学物质、物理伤害、生物因素的固有信息以及安全使用、处理、储藏和运输的信息。本书面文件记录了与某一种危险材料相关的所有属性及安全操作信息,因此,被形象地称为危险物品的"身份证"。其中,化学品安全数据单(safety datasheet,SDS)和病原微生物安全数据单(pathogen safety datasheet,PSDS)是构成材料安全数据单的重要内容。

SDS 又称为化学品安全说明书,国际上称作化学品安全信息卡,是化学品生产商和经销商按法律要求必须提供的用来阐明化学品的理化特性(如 pH、闪点、易燃度、反应活性等)、毒性、环境危害,以及对使用者健康(如致癌,致畸等)可能产生危害的一份综合性文件。SDS 简要说明了一种化学品的基本危害信息,并提供运输、操作处置、储存和应急行动等信息。作为一种有关化学品安全特征的综合性技术资料,SDS 通常由化学品的供应商(包括制造商、经销商和其他中介商如进口商等)按照有关法律法规要求向下游用户提供,其还可向公共机构、服务机构和其他涉及该化学品的相关方传递有关信息。SDS作为传递产品安全信息基础的技术文件,是化学品登记管理的重要技术和信息来源。作为提供给用户的一项服务,生产企业应随化学商品向用户提供安全说明书,使用户明了化学品的有关危害,在使用时能主动进行防护,起到减少职业危害和预防化学事故发生的作用,并减少对环境的负面影响。

PSDS 是在 SDS 的基础上发展产生的,PSDS 是描述能引起人类、动物致病的病原微生物的生物学、流行病学和临床致病特征。这些文件是处理感染性材料的实验室编制实验活动风险评估、生物安全培训和管理信息的重要组成部分和信息资源,受关注程度日益提高。感染性物质一般不存在生产和销售,通常由国家卫生管理部门编制,如加拿大公共卫生署编写了一套包括 176 种病原体的感染性材料安全数据单,我国疾病与安防控制中心武桂珍研究员主编的《高致病性病原微生物材料安全数据单》中涵盖了 39 种病毒、5 种细菌和 3 种真菌的 PSDS。

一、发展历史

1. 发展雏形　MSDS 的发展历史大致经历了三个时期:古代缓慢发展期、近代快速发展期和立法形成期。15 世纪末西方活字印刷的出现是前两个时期的分界点,而 20 世纪 60 年代中期第一份政府性 MSDS 的完成是立法形成期的开始。

最早有文字记载的材料安全数据是古埃及人坟墓墙壁和草纸记录的医生药方,它包括药物成分的来源、名称、制作方法、储藏和使用程序以及注意事项。随着化学和医学发展以及人类文明更替,人类积累的知识以手抄形式延续和传承。14 世纪末,这些知识传播到意大利和法国南部地区,由此引发了欧洲的文艺复兴,文艺复兴直接促使人类去探寻物质的本身属性。同时,活字印刷技术解除了"化学数据单"广泛传播的限制,将化学数据单推向快速发展的时期。在此时期,人类对化学物质有了更为深入的认识,化学数据单的内容得到了迅速扩充,现存最早的纸质 MSDS(1906 年)是其发展的最好见证。

2. SDS 的发展　到 20 世纪 50 年代晚期,全世界范围内的工厂以多种形式应用 MSDS。二战后,为给化学工厂的工人提供必要安全信息,美国劳工部开始发布一系列名为"控制化学危险"的文件,其中氨水(ammonia)作为第一个文件于 1945 年被发布。与此同时,"化学品生产协会"开始发布他们制定的化学品安全数据单,甲醛溶液(福尔马林)作为第一个数据单于 1946 年被发布,这是著名的 SD 系列 MSDS。

20 世纪 50 年代末,美国国会通过港口工人法案(公共法 85-742)促进 MSDS 所有要素的发展。美国劳工部专门成立了独立的海事安全办公室,组建了以 Joseph LaRocca 为首的团队,调查了工业使用的不同类型化学品安全数据单,编制了名为材料安全数据单的文件,编号为 LSB-OOS-4,这是最原始的由政府主导编写的 MSDS。最初法律规定这份 MSDS 限制应用于轮船的制造、爆破和维修操作。但是该法通过后不到 180 天,也就是 1970 年,美国国会受到扩大港口工人法案受益范围的压力,通过了公共法 91-596,将受益范围扩展到全国其他相关行业。美国职业卫生安全管理局(Occupational Health and

Safety Administration,OSHA)在劳工部内部成立后,最初的 MSDS 编号 LSB-OOS-4 也改为 OSHA-20,并于 1972 年被重新修订发布。但是,这并不是完善的 MSDS 版本,OSHA 在随后的十多年时间里对 MSDS 进行了充分的讨论和研究,并于 1983 年 11 月 25 日公布了最终的规定,在以后的三年中又对规定进行了细化。这些细化要求包括运输危险化学品的全过程均需要提交 MSDS 文件,销售商必须向顾客提供销售化学品的 MSDS 文件(1985 年),雇主必须对所有雇用工人培训如何使用和理解 MSDS 文件(1986 年),保证了危险化学品生产者和使用者健康权益。

美国通过立法建立并完善化学品 MSDS 使用制度后,加拿大、欧盟、日本、澳大利亚等国家相继建立并实行了该制度。为规范化学品 MSDS 的编写和使用,美国国家标准化协会和国际标准化组织推荐了化学 MSDS 编写的 16 项内容。目前,化学品安全数据单在国际标准化组织(ISO)11014 采用 SDS 术语,在美国、加拿大、大洋洲以及部分亚洲国家采用 MSDS 术语,我国按照"全球化学品统一分类与标签制度"(Globally Harmonized System of Classification and Labelling of Chemicals,GHS)制定的标准《化学品安全技术说明书内容和项目顺序》(GB/T 16483—2008)中采用的是 SDS 术语。

3. PSDS 的发展　PSDS 是为快速提供病原微生物预防和处理信息,保障实验室生物安全而制定的。病原微生物安全信息数据是病原微生物实验活动风险评估不可或缺的组成部分,按照《生物安全法》和《病原微生物实验室生物安全管理条例》(国务院 424 号令)的规定和要求,从事病原微生物实验活动,应当严格遵守有关国家标准和实验室技术规范、操作规程,采取安全防范措施。由中国医药生物技术协会生物安全专业委员会编制的团体标准《生物安全　病原微生物安全数据单描述指南》(T/CMBA 018—2022)于 2022 年 11 月 29 日发布并实施。该指南是针对人间传染的病原微生物为对象的病原微生物安全数据单描述的规范,包括已知病原微生物、未知或新发病原微生物的安全数据单描述规范,以现行有效的法律法规和技术标准与病原微生物实验室活动评审和管理具体实践的结合,有助于规范病原微生物安全数据文件的编制和信息统一,提升病原微生物实验室生物安全管理的标准化。目前,全世界许多政府部门、公共卫生机构、大学、研究机构都把病原微生物 PSDS 作为实验室生物安全管理的重要辅助工具,如美国东南大学、牛津大学等,但是这些大学或机构几乎都没有建立独立的数据库,而是参考加拿大公共卫生署组织编写的感染性物质 MSDS,这套 MSDS 涉及范围较广,数量大,包括病毒、细菌、真菌、寄生虫四大类 176 种,其中有近 40 种病原体为高致病性病原微生物,这套 MSDS 还在不断更新。针对动物实验室操作的病原体,加拿大食品监察署还编写了 PSDS,但只有 31 种病原体,涉及范围较窄,没有被世界其他国家广泛引用,主要是这些病原体不都能引起人类发病,只有部分人畜共患病的病原体能够传播给人类,如狂犬病毒、西尼罗病毒等。

不管是适用于人类的感染性物质安全数据单,还是适用于动物的病原体安全数据单,它们在编制内容上非常相似,都借鉴了化学品 SDS 快速提供安全信息的模式,结合感染性物质/病原体的自身特点进行编制。这些 PSDS 的主要内容包括以下方面:①病原体基本介绍;②健康危害和流行病学;③疾病传播;④病原体生存能力;⑤医学治疗;⑥实验室危害;⑦防护措施;⑧处置信息。

二、病原微生物安全数据单(PSDS)的应用

PSDS 是生物安全管理的重要工具之一,提供了含有一种或多种病原微生物的材料与健康和安全相关信息。它不仅阐述了人类对病原微生物的认识,还提供了与生物安全相关的基础数据。这些数据可以广泛应用到风险评估、意外事故的应急处置、事故原因分析和人员培训等方面,是深入开展实验室安全管理的重要参考资料。

1. PSDS 的应用　病原微生物安全数据单 PSDS 包含基本特征、传播途径、宿主范围、感染剂量、潜伏期等数据,这些数据能为风险评估提供基本的判定依据,是结合实际情况开展风险评估的基础。

2. 意外事故应急处置中的应用　当操作或转运感染性物质发生意外事故时,必须针对不同意外事故和病原微生物的特点采取相应措施进行处理。一般来说,应急处置包括对当事人的紧急医疗救护和对现场的污染清理。例如当操作某种病原体时发生了锐器划伤或刺伤,应根据处置原则和敏感消毒剂立即处理伤口;如果事故中污染了现场,应执行 PSDS 中的现场处置措施。

3. 事故原因分析中的应用　当发生意外事故时,应立采取紧急处置措施,还需要分析事故发生原因,并制定相应的预防补救措施以杜绝类似事故再次发生。查找事故原因,首先要知道何种条件下、什么危险因素能够导致事故发生,PSDS 能够提供某种病原微生物存在的各种危险因素及发生危险所需要的客观条件,结合事故现场调查情况可以判断出事故发生的主要原因。比如,从事霍乱弧菌的工作人员突然出现霍乱的临床症状,实验室负责人怀疑是一起实验感染事件,他可以根据霍乱的传播途径、实验室危害途径,潜伏期等信息,结合当事人的回顾,分析实验室感染事件是在什么条件下,出于何种原因发生,并针对事件发生原因提出预防补救措施。

4. 人员培训中的应用　新进入、重新上岗以及生物安全实验室的工作人员继续教育均需要接受必要的专业安全培训,这包括病原微生物的基本性质、潜在的危险因素、可能的暴露途径、必要的预防措施以及正确的应对方案等。PSDS 提供的基本信息,简洁明了,便于理解,适合各类生物安全实验室工作人

员的继续教育和培训。

三、发展前景

自 20 世纪 50 年代第一份政府性 MSDS 产生以来,MSDS 在结构内容、应用范围、数据信息量等方面得到全面发展,尤其是化学物质的 MSDS,基本信息积累、编制方法、数据库建设、相关配套法律法规等发展日益成熟,信息量急剧膨胀。在信息发展和网络广泛普及的背景下,大量的资源将在互联网上发布供全世界分享,因此海量数据和信息共享将是 MSDS 未来的发展趋势之一。

日前,网络资源大致可以分为通用信息网站资源、政府机构和非营利网站资源、化学生产企业和供应商网站资源和其他网站资源。通用信息网站资源中包含的 MSDS 信息条目多,涉及面广,仅 MSDS Online 和 MSDS Solutions 两个站点就收录了超过 7 000 000 条,而且以每周超过 10 000 条的速度增加。政府机构和非营利网站资源也对外提供 MSDS 或相关信息,这些 MSDS 大都是围绕人类健康编写,且是免费共享的资源。这些网站都是政府机构建立的专项数据库,比如环境相关 MSDS、家居产品 MSDS、国家毒理学项目 MSDS、国际癌症研究机构 MSDS、感染性物质 MSDS 等。这些不同专业、研究机构或者研究项目的 MSDS 数据库通常条目较少,但分类清晰。

我国已经制定了化学品 MSDS 国家标准《化学品安全技术说明书编写规定》(GB 16483—2000),并在《工作场所安全使用化学品的规定》中要求,生产危险化学品单位应编写危险化学品安全技术说明书,及时向经营、运输、贮存和使用危险化学品的单位提供最新的 CSDS 信息。

2004 年国务院发布实施的《病原微生物实验室生物安全管理条例》中明确要求加强病原微生物实验室生物安全管理,保护实验室工作人员和公众的健康。世界卫生组织出版发行的《实验室生物安全手册》为世界各国开展生物安全管理提供了框架性的技术指导方案,但是,随着我国生物安全管理要求的不断提高和深化,这些资料远远不能满足生物安全管理发展的需要,必然会产生开发多样化、具体化生物安全管理技术的需求。MSDS 作为发展日益成熟的技术手段之一,具有结构简单、内容概要、使用方便等优点,必将广泛应用到生物安全管理领域的各个方面,提高我国实验室生物安全的管理水平。按照《生物安全法》和国务院 424 号令《病原微生物实验室生物安全管理条例》的规定和要求,目前我国已建立编写病原微生物安全数据单 PSDS 的团体标准《生物安全病原微生物安全数据单描述指南》(T/CMBA 018—2022),并于2022 年 11 月 29 日发布并实施。病原微生物材料安全数据单为提供方便可查、简便实用的有关病原微生物的参考资料,做好人员生物安全培训,便于开展病原微生物的风险评估和意外事故的原因分析,本书查阅了国内外有关感染性材料安全数据单的文献资料,结合我国实验室安全管理的特点,编写了感染性材料安全数据单内容框架,该结构框架包括病原体的基本介绍、健康危害和流行病学、疾病的传播情况、病原体的生存能力、医学治疗、实验室危害、防护措施、处置信息及其他有关信息。根据 2006 年卫生部发布的《人间传染的病原微生物学名录》分类要求,选取部分病原微生物,按照上述框架结构,查阅每一种病原体的生物学信息、流行病学信息、临床诊断与治疗信息、生物安全信息,完成了 PSDS。

感染性材料安全数据单编写标准将会在现有工作基础上的总结与提炼完成,它能够为感染性材料安全数据单编写工作提供科学、合理的依据,保证感染性材料安全数据单结构上的统一性、完整性,是推广应用和经验交流的基础条件之一。

第二节　安全数据单的主要内容

本章节主要向大家介绍几种目前常见、风险等级较高的 5 种病毒和 5 种细菌及 1 种真菌的 PSDS,主要目的是为大家提供一种编写模式和方法及格式,为需要编写 PSDS 的人员提供指导作用。

一、名录

序号	病原微生物名
1	埃博拉病毒
2	人高致病性禽流感病毒
3	猴痘病毒
4	新型冠状病毒(评估)
5	艾滋病毒
6	结核分枝杆菌
7	布鲁菌
8	霍乱弧菌
9	鼠疫杆菌
10	炭疽芽孢杆菌
11	组织胞浆菌

二、实例

1 埃博拉病毒

1.1 基本信息

(1)英文名称：Ebola virus

(2)中文名称：埃博拉病毒

(3)英文简称：EBOV

(4)同义词：非洲出血热、埃博拉出血热(EHF)、埃博拉病、EBO、扎伊尔亚型、苏丹亚型、莱斯顿亚型、科特迪瓦亚。

(5)病原体分类等级：根据《人间传染的病原微生物目录》规定，埃博拉病毒属于危险程度第一类的病原微生物。

(6)分类学地位：丝状病毒科(*Filoviridae*)，丝状病毒属(*Filovirus*)

(7)病原体特征：病毒有囊膜，病毒颗粒很大，直径为80nm，典型长度为790~970nm，最长可达14 000nm。多形性，可呈分枝状、环状和"6"字形。病毒基因组为单股负链RNA，全长19.1kb，螺旋状核衣壳。

1.2 危害识别

1.2.1 致病性

(1)EBOV是人类最强的致病原之一，5~7天内可导致70%~80%患者死亡。急性起病，临床表现为高热、畏寒、头痛、肌痛、恶心、结膜充血及相对缓脉。2~3天后可有呕吐、腹痛、腹泻、血便等表现，半数患者有咽痛及咳嗽。病后4~5天进入极期，患者可出现神志改变，如谵妄、嗜睡等，重症患者在发病数日可出现咯血，鼻、口腔、结膜下、胃肠道、阴道及皮肤出血或血尿，在病程第5~7天可出现麻疹样皮疹，数天后皮疹消退并脱屑，部分患者可较长期留有皮肤改变，第10患病日为出血高峰，50%以上患者出现严重出血，并可因出血、肝肾衰竭及致死性并发症而死亡。90%的死亡患者在发病后12天内死亡(7-14天)。非重症者，发病后2周内恢复。患者最显著的表现为低血压、休克和面部水肿，还可出现弥散性血管内凝血(DIC)、电解质和酸碱平衡失调等。

(2)主要致病机制：病毒进入机体后，可能在局部淋巴结首先感染单核细胞、巨噬细胞和其他单核吞噬系统的细胞(mononuclear phagocytic system，MPS)。一些感染的MPS细胞转移到其他组织-当病毒释放到淋巴或血液中，可以引起肝脏、脾脏以及全身固定的或移动的巨噬细胞感染。从MPS细胞释放的病毒可以感染相邻的细胞，包括肝细胞、肾上腺上皮质细胞和成纤维细胞等。感染的MPS细胞适时被激活，释放大量的细胞因子和趋化因子，包括肿瘤坏死因子(TNF)。这些细胞活性物质可增加血管内皮细胞的通透性，诱导表达内皮细胞表面黏附和促凝因子，以及组织破坏后血管壁胶原暴露，释放组织因子等,最终导致弥散性血管内凝血(DIC)。在感染晚期,可发生脾脏、胸腺和淋巴结等大量淋巴细胞凋亡。

(3)主要病理改变:皮肤、黏膜、脏器的出血,在很多器官可以见到灶性坏死,但是以肝脏、淋巴组织最为严重。肝细胞点、灶样坏死是本病最显著的特点,可见小包涵体和凋亡小体。

1.2.2　地域分布

1976年埃博拉病毒首次被发现。在扎伊尔发生的出血热暴发流行时,对患者标本通过组织培养进行病毒分离,在Vero细胞中培养一代即获得埃博拉病毒。埃博拉出血热主要在非洲的乌干达、刚果、加蓬、苏丹、科特迪瓦、利比里亚和南非等国家流行。血清流行病学调查资料表明,肯尼亚、利比亚、中非共和国、喀麦隆等国家也有埃博拉病毒感染病例。

1.2.3　传染性

病毒传染性强,在发病3周后可在患者血液中检测到病原。一位埃博拉出血热患者发病后第39天、61天,甚至第101天的精液中均检测到病毒,传染过程尚不清楚。

1.2.4　感染剂量

感染1~10个病毒颗粒即可引起疾病。

1.2.5　传播途径

(1)接触传播:是本病最主要的传播途径,患者和带病毒的亚临床感染者通过接触(特别是血液、排泄物及其他污染物)传播。

(2)医院内传播:是导致埃博拉出血热暴发流行的重要因素。

(3)气溶胶传播:在实验室条件下,均可以通过气溶胶传播,吸入感染性的分泌物、排泄物等可导致发病,但是在医院和居民家居环境中尚未发现通过气溶胶传播引起人间感染。

(4)其他存在性传播的可能性,但是对疾病流行意义不大。

1.2.6　传播媒介

未知。

1.2.7　潜伏期

潜伏期2~21天,一般为5~12天。

1.2.8　人畜共患病

属于人畜共患病。

1.2.9　宿主范围

人类、非人灵长类动物及蝙蝠等。

1.2.10　储存宿主

自然状态下的储存宿主不明。在人工饲养的豚鼠体内发现抗体,但是没有证据表明豚鼠能感染人类。

1.3 稳定性和环境活力

1.3.1 药敏敏感性

尚无敏感特异性药物。

1.3.2 消毒剂敏感性

紫外线、γ射线、甲醛、次氯酸、酚类消毒剂和脂溶剂均可灭活病毒,曲拉通X-100(Triton X-100)能极大地降低病毒的感染性,使用0.3%奎尼丁在37℃30分钟条件下可以灭活病毒。

1.3.3 环境物理因子敏感性

对紫外线照射敏感。60℃加热1小时能使样本失去感染性。2×10^4Gy的γ射线照射可以灭活血清样本。

1.3.4 体外存活能力

病毒在血液标本中室温条件下可以存活数周,干燥条件下体外存活时间不长。在尸体中可以存活数周。

1.4 急救/医疗

1.4.1 检测

(1)病毒抗原阳性。

(2)血清特异性IgM抗体阳性。

(3)恢复期血清特异性IgG抗体滴度比急性期增高4倍以上。

(4)从患者标本中检出埃博拉病毒RNA。

(5)从患者标本中分离到埃博拉病毒。

1.4.2 急救

无特效治疗措施,主要为对症和支持治疗,注意水、电解质平衡,预防和控制出血,控制继发感染,治疗肾衰竭和出血、弥散性血管内凝血(DIC)等并发症。

1.4.3 免疫

本病无有效疫苗进行防治,也无特效治疗性药物。

1.4.4 预防

(1)控制传染源严格隔离疑诊病例和患者,患者应收入负压病房隔离治疗。对其排泄物及污染物品均严格消毒。

(2)切断传播途径严格规范污染环境的消毒工作,严格标本采集程序,病毒的分离和培养应在生物安全四级实验室进行。

(3)保护易感人群加强个人防护,使用防护装备。

1.5 实验室危害

1.5.1 感染事件

截至2004年共有3例实验室感染事件,分别发生在英格兰、瑞士和俄罗斯。

1.5.2　感染来源 / 样本

血液、尿液、呼吸道和咽喉分泌物、精液,以及其他来自人类或动物宿主的组织。节肢动物、啮齿类动物和非人类的灵长类动物是感染发生的潜在来源。

1.5.3　主要危害

暴露于感染性气溶胶和小液滴,直接接触破损皮肤或黏膜,意外的注射"接种"。

1.5.4　特殊危害

未查阅到相关资料。

1.6　防护措施

1.6.1　防护要求

病毒培养须在物生安全四级实验室(BSL-4)进行,动物感染实验在动物生物安全四级实验室(ABSL-4),未经培养的感染材料的操作在生物安全三级实验室(BSL-3)进行,灭活材料的操作在生物安全二级实验室(BSL-2)进行,无感染性材料的操作在生物安全一级实验室(BSL-1)进行。

1.6.2　个人防护

用完整的实验防护服代替日常便服,实验防护服符合相应生物安全等级实验室的要求。

1.6.3　其他防护要求

未查阅到相关资料。

1.7　危害处置 / 储存

1.7.1　危害处置

(1)实验室内部环境泄漏事故处理

1)事故处理前,应使气溶胶充分静置。

2)进入处理现场前,应做好恰当个人防护。

3)处理溅洒物时,应有避免再次产生气溶胶的措施。

4)使用高效消毒剂处理污染现场,并保证作用时间充分。

5)现场消毒一般遵循由四周到中心的顺序。

6)根据需要进行重复消毒。

7)按照规程处理废物。

(2)划伤或刺伤

1)立即采取措施挤压受伤部位,并对局部进行可靠消毒。

2)用足量清水冲洗伤口。

3)按照规程安全撤离污染区域,进行局部包扎处理。

4)事后应将事故报告相关部门备案。

5)采取措施进行隔离观察并申请国际援助,如有可能应进行免疫接种,并进行预防性治疗。

(3)离心管破裂

1)针对不同种类离心桶采取不同的处理措施。

2)及时关闭离心机电源。

3)保持足够的静置时间,让气溶胶充分沉降。

4)做好充足的个人防护后进行清理。

5)遵循良好实验室操作规范处理现场。

6)按照规程处理废物。

(4)皮肤黏膜接触感染性物质

1)立即停止工作,按照规程撤离至指定处理区域。

2)使用合适的消毒液对污染部位进行消毒。

3)对污染部位进行充分冲洗。

4)按照规程报告相关部门备案。

5)采取措施进行隔离观察并申请国际援助,如有可能应进行免疫接种,并进行预防性治疗。

(5)确定或有证据怀疑吸入感染性物质气溶胶

1)按规程立即撤离实验室。

2)采取措施进行隔离观察并申请国际援助,如有可能应进行免疫接种,并进行预防性治疗。

(6)生物安全柜内少量溅洒

1)采取有效措施避免二次产生气溶胶。

2)使用高效消毒剂进行消毒。

3)遵循由四周到中心的消毒顺序。

4)保持消毒剂足够的作用时间。

5)根据需要进行重复消毒。

不同意外事故的具体处理指南,请参考《实验室生物安全通用要求》(GB19489-2008)附录C。

1.7.2 废物处理

通过蒸汽压力灭菌、化学消毒法、焚烧,或者通过气化的方法处理所有来自防护实验室的废物材料,达到去除污染的目的。这些废物包括液体废物和固体废物。

1.7.3 菌(毒)种保存/样本保存

储存在封闭容器中,并贴上合适的标签。容器保藏在生物安全四级实验室或高危毒种库中。

1.8 运输要求

1.8.1 分类和 UN 编号

所有涉及埃博拉病毒的标本和培养物均属于 A 类感染性物质,联合国编号(UN 编号)均为 UN2814。采取 A 类感染性物质运输包装,具体包装要求符合 IATA《危险品规则》中包装说明 602。

1.8.2 运输审批要求

根据《人间传染的高致病性病原微生物实验室和实验室活动生物安全审批管理办法》要求,必须进行高致病性病原微生物运输审批,取得高致病性病原微生物许可证。

1.8.3 注意事项

严禁运输过程拆检,感染性材料应在 BSL-4 实验室中打开二级包装;机场—出发地 / 目的地之间的运输或公路运输过程中,应配备相应的个人防护装备,至少 2 名经过培训的专业人员参与押运。

1.9 监管 / 其他信息

1.9.1 法律法规、标准信息

(1)《病原微生物实验室生物安全管理条例》

(2)《人间传染的病原微生物名录》

(3)《可感染人类的高致病性病原微生物菌(毒)种或样本运输管理规定》

(4)《人间传染的高致病性病原微生物实验室和实验室活动生物安全审批管理办法》

(5)《生物安全柜》(YY0569-2005)

(6)《实验室生物安全通用要求》(GB19489-2008)

1.9.2 其他相关信息

相关人员有责任确保他们遵守所有国家的法律法规、技术标准,包括省、自治区、直辖市的。

2 人高致病性禽流感病毒

2.1 基本信息

(1)英文名称:Highly pathogenic avian influenza virus

(2)中文名称:人高致病性禽流感病毒

(3)英文简称:HPA1 virus

(4)同义词:禽 H5 病毒、禽 H7 病毒、禽 H9 病毒:禽流行性感冒(禽流感)、真性鸡瘟、欧洲鸡瘟。

(5)病原体分类等级:根据《人间传染的病原微生物目录》规定,人高致病性禽流感病毒属于危害程度二类的病原微生物。根据《中华人民共和国传染病防治法》,人高致病性禽流感被列为按甲类传染病管理的乙类传染病。WHO 将人高致病性禽流感生物危害等级定为 Ⅲ 级。

(6) 分类学地位: 属正粘病毒科(*Orthomyxoviridae*),甲型流感病毒属(*Influenza virus A*)。

(7) 病原体特征: 禽流感主要是指由甲型流感病毒 H5 和 H7 亚型中高致病性毒株所引起的一种禽烈性传染病。美国农业部动植物健康检疫局(USDA-APHIS)颁布以下高致病性流感病毒判定标准: 任何禽流感病毒如果给 8 只 4-8 周龄的鸡静脉接种 10 倍稀释的病毒 0.2ml,于 10 天内死亡数量等于或大于 6 只,即认为是高致病性禽流感病毒。如果一个毒株不是 H5 和 H7 亚型,但能致死 1~5 只鸡(致死率 20%),则需要做细胞培养;在不加胰酶的情况下,观察 CPE 和蚀斑形成情况,如果均为阳性则可以认为该毒株是高致病性禽流感病毒。对所有低致病性食流感病毒和其他禽流感病毒,如果不加胰酶能够在细胞上生长,则要测定血凝素连接肽的氨基酸序列,如果序列与其他高致病性禽流感病毒类似,即酶切位点插入 Q-X-X-R-X-R/K-R 或 B(X)-X(B)-R/K-X-R/K-R(X 为非碱性氨基酸,B 为碱性氨基酸)序列,则认为是高致病性禽流感病毒。

(8) 病毒形态结构: 呈球形,直径为 80~120nm,有包膜,病毒包膜上有长 10~14nm 的糖蛋白突起,分为血凝素和神经氨酸酶。病毒基因组包括 8 个单股负链 RNA 节段,共编码 11 种蛋白,即 PA、PB1、PB1-F2、PB2、NP、HA、NA、M1、M2、NS1 和 NS2,病毒核酸不具备感染性。

(9) 血清型: 根据 HA 及 NA 抗原性的变异,分为 1~16 及 1~9 亚型。

2.2　危害识别

2.2.1　致病性

发病急,发病率和死亡率高。58%~90% 病例常有禽接触史,暴露后 2~8 天发病。早期类似一般流感。主要症状为发热,体温大多持续在 38℃以上,热程 1-7 天,一般为 3-4 天,可伴有流涕、鼻塞、咳嗽、咽痛、头痛和浑身不适。咳嗽、咳痰,部分可血性、胸闷、气短、肺炎以及呼吸困难,重症患者病情发展迅速,在发病 4-13 天可出现急性呼吸窘迫综合征、肺出血、胸腔积液、全血细胞减少、多脏器功能衰竭、噬血综合征、休克及 Reye 综合征等多种并发症。

2.2.2　地域分布

(1) 动物疫情: 1878 年首次报道意大利鸡群暴发了一种严重的疾病,当时称为鸡瘟。1955 年才证实这种鸡瘟病毒实际上是 A 型禽流感病毒,1981 年在第一次国际禽流感会议上将这场鸡瘟正式命名为禽流感。2004 年以前,全球暴发了近 30 次大规模禽流感。自 2002 年始,Z 基因型 H5 病毒在东南亚流行。2005 年 7 月,中国青海湖候鸟中 H5 流行暴发,并迅速向欧洲、非洲等地区传播。

(2)人间疫情：包括以下国家：美国（A/H7N7），1980；英国（A/H7N7），1995；香港（A/H5N1），1997；中国广东（A/H9N2），1998；香港（A/H9N2），1999；2003/香港 A/H5N1；新西兰（A/H7N7），2003；加拿大（A/H7N3），2004。

2.2.3 传染性

呼吸道、消化道上皮细胞、单核/巨噬细胞、血管内皮细胞是禽流感病毒的主要靶细胞。病毒复制高峰期是感染后48h，在高峰期，有临床症状的患者鼻咽部病毒的滴度在 $10^{3.7}TCID_{50}/ml$，到病程第 6 天，几乎检测不到病毒。而在儿童中，可在病程的 13 天仍能检测到病毒。较一般流感病毒，机体对 HPAI H5N1 病毒的清除是延迟的，发病后 18 天仍能检测到病毒。在致死性病例呼吸道或血浆中病毒负荷明显高于存活病例，在外周血、脑脊液、粪便中也能检测到病毒。

2.2.4 感染剂量

(1)小鼠：自然情况下，小鼠不感染流感病毒，实验条件下，H5 病毒对 6~8 周小鼠在 2 周内致死的 LD_{50} 一般在 10^3TdD_{50}。

(2)雪貂：H5 对 8~12 月雪貂感染剂量通常为 10^7EID_{50}。

(3)灵长类动物：多种灵长类动物如黑猩猩、非洲绿猴、恒河猴等能自然感染流感病毒，出现临床感染症状。

2.2.5 传播途径

该病的传播途径可能是通过接触或吸入病禽带毒排泄物或空气飞沫，或吸入患者呼吸道分泌物、排泄物，或密切接触造成传播，人传人较局限[9]。

2.2.6 传播媒介

未知。

2.2.7 潜伏期

一般为 3~4 天。人传人的潜伏期在 8~9 天，发病前 1 天就开始排毒，排毒时间儿童比成人长，免疫抑制者排毒可长达一个多月。

2.2.8 人畜共患病

属于人畜共患病。

2.2.9 宿主范围

包括家禽（如火鸡、鸡、石鸡、鹌鹑、鹅、鸭、雉）和野禽（如鸭、鹅、天鹅、鸥等）、迁徙水禽、马、猪、海豹、猫科、犬科及人等。

2.2.10 储存宿主

水禽是甲型流感病毒的天然宿主，多无症状。

2.3 稳定性和环境活力

2.3.1 药敏敏感性

(1)金刚烷胺及金刚乙胺：金刚烷胺经肾脏代谢，金刚乙胺由肝脏代谢，对流感病毒 H1N1、H2N2、H3N2 有抑制效果。近年来,耐金刚烷胺类药物的病毒在增加,且耐药病毒基因稳定,也能人一人传播。流行在越南、柬埔寨、泰国的耐金刚烷胺类的 H5 病毒占 95%,在印尼、中国大陆比例较低,分为 6.3%、9.5%。

(2)神经氨酸海抑制剂:第一代神经氨酸酶抑制剂是 DANA 及其衍生物 FANA。扎纳米维(zanamivir)可特异性抑制甲型及乙型流感病毒,服药途径为吸入。

(3)奥斯他维(oseltamivir):经口服给药。奥斯他维耐药株常在药物结合位点发生突变。临床已发现对奥斯他维耐药的 H5N1,同神经氨酸酶的 I117T 相关。

2.3.2　消毒剂敏感性

禽流感病毒为一种带囊膜病毒,故对乙醚、氯仿、丙酮等有机溶剂敏感。乙醚 4℃ 24h 可完全灭活病毒,80% 丙酮处理 30 分钟,75% 乙醇处理 30 分钟可使病毒失去活力,含 10% 有效氯的氯消毒剂 30 分钟可以灭活病毒。也可采用 4% 多聚甲醛过夜处理。

2.3.3　环境物理因子敏感性

HPIV 对热比较敏感,65℃ 加热 30 分钟或煮沸(100℃)2 分钟以上可灭活。紫外线灭活病毒,常能引起病毒的多重复活,因而紫外线灭活标本仍需在 BSL-3 实验室操作。

2.3.4　体外存活能力

禽流感病毒 4℃ 在粪便中可存活 35 天,37℃ 在粪便中可存活 6 天。对低温抵抗力较强,在有甘油保护的情况下可保持活力 1 年以上。

2.4　急救 / 医疗

2.4.1　检测

我国从 2004 年 7 月起,依据卫生部下发的《全国不明原因肺炎病例监测实施方案(试行)》,《人感染高致病性禽流感应急预案》,《中华人民共和国传染病防治法》内相应定义的病例进行流行病学、实验室检测等相关内容,包括不明原因肺炎病例的报告、反馈;应急监测信息的报告、反馈;人禽流感疫情信息的报告与反馈,并通过进行公共卫生教育等方式开展监测。

诊断依据我国卫生部确定的《人禽流感诊疗方案(2005 版修订版)》中的标准,根据流行病接触史、临床表现及实验室检查结果,可作出人禽流感的诊断。实验室诊断方法有病毒分离、病毒快速诊断、血清学、病毒核酸检测,其中血清学可使用 ELISA、琼脂扩散试验、病毒特异性中和实验检测人流感病毒感染病例中的抗 HI 抗体和中和抗体。病毒快速诊断可在早期采样,进行病毒 NP 蛋白鉴定。

2.4.2　急救

早期使用抗病毒药物进行预防及治疗。对特定人群,抗病毒药物用于预防通常每日一次用药,疗程4~8周;用药2周,即暴发流行时的一般疗程;用药1周,即暴发流行后的预防用药;用药2~6周,在接种疫苗后至产生抗体前。目前对禽流感的治疗提倡使用神经氨酸酶抑制剂。

现有尝试使用的免疫治疗措施有以下几种:

(1)静脉高效丙种球蛋白(IVIG)。

(2)H5患者恢复期血浆。

(3)糖皮质激素,现不推荐。

2.4.3　免疫

目前无临床批准使用的H5疫苗。用于临床实验的疫苗有灭活疫苗,用于动物实验的疫苗有反向遗传技术修饰的疫苗。但H5病毒HA基因的变异,不同Clade间抗体交叉保护力差,且H5HA对人类的免疫原性不强。使用亚单位疫苗而不加佐剂进行免疫,需要大剂量的HA免疫两次。而使用铝佐剂,并不能提高所有H5HA的免疫效果,使用佐剂MF59和AS03可诱导较强的免疫反应。

2.4.4　预防

WHO对卫生保健系统的感染预防控制、社区中的感染预防控制提供了相应的预防指导建议其中卫生保健系统的感染预防控制包括联合采用防护措施、建立人禽流感病例的隔离制度、患者运送、死亡患者转移、加强卫生人员管理、患者出院随访追踪。社区中的感染预防控制包括公共卫生教育;使用肥皂、清水洗手;使用口罩;注意咳嗽的礼节卫生;对受污染的物品表面清洁和消毒。

2.5　实验室危害

2.5.1　感染事件

至今共有3起实验室感染事件。1936年,英国一实验室人员在操作流感病毒感染的雪貂后出现了发热、咳嗽、气促等呼吸道感染症状,经证实感染该实验人员的流感病毒来源于雪貂体内的病毒相同。1975年澳大利亚暴发了H7N7动物感染疫情,一实验人员在解剖病毒感染的鸥后出现角膜炎,经证实是H7病毒。2005年,1株H2N2流感病毒被错发到18个国家的实验室用于能力考核。

2.5.2　感染来源/样本

包括鼻咽拭子、喉、呼吸道吸取物,排泄物,血标本,肺穿刺物,尸检标本及其他来自人类或动物宿主的组织。

2.5.3　主要危害

气溶胶的吸入造成呼吸道感染;破损皮肤、黏膜接触而感染;意外刺伤而引起经血液感染或误食等。尚无实验证据。因可致小鼠、雪貂的全身感染,带毒时间长,因而动物实验操作过程应考虑动物传人的可能。

2.5.4 特殊危害:未查阅到相关资料。

2.6 防护措施

2.6.1 防护要求

标本的抗原快速检测、病毒核酸提取在 BSL-2 级实验室的生物安全柜内进行,但必须使用 BSL-3 级防护;使用灭活抗原进行血凝抑制试验检测血清抗体在 BSL-2 级实验室生物安全柜内操作;人禽流感病毒的分离、鉴定、采用微量中和试验进行血清抗体检测必须在 BSL-3 级实验室里进行。

2.6.2 个人防护

在 BSL-2 级实验室推荐使用的 PPE 有医用口罩、手套、一次性工作衣、帽子、护目镜或面罩。穿戴 PPE 程序是:①洗手;②一次性帽子;③一次性鞋套;④一次性工作衣;⑤医用口罩;⑥护目镜。

在 BSL-3 级实验室推荐使用的 PPE 有医用口罩或微粒呼吸器(N95/FFP2);手套;一次性长袖防护服;护目镜或面罩;帽子,如操作感染性液体物质可使用防水防护围裙。穿戴 PPE 程序:①洗手;②一次性帽子;③一次性鞋套;④一次性工作衣;⑤微粒呼吸器;⑥护目镜;⑦一次性连体长袖防护服;⑧一次性防水鞋套。

2.6.3 其他防护要求

规范洗手步骤,及洗手习惯。选用适当的消毒剂、消毒方法,并能定期检测消毒灭菌效果。

2.7 危害处置/储存

2.7.1 危害处置

(1)实验室内部环境泄漏事故处理

1)事故处理前,应使气溶胶充分静置。

2)进入处理现场前,应做好恰当个人防护。

3)处理溅洒物时,应有避免再次产生气溶胶的措施。

4)使用高效消毒剂处理污染现场,并保证作用时间充分。

5)现场消毒一般遵循由四周到中心的顺序。

6)根据需要进行重复消毒。

7)按照规程处理废物。

(2)划伤或刺伤

1)立即采取措施挤压受伤部位,并对局部进行可靠消毒。

2)用足量清水冲洗伤口。

3)按照规程安全撤离污染区域,进行局部包扎处理。

4)事后应将事故报告相关部门备案。

5)采取措施进行隔离观察并申请国际援助,如有可能应进行免疫接种,并进行预防性治疗。

(3)离心管破裂

1)针对不同种类离心桶采取不同的处理措施。

2)及时关闭离心机电源。

3)保持足够的静置时间,让气溶胶充分沉降。

4)做好充足的个人防护后进行清理。

5)遵循良好实验室操作规范处理现场。

6)按照规程处理废物。

(4)皮肤黏膜接触感染性物质

1)立即停止工作,按照规程撤离至指定处理区域。

2)使用合适的消毒液对污染部位进行消毒。

3)对污染部位进行充分冲洗。

4)按照规程报告相关部门备案。

5)采取措施进行隔离观察并申请国际援助,如有可能应进行免疫接种,并进行预防性治疗。

(5)确定或有证据怀疑吸入感染性物质气溶胶

1)按规程立即撤离实验室。

2)采取措施进行隔离观察并申请国际援助,如有可能应进行免疫接种,并进行预防性治疗。

(6)生物安全柜内少量溅洒

1)采取有效措施避免二次产生气溶胶。

2)使用高效消毒剂进行消毒。

3)遵循由四周到中心的消毒顺序。

4)保持消毒剂足够的作用时间。

5)根据需要进行重复消毒。

不同意外事故的具体处理指南,请参考《实验室生物安全通用要求》(GB19489-2008)附录 C。

2.7.2 废物处理

通过蒸汽压力灭菌、化学消毒法、焚烧,或者通过气化的方法处理所有来自防护实验室的废物材料,达到去除污染的目的。这些废物包括液体废物和固体废物。

2.7.3 菌(毒)种保存 / 样本保存

储存在封闭容器中,并贴上合适的标签。容器保藏在生物安全四级实验室或高危毒种库中。

2.8　运输要求

2.8.1　分类和 UN 编号

诊断标本,包括鼻咽拭子,喉、呼吸道吸取物,排泄物,血标本,肺穿刺物,尸检标本,如疑似病例的定为 B 类感染性物质;生物物质有病毒核酸、病毒蛋白质,为 B 类感染性物质,以上感染性物质的联合国编号为 UN3373。危害人的感染性物质,病毒分离及培养物,重组病毒,属 A 类感染性物质,联合国编号为 UN2814。运输 A 类感染性物质要符合 PI602 包装要求,运输生物物质 B 类要求包装符合 PI650。

2.8.2　运输审批要求

根据《人间传染的高致病性病原微生物实验室和实验室活动生物安全审批管理办法》要求,必须进行高致病性病原微生物运输审批,取得高致病性病原微生物许可证。

2.8.3　注意事项

运输人高致病性禽流感毒种或样本时,应当有专人护送,护送人员不得少于 2 人;申请单位应当对护送人员进行相关的生物安全知识培训;在护送过程中采取相应的防护措施。运输途中严禁拆检,必须在 BSL-3 实验室中打开包装。

2.9　监管 / 其他信息

2.9.1　法律法规、标准信息

《中华人民共和国国境卫生检疫法》

《中华人民共和国动物防疫法》

《关于加强高致病性禽流感防治工作的紧急通知》

《全国高致病性禽流感应急预案》

《高致病性禽流感疫情处置技术规范(试行)》

《兽医实验室生物安全管理规范》

《动物免疫标识管理办法》

《动物防疫条件审核管理办法》

《动物检疫管理办法》

《中华人民共和国传染病防治法》

《突发公共卫生事件应急条例》

2.9.2　其他相关信息

相关人员有责任确保他们遵守所有国家的法律法规、技术标准,包括省、自治区、直辖市的。

3　猴痘病毒

3.1　基本信息

(1)英文名称: Monkeypox Virus

(2)中文名称: 猴痘病毒

(3)英文简称: MPV

(4)同义词: Yaba 猴病毒病

(5)病原体分类等级

按照《人间传染的病原微生物目录》,猴痘病毒属于危害程度第一类的病原微生物。

(6)分类学地位: 痘病毒科(*Poxviridae*),正痘病毒属(*Orthopoxvirus genus*)

(7)病原体特征

猴痘病毒的形态与其他正痘病毒一致,外形为圆角砖形或卵圆形,大小为300nm×200nm,外膜 30nm 外膜,环绕匀质的核心体,核心体两旁有侧小体,是至今所知结构最为复杂的病毒。痘病毒是病毒中最大的病毒之一,其中猴痘病毒的基因组为约 191kb 的两端共价闭合线性双链 DNA,与天花等其他正痘病毒同源性较高,基因组末端为长约 6kb 的反向重复序列,呈发夹环结构。

正痘病毒同属各成员间存在许多共同抗原和广泛的交叉中和反应性抗原,故可用痘苗病毒抗体进行猴痘病毒感染的初步诊断。

3.2　危害识别

3.2.1　致病性

典型临床症状 / 体征:主要临床表现为皮疹与发热,皮疹为斑疹、丘疹、小囊状或脓疱疹,无显著特征;病灶分散或集中。其他症状与体征包括寒战、出汗、头痛、咽喉痛、咳嗽、呼吸急促、淋巴结病或颈部与腹股沟淋巴结肿大,患者经过水疱、脓疱、脐状凹陷及结痂几个阶段后,进入结痂期,逐渐痊愈。

3.2.2　地域分布

主要发生于非洲中部和西部的热带雨林地区。2003 年 5~6 月,曾在美国威斯康星、印第安纳、伊利诺伊等 5 个州流行。在中国尚未发现该病。

3.2.3　传染性

潜伏期患者无传染性。在西非,有人传染人的病例,在美国的暴发中无人传染人的病例。起病后在无特异免疫的人群中传染效率为 7%~8%,远低于天花 60% 的传染率。

3.2.4　感染剂量

不清楚。实验结果表明,短尾猿猴经气管感染猴痘病毒的亚致死剂量为 10^6 pfu,致死剂量为 10^7 pfu。

3.2.5　传播途径

直接接触带有病毒的宿主动物或患者脓疱疹,亦可经呼吸道与胃肠道传染。

3.2.6　传播媒介

未知。

3.2.7　潜伏期

一般为 5~12 天,通常 7~21 天。

3.2.8　人畜共患病

属于人畜共患病。目前已从灵长类、鼠类、鸟类、羚羊、非洲象、野猪、穿山甲等多种动物中检测到猴痘病毒或其抗体,其主要宿主为松鼠等啮齿类动物,猴、猿等灵长类动物亦是人类感染猴痘病毒的重要来源,狒狒似乎更易感,幼猴可能发生重复感染而死亡。兔、大鼠及小鼠为易感染的实验动物,年幼动物比成年动物更易感染。猴痘亦可感染人类,主要感染未接种痘苗的人群。

3.2.9　宿主范围

人和猴等灵长类动物,以及土拨鼠等啮齿动物。

3.2.10　储存宿主

储存宿主尚不清楚。由于猴类以小群生活,群间不经常往来,因此不太可能是猴痘病毒的储存宿主。

3.3　稳定性和环境活力

(1)药敏敏感性:不明。

(2)消毒剂敏感性:1% 次氯酸钠,2% 福尔马林等有机试剂灭活。

(3)环境物理因子敏感性:56℃加热 30 分钟灭活。100℃煮沸 10 分钟也可灭火病毒。

(4)体外存活能力:对干燥有较强抵抗力,粉剂可在 4~6℃存活 18 个月。

3.4　急救/医疗

3.4.1　检测

实验室常见检测方法包括:抗原检测(用免疫组化法证实组织标本中存在正痘病毒)、抗体检测(由于与其他正痘病毒有交叉反应。故不作检测手段)、核酸检测(临床标本经 PCR 或实时 PCR 检测,证实有猴痘病毒 DNA)、病原体分离、形态学检测(如电镜检测,在无其他正痘病毒污染情况下,电镜下病毒形态学与正痘病毒一致)。

3.4.2　急救

对症治疗,主要为对症支持治疗,抗血清治疗:特异性治疗:尚无特效药;针对病原的治疗,可选用西多夫韦(cidofovir),在发热后、出疹前用药效果较好。

3.4.3　免疫

天花疫苗对猴痘也有很好保护作用。暴露前接种天花疫苗,可有效预防人群感染猴痘。暴露后及早接种,也可能防止发病或减轻症状。对高危人群及直接从事相关实验工作人员应进行天花疫苗接种。

3.4.4　预防

一般性预防建议:避免与有发病症状(如脱毛、有皮疹、眼鼻流出物等)的任何易感动物接触,在与有病或疑似有病的易感动物接触后应仔细清洗。的消毒工作,严格标本采集程序,病毒的分离和培养应在生物安全四级实验室进行。

3.5　实验室危害

(1)感染事件:尚无报道。

(2)感染来源/样本:皮疹、呼吸道分泌物、感染组织、生物恐怖可疑样本。

(3)主要危害:气溶胶吸入,黏膜直接暴露,感染性液体进入皮肤伤口。直接接触带有病毒的宿主动物而感染。

(4)特殊危害:未查阅到相关资料。

3.6　防护措施

3.6.1　防护要求

根据目录的要求,所有病毒分离、样品检测均在 BSL-3 实验室中进行操作。

3.6.2　个人防护

根据对所操作病原体的实验活动风险评估,选择和使用相应的个人防护装备。鉴于猴痘病毒主要的传播途径为直接接触带有病毒的宿主动物或患者脓疱疹,亦可经呼吸道与胃肠道传染,建议着重加强皮肤及呼吸道方面的防护。

3.6.3　其他防护要求

对直接从事相关工作人员先接种天花疫苗。

3.7　危害处置/储存

3.7.1　危害处置

(1)实验室内部环境泄漏事故处理

1)事故处理前,应使气溶胶充分静置。

2)进入处理现场前,应做好恰当个人防护。

3)处理溅洒物时,应有避免再次产生气溶胶的措施。

4)使用高效消毒剂处理污染现场,并保证作用时间充分。

5)现场消毒一般遵循由四周到中心的顺序。

6)根据需要进行重复消毒。

7)按照规程处理废物。

(2)划伤或刺伤

1)立即采取措施挤压受伤部位,并对局部进行可靠消毒。

2)用足量清水冲洗伤口。

3)按照规程安全撤离污染区域,进行局部包扎处理。

4)事后应将事故报告相关部门备案。

5)采取措施进行隔离观察并申请国际援助,如有可能应进行免疫接种,并进行预防性治疗。

(3)离心管破裂

1)针对不同种类离心桶采取不同的处理措施。

2)及时关闭离心机电源。

3)保持足够的静置时间,让气溶胶充分沉降。

4)做好充足的个人防护后进行清理。

5)遵循良好实验室操作规范处理现场。

6)按照规程处理废物。

(4)皮肤黏膜接触感染性物质

1)立即停止工作,按照规程撤离至指定处理区域。

2)使用合适的消毒液对污染部位进行消毒。

3)对污染部位进行充分冲洗。

4)按照规程报告相关部门备案。

5)根据不同程度进行隔离观察和西多夫韦预防治疗。

(5)确定或有证据怀疑吸入感染性物质气溶胶

1)按规程立即撤离实验室。

2)在指定区域进行隔离观察,并服用抗生素进行预防性治疗。

(6)生物安全柜内少量溅洒

1)采取有效措施避免二次产生气溶胶。

2)使用高效消毒剂进行消毒。

3)遵循由四周到中心的消毒顺序。

4)保持消毒剂足够的作用时间。

5)根据需要进行重复消毒。

3.7.2 废物处理

通过蒸汽压力灭菌、化学消毒法、焚烧,或者通过气化的方法处理所有来自防护实验室的废物材料,达到去除污染的目的。这些废物包括液体废物和固体废物。

3.7.3 菌(毒)种保存/样本保存

储存在封闭容器中,并贴上合适的标签。容器保藏在 BSL-3 实验室或高危毒种库中。

3.8 运输要求

3.8.1 分类和 UN 编号

所有涉及猴痘病毒的标本和培养物均属于 A 类感染性物质,联合国编号(UN 编号)均为 UN2814。采取 A 类感染性物质运输包装,具体包装要求符合 IATA《危险品规则》中包装说明 602。

3.8.2 运输审批要求

根据《人间传染的高致病性病原微生物实验室和实验室活动生物安全审批管理办法》要求,必须进行高致病性病原微生物运输审批,取得高致病性病原微生物许可证。

3.8.3 注意事项

严禁运输过程拆检,感染性材料应在 BSL-3 实验室中打开二级包装;机场—出发地/目的地之间的运输或公路运输过程中,应配备相应的个人防护装备,至少 2 名经过培训的专业人员参与押运。

3.9 监管/其他信息

3.9.1 法律法规、标准信息

《病原微生物实验室生物安全管理条例》

《人间传染的病原微生物名录》

《可感染人类的高致病性病原微生物菌(毒)种或样本运输管理规定》

《人间传染的高致病性病原微生物实验室和实验室活动生物安全审批管理办法》

《生物安全柜》(YY0569-2005)

《实验室生物安全通用要求》(GB19489-2008)

3.9.2 其他相关信息

相关人员有责任确保他们遵守所有国家的法律法规、技术标准,包括省、自治区、直辖市的。

4 新型冠状病毒(评估)

4.1 基本信息

(1)英文名称:severe acute respiratory syndrome-Corona Virus-2

(2)中文名称:新型冠状病毒

(3)英文简称:SARS-CoV-2

(4)同义词:2019-nCoV

(5)分类学地位:β 属的冠状病毒

(6)病原体特征

新型冠状病毒(SARS-CoV-2)属于β属的冠状病毒,有包膜,颗粒呈圆形或椭圆形,直径60~140nm。具有5个必需基因,分别针对核蛋白(N)、病毒包膜(E)、基质蛋白(M)和刺突蛋白(S)4种结构蛋白及RNA依赖性的RNA聚合酶(RdRp)。核蛋白(N)包裹RNA基因组构成核衣壳,外面围绕着病毒包膜(E),病毒包膜包埋有基质蛋白(M)和刺突蛋白(S)等蛋白。刺突蛋白通过结合血管紧张素转化酶2(ACE-2)进入细胞。体外分离培养时,新型冠状病毒96个小时左右即可在人呼吸道上皮细胞内发现,而在VeroE6和Huh-7细胞系中分离培养约需4~6天。

与其他病毒一样,新型冠状病毒基因组也会发生变异,某些变异会影响病毒生物学特性,如S蛋白与ACE-2亲和力的变化将会影响病毒入侵细胞、复制、传播的能力,康复者恢复期和疫苗接种后抗体的产生,以及抗体药物的中和能力,进而引起广泛关注。世界卫生组织(WHO)提出的"关切的变异株"(variant of concern,VOC)有5个,分别为阿尔法(Alpha)、贝塔(Beta)、伽玛(Gamma)、德尔塔(Delta)和奥密克戎(Omicron)。目前Omicron株感染病例已取代Delta株成为主要流行株。现有证据显示Omicron株传播力强于Delta株,致病力有所减弱,我国境内常规使用的PCR检测诊断准确性未受到影响,但可能降低了一些单克隆抗体药物对其中和作用。

4.2　危害识别

4.2.1　致病性

(1)以发热、干咳、乏力为主要表现。部分患者以嗅觉、味觉减退或丧失等为首发症状,少数患者伴有鼻塞、流涕、咽痛、结膜炎、肌痛和腹泻等症状。重症患者多在发病一周后出现呼吸困难和/或低氧血症,严重者可快速进展为急性呼吸窘迫综合征、脓毒症休克、难以纠正的代谢性酸中毒和出凝血功能障碍及多器官功能衰竭等。极少数患者还可有中枢神经系统受累及肢端缺血性坏死等表现。值得注意的是重型、危重型患者病程中可为中低热,甚至无明显发热。

(2)轻型患者可表现为低热、轻微乏力、嗅觉及味觉障碍等,无肺炎表现。少数患者在感染新型冠状病毒后可无明显临床症状。多数患者预后良好,少数患者病情危重,多见于老年人、有慢性基础疾病者、晚期妊娠和围产期女性、肥胖人群。

(3)儿童病例症状相对较轻,部分儿童及新生儿病例症状可不典型,表现为呕吐、腹泻等消化道症状或仅表现为反应差、呼吸急促。极少数儿童可有多系统炎症综合征(MIS-C),出现类似川崎病或不典型川崎病表现、中毒性休克综合征或巨噬细胞活化综合征等,多发生于恢复期。主要表现为发热伴皮疹、非化脓性结膜炎、黏膜炎症、低血压或休克、凝血障碍、急性消化道症状等。一旦发生,病情可在短期内急剧恶化。

4.2.2　地域分布

本病呈全球性分布。

4.2.3　传染性

传染源主要是新型冠状病毒感染的患者和无症状感染者,在潜伏期即有传染性,发病后 5 天内传染性较强。

4.2.4　传播途径

(1)经呼吸道飞沫和密切接触传播是主要的传播途径。接触病毒污染的物品也可造成感染。

(2)在相对封闭的环境中长时间暴露于高浓度气溶胶情况下存在经气溶胶传播的可能。

(3)由于在粪便、尿液中可分离到新型冠状病毒,应注意其对环境污染造成接触传播或气溶胶传播。

4.2.5　潜伏期

潜伏期 1~14 天,多为 3~7 天。

4.3　稳定性和环境活力

(1)消毒剂敏感性:乙醚、75% 乙醇、含氯消毒剂、过氧乙酸和氯仿等脂溶剂均可有效灭活病毒。

(2)环境物理因子敏感性:对紫外线和热敏感,56 度 30 分钟可有效灭活病毒。

(3)体外存活能力:新型冠状病毒在体外存活两小时后,其活性可显著降低,在气温为 24℃ 左右的尿液中,可以存活 10 天,若是在患者的粪便中,则可以存活 5 天以上,除此之外,在血液中可以存活 15 天,附着在其他物品上是可以存活 2 天左右。

4.4　急救 / 医疗

4.4.1　检测

(1)病原学检查:采用 RT-PCR 和 / 或 NGS 方法在鼻咽拭子、痰和其他下呼吸道分泌物、血液、粪便、尿液等标本中可检测出新型冠状病毒核酸。检测下呼吸道标本(痰或气道抽取物)更加准确。

(2)血清学检查:新型冠状病毒特异性 IgM 抗体、IgG 抗体阳性,发病 1 周内阳性率均较低。对以下患者可通过抗体检测进行诊断:①临床怀疑新型冠状病毒感染且核酸检测阴性的患者;②病情处于恢复期且核酸检测阴性的患者。

(3)胸部影像学:早期呈现多发小斑片影及间质改变,以肺外带明显。进而发展为双肺多发磨玻璃影、浸润影,严重者可出现肺实变,胸腔积液少见。

MIS-C 时,心功能不全患者可见心影增大和肺水肿。

4.4.2　急救

(1)疑似及确诊病例应在具备有效隔离条件和防护条件的定点医院隔离治疗,疑似病例应单人单间隔离治疗,确诊病例可多人收治在同一病室。

(2)危重型病例应当尽早收入重症监护病房治疗。

(3)卧床休息,加强支持治疗,保证充分能量摄入;注意水、电解质平衡,维持内环境稳定;密切监测生命体征、指氧饱和度等。

(4)根据病情监测血常规、尿常规、CRP、生化指标(肝酶、心肌酶、肾功能等)、凝血功能、动脉血气分析、胸部影像学等。有条件者可行细胞因子检测。

(5)及时给予有效氧疗措施,包括鼻导管、面罩给氧和经鼻高流量氧疗。有条件可采用氢氧混合吸入气(H_2/O_2: 66.6/33.3)治疗。

(6)抗菌药物治疗:避免盲目或不恰当使用抗菌药物,尤其是联合使用广谱抗菌药物。

4.4.3　抗病毒治疗

目前较为一致的意见认为,具有潜在抗病毒作用的药物应在病程早期使用,建议重点应用于有重症高危因素及有重症倾向的患者。

4.4.4　免疫治疗

(1)康复者恢复期血浆:适用于病情进展较快、重型和危重型患者。用法用量参考使用说明书。

(2)静脉注射 COVID-19 人免疫球蛋白:可应急用于病情进展较快的普通型和重型患者。推荐剂量为普通型 20ml、重型 40ml,静脉输注,根据患者病情改善情况,可隔日再次输注,总次数不超过 5 次。

(3)托珠单抗:对于双肺广泛病变者及重型患者,且实验室检测 IL-6 水平升高者,可试用。具体用法:首次剂量 4~8mg/kg,推荐剂量 400mg,0.9% 生理盐水稀释至 100ml,输注时间大于 1 小时;首次用药疗效不佳者,可在首剂应用 12 小时后追加应用 1 次(剂量同前),累计给药次数最多为 2 次,单次最大剂量不超过 800mg。注意过敏反应,有结核等活动性感染者禁用。

4.4.5　糖皮质激素治疗

对于氧合指标进行性恶化、影像学进展迅速、机体炎症反应过度激活状态的患者,酌情短期内(一般建议 3~5 天,不超过 10 天)使用糖皮质激素,建议剂量相当于甲泼尼龙 0.5~1mg/(kg·d),应当注意较大剂量糖皮质激素由于免疫抑制作用,可能会延缓对病毒的清除。

PaO_2/FiO_2 低于 300mmHg 的重型患者均应立即给予氧疗。接受鼻导管或面罩吸氧后,短时间(1~2 小时)密切观察,若呼吸窘迫和 / 或低氧血症无改善,应使用经鼻高流量氧疗(HFNC)或无创通气(NIV)。

4.4.6　免疫

(1)新型冠状病毒疫苗接种人群范围扩大至 3 岁以上,坚持知情、同意、自愿原则,鼓励 3 岁以上适龄无接种禁忌人群应接尽接。

(2)对于符合条件的 18 岁以上目标人群进行 1 剂次同源或序贯加强免疫接种,不可同时接受同源加强免疫和序贯加强免疫接种。

(3)重点提高 60 岁及以上老年人群等重症高风险人群的全程接种率和加强免疫接种率。

(4)根据疫苗研发进展和临床试验结果,进一步完善疫苗接种策略。

4.4.7　预防

保持良好的个人及环境卫生,均衡营养、适量运动、充足休息,避免过度疲劳。提高健康素养,养成"一米线"、勤洗手、戴口罩、公筷制等卫生习惯和生活方式,打喷嚏或咳嗽时应掩住口鼻。保持室内通风良好,科学做好个人防护,出现呼吸道症状时应及时到发热门诊就医。近期去过高风险地区或与确诊、疑似病例有接触史的,应主动进行新型冠状病毒核酸检测。

严格按照国家卫生健康委印发的《医疗机构内新型冠状病毒感染预防与控制技术指南(第一版)》《新型冠状病毒感染的肺炎防护中常见医用防护用品使用范围指引(试行)》的要求执行。

4.5　实验室危害

4.5.1　感染事件

2021 年 11 月,中国台湾"中研院"P3 实验室职员被携带病毒的小鼠咬伤,后经检测确认感染 Delta 变异株。

4.5.2　感染来源/样本

在临床实验室其传染源可能来自新型冠状病毒感染的肺炎患者的拭子、痰液、肺泡灌洗液、粪便、血液等各类样本。

4.5.3　主要危害

对肺部产生大的损害,比如会出现胸闷、呼吸困难、肺气肿等。同时也会出现相关的临床表现,比如心慌、呼吸困难。肺功能检查结果提示有低氧血症和通气换气功能的障碍,严重的患者会出现呼吸窘迫综合征和多脏器功能衰竭。

4.5.4　特殊危害

未查阅到相关资料。

4.6　防护措施

4.6.1　防护要求

所有检测均在 BSL-2 生物安全实验室开展,确保实验室感染与泄漏风险。

4.6.2　个人防护:

所有接触新型冠状病毒感染的肺炎疑似病例、确诊病例患者标本和感染性材料的人员均按照生物安全三级实验室要求进行个人防护:佩戴 N95 口罩,穿连体防护服,带工作帽,带防雾护目镜/面屏,鞋套,双层手套

4.6.3　其他防护要求

未查阅到相关资料。

4.7　危害处置/储存

4.7.1　危害处置

(1)实验室内部环境泄漏事故处理

1)事故处理前,应使气溶胶充分静置。

2)进入处理现场前,应做好恰当个人防护。

3)处理溅洒物时,应有避免再次产生气溶胶的措施。

4)使用高效消毒剂处理污染现场,并保证作用时间充分。

5)现场消毒一般遵循由四周到中心的顺序。

6)根据需要进行重复消毒。

7)按照规程处理废物。

(2)划伤或刺伤

1)立即采取措施挤压受伤部位,并对局部进行可靠消毒。

2)用足量清水冲洗伤口。

3)按照规程安全撤离污染区域,进行局部包扎处理。

4)事后应将事故报告相关部门备案。

5)采取措施进行隔离观察并申请国际援助,如有可能应进行免疫接种,并进行预防性治疗。

(3)离心管破裂

1)针对不同种类离心桶采取不同的处理措施。

2)及时关闭离心机电源。

3)保持足够的静置时间,让气溶胶充分沉降。

4)做好充足的个人防护后进行清理。

5)遵循良好实验室操作规范处理现场。

6)按照规程处理废物。

(4)皮肤黏膜接触感染性物质

1)立即停止工作,按照规程撤离至指定处理区域。

2)使用合适的消毒液对污染部位进行消毒。

3)对污染部位进行充分冲洗。

4)按照规程报告相关部门备案。

5)根据不同程度进行隔离观察和西多夫韦预防治疗。

(5)确定或有证据怀疑吸入感染性物质气溶胶

1)按规程立即撤离实验室。

2)在指定区域进行隔离观察,并服用抗生素进行预防性治疗。

(6)生物安全柜内少量溅洒

1)采取有效措施避免二次产生气溶胶;

2)使用高效消毒剂进行消毒。

3)遵循由四周到中心的消毒顺序。

4)保持消毒剂足够的作用时间。

5)根据需要进行重复消毒。

6)废物处理:通过蒸汽压力灭菌、化学消毒法、焚烧,或者通过气化的方法处理所有来自防护实验室的废物材料,达到去除污染的目的。这些废物包括液体废物和固体废物。

4.7.2 菌(毒)种保存/样本保存

储存在封闭容器中,并贴上合适的标签。容器保藏在 BSL-3 实验室或高危毒种库中。

4.8 运输要求

4.8.1 分类和 UN 编号

所有涉及猴痘病毒的标本和培养物均属于 A 类感染性物质,联合国编号(UN 编号)均为 UN2814。采取 A 类感染性物质运输包装,具体包装要求符合IATA《危险品规则》中包装说明。

4.8.2 运输审批要求

根据《人间传染的高致病性病原微生物实验室和实验室活动生物安全审批管理办法》要求,必须进行高致病性病原微生物运输审批,取得高致病性病原微生物许可证。

4.8.3 注意事项

严禁运输过程拆检,感染性材料应在 BSL-3 实验室中打开二级包装;机场—出发地/目的地之间的运输或公路运输过程中,应配备相应的个人防护装备,至少 2 名经过培训的专业人员参与押运。

4.9 监管/其他信息

4.9.1 法律法规、标准信息

《传染病防治法》

《突发事件应对法》

《国境卫生检疫法》

《治安管理处罚法》

《突发公共卫生事件应急条例》

《最高人民法院、最高人民检察院关于办理妨害预防、控制突发传染病疫情等灾害的刑事案件具体应用法律若干问题的解释》

4.9.2　其他相关信息

相关人员有责任确保他们遵守所有国家的法律法规、技术标准，包括省、自治区、直辖市的。

5　艾滋病毒

5.1　基本信息

(1)英文名称：Human Immunodeficiency virus(type 1 and 2)。

(2)中文名称：人类获得性免疫缺陷病毒(1 型和 2 型)。

(3)英文简称：HIV-1、HIV-2。

(4)同义词：人类免疫缺陷病毒(HIV)、艾滋病、获得性免疫缺陷综合征(AIDS)、人类 T 淋巴细胞病毒Ⅲ型(HTLV-Ⅲ)、淋巴结病相关病毒(LAV)。

(5)病原体分类等级：按照《人间传染的病原微生物目录》，HIV 的危害程度分类为第二类病原微生物。

(6)分类学地位：逆转录病毒科(*Retrovirinae*)，慢病毒届(*Lentiviruses'*)

(7)病原体特征：在没有特殊说明情况下，本文将 HIV-1 称为 HIV。HIV-1 与 HIV-2 的结构非常相似。成熟的 HIV 病毒颗粒为球形，直径约为 100~200nm，表面包有囊膜，在囊膜外表有 80 个由 gpl20 和 gp41 组成的突起，核心呈致密的倒锥形，它是由核蛋白包裹的病毒基因组和病毒自身的膜组成。HIV 基因组为两条 RNA 链，长度大约 9.8 kb，5′ 端有帽状结构，3′ 端有 Ploy(A)尾巴，中间有 9 个开放读码框架：env、gag、pol、vif、vpr、vpu、tat、rev、nef。HIV-1 基因型分为 M、N、O 亚型组，其中 M 亚型组共有 10 个亚型(A~K)。近年来，还发现多个重组亚型。HIV-2 基因亚型分为 7 个(A-G)HIV 感染后出现一个窗口期，在此期间病毒抗体不能被检出，但是可以检测到病毒核酸和可溶性 p24 抗原。HIV 抗体通常在人体感染数周后逐渐出现，可延续至终生。在 HIV-1 和 HIV-2 之间，可以应用核酸测序和蛋白免疫印迹法(HIV-1 gpl20，gp41，p24，pl7；HIV-2 gpl30，gp36)将其区别开。

5.2　危害识别

5.2.1　致病性

HIV 感染细胞后，病毒核酸进行转录并整合到细胞 DNA 中。机体免疫系统会产生抵抗作用，使 HIV 病毒量处于低水平状态。当潜伏的 HIV 病毒被激活时，大量病毒侵犯 CD4+T 淋巴细胞，使感染者机体免疫功能下降，造成各种机会性感染。因此，艾滋病患者的临床初始表现为无症状病毒携带状态，较快或逐步地发展为持续性全身淋巴结肿大和艾滋病相关的综合。患者常表现为发热、倦怠、消瘦、恶心、呕吐、腹泻、全身淋巴结肿大、鹅口疮、口唇疱疹等,最后并发肺部感染、恶性肿瘤等。

5.2.2 地域分布

1981年,美国人在《发病率与死亡率周刊》上报告了5例患者患有一种十分罕见的威胁生命的疾病,随后这种疾病的报告例数不断在增加。1983年法国巴斯德研究所的研究人员在《科学》杂志上发表了他们从这种疾病患者外周血淋巴细胞中分离到新的人类免疫缺陷病毒1型(HIV-1)的实验结果,还是这些法国的研究人员在1986年又分离到人类免疫缺陷病毒2型(HIV-2)。1985年1名美籍阿根廷人在北京协和医院被确诊为我国首例艾滋病病例;1986年浙江省4名血友病患者因使用进口血液制品被查出感染了HIV-1病毒。HIV-1的流行呈全球性分布,非洲为HIV-1和HIV-2的发源地和重灾区。近年来,HIV-1在亚洲的流行呈快速增长的趋势。我国自1985年发现HIV感染者以来,截至2008年底估计全国有75万感染者。非洲人群中存在HIV-1中的各种亚型,B亚型主要流行于欧美地区,中国感染人群中流行的亚型主要为B、C、E亚型;HIV-2主要在西非地区流行。

5.2.3 传染性

HIV主要存在于艾滋病患者或感染者的血液、精液。

5.2.4 感染剂量

当HIV感染人体时,病毒感染的剂量不清楚。

5.2.5 传播途径

性接触、血液及垂直传播。

5.2.6 传播媒介

无。

5.2.7 潜伏期

在HIV感染者中,目前观察的结果显示HIV潜伏期平均为8~10年。

5.2.8 人畜共患病

否。

5.2.9 宿主范围

HIV-1感染的宿主为人类、黑猩猩和长臂猿等。

5.2.10 储存宿主

除人类外,HIV感染动物范围很窄,仅限黑猩猩和长臂猿。

5.3 稳定性和环境活力

5.3.1 药敏敏感性

目前已经通过美国FDA认证的抗病毒药物有20多种,分为以下几类:逆转录酶抑制剂、蛋白酶抑制剂、核酸聚合毒抑制剂、整合酶抑制剂等。

5.3.2　消毒剂敏感性

HIV 对消毒剂和去污剂敏感,如 0.2% 次氯酸钠、0.1% 漂白粉、70% 乙醇、0.3% H2O2、0.5% 煤酚皂溶液处理 5 分钟可灭活 HTV 病毒,1% NP-40 和 0.5% Triton-X-100 可灭活病毒。

5.3.3　环境物理因子敏感性

HIV 对热敏感,56℃ 30 分钟即可灭活。

5.3.4　体外存活能力

HIV 暴露在外界环境中无法正常存活,只有在血液、精液、阴道分泌物、乳液、唾液和泪液中能找到 HIV 病毒,但病毒载量在这些体液中差别很大。在实验室培养条件下,H1V 病毒可存活十几天至几周。HIV 对热很敏感,不加稳定剂的病毒在 −70℃ 下可失活,在 35% 山梨醇或 50% 胎牛血清中,−70℃,病毒保存 3 个月仍有活性。HIV 对紫外线有较强抵抗力。

5.4　急救 / 医疗

5.4.1　检测

(1)初筛试验使用酶联免疫吸附试验(ELISA)检测病毒抗体或抗原。一般通过询问病史后,如果初筛结果为阴性,考虑被检者可能处于窗口期,则需要 3 个月后复查。

(2)确认试验由国家指定的确认实验室进行,采用蛋白印迹法(western blot)测定病毒抗体。初筛结果阳性时必须做确证试验,如果蛋白印迹结果为阳性,方可确认为 HIV 阳性。

(3)CD4$^+$T 细胞计数用于评价 HIV 对感染者的 CD4$^+$ T 细胞损坏程度。WHO 的标准(中国已采纳)为单纯 CD; T 细胞计数 <200/mm^3,美国疾病预防控制中心的 CD4$^+$T 细胞计数标准为 <350/mm^3。

(4)病毒载量测定检测感染者血浆中病毒 RNA 的拷贝数。依据病毒载量的结果,结合抗病毒治疗的标准,制定治疗方案。

5.4.2　急救

在尽量不杀伤宿主细胞的情况下,联合使用化学药物破坏 HIV 的生活周期。当感染者的 CD4+ T 细胞计数 <200/mm^3,并且出现艾滋病相关临床症状时,立即开始抗病毒治疗。具体治疗方案可参照《国家免费艾滋病抗病毒药物治疗手册》。

5.4.3　预防

对艾滋病的预防迄今尚无有效的疫苗,因此难以对人群进行安全的被动免疫。需要对各层次人群开展宣传教育,避免不必要的注射、输血和使用血液制品。必要时需使用经 HIV 抗体检测合格的血液或血液制品,并使用一次性注射器或经过严格消毒的器具。对感染 HFV 病毒的孕产妇要及时采取抗病毒药物干预,减少生产时损伤性操作,避免母乳喂养等预防措施,这样可大大降低胎、婴儿感染的可能性室进行。

5.5 实验室危害

感染事件

实验室感染事件时有发生,这主要是因为从事专职微生物研究的人员比其他工作人员有更多接触病原微生物的机会,稍有疏忽大意,就可能被实验物感染。根据英国卫生防疫署在 2005 年 3 月发布的《职业性 HIV 感染报告》,截至 2002 年底,全球因职业暴露而发生的 HIV 感染案例共计 106 例。从 1997 年起,我国各省级疾控中心每年将 HIV 职业暴露的详细情况上报至中国疾病预防控制中心性病艾滋病预防控制中心国家艾滋病预防控制中心。截至 2005 年底,我国上报 H1V 职业暴露事故共计 886 例,但目前尚未有因职业暴露而发生的 HIV 感染事件

(1)感染来源/样本:HIV 感染者的血液样品、体液以及病毒培养物。HIV 的科研样品一般由各级控制中心或医院统一采集。

(2)主要危害:事故性感染一般是由于实验人员在操作过程中出现疏忽,使本来人们接触不到的 HIV 病毒污染了环境,直接或间接感染实验人员,如被污染的针头意外扎伤,或手上有伤口时未加防护而接触有感染性的样品。动物性感染通常是由于实验人员被带毒的实验动物抓咬而导致感染。

(3)特殊危害:未查阅到相关资料。

5.6 防护措施

5.6.1 防护要求

按照《人间传染的病原微生物目录》规定,从事 HIV 病毒培养物实验活动应在 BSL-3 实验室中进行,其他与 HIV 相关的血清学实验可在 BSL-2 实验室中进行。工作人员需穿戴相应级别的防护服,遵循操作规程开展实验活动。实验器械专项专用,不得带出实验室。一旦发生病原微生物泄漏事件,要及时采取措施,防止病源扩散并及时报告相应的部门。接触实验动物时,一定要按照《人间传染的病原微生物目录》规定,采取相应级别的防护措施。

5.6.2 个人防护

根据对 HIV 病毒的实验活动风险评估,选择和使用相应级别的个人防护装备。鉴于 HIV 的主要传播途径之一为血液(指在实验室操作时),建议着重加强对手部和眼部的防护,避免在接触感染者血液或病毒培养物时溅出或刺伤(划伤)事件的发生。

5.6.3 其他防护要求

未查阅到相关资料。

5.7 危害处置 / 储存

5.7.1 危害处置

(1)实验室内部环境泄漏事故处理

1)事故处理前,应使气溶胶充分静置。

2)进入处理现场前,应做好恰当个人防护。

3)处理溅洒物时,应有避免再次产生气溶胶的措施。

4)使用高效消毒剂处理污染现场,并保证作用时间充分。

5)现场消毒一般遵循由四周到中心的顺序。

6)根据需要进行重复消毒。

7)按照规程处理废物。

(2)划伤或刺伤

1)立即采取措施挤压受伤部位,并对局部进行可靠消毒。

2)用足量清水冲洗伤口。

3)按照规程安全撤离污染区域,进行局部包扎处理。

4)事后应将事故报告相关部门备案。

5)采取措施进行隔离观察并申请国际援助,如有可能应进行免疫接种,并进行预防性治疗。

(3)离心管破裂

1)针对不同种类离心桶采取不同的处理措施。

2)及时关闭离心机电源。

3)保持足够的静置时间,让气溶胶充分沉降。

4)做好充足的个人防护后进行清理。

5)遵循良好实验室操作规范处理现场。

6)按照规程处理废物。

(4)皮肤黏膜接触感染性物质

1)立即停止工作,按照规程撤离至指定处理区域。

2)使用合适的消毒液对污染部位进行消毒。

3)对污染部位进行充分冲洗。

4)按照规程报告相关部门备案。

5)根据不同程度进行隔离观察和西多夫韦预防治疗。

(5)确定或有证据怀疑吸入感染性物质气溶胶

1)按规程立即撤离实验室。

2)在指定区域进行隔离观察,并服用抗生素进行预防性治疗。

(6)生物安全柜内少量溅洒

1)采取有效措施避免二次产生气溶胶。

2）使用高效消毒剂进行消毒。

3）遵循由四周到中心的消毒顺序。

4）保持消毒剂足够的作用时间。

5）根据需要进行重复消毒。

5.7.2　废物处理

通过蒸汽压力灭菌、化学消毒法、焚烧，或者通过气化的方法处理所有来自防护实验室的废物材料，达到去除污染的目的。这些废物包括液体废物和固体废物。

5.7.3　菌（毒）种保存/样本保存

储存在封闭容器中，并贴上合适的标签。容器保藏在 BSL-3 实验室或高危毒种库中。

5.8　运输要求

5.8.1　分类和 UN 编号

如果被运输的感染性材料是 HIV 病毒培养物，运输包装属于 A 类感染性物质，联合国编号（UN 编号）为 UN2814。除此之外，运输包装属于 B 类感染性物质，UN 编号为 UN3373。对 HIV 病毒培养物按 A 类感染性物质运输包装，具体包装要求应符合 IATA《危险品规则》中包装说明 602；对 B 类感染性物质而言，运输包装应符合 IATA《危险品规则》中包装说明 650。

5.8.2　运输审批要求

根据《人间传染的高致病性病原微生物实验室和实验室活动生物安全审批管理办法》要求，必须进行高致病性病原微生物运输审批，取得高致病性病原微生物许可证。

5.8.3　注意事项

严禁运输过程中拆检，感染性材料应在相应级别的实验室中打开二级包装。在机场或出发地/目的地之间的运输过程中，应配备相应级别的个人防护装备，至少有 2 名经过培训的专业人员参与运输。

5.9　监管/其他信息

5.9.1　法律法规、标准信息

《病原微生物实验室生物安全管理条例》

《人间传染的病原微生物目录》

《可感染人类的高致病性病原微生物菌（毒）种或样本运输管理规定》

《人间传染的高致病性病原微生物实验室和实验室活动生物安全审批管理办法》

《生物安全柜》（YY0569-2005）

《实验室生物安全通用要求》（GB19489-2008）

5.9.2 其他相关信息

相关人员有责任确保他们遵守所有国家的法律法规、技术标准,包括省、自治区、直辖市的。

6 结核分枝杆菌(PSMS)

6.1 基本信息

(1)英文名称: *Mycobacterium tuberculosis*

(2)中文名称:结核分枝杆菌

(3)英文简称:MTB 或 *M. tuberculosis*

(4)同义词:结核杆菌、结核病。

(5)病原体分类等级:根据《人间传染的病原微生物目录》规定,结核分枝杆菌属于危险程度第二类的病原微生物。

(6)分类学地位:分枝杆菌科,分枝杆菌属(*Mycobacterium*)。

(7)病原体特征

结核分枝杆菌为略微弯曲或直的杆菌,大小(0.2μm~0.6μm)×(1.0μm~10μm),革兰阴性染色,无荚膜,没有芽孢,不能运动,易形成线状或索状,有时有分枝,可出现纤毛样的或/和菌丝体样的生长,但很容易断裂成杆状和球状结构,细胞壁中含有较高的脂肪成分,包括有分枝菌酸特征的带有较长支链的蜡样物。常用萋-尼氏(Ziehl-Neelsen)抗酸性染色法染色,结核分枝杆菌染成红色,其他非抗酸性细菌及细胞质等呈蓝色。结核分枝杆菌的抗酸性取决于胞壁内所含分枝菌酸残基和胞壁固有层的完整性有关。

结核分枝杆菌为专性需氧菌。营养要求高,在含有蛋黄、马铃薯、甘油和天门冬素等固体培养基上才能生长。空气中加入 5%~10% CO_2 会刺激其生长,最适 pH 为 6.4~7.0。在 35~40℃均可生长,最适宜温度是 37℃。生长缓慢,固体培养基上生长,代时为 18~20 小时,形成肉眼可见的菌落一般需要 8 天至 8 周;液体培养基上稍快,代时为 14~15 小时菌落呈粗糙型,表面干燥、粗糙、隆起、厚,结节状或颗粒状,边缘薄且不规则,似菜花状,乳酪色或淡黄色。在液体培养内呈粗糙皱纹状菌膜生长,若在液体培养基内加入水溶性脂肪酸,如 Tween 80,可降低结核分枝杆菌表面的疏水性,使之呈均匀分散生长,如此有利于进行药物敏感试验等。

结核分枝杆菌 H37Rv 全基因组大小为 4 411 529bp,G+C 含量为 65.6%,基因组富含重复序列,特别是插入序列,以及新的多基因家族及管家基因。整个基因组中 G+C 含量相对稳定。

6.2 危害识别

6.2.1 致病性

结核分枝杆菌的致病作用可能是细菌在组织细胞内顽强增殖引起炎症反应,以及诱导机体产生迟发型变态反应性损伤有关。结核分枝杆菌可通过呼吸道、消化道和破损的皮肤黏膜进入机体,侵犯多种组织器官,引起相应器官的结核病,其中以肺结核最常见。

肺结核的临床表现以干咳、咯血、潮热、盗汗、消瘦、乏力为主要特征,为慢性虚弱性疾病。轻者,症状轻,体征少;重者,可诱发感染性中毒症状,肺内有啰音,并有检验学改变。

6.2.2 地域分布
本病呈世界性分布。

6.2.3 传染性
传染性与痰液中含有细菌的时间相一致(如果未治疗可能是数年),除喉结核外,肺外结核通常没有传染性。

6.2.4 感染剂量
50% 的感染剂量为<10 个活菌细胞。

6.2.5 传播途径
主要传播途径为空气(呼吸道)传播,吸入空气介导病原体颗粒,即吸入痰菌阳性患者的痰液排入环境中形成含菌气溶胶,主要感染器官为肺,再经血液播散至全身其他器官。较少见的传播途径有:直接通过黏膜或皮肤侵入机体;医学工作者进行尸体解剖、气管切开、支气管镜检查或皮肤接种。

6.2.6 传播媒介
没有。

6.2.7 潜伏期
目前仍未确定结核病的潜伏期。一般认为从感染到身体出现主要损害或者显著结核反应需一般 4~12 周;继发性肺结核或肺外结核在感染后 1~2 年内的危险性最大;也可以潜伏状态持续存在人的一生中,不发病。

6.2.8 人畜共患病
属于人畜共患病。吸入感染性颗粒(含菌气溶胶);直接接触感染动物或感染动物的组织。

6.2.9 宿主范围
主要是人类,还有牛、非人类灵长类、其他动物(如啮齿类动物)。

6.2.10 储存宿主
主要是人类,在一些地区还存在病牛、猫、猪和其他感染动物。

6.3 稳定性和环境活力

6.3.1 药敏敏感性
利福平、异烟肼、乙胺丁醇、链霉素、吡嗪酰胺为第一线药物。异烟肼与利福平或异烟肼与吡嗪酰胺合用可以减少耐药性的产生。

6.3.2　消毒剂敏感性

对消毒剂抵抗作用比其他致病菌较强,对大多数消毒剂需要作用较长时间才能起到作用,被消毒物品中有机物质越多,作用时间越长。75% 乙醇中 5 分钟、0.1% 升汞液 10 分钟可杀死结核分枝杆菌,但乙醇和汞均不能用于痰的消毒。5% 石炭酸 30 秒至 1 分钟致死,但与痰液等量混合,24 小时才能致死。2% 来苏尔液 5 分钟,有痰时需要 1~2 小时致死,0.1%~1.0% 过氧乙酸 1~2 小时致死。甲醛 14 小时可杀死痰内结核分枝杆菌。1% 的次氯酸钠、碘溶液(需要使用高浓度的碘)、戊二醛和甲醛(更长接触时间)有杀菌作用。

结核分枝杆菌对酸(3% HCl 或 6% H_2SO_4)或碱(4% NaOH)有抵抗力,15 分钟不受影响。可在分离培养时用于处理有杂菌污染的标本和消化标本中的黏稠物质。结核分枝杆菌对 1∶13 000 孔雀绿有抵抗力,加在培养基中可抑制杂菌生长。

6.3.3　环境物理因子敏感性

菌悬液加热 60℃ 10~30 分钟、80℃ 5 分钟可致死。对污染物消毒,121℃ 15 分钟,煮沸 10 分钟。但低温存活时间长,3℃ 可存活 6~12 个月。紫外线敏感,直接日光照射 3~7 小时,紫外线灯 10W 50cm 距离、5 mm 厚度菌悬液(10^{-1}mg/ml)照射 3 分钟,可致死。

6.3.4　体外存活能力

在尘土中可存活 90~120 天,在干燥痰内可存活 6~8 个月。屠宰后的猪尸体内可存活 49 天,地毯中可存活 70 天,蟑螂体内存在 40 天,肥料中存活 45 天,纸质书籍中存活 105 天,衣物中可存活 45 天。

6.4　急救 / 医疗

6.4.1　检测

主要监测方法有症状监测、使用结核分枝杆菌纯化蛋白衍生物(PPD)做皮肤测试、胸部 X 线片。实验室诊断主要采用为直接涂片染色、分离培养等方法。

6.4.2　急救

结核病的治疗在于控制疾病,促使病灶愈合,消除症状和防止复发。抗结核分枝杆菌药物有抑菌作用,但它们仍须通过体内免疫机理而起作用。常用的药物有异烟肼、链霉素、对氨基水杨酸钠(PAS)、利福平、乙胺丁醇等。各种抗菌药物如合并应用,有协同作用,且能降低耐药性的产生,减少毒性。因耐药菌株出现较多,因此由患者体内分离的结核菌株在治疗过程中应作药敏试验,以测定耐药性的产生情况。

6.4.3　免疫

结核分枝杆菌是胞内感染菌,其免疫主要是以 T 细胞为主的细胞免疫。T

细胞不能直接和胞内菌作用,必须先与感染细胞反应,导致细胞崩溃,释放出结核分枝杆菌。机体对结核分枝杆菌虽能产生抗体,但抗体只能与释出的细菌接触起辅助作用。结核分枝杆菌侵入呼吸道后,由于肺泡中80%~90%是巨噬细胞,10%是淋巴细胞(T细胞占多数);原肺泡中未活化的巨噬细胞抗菌活性弱,不能防止所吞噬的结核分枝杆菌生长,反可将结核分枝杆菌带到他处。但可递呈抗原,使周围T淋巴细胞致敏。致敏淋巴细胞可产生多种淋巴因子,如IL-2、IL-6、INF-γ,他们与TNF-α的共同作用可杀死病灶中的结核分枝杆菌。淋巴因子中INF-γ是主要的,有多种细胞能产生INF-γ,浸润的先后为NK、γ/δT和CD4+、CD8+α/βT细胞。上述细胞有的可直接杀伤靶细胞,有的产生淋巴因子激活巨噬细胞,使吞噬作用加强引起呼吸系统爆发,导致活性氧中介物和活性氮中介物的产生而将病菌杀死。机体内的T细胞根据抗原受体(TCR)的不同可分2种:一种由α链与β链组成,称α/βT细胞(含CD4或CD8标志),另一种由γ链和δ链组成,称γ/δT细胞(大多无CD4或CD8标志)。人与小鼠外周血中前者>90%,后者<10%。在抗分枝杆菌免疫中这2种T细胞均起到重要作用。在感染早期α/βT细胞尚未升至高峰时,结核分枝杆菌受γ/δT细胞控制。在与结核分枝杆菌接触后γ/δT细胞即大量增殖。健康人经分枝杆菌提取物刺激7~10天后,外周淋巴细胞中γ/δT细胞可有所增加,其作用与α/βT细胞同样可杀伤结核分枝杆菌。

6.4.4 预防

对证实感染结核分枝杆菌者,可使用异烟肼进行预防性治疗(35岁以上具有肝炎风险)。有可用的疫苗——卡介苗,但卡介苗的免疫保护效果极不理想,尤其对成人结核无预防效果。

6.5 实验室危害

6.5.1 感染事件

操作结核分枝杆菌的实验室工作人员发生分枝杆菌感染事故是不操作病原体人员的3倍以上。在报告的实验室感染事故中,结核分枝杆菌排名第4。统计的176例感染两例中4例死亡。

6.5.2 感染来源/样本

痰、支气管灌洗液、胃灌洗液、尿、粪、脑脊液或胸、腹水。其他肺外感染可取血或相应部位分泌液或病变组织标本。

6.5.3 主要危害

吸入气溶胶感染;胃肠道外意外接种感染;直接接触黏膜感染;消化道食入感染;自然或试验性感染非人类灵长类是人类感染重要原因;感染后的动物(如鼠类)排泄物是气溶胶感染的重要来源。

细菌可能存活在热固定的涂片上,可能在准备冷冻切片和操作培养物时产生气溶胶；来自临床样本(>10%)、痰液和其他标本,以及可疑或已知病例的耐酸有机体,其细菌分离率较高。

6.5.4　特殊危害

未查阅到相关资料。

6.6　防护措施

6.6.1　防护要求

大量的活菌操作和感染性动物实验必须在生物安全三级实验室中进行,应严格执行相应的操作规程和设施防护。涉及人类临床标本检测或动物源性样本检测,需在生物安全二级实验室中进行。无感染性材料的实验活动可在生物安全一级实验室中进行。

6.6.2　个人防护

穿戴实验室防护服；直接接触感染性物质时必须配戴手套；在生物安全柜中操作感染性物质时必须戴手套,穿紧口后系带防护服。

6.6.3　其他防护要求

未查阅到相关资料。

6.7　危害处置/储存

6.7.1　危害处置

(1)实验室内部环境泄漏事故处理

1)事故处理前,应使气溶胶充分静置。

2)进入处理现场前,应做好恰当个人防护。

3)处理溅洒物时,应有避免再次产生气溶胶的措施。

4)使用高效消毒剂处理污染现场,并保证作用时间充分。

5)现场消毒一般遵循由四周到中心的顺序。

6)根据需要进行重复消毒。

7)按照规程处理废物。

(2)划伤或刺伤

1)立即采取措施挤压受伤部位,并对局部进行可靠消毒。

2)用足量清水冲洗伤口。

3)按照规程安全撤离污染区域,进行局部包扎处理。

4)事后应将事故报告相关部门备案。

5)采取措施进行隔离观察并申请国际援助,如有可能应进行免疫接种,并进行预防性治疗。

(3)离心管破裂

1)针对不同种类离心桶采取不同的处理措施。

2)及时关闭离心机电源。

3)保持足够的静置时间,让气溶胶充分沉降。

4)做好充足的个人防护后进行清理。

5)遵循良好实验室操作规范处理现场。

6)按照规程处理废物。

(4)皮肤黏膜接触感染性物质

1)立即停止工作,按照规程撤离至指定处理区域。

2)使用合适的消毒液对污染部位进行消毒。

3)对污染部位进行充分冲洗。

4)按照规程报告相关部门备案。

5)根据不同程度进行隔离观察,根据具体情况,使用异烟肼进行预防性治疗。

(5)确定或有证据怀疑吸入感染性物质气溶胶

1)按规程立即撤离实验室。

2)在指定区域进行隔离观察,并使用异烟肼进行预防性治疗。

(6)生物安全柜内少量溅洒

1)采取有效措施避免二次产生气溶胶。

2)使用高效消毒剂进行消毒。

3)遵循由四周到中心的消毒顺序。

4)保持消毒剂足够的作用时间。

5)根据需要进行重复消毒。

不同意外事故的具体处理指南,请参考《实验室生物安全通用要求》(GB 19489-2008)附录 C。

6.7.2　废物处理

通过蒸气压力灭菌、化学消毒法、焚烧等方法处理所有来自防护实验室的感染性废物材料,达到去除污染的目的。这些感染性废物包括液体废物和固体废物。

6.7.3　菌(毒)种保存 / 样本保存

储存在封闭容器中,并贴上合适的标签。容器保藏在生物安全三级实验室中或者高危毒种库中。相关纸质和电子档案记录应妥善保管。

6.8　运输要求

6.8.1　分类和 UN 编号

所有涉及结核分枝杆菌的标本和培养物均属于 A 类感染性物质,联合国编号(UN 编号)均为 UN2814。应采取 A 类感染性物质运输包装,具体包装要求符合 IATA《危险品规则》中包装说明 602。

6.8.2　运输审批要求

根据《人间传染的高致病性病原微生物实验室和实验室活动生物安全审

批管理办法》要求,必须进行高致病性病原微生物运输审批,取得高致病性病原微生物许可证。

6.8.3　注意事项

严禁运输过程拆检,感染性材料应在开展实验室活动的相应防护等级实验室中打开二级包装;机场—出发地/目的地之间的运输或公路运输过程中,应配备相应的个人防护装备,至少2名经过培训的专业人员参与押运。

6.9　监管/其他信息

6.9.1　法律法规、标准信息

《病原微生物实验室生物安全管理条例》

《人间传染的病原微生物名录》

《可感染人类的高致病性病原微生物菌(毒)种或样本运输管理规定》

《人间传染的高致病性病原微生物实验室和实验室活动生物安全审批管理办法》

《生物安全柜》(YY0569-2005)

《实验室生物安全通用要求》(GB19489-2008)

6.9.2　其他相关信息

相关人员有责任确保他们遵守所有国家的法律法规、技术标准,包括省、直辖市、自治区的。

7　布鲁菌(PSMS)

7.1　基本信息

(1)英文名称:*Brucella spp*

(2)中文名称:布鲁菌属

(3)英文简称:无

(4)同义词:布鲁菌病、波浪热或波状热、马耳他热、地中海张弛热、羊儿病。

(5)病原体分类等级:根据《人间传染的病原微生物名录》规定,布鲁菌属属于危险程度第二类的病原微生物。

(6)分类学地位:布鲁菌属(*Brucella spp*),分为6个种19个生物型,即羊种(生物型1~3),牛种(生物型1~7、9)、猪种(生物型1~5)及绵羊型附睾种、沙林鼠种、犬种(各1个生物型)。我国已分离到14个生物型,即羊种(1~3型)、牛种(1~4、6、7、9型),猪种(1~3型)、绵羊附睾种和犬种各1个型。

(7)病原体特征

布鲁菌为革兰阴性短小杆菌,初次分离时多呈球状、球杆状和卵圆形,传代培养后渐呈短小杆状。菌体无鞭毛,不形成芽孢,毒力菌株可有菲薄的荚膜。

布鲁菌生长对营养要求较高,目前实验室研究多用猪、羊肝脏浸出液制作培养基或使用商品布氏琼脂培养基,其效果较好。但即使在良好培养条件下生长仍较缓慢。使用自动血培养仪也可以较好的培养布鲁菌,其培养时间也较常规培养时间短,2~3 天即可获得初步培养。在不良环境,如抗生素的影响下,本菌易发生变异。

布鲁菌有 A、M 和 G 共 3 种抗原成分,G 为共同抗原,一般牛种菌以 A 抗原为主。制备单价 A、M 抗原可用其鉴定菌种。布鲁菌的抗原与伤寒、副伤寒、沙门菌、霍乱弧苗、变形杆菌 OX19 等的抗原有某些共同成分。本菌致病力与各型菌新陈代谢过程中的酶系统,如透明质酸酶、尿素酶、过氧化氢酶、琥珀酸脱氢酶及细胞色素氧化酶等有关。细菌死亡或裂解后释放内毒素是致病的重要物质。

7.2 危害识别

7.2.1 致病性

本病临床表现复杂多变,症状各异,轻重不一,呈多器官病变或局限某一局部。

典型临床症状 / 体征:主要为发热、多汗、关节肌肉痛,其他症状 / 体征有乏力、精神不振、皮疹、肝脾淋巴结肿大、睾丸肿大、关节肿大、皮下结节等。

本病很少直接造成死亡,但可以并发运动神经、感染性疾病等而发生死亡。

临床上可以分型为:急性期型、慢性活动型、慢性期相对稳定型。

急性期:80% 起病缓慢,常出现前驱症状,其表现颇似重感冒。全身不适,疲乏无力,食纳减少,头痛、肌痛、烦躁或抑郁等。持续 3~5 天。10%~27% 患者急骤起病,以寒战高热、多汗,游走性关节痛为主要表现。

慢性期:由急性期发展而来,也可缺乏急性病史由无症状感染者或轻症者逐渐变为慢性。慢性期症状多不明显,也有典型,呈多样表现。

慢性活动型:具有急性期的表现,也可长期低热或无热、疲乏无力、头痛、反应迟钝、精神抑郁、神经痛、关节痛,一般局限某一部位,但重者关节强直、变形。一部分患者自述症状很多,缺乏体征,类似神经症;另一部分患者表现多器官和系统损害,如骨骼肌肉持续不定的钝痛,反反复复,迁延不愈,晚期有的发展成为关节强直,肌肉挛缩、畸形、瘫痪。神经系统表现为神经炎、神经根炎、脑脊髓膜炎。泌尿生殖系统可有睾丸炎、附睾炎、卵巢炎、子宫内膜炎等。心血管系统可有支气管或支气管肺炎。另外尚有肝脾大、淋巴结肿大,视网膜血栓性静脉炎、视神经炎,乳突炎及听神经损伤等。

慢性期相对稳定型:症状、体征较固定,功能障碍仅因气候变化、劳累过度才加重。但久病后体力衰竭、营养不良、贫血。

7.2.2 地域分布

本病呈世界性分布,特别是亚洲、欧洲和非洲的地中海国家、中东、印度、中亚、墨西哥、中南美洲。我国多见于华北、东北,西北等山区、牧区,其他地区也有因饲养、屠宰加工病畜而感染患病。

7.2.3 传染性

患者可以从粪、尿、乳向外排菌,但人传人或其他动物的实例很少见到。

7.2.4 感染剂量

与不同种型菌株相关,差异很大,羊种布鲁菌毒力最强。

7.2.5 传播途径

(1)经皮肤黏膜接触传染。直接接触病畜或其排泄物、阴道分泌物、娩出物;或在饲养、挤奶、剪毛、屠宰及加工皮、毛、肉等过程中,经皮肤微伤或眼结膜受染;也可间接接触病畜污染的环境及物品而感染。

(2)经消化道传染。食用被病菌污染的食品、水或食生乳,以及未熟的肉、内脏而受染。

(3)经呼吸道传染。病菌污染环境后形成气溶胶,可发生呼吸道感染。

以上途径在流行区可出现2种或3种同时发生。其他如苍蝇携带、蜱叮咬也可能传播本病,但重要性不大。

7.2.6 传播媒介

没有主要传播媒介,但是不排除苍蝇、蜱传播此病。

7.2.7 潜伏期

潜伏期为7~60天,平均两周。少数患者可长达数月或1年以上。

7.2.8 人畜共患病

人类感染主要来自羊、牛、鹿等家畜。

7.2.9 宿主范围

牛、羊、猪、鹿、狗、狼等60多种家畜、家禽、野生动物。人类可以感染,但目前认为不会成为传染源。与人类有关的传染源主要是羊、牛、鹿及猪等。

7.2.10 储存宿主

牛、羊、猪和其他动物等60多种家畜、家禽、野生动物。

7.3 稳定性和环境活力

7.3.1 药敏敏感性

常用抗生素有四环素族药物、利福平、链霉素、头孢曲松钠、磺胺类及TMP。

7.3.2 消毒剂敏感性

对多种消毒剂级感,如漂白粉、1%次氯酸钠、医用酒精、碘酒溶液、戊二醛、甲醛、石炭酸酸等,常用消毒剂在 20 分钟内均可杀死布鲁菌,如 2.5% 漂白粉在 2 分钟以内、2% 石炭酸在 5 分钟内杀死布鲁菌。

7.3.3　环境物理因子敏感性

与菌液的浓度相关,一般湿热(120℃、15 分钟)和干热(160~170℃、1h)均可灭活。

7.3.4　体外存活能力

布鲁菌在自然环境中生存力较强,在病畜的分泌物、排泄物中能生存 4 个月左右,在食品中生存约 2 个月。在屠宰后的寄体和器官中最长存活 135 天,滤纸上最长存活 32 天,土壤中最长存活 125 天,血液中 4℃可存活 180 天。一般加热 60℃ 30 分钟或日光下暴晒 10~20 分钟可杀死此菌。

7.4　急救 / 医疗

7.4.1　检测

(1)抗原检测:近年实验研究表明,可以利用金标等方法检测血液中的抗原。

(2)抗体检测:利用红玻片凝集实验、玻片凝集实验、试管凝集实验检测抗体,抗人球蛋白实验检测半抗体,补体结合实验检测 IgG 抗体。还可以利用 ELISA 检测不同抗体,以及近年研究的荧光偏振实验检测抗体等。

(3)核酸检测:近年实验研究发现,可以利用不同的 PCR 方法检测血液中的核酸。

(4)病原体分离:可以从血液、脏器等标本中分离布鲁菌。

(5)形态学检测:常用对经过培养的菌落进行涂片染色镜检。必要时可以电镜观察检测。

7.4.2　急救

各种有症状的患者,应以抗菌疗法为主,正确用药。急性期患者基本都能痊愈。治疗时应注意休息,多饮水,必要时可用解热镇痛剂。严重者,可短期应用肾上腺皮质激素。另外,还可使用中医辨证分型治疗、针灸疗法等。

特异性治疗:常用抗生素治疗,有四环素族药物、利福平、链霉素、头孢曲松钠、磺胺类及 TMP。急性期疗效很好,未见有耐药。

7.4.3　免疫

布鲁菌为细胞内寄生,机体感染布鲁菌后可产生以细胞免疫为主的免疫力,且各菌种和生物型之间有交叉免疫。病后机体产生 IgM 和 IgG 型抗体,可发挥免疫调理作用。一般认为此免疫力是有菌免疫。但近来认为,随着病程的延续,机体免疫力不断增强,病菌不断被消灭,最终可变为无菌免疫。

7.4.4　预防

兽医、饲养人员、畜产品加工人员、实验室检验人员,在接触羊、牛流产物、接产、畜产品、检测标本、菌株时注意个人防护,必要时可以进行免疫接种。对于高危人群,可以接种减毒活疫苗(弱毒牛种布鲁菌),在专业人员指导下操作可用于人类的布病预防。

7.5　实验室危害

(1)感染事件:截至 1976 年,有 423 例实验室感染布鲁菌,其中 5 例死亡。自 1976 年至今没有具体的统计数字,但时有实验室人员感染发生。主要原因是在不知是布鲁菌菌株的情况下,在普通实验条件下操作检测此菌株而获得感染。

(2)感染来源/样本:培养物、血液、组织、胎盘、子宫、精液等。病畜的分泌物、排泄物、流产物及乳类含有大量病菌,如实验性羊布鲁菌病流产后每毫升乳含菌量高达 3 万个以上,带菌时间可达 1.5~2 年。

(3)主要危害:暴露于气溶胶;皮肤直接接触来自动物的感染性标本;经口摄入;意外接种;感染性物质喷射入眼、鼻子和嘴。

近年发生的多位研究检测人员病例均涉及实验室气溶胶感染和接触培养的布鲁菌。而兽医、畜产品加工人员手部多有伤口,可以通过伤口感染。在城市的发病病例多通过吃肉或肉食污染厨具,通过消化道感染。

(4)特殊危害:未查阅到相关资料。

7.6　防护措施

(1)防护要求:大量的活菌操作和动物实验必须在生物安全三级实验室中进行,严格执行相应的操作规程和设施防护。涉及人类临床标本检测或动物源性样本检测需在生物安全二级实验室中进行。无感染性材料的实验活动可在生物安全一级实验室中进行。

(2)个人防护:按照不同实验室防护要求严格着装;直接接触感染性物质时必须配戴符合要求的口罩、手套等。

(3)其他防护要求:未查阅到相关资料。

7.7　危害处置/储存

7.7.1　危害处置

(1)实验室内部环境泄漏事故处理

1)事故处理前,应使气溶胶充分静置。

2)进入处理现场前,应做好恰当个人防护。

3)处理溅洒物时,应有避免再次产生气溶胶的措施;

4)使用高效消毒剂处理污染现场,并保证作用时间充分。

5)现场消毒一般遵循由四周到中心的顺序。

6)根据需要进行重复消毒。

7)按照规程处理废物。

(2)划伤或刺伤

1)立即采取措施挤压受伤部位,并对局部进行可靠消毒;

2)用足量清水冲洗伤口。

3)按照规程安全撤离污染区域,进行局部包扎处理。

4)事后应将事故报告相关部门备案。

5)采采取措施进行隔离观察,并视情况使用多西环素、利福平等1或2种抗生素进行治疗。

(3)离心管破裂

1)针对不同种类离心桶采取不同的处理措施。

2)及时关闭离心机电源。

3)保持足够的静置时间,让气溶胶充分沉降。

4)做好充足的个人防护后进行清理。

5)遵循良好实验室操作规范处理现场。

6)按照规程处理废物。

(4)皮肤黏膜接触感染性物质

1)立即停止工作,按照规程撤离至指定处理区域。

2)使用合适的消毒液对污染部位进行消毒。

3)对污染部位进行充分冲洗。

4)按照规程报告相关部门备案。

5)根据不同程度进行隔离观察和使用多西环素、利福平等1或2种抗生素预防治疗。

(5)确定或有证据怀疑吸入感染性物质气溶胶。

1)按规程立即撤离实验室。

2)在指定区域进行隔离观察,并服用抗生素进行预防性治疗。

(6)生物全柜内少量溅洒

1)采取有效措施避免二次产生气溶胶。

2)使用高效消毒剂进行消毒。

3)遵循由四周到中心的消毒顺序。

4)保持消毒剂足够的作用时间。

5)根据需要进行重复消毒。

不同意外事故的具体处理指南,请参考《实验室生物安全通用要求》(GB19489-2008)附录C。

7.7.2 废物处理

通过蒸气压力灭菌、化学消毒法、焚烧等方法处理所有来自防护实验室的感染性废物材料,达到去除污染的目的。这些感染性废物包括液体废物和同体废物。

7.7.3 菌(毒)种保存/样本保存

储存在封闭容器中,并贴上合适的标签。容器保藏在生物安全三级实验室中或者高危毒种库中。相关纸质和电子档案记录应妥善保管。

7.8 运输要求

7.8.1 分类和 UN 编号

所有涉及布鲁菌的标本和培养物均属于 A 类感染性物质,联合国编号(UN 编号)均为 UN2814。采取 A 类感染性物质运输包装,具体包装要求符合IATA《危险品规则》中包装说明 602。

7.8.2 运输审批要求

根据《人间传染的高致病性病原微生物实验室和实验室活动生物安全审批管理办法》要求,必须进行高致病性病原微生物运输审批,取得高致病性病原微生物许可证。

7.8.3 注意事项

严禁运输过程拆检,感染性材料应在开展实验室活动的相应防护等级实验室中打开二级包装;机场—出发地/目的地之间的运输或公路运输过程中,应配备相应的个人防护装备,至少 2 名经过培训的专业人员参与押运。

7.9 监管/其他信息

7.9.1 法律法规、标准信息

《病原微生物实验室生物安全管理条例》

《人间传染的病原微生物目录》

《可感染人类的高致病性病原微生物菌(毒)种或样本运输管理规定》

《人间传染的高致病性病原微生物实验室和实验室活动生物安全审批管理办法》

《生物安全柜》(YY0569-2005)

《实验室生物安全通用要求》(GB19489-2008)

7.9.2 其他相关信息

相关人员有责任确保他们遵守所有国家的法律法规、技术标准,包括省、自治区、直辖市的。

8 霍乱弧菌(PSMS)

8.1 基本信息

(1)英文名称: *Vibrio cholerae*

(2)中文名称: 霍乱弧菌

(3)英文简称: *V. cholerae* VC

(4)同义词:霍乱、古典生物型、El Tor(埃尔托)生物型、O1血清群、O139血清群、产毒株、非产毒株、流行株、非流行株。

(5)病原体分类等级

根据《人间传染的病原微生物目录》规定,霍乱弧菌因属甲类传染病,在危害程度分类上,流行株按第二类管理,非流行株归第三类。在实验活动所需生物安全实验室级别上,实验操作涉及"大量"病原菌的制备,或易产生气溶胶的实验操作(如病原菌离心、冻干等),需在BSL-2实验室进行。

(6)分类学地位:弧菌科(*Vibrionaceae*),弧菌属(*Vibrio*)

(7)病原体特征

为革兰阴性、短小稍弯曲的杆状细菌,菌体两端钝圆或稍平,一般长1.5~2.0μm,宽0.3~0.4μm。在人工培养条件下常可出现多种形态,有球形、细胞膨胀形和其他不规则形。菌体一端有一根鞭毛,常可达菌体长度的4~5倍,新鲜培养细菌显微镜下观察运动活跃。根据菌体O抗原的差异,目前已区分出206个不同的血清群。O1血清群包括古典生物型与El Tor生物型霍乱弧菌。依据O1群霍乱弧菌的菌体O抗原组成成分(A、B、C)的不同,可进一步将O1群霍乱弧菌分成3个不同的血清型,即稻叶型、小川型和彦岛型。O139血清群霍乱弧菌在电镜下可见菌体周围包绕着一层比较薄的荚膜。

8.2 危害识别

8.2.1 致病性

目前主要是产毒的O1群和O139群霍乱弧菌引起霍乱的临床症状。霍乱弧菌进入小肠后,通过鞭毛运动穿过黏膜表面的黏液层,黏附于小肠上皮细胞刷状缘的微绒毛上繁殖并分泌霍乱肠毒素,使大量水分由细胞内进入肠腔,超过肠吸收能力,导致出现大量腹泻和呕吐。严重吐泻引起水及电解质丢失,患者可出现循环衰竭、电解质平衡紊乱及代谢性酸中毒症状。重症患者常有腓肠肌痉挛,并且由于脱水和循环衰竭而很快死亡。如治疗及时得当,病死率可降至1%以下。

8.2.2 地域分布

本病全球分布,但主要在热带、亚热带地区,以非洲国家最多,拉丁美洲、亚洲次之,北美洲、欧洲、大洋洲目前病例很少,且主要为输入性病例。印度恒河三角洲和印度尼西亚的苏拉威西岛分布是古典型霍乱和El Tor型霍乱的原发性疫源地,并呈地方性:1992年10月印度马德拉斯发生O139霍乱并迅速传播,与孟加拉国一起成为O139霍乱的发源地。分布一般多以沿海为主,特别是江湖入海口附近的江河两岸和水网地带,也可传入内陆、高原和山地。

8.2.3 传染性

患者和带菌者是本病的传染源,患者的呕吐和排泄物中含大量病菌,极易污染周围环境；带菌者虽无临床表现但粪便中却依然能排出霍乱弧菌,具有重要的流行病学意义。

8.2.4　感染剂量

一般正常人摄入 10^6~10^{11} 的活菌可引起感染,但感染量与胃酸水平有关。以上未考虑实际感染时食物或水中的霍乱弧菌形成生物膜的因素,研究认为霍乱弧菌形成生物膜后,可能更容易通过胃而不被胃酸杀灭。

8.2.5　传播途径

(1)为肠道传染病,主要是通过饮用水和食物,少量通过接触和苍蝇等。

(2)经水传播是流行最主要的传播途径,其特点是常呈现暴发,患者多沿被污染的水体分布,在人群免疫水平较高的地方,也可继续出现散发病例。

(3)经食物传播仅次于经水传播,发生病例的数量与食品供应方式、食用方式、就餐人数等有关。

(4)经生活接触传播是指接触了霍乱患者、带菌者或被霍乱弧菌污染的食品而造成的传播,多在人员密集、卫生条件差的情况下发生,并可在小范围内继续引起继发感染。也曾有证据表明在本病的流行期间经苍蝇传播。

8.2.6　传播媒介

未知。

8.2.7　潜伏期

绝大多数为 1~2 天,也可短至数小时或长达 5~6 天。

8.2.8　人畜共患病

否。

8.2.9　宿主范围

人类。

8.2.10　储存宿主

无明确储存宿主。

8.3　稳定性和环境活力

8.3.1　药敏敏感性

目前 O1 群霍乱弧菌的两个生物型和 O139 群霍乱弧菌对某些广谱抗生素均敏感,对青霉素不敏感,对链霉素的敏感性因苗株不同差异较大。多黏菌素 B 能抑制古典型霍乱弧菌,但 EI Tor 型和 O139 群霍乱弧菌对其有抗性。药物敏感性随地区不同以及流行时间的不同有所差异。

8.3.2　消毒剂敏感性

对酸和强氧化剂极为敏感。2.5/ 万浓度的过氧乙酸直接作用于 EI Tor 型霍乱弧菌,细菌即刻死亡。对各种常用消毒剂如含氯制剂、碘制剂均敏感。

8.3.3　环境物理因子敏感性

霍乱弧菌对热、干燥、直射日光都很敏感,加热是杀死弧菌的简便办法。水中弧菌经 100℃煮沸 1~2 分钟即可被杀死;干热 100℃亦可杀死。

8.3.4　体外存活能力

一般说来,霍乱弧菌 EI Tor 型比古典型对外界具有较强的抵抗力。弧菌在水中的存活时间取决于许多因素,诸如菌株的生物型、污染菌量、水的温度、酸碱度及水中的细菌、盐分和有机物的含量等。一般在未经处理的河水、塘水、井水、海水中,EI Tor 型霍乱弧菌可以存活 1~3 周甚至更长。在有藻类或甲壳类等生物的淡盐水中可进一步使其存活时间延长,在适宜的条件下可以繁殖,甚至越冬。O139 群霍乱弧菌生存能力因水体而异,有的弱于 O1 群,有的强于 O1 群。

8.4　急救 / 医疗

8.4.1　检测

(1)直接镜检:

1)直接涂片染色:典型霍乱弧菌互相连接平行排列,有如"鱼群"。

2)悬滴标本:在暗视野显微镜下霍乱弧菌运动活泼,呈小鱼穿梭状。

3)制动试验:在急性患者的水样便中滴加不含防腐剂的霍乱多价血清,细菌运动停止,凝集成块即为阳性。

(2)快速辅助诊断:

1)应用荧光抗体或胶体金方法可快速检测粪便中的霍乱弧菌。

2)使用常规 PCR 或实时 PCR 检测样品中是否含有霍乱弧菌的核酸,尤其是否能检出霍乱毒素基因。

(3)分离培养:将吐泻物直接或先经碱性胨水增菌后,接种于庆大霉素琼脂或 TCBS 琼脂等选择性培养基,37℃培养 12 小时以上。对疑似菌落使用霍乱弧菌诊断血清进行玻片凝集试验,并辅助氧化酶试验可鉴定培养物。

(4)血清学检查:可作血清凝集试验。在发病第 1~3 天及第 10~15 天各取 1 份血清,若第 2 份血清的抗体效价比第 1 份增高 4 倍或 4 倍以上,有诊断参考价值。此方法不常用。

8.4.2　急救

治疗本病的关键是及时、足量的补液,纠正脱水、酸中毒及电解质失衡,使心功能改善。

(1)补液疗法

静脉输液:原则是早期、迅速、足量,先盐后糖,先快后慢,纠酸补钙,见尿补钾。

口服补液:WHO 推荐口服补液盐(ORS,配方为葡萄糖 20g、氯化钠 3.5g、碳酸氢钠 2.5g、氯化钾 1.5g,溶于 1 000ml 可饮用水内)。呕吐不一定是口服补液的禁忌,只是速度要慢一些,特别是儿童病例。注意呕吐物量应计算在出液量内。

抗菌治疗:应用抗菌药物有可能缩短病程、减少腹泻次数和迅速从粪便中清除病原菌,但仅作为液体疗法的辅助治疗。目前常用药物有环丙沙星、诺氟沙星、复方磺胺甲恶唑等。

(2)对症治疗:霍乱重症患者在补足血容量后,血压仍较低,可加用肾上腺皮质激素及血管活性药物。如出现心衰、肺水肿,应暂停输液,给予镇静剂、利尿剂及强心剂。出现低血钾者应静脉滴入氯化钾。如出现高血容量、高血钾、严重酸中毒,可酌情采用透析治疗。氯丙嗪和小檗碱有抗肠毒素作用,临床应用可减轻症状。

8.4.3　免疫

患过霍乱的人可获得牢固的免疫力,再感染者少见。患者在发病数日,血液中即可出现特异性抗体,7℃ 14 天抗体滴度达高峰,随后逐渐下降至较低水平,但能持续约 3 个月之外。病后小肠内可出现分泌型 IgA。体液抗体与免疫的关系尚不清楚,一般认为局部 SIgA 可在肠黏膜与病菌之间形成免疫屏障,有阻断黏附和中和毒素的作用。

8.4.4　预防

(1)控制传染源:及时发现患者和疑似患者,进行隔离治疗,并作好疫源检索,这是控制霍乱流行的重要环节。包括建立腹泻肠道门诊、对密切接触者进行粪检和预防性服药,以及搞好边境卫生检疫和国内交通检疫。

(2)切断传播途径:加强饮水消毒和食品管理,确保用水安全,有良好的卫生设施可以明显减少霍乱传播的危险性。在霍乱还没有侵袭和形成季节性流行的地区,制定有效控制霍乱的计划是对控制霍乱流行的最好准备。长期改善水的供应和卫生设施是预防霍乱的最好方法。对患者和带菌者的排泄物进行彻底消毒。此外应消灭苍蝇等传播媒介。

(3)提高人群免疫力:应用全菌死菌体联合霍乱毒素的类毒素制备的菌苗或活菌苗口服免疫人群。目前已有此类疫苗在一些地区被允许在人群中使用。

8.5　实验室危害

(1)感染事件:1886 年科赫曾报告一例霍乱病例实验室感染事件,感染者是德国柏林的一名学生,他在处理霍乱弧菌培养物时被感染。

(2)感染来源/样本:患者粪便标本及被霍乱弧菌污染的水、食物等标本。培养菌液或培养菌落是实验室感染发生的主要危险。

(3)主要危害

1)实验室感染:主要是操作过程中没有佩戴手套,以手接触含霍乱弧菌的标本、赠菌液,以及霍乱弧菌的培养物、实验动物及其污染面等,并且对手没有进行严格消毒。

2)院内感染:可能造成院内感染原因:对霍乱住院患者病房的物体表面、患者的排泄物、呕吐物、医疗污物等未做消毒处理,或消毒不彻底、以手接触这些物品后没有对手进行严格消毒等。

(4)特殊危害:未查阅到相关资料。

8.6 防护措施

(1)防护要求

1)霍乱弧菌属于甲类传染病,在危害程度分类上,产毒株(流行株)按第二类管理,非产毒株(非流行株)归第三类。实验活动所需生物安全实验室级别,实验操作涉及病原菌的操作,需在 BSL-2 实验室进行。

2)动物感染实验,本处特指以活菌感染的动物实验,在动物生物安全二级实验室(ABSL-2)进行。

3)样本检测,包括样本的病原菌分离纯化、药物敏感性实验、生化验定、免疫学实验、PCR 核酸提取中涉及活病原、涂片、显微观察等初步检测活动,需在 BSL-2 实验室进行。

4)含非活菌的实验,如不含活菌材料的分子生物学、免疫学等实验,可在 BSL-1 实验室进行。

(2)个人防护

实验时着实验室工作服装和防护手套,必要时(如处理大量活菌及感染性材料时)戴口罩。勤洗手,操作完毕离开实验室时需对手进行彻底消毒清洗。

(3)其他防护要求:未查阅到相关资料。

8.7 危害处置/储存

8.7.1 危害处置

(1)实验室内部环境泄漏事故处理

1)事故处理前,应使气溶胶充分静置。

2)进入处理现场前,应做好恰当个人防护。

3)处理溅洒物时,应有避免再次产生气溶胶的措施。

4)使用高效消毒剂处理污染现场,并保证作用时间充分。

5)现场消毒一般遵循由四周到中心的顺序。

6)根据需要进行重复消毒。

7)按照规程处理废物。

(2)划伤或刺伤

1)立即采取措施挤压受伤部位,并对局部进行可靠消毒。

2)用足量清水冲洗伤口。

3)按照规程安全撤离污染区域,进行局部包扎处理。

4)事后应将事故报告相关部门备案。

5)采取措施进行隔离观察,并使用环丙沙星、诺氟沙星、复方磺胺甲恶唑等抗生素进行治疗。

(3)离心管破裂

1)针对不同种类离心桶采取不同的处理措施。

2)及时关闭离心机电源。

3)保持足够的静置时间,让气溶胶充分沉降。

4)做好充足的个人防护后进行清理。

5)遵循良好实验室操作规范处理现场。

6)按照规程处理废物。

(4)皮肤黏膜接触感染性物质

1)立即停止工作,按照规程撤离至指定处理区域。

2)使用合适的消毒液对污染部位进行消毒。

3)对污染部位进行充分冲洗。

4)按照规程报告相关部门备案。

5)根据不同程度进行隔离观察和抗生素预防治疗。

(5)确定或有证据怀疑吸入感染性物质气溶胶

1)按规程立即撤离实验室。

2)在指定区域进行隔离观察,并服用抗生素进行预防性治疗。

(6)生物安全柜内少量溅洒

1)采取有效措施避免二次产生气溶胶。

2)使用高效消毒剂进行消毒。

3)遵循由四周到中心的消毒顺序。

4)保持消毒剂足够的作用时间。

5)根据需要进行重复消毒。

不同意外事故的具体处理指南,请参考《实验室生物安全通用要求》(GB 19489-2008)附录 C。

8.7.2　废物处理

通过蒸气压力灭菌、化学消毒法、焚烧或者通过气化的方法处理所有来自防护实验室的废物材料。这些废物包括液体废物和固体废物。

8.7.3　菌(毒)种保存 / 样本保存

储存在封闭容器中,并贴上合适的标签。容器保藏在生物安全四级实验室中或者高危毒种库中。

8.8　运输要求

8.8.1　分类和 UN 编号

所有涉及埃博拉病毒的标本和培养物均属于 A 类感染性物质,联合国编号(UN 编号)为 UN2814。采取 A 类感染性物质运输包装,具体包装要求符合 IATA《危险品规则》中包装说明 602。

8.8.2　运输审批要求

根据《人间传染的高致病性病原微生物实验室和实验室活动生物安全审批管理办法》要求,必须进行高致病性病原微生物运输审批,取得高致病性病原微生物许可证。

8.8.3　注意事项

严禁运输过程拆检,感染性材料应在 BSL-2 实验室中打开二级包装。机场—出发地 / 目的地之间的运输或公路运输过程中,应配备相应的个人防护装备,至少 2 名经过培训的专业人员参与押运。

8.9　监管 / 其他信息

8.9.1　律法规、标准信息

《病原微生物实验室生物安全管理条例》

《人间传染的病原微生物名录》

《可感染人类的高致病性病原微生物菌(毒)种或样本运输管理规定》

《人间传染的高致病性病原微生物实验室和实验室活动生物安全审批管理办法》

《生物安全柜》(YY0569-2005)

《实验室生物安全通用要求》(GB19489-2008)

8.9.2　其他相关信息

相关人员有责任确保他们遵守所有国家的法律法规、技术标准,包括省、自治区、直辖市的。

9　鼠疫杆菌(PSMS)

9.1　基本信息

(1)英文名称: *Yersinia pestis*

(2)中文名称:鼠疫耶尔森菌

(3)英文简称: *Y. pestis*

(4)同义词:瘟疫、黑死病、淋巴腺鼠疫、败血病鼠疫、肺鼠疫。

(5)病原体分类等级

按照《人类传染的病原微生物目录》,鼠疫菌的危害程度分类等级为第二类。

(6) 分类学地位：鼠疫耶尔森菌属原核生物界、化能营养原核生物门（*Scotobacteria*）、细菌纲（*Bacteria*）、肠杆菌科（*Entero-bacteriaceae*）、耶尔森菌族（*Yerinieae*）、耶尔森菌属（*Yersinia pestis*）、鼠疫耶尔森菌（*Yersinia pestis*），通称鼠疫菌。

(7) 病原体特征

鼠疫耶尔森菌（简称鼠疫菌）革兰染色阴性，形态为两端钝圆、两极浓染的短小杆菌，菌体长约 1.0~2.0μm，宽 0.5~0.7μm，有荚膜，无鞭毛，无芽孢。基因组长 4.6Mb，鼠疫菌通常有 3 个质粒。

鼠疫菌为兼性厌氧菌，在普通培养基上可以生长，最适 pH 6.9~7.2，最适生长温度为 28~30℃，在 37℃时生长缓慢。可以酵解多种糖类，产酸不产气。在普通琼脂培基上，培养 16~18 小时可见形状不一、呈碎玻璃样的小菌落，24~48 小时后形成肉眼可见的灰色小菌落，显微镜下观察，菌落中央呈黄褐色，有粗糙颗粒，呈小丘状突起，边缘有薄而透明、锯齿状花边。鼠疫菌在肉汤中发育良好，形成絮状沉淀和菌膜，初期薄弱，以后逐渐增厚，紧贴于管壁，呈白色环状，肉汤透明，有絮状沉淀，呈"钟乳状"发育。这些特征具有诊断意义。

目前鼠疫菌有一个血清型，一个噬菌体型。

9.2 危害识别

9.2.1 致病性

细菌侵入机体，能否克服机体的防御机能，破坏机体的生理平衡而引起疾病，主要取决于菌株的毒力、被感染动物的敏感程度以及机体的抵抗力。不同种动物对鼠疫菌的感受性有很大差异。

人对鼠疫菌普遍易感，鼠疫患者的临床特点是潜伏期短、病程快、病死率高。鼠疫的病死率与感染的方式和鼠疫菌的毒力有关；还与当地的医疗条件有关。1978—1997 年全世界有 26 个国家报告人间鼠疫 31 618 例，死亡 2 556 例，病死率为 8.09%，最高达 20.35%。个别地区病死率可达 78.57%。

典型临床症状和体征包括：

一般症状主要表现为危重的全身中毒症状。发病急剧，恶寒战栗，体温突然上升至 39~40℃，呈稽留热。可出现剧烈头痛呕吐，头晕，呼吸促迫，心动过速，心律不齐，血压下降等，重症患者早期出现神经系统症状，意识不清、昏睡、狂躁不安、谵语、步履蹒跚，颜面潮红或苍白，有时甚至发青，有重病感或恐怖不安，眼睑结膜及球结膜充血，出现所谓的鼠疫样貌。

腺鼠疫：除具有鼠疫的一般症状外，淋巴结肿大，股、腋、颈等淋巴结多见。淋巴结皮下组织粘连，淋巴结呈弥漫性肿胀，边缘不清，比较坚硬，疼痛剧烈，患侧呈被迫体位。

肺鼠疫:肺鼠疫是鼠疫临床上最重的病型之一,不仅病死率高,而且在流行病学方面的危害也最大。除具有严重的鼠疫一般症状之外,还有呼吸道感染的特有症状:咳嗽、胸闷、呼吸困难,随之咳出鲜红色血痰,痰中含大量鼠疫菌,可成为引起原发性肺鼠疫流行的传染源。患者颜面潮红,眼结膜充血,口唇、颜面及四肢皮肤发绀。

败血型鼠疫:败血型鼠疫也是临床上最严重的病型之一,该型患者因其血液中含鼠疫菌,患者有极明显的全身反应,恶寒、高热、剧烈头痛、狂躁、谵妄、神志不清、脉细数不整、心律不齐、心音微弱、血压下降、呼吸促迫、皮下及黏膜出血、有出血点、时有血尿、血便或血性呕吐物、颜面呈恐怖、痛苦、狰狞表情,不及时抢救 1~3 天内细菌迅速死亡。

还有脑膜炎型鼠疫、皮肤型鼠疫、肠鼠疫、眼鼠疫、扁桃体鼠疫等,除具有鼠疫的一般症状外,均有相应的局部(系统)症状。

鼠疫菌进入机体后,刺激机体产生炎症反应,首先遭遇吞噬细胞的吞噬和补体的杀伤作用,毒力因子破坏吞噬细胞的完整性,使鼠疫菌被重新从吞噬细胞中释放出来,在感染局部大量繁殖。鼠疫菌可经淋巴管毛细血管转移到全身各部位,在局部淋巴结繁殖,引起淋巴结炎(腺鼠疫),如果鼠疫菌进入血液则引起全身感染(败血症)。鼠疫菌可直接经伤口进入血液,造成全身感染,引起原发性败血型鼠疫;也可经呼吸道吸入,造成肺部的感染,引起原发性肺鼠疫。在鼠疫菌毒素的作用下,引起血管和管内皮细胞损害,导致通透性增加,造成急性出血性、坏死性病变,肝脾充血,皮肤黏膜有出血点,肺泡、支气管黏膜充血、渗出等炎性反应。

9.2.2 地域分布

1894 年,第三次世界鼠疫大流行期间,香港从 1 例鼠疫患者尸体分离到鼠疫杆菌,从而对鼠疫开始有了正确的认识,在鼠疫流行病学、鼠疫患者的临床特征、病理学、细菌学、感染试验及免疫学方面都开始了研究。鼠疫的分布范围较广,在世界上除大洋洲外,其他各大洲皆有发现。在亚洲、美洲、欧洲和非洲的近 60 个国家有鼠疫疫源地的分步。我国基本控制了人间鼠疫的流行。目前,我国发现有 11 个类型的鼠疫自然疫源地,分布于 19 个省(自治区、直辖市),疫源地面积 100 多万平方公里。

20 世纪 90 年代以来,与世界其他地区一样,中国的鼠疫自然疫源地也再次进入活跃期,一些静息了多年的疫源地重新暴发流行,并向周围蔓延;同时,新的疫源地不断发生,人间病例的发生呈逐年上升趋势。随着经济和交通的发展,鼠疫远距离传播的危险性增加。对染鼠疫宿主动物非法猎捕、运输,打破了疫源地的封闭性,可借助现代交通工具远距离染疫动物,扩大了鼠疫传播范围,增加了鼠疫疫源地以外地区突发疫情的危险。

9.2.3 传染性

鼠疫是鼠疫耶尔森菌引起的烈性传染病,主要流行于鼠类、旱獭(土拨鼠)及其他啮齿动物,属于自然疫源性疾病。本病的传染性强,病死率高,属于国际检疫传染病和我国法定的甲类传染病。鼠疫患者的主要表现为高热、淋巴结的肿大及疼痛、出血倾向、肺部特殊炎症等。

9.2.4 感染剂量

我国目前尚无鼠疫苗毒力等级的判定标准,根据朱锦沁对青海291株鼠疫菌毒力测定结果,将鼠疫菌分为:强毒株(MLD ≤ 1 万);中等毒力株(MLD ≥ 10 万);弱毒株(MLD>100 亿)。由于鼠疫菌必须依靠自然疫源地中动物间的疾病流行才能存在,从疫源地内检出时多属于强毒菌。同为强毒细菌,不同型的鼠疫菌对人类的致病能力还有明显的区别,表现为对小鼠的毒力测定的差异。青藏高原喜马拉雅旱獭型的鼠疫菌毒力最强,几乎只要1个毒力完整的鼠疫菌细胞,就足以致死小鼠,在这种类型的疫源地中,鼠疫患者的临床表现最严重,最容易发生肺鼠疫传播,病死率也最高。家鼠型的鼠疫菌毒力要弱得多,小鼠的 MLD 通常为数百菌。在云南,人类鼠疫很少转为肺鼠疫,病死率也较低。内蒙古的布氏田鼠鼠疫菌具有非常独特的毒力特征:对其自身的宿主以及小鼠等小型啮齿动物属于强度菌,但却不足以使黄鼠、旱獭等常见的鼠疫宿主致病,在这种类型鼠疫菌流行的地区,没有发现人类因此罹患鼠疫。

9.2.5 传播途径

人类鼠疫的传染源有各种感染鼠疫菌的啮齿动物、一些野生动物(狐狸、猫荆)、家畜(藏系绵羊、狗、猫)、肺鼠疫患者。鼠疫的传播途径主要有3种。

(1)媒介昆虫叮咬 染疫动物有传染性,细菌在其跳蚤体内可以维持感染性数个月,人类接触染疫动物被其寄生蚤叮咬而感染鼠疫,多数情况发生腺鼠疫。淋巴腺鼠疫通常不发生直接的人对人传播。如继发败血型或肺鼠疫可造成人传人。

(2)空气传播 肺鼠疫患者有传染性。通过呼吸、谈话、咳嗽、喷嚏,含有鼠疫菌的飞沫经口鼻喷出,较小的飞沫能到达较远的距离,易感者可直接吸入这种飞沫而受感染,造成人传人,具有高度的传染性(肺鼠疫患者重要的传染源,可通过飞沫造成肺鼠疫的暴发和流行);人在播染疫动物过程中吸入含菌的血液气溶胶或皮毛尘埃而感染,从而发生肺鼠疫。

(3)接触传播 接触染疫动物制品,鼠疫菌直接进入手或上肢的微小创口;取食未充分煮熟的染疫动物肉而感染。

9.2.6 传播媒介

要是啮齿类动物的寄生蚤,蜱、蜗、虱也可传播。

9.2.7　潜伏期

鼠疫发病快,潜伏期较短,一般为 1~6 天,多数为 2~3 天,个别病例可长达 8~9 天。潜伏期长短取决于鼠疫菌的数量、毒力、感染途径,以及被感染者的个体抵抗力。

9.2.8　人畜共患病

鼠疫是人畜共患病,被感染鼠疫动物的跳蚤叮咬、接触或者被感染动物咬伤可感染此病。

9.2.9　宿主范围

200 余种啮齿目和兔形目动物,人类,一些食肉动物、食草动物及鸟类。

9.2.10　储存宿主

野生啮齿类动物(鼠类)是其自然储存宿主。染疫的兔类(野兔)和食肉动物可以将鼠疫传染人类。

9.3　稳定性和环境活力

(1)药敏敏感性:对各型鼠疫的特效治疗一般仍以链霉素为首选,其次是广谱抗生素。磺胺类药物作为辅助治疗或预防性用药。用链霉素同时也可以用环丙沙星、庆大霉素、氯霉素等广谱抗生素,一般在病危时多采用静脉滴注。

(2)消毒剂敏感性:对化学消毒剂敏感,通常 5% 来苏尔 3~5 分钟即死亡;含氯消毒剂都有良好的消毒作用,如 1% 次氯酸钠、75% 乙醇、2% 戊二醛、碘酒、酚醛、甲醛。用量和时间与其他敏感细菌无异。

(3)环境物理因子敏感性:日光中的紫外线对鼠疫菌有直接的杀灭作用,玻片上的培养物经日光直射 1~3.5 小时即可杀死。鼠疫菌对高温敏感,100℃ 1 分钟、液体中煮沸数秒钟即可死亡;但是,在 160℃ 干热条件下能耐受 1 分钟。鼠疫菌对寒冷的抵抗力较强,−30℃ 仍可以存活;它在有变形菌、大肠杆菌和其他腐败菌繁殖和污染的材料中很快死亡。鼠疫菌培养物和其他严重污染器皿浸泡消毒后还应进行 121.3℃ 30 分钟高压灭菌。

(4)体外存活能力:鼠疫菌在环境中不稳定,生存的时间、温度与有无其他细菌生长有关。鼠疫菌对寒冷的抵抗力较强。在体外血液中最多存活 260 天;干燥痰中可生存 5 个月以上;冰冻的尸体中可存活 4~5 个月。室温下在痰、脏器中可生存几天到 1 个月。它在有变形菌、大肠杆菌和其他腐败菌繁殖的材料中很快死亡。

9.4　急救 / 医疗

9.4.1　检测

常用实验室检测方法包括:

(1)抗原检测:有 3 种检测方法可以检测标本中鼠疫菌特异性抗原(F1 抗原)水平,可以作为诊断依据之一。一是鼠疫反向间接血凝试验;二是胶体金检测法；三是酶联免疫吸附试验检测法。

(2)抗体检测：有3种检测方法可以检测血清标本中鼠疫菌特异性抗原的抗体水平(F1抗体)，可以作为诊断依据之一。一是鼠疫间接血凝试验；二是胶体金检测法；三是酶联免疫吸附试验检测法。

(3)核酸检测：有两种核酸检测方法检测鼠疫菌的特异性基因片段，可以作为诊断依据之一。一是普通PCR法，含有两对引物，可同时扩增标本和内部对照的特异性基因片段，方法简单、快速，能够排除假阴性和假阳性；二是实时荧光定量PCR法，方法简快捷。

(4)病原体分离：利用细菌分离培养的原理，对液体或固体类标本，如患者的淋巴结穿刺液、血液、痰液、咽部和眼分泌物，以及尸体脏器或骨髓标本；动物的血液、脏器组织、组织液、分泌物等，利用适当培养基分离培养鼠疫菌，并进行鼠疫噬菌体裂解试验，是鼠疫诊断的经典检测方法。

(5)形态学检测：鼠疫菌为革兰染色阴性，形态为两端钝圆、两极浓染的短小杆菌，菌体长约 1.0~2.0μm，宽 0.5~0.7μm，有荚膜，无鞭毛，无芽孢。

9.4.2 急救

鼠疫患者的治疗原则是尽可能早的发现疑似鼠疫患者、尽快进行诊断，即时隔离患者(患者的接触者也必须隔离观察)、即时进行特异性治疗。发现治疗早，鼠疫患者的治愈率就高。必要时，需对患者周围的人群进行预防投药，以防止鼠疫疫情的扩大。

(1)对症治疗：根据患者神经系统症状，必要时应给予适量的镇静安神药物；高热患者可采用物理降温方法；患者疼痛剧烈难忍时，可给予适量的解热镇痛药物；当患者出现心力衰竭征象时，酌情给予强心药物；补充营养、水分，调节机体内电解质平衡；帮助机体稀释和排除鼠疫菌毒素。加强护理：按要求及时准确测量并记录患者的体温、血压、呼吸及脉搏变化情况，掌握患者液体的出入量情况。随时采取措施，防止合并症及褥疮的发生，对意识模糊或神志不清的患者及神经症状严重的患者，严防意外发生。

(2)特异性治疗：对各型鼠疫的特效治疗一般以链霉素为首选，其次是广谱抗生素。磺胺类药物作为辅助治疗或预防性投药。同时也可以用环丙沙星、庆大霉素、氯霉素等广谱抗生素，一般在病危时多采用静脉滴注。皮肤鼠疫按一般外科疗法处置皮肤溃疡，必要时局部滴注链霉素或敷磺胺软膏。眼鼠疫可用金阳素/四环素、氯毒素眼药水点眼，1日数次，点后用生理盐水冲洗。

9.4.3 免疫

人体对鼠疫杆菌无天然免疫力，容易感染。患过鼠疫病愈者可获得持久性免疫力，很少再次感染。

9.4.4　预防

(1)健康教育:通过各种形式,如电视、广播、宣传画、专业培训等,使群众了解、掌握与鼠疫相关的卫生保健知识、树立健康观念,自觉自愿采纳有利于的健康行为和生活方式。提高自我防护能力、提高预防疾病和健康意识。对医务工作人员开展专业知识的培训,提高专业人员的防护知识和专业技能;使医生能够及时、准确地作出诊断,及时发现患者和规范治疗。

(2)开展鼠疫监测:积极开展人间、动物间鼠疫监测工作,通过监测,可系统收集、分析人间鼠疫和动物鼠疫的有关信息,尽早发现和预报疫情,掌握疫情动态,及时采取防控措施,控制疫情的发生和流行,科学评价防治工作的效果,为鼠疫的预测、预警和制定防控对策提供科学依据。

(3)开展预防性灭鼠灭蚤:开展群众性爱国卫生运动,改善居住环境的卫生状况。卫生状况的改善,其中就包括减少鼠疫宿主和媒介对人的威胁。

(4)对在疫源地内宿主动物密度和传播媒介指数高的地区,以及动物鼠疫疫区附近的交通枢纽、经济开发区、村镇等人口聚集区、国防军事重地、旅游区等进行灭鼠灭蚤。

(5)免疫接种:目前,我国不对鼠疫进行大范围人群免疫接种,只在发生较大规模人间鼠疫流行时,对重点人群实施鼠疫菌疫苗的免疫接种。

9.5　实验室危害

(1)感染事件:1886年科赫曾报告一例霍乱病例实验室感染事件,感染者是德国柏林的一名学生,他在处理霍乱弧菌培养物时被感染。

(2)感染来源/样本:患者粪便标本及被霍乱弧菌污染的水、食物等标本。培养菌液或培养菌落是实验室感染发生的主要危险。

(3)主要危害:目前还未见鼠疫实验室感染事件的报道。但是发生鼠疫实验室感染的可能性是存在的。如炭疽、SARS等实验室感染事件提醒我们应该重视实验室安全。鼠疫菌是可以通过呼吸途径使人感染的重要致病微生物,对人体具有高危险性。在实验室内操作鼠疫菌的过程中,若操作不当产生气溶胶、防护不够严密或是意外事故,可造成吸入感染或接触感染。

(4)特殊危害:未查阅到相关资料。

9.6　防护措施

(1)防护要求:对鼠疫菌进行涂片、分离培养等常规检测操作时,标本常为污染的血液、痰液、皮肤渗出物、动物尸体、脏器等,这些标本中不含或相对含较少量的鼠疫菌,可在生物安全二级实验室中进行。当需要对鼠疫菌进行较大量培养、质粒提取、染色体提取、蛋白提取、菌株保存等操作时,操作的细菌量较大,必须在生物安全三级实验室中进行,并使用高等级生物安全柜,所用离心机、混匀器等均需放置在安全柜内或安全罩下。

(2)个人防护：根据对所操作病原体的实验活动风险评估,选择和使用相应实验室级别(生物安全二级或生物安全三级实验室)的个人防护装备。鼠疫主要的传播途径为呼吸、接触传播,建议着重加强呼吸道和皮肤接触方面的防护。应当内穿工作服,外穿带帽紧束袖口的隔离衣,戴口罩、手套、鞋套(或穿高筒胶靴),如有发生可能迸溅的操作,应戴防护眼镜或防护面罩。

(3)其他防护要求：未查阅到相关资料。

9.7　危害处置/储存

9.7.1　危害处置

1. 实验室内部环境泄漏事故处理

(1)事故处理前,应使气溶胶充分静置。

(2)进入处理现场前,应做好恰当个人防护;最好是带有 HEPA 过滤器的全面呼吸器。

(3)处理溅洒物时,应有避免再次产生气溶胶的措施。

(4)使用纸巾轻轻覆盖溅出物,并将2%次氯酸钠倾倒在纸巾上,并保证作用时间充分(30:分钟)。

(5)现场消毒一般遵循由四周到中心的顺序。

(6)根据需要进行重复消毒。

(7)按照规程处理废物。

2. 划伤或刺伤

(1)即采取措施挤压受伤部位(如果手部损伤脱去手套以避免再污染),并对局部进行可靠消毒。

(2)使用足量清水冲洗伤口 15 分钟。

(3)按照规程安全撤离污染区域,进行局部包扎处理。

(4)事后应将事故报告相关部门备案。

(5)视情况隔离观察,并使用敏感抗生素进行治疗,口服推荐环丙沙星或多西环素。

(6)处理的所有废物(包括冲洗废水)收集后进行灭菌处理。

3. 动物咬伤参考"划伤或刺伤"作处理

4. 离心管破裂　分为非封闭离心桶内离心管破裂和可封闭离心桶内离心管破裂两种情况,前者视为发生气溶胶暴露事故,应立即加强个人防护力度,其处理原则如下：

(1)如果离心机正在运行时发生破裂或怀疑发生破裂,应关闭离心机电源,停止至少 30 分钟,使气溶胶沉积。

(2)如果离心机停止后发现破裂,应立即将盖子盖上,并密闭至少 30 分钟。

(3)发生以上两种情况后应报告实验室负责人。

(4)随后加强个人呼吸保护并戴结实的手套进行清理。

(5)当清理玻璃碎片时应使用镊子或夹子。

(6)所有破碎的离心管、玻璃碎片、离心桶、十字轴和转子都应放在无腐蚀性的,已知对炭疽芽孢杆菌具有灭活作用的消毒剂内。

(7)未破损的带盖离心管应放在另一个有消毒剂的容器中回收。

(8)离心机内腔应用适当浓度的同种消毒剂反复擦拭,然后用水冲洗并干燥。

(9)清理时使用的全部材料都应按感染性废物规程处理。

5. 皮肤黏膜接触感染性物质

(1)立即停止工作,按照规程撤离至指定处理区域。

(2)使用碘伏或碘酒对污染部位实行消毒。

(3)对污染部位进行充分冲洗。

(4)按照规程报告相关部门备案。

(5)根据不同程度进行隔离观察和抗生素预防治疗。

6. 确定或有证据怀疑吸入感染性物质气溶胶

(1)按规程立即撤离实验室。

(2)在指定区域进行隔离观察,并服用抗生素进行预防性治疗。

7. 生物安全柜内少量溅洒

(1)让气溶胶静置下来,使用纸巾轻轻覆盖溅出物。

(2)在指定区域进行隔离观察,并服用抗生素进行预防性治疗。

(3)遵循由四周到中心的消毒顺序。

(4)保持消毒剂足够的作用时间。

(5)根据需要进行重复消毒。

不同意外事故的具体处理指南,请参考《实验室生物安全通用要求》(GB19489-2008)附录C。

9.7.2 废物处理

人员防护装备在退出时装在专用袋内,由专人送入半污染区高压消毒处理。实验废弃物装在加盖容器内,由实验人员送入高压灭菌器处理。对不能高压的物品可用化学方法或照射消毒物品。可根据废物种类和性质采取蒸气高压力灭菌、化学消毒法、焚烧或者通过气化的方法处理,达到去除污染的目的。

9.7.3 菌(毒)种保存/样本保存

菌株和样本储存的主容器应密闭、防渗漏;标签内容清晰、完整,至少包含唯一识别名称或编号或条码、样品容量、保存日期等内容,且与记录信息一致;

菌株和样本应存放在高致病性病原微生物菌种库或生物安全三级实验室菌种库中；相应的纸质记录或电子档案应注意保存。

9.8　运输要求

9.8.1　分类和 UN 编号

所有涉及埃博拉病毒的标本和培养物均属于 A 类感染性物质，联合国编号（UN 编号）均为 UN2814。采取 A 类感染性物质运输包装，具体包装要求符合 IATA《危险品规则》中包装说明 602。

9.8.2　运输审批要求

根据《人间传染的高致病性病原微生物实验室和实验室活动生物安全审批管理办法》要求，必须进行高致病性病原微生物运输审批，取得高致病性病原微生物许可证。

9.8.3　注意事项

严禁运输过程拆检，感染性材料应在 BSL-3 实验室中打开二级包装；机场—出发地 / 目的地之间的运输或公路运输过程中，应配备相应的个人防护装备，至少 2 名经过培训的专业人员参与押运。

9.9　监管 / 其他信息

9.9.1　法律法规、标准信息

《病原微生物实验室生物安全管理条例》

《人间传染的病原微生物目录》

《可感染人类的高致病性病原微生物菌（毒）种或样本运输管理规定》

《人间传染的高致病性病原微生物实验室和实验室活动生物安全审批管理办法》

《生物安全柜》（YY0569-2005）

《实验室生物安全通用要求》（GB19489-2008）

9.9.2　其他相关信息

相关人员有责任确保他们遵守所有国家的法律法规、技术标准，包括省、自治区、直辖市的。

10　炭疽芽孢杆菌(PSMS)

10.1　基本信息

(1)英文名称：*Bacillus anthracis*

(2)中文名称：炭疽芽孢杆菌

(3)英文简称：无

(4)同义词：炭疽热、羊毛工病、坎伯兰郡病、皮肤型炭疽、肺型炭疽、肠型炭疽。

(5)病原体分类等级:按照《人类传染的病原微生物目录》,炭疽芽孢杆菌的危害程度分类等级为第二类。

(6)分类学地位:芽孢杆菌科(*Bacillaceae*),需氧芽孢杆菌属(*Bacillus*)

(7)病原体特征:炭疽芽孢杆菌为革兰染色阳性、两头平齐的大杆菌,无鞭毛,人工培养基上呈长链状无规律排列,适当条件下可形成芽孢和荚膜。最适 pH 7.0~7.4,最适生长温度为 37℃。菌落边缘不整齐,呈卷发状,不溶血,不分解水杨素。

炭疽芽孢杆菌的遗传物质,包括染色体和两个质粒 pXO1 和 pXO2。炭疽芽孢杆菌染色体全长约 5.23Mb,其中包含一些可能与致病性有关的蛋白编码序列,包括溶血素、磷脂酶、铁获取功能,以及许多可能是疫苗和药物作用目标的表面蛋白。pXO1 质粒约 181kb,包含 3 个毒素基因(*cya*、*lef* 和 pugA)。pXO2 质粒约 96kb,带有合成荚膜所必需的基因。

炭疽芽孢杆菌含有 4 种抗原成分:①荚膜抗原为长链的 D- 谷氨酸残基,与毒力有关,有抗白细胞吞噬的作用,但免疫动物不产生保护性抗体;②菌体抗原为多糖类物质,不耐热,免疫动物可产生沉淀素抗体;③毒素抗原有 3 个组成因子:水肿因子(EF)、保护性抗原(PA)、致死因子(LF)为蛋白质,3 个因子协同作用致病力最强,保护性抗原具有免疫原性,对动物有保护作用;④芽孢抗原有免疫原性和血清学诊断价值。

10.2　危害识别

10.2.1　致病性

炭疽芽孢杆菌或芽孢进入体内,接触到体液、血液或血清,活化、发芽、繁殖。如果在形成任何局部病灶之前宿主将全部侵入的病菌消灭,则只是一次隐性感染。若侵入的病菌迅速繁殖,并在某一局部形成病灶,则属于确立感染,这时宿主表现出一系列临床症状,称为感染发病。在炭疽芽孢杆菌的致病过程中,荚膜和毒素发挥了重要作用,炭疽杆菌在体内形成大量荚膜物质,能抵抗吞噬细胞的吞噬和降解,并可被吞噬细胞携带向其他部位扩散。炭疽毒素包括 3 种组分:保护性抗原 PA、水肿因子 EF 和致死因子 LF。PA 可协助 EF 和 LF 进入细胞发挥作用,引起炭疽的特征性病变。

炭疽主要有 3 种表现形式,即皮肤炭疽、吸入性炭疽和胃肠道炭疽。皮肤型炭疽最初在局部出现红斑、丘疹,以后形成出血性结节并于中心坏死,变黑如炭,称之为炭疽痈,此时患者体温骤升,当水肿扩散传播时,病菌进入血流,发展为败血症。皮肤型炭疽以局部无疼痛和病死率低(10%~15%)为特征。皮肤炭疽最常见,占 98% 以上。肺型炭疽患者痛苦地咳嗽,咯血痰,表现出大叶性肺炎的一些症状,发热和休克症状出现后在极短时间内死亡。肠型炭疽小肠形成出血灶,出现腹胀、腹痛、腹泻、血便等一系列消化道传染病的症状。患者可在 2~4 天死亡。

10.2.2 地域分布

炭疽呈全球性分布,以温带、卫生条件差的地区多发。高发地区包括南美、中美、南欧、东欧、亚洲、非洲、加勒比海地区和中东等。我国也有炭疽局部流行,以西部地区发病率较高。1876 年,德国的科赫(Robert Koch)首次获得炭疽芽孢杆菌的纯培养,并第一次用科学的方法证明某种特定的微生物是某种特定疾病的病原。

10.2.3 传染性

很少发生人与人之间的传播。

10.2.4 感染剂量

人类吸入 8 000~50 000 个病原体即可发生感染。在实验动物中,无论何种品系的小鼠对炭疽强毒菌均较敏感,皮下注射致死剂量为 10~30cfu 之间,吸入感染的致死剂量为 30~50cfu。炭疽芽孢对豚鼠的致死剂量皮下注射为 100~300cfu,吸入感染为 300~500cfu。对非人灵长类如恒河猴的致死剂量皮下注射在 500~5 000cfu 之间,吸入感染在 500~1 000cfu 之间。

10.2.5 传播途径

炭疽以感染途径不同而分为 3 种,体表感染型(皮肤型)、经口感染型(肠型)和吸入感染型(肺型),其中由体表感染引起的皮肤型炭疽占炭疽总发病数的 90% 以上。接触感染动物组织,被叮咬过感染动物的苍蝇叮咬或者接触污染的毛发、兽皮或它们的制品都可能发生感染。肺型炭疽往往是吸入了污染土壤、感染动物的干燥或处理过的皮毛中存在的芽孢而感染。肠型炭疽是由于食入了污染的未被煮熟的肉而被感染

10.2.6 传播媒介

偶见通过苍蝇传播的报道。

10.2.7 潜伏期

暴露后 7 天内,通常是 2~5 天内发病。

10.2.8 人畜共患病

是。

10.2.9 宿主范围

以草食动物为主,肉食动物和人类也可感染。

10.2.10 储存宿主

芽孢能够抵抗不利的环境条件,在土壤、干燥或加工过的兽皮中可以存活数年。

10.3 稳定性和环境活力

(1)药敏敏感性:对青霉素敏感,并对环丙沙星、多西环素、四环素、红霉

素、氯霉素敏感。

(2)消毒剂敏感性:炭疽芽孢对一般化学消毒剂不敏感。3%来苏尔、75%酒精、1%苯扎溴铵在作用96小时后芽孢仍能存活。对甲醛及含氯和含碘消毒剂敏感,5%甲醛溶液在2小时内可完全杀灭芽孢,10%甲醛1小时可完全杀灭芽孢,3%~5%漂白粉液、3%碘酒10~30分钟可完全杀灭芽孢。

(3)环境物理因子敏感性:芽孢抵抗干热和阳光的能力很强。常规的湿热消毒100℃5~10分钟不能完全杀灭芽孢。充分灭活芽孢需要直接暴露于121℃至少30分钟。

(4)体外存活能力:炭疽芽孢杆菌的繁殖体形式比较脆弱,在水、牛奶等简单环境中容易死亡,易于消毒。炭疽芽孢杆菌在有氧环境中可迅速形成芽孢,而芽孢对外界的抵抗力非常强,对热、冷、干燥、化学物质、射线和其他不利条件有抵抗力,在土壤、感染动物的皮毛、污染的空气和毛制品中保持几十年不失去活性。在牛奶中可存活10年,在干燥的滤纸上可存活41年,在干燥的丝绸线上最长可存活71年,池塘水中可存活2年。

10.4　急救 / 医疗

10.4.1　检测

(1)抗原检测:常用胶体金快速检测试剂抗原。

(2)抗体检测:常用间接荧光免疫试验、酶联免疫吸附试验、胶体金快速检测试剂检测抗体。

(3)核酸检测:PCR方法常用,主要检测毒力相关基因。

(4)病原体分离:使用普通琼脂培养基或血琼脂平板分离细菌。正常无菌的标本直接涂平板,污染或陈旧标本100℃加热15分钟后涂平板。

(5)形态学检测:可做革兰染色和芽孢染色,显微镜下可见革兰阳性大杆菌,陈旧培养物可见芽孢,位于菌体中间,不膨出菌体。

10.4.2　急救

治疗原则是隔离患者,尽早治疗,早期杀灭体内细菌,中和体内毒素,防止呼吸衰竭,后期防止发生合并症。

特异性治疗:包括抗生素和抗血清治疗。青霉素G为首选抗生素。在中度无并发症的人类病例中,每6小时口服青霉素G 500mg疗程为5~7天。通常疗法是成人一般剂量为160~310万单位,分2~4次肌内注射。肺型炭疽、败血症型炭疽或脑膜炎型炭疽的患者,剂量增至每日1 000万单位以上,并进行静脉滴注,疗程为5~7天,也可用链霉素协同作用,链霉素每天给药1~2g,对青霉素有过敏反应的患者,可选用其他抗生素,如环丙沙星、多西环素等。

抗炭疽血清对中和体内毒素,降低持续高热,消除严重水肿,恢复心血管功能有特殊作用。但动物抗血清有较多不良副作用,可采用精制抗血清,或应用人血特异丙种球蛋白,有效且无副作用。

对症治疗:炭疽患者通常伴有高热,一般均需从静脉补充液体,发现弥散性血管内凝血时,在监视凝血时间情况下,给予肝素及潘生丁。预防和抢救感染性休克和弥散性血管内凝血最为重要。重症炭疽患者及早考虑预防心功能不全,加用强心剂。

局部病灶的处理:对皮肤炭疽的局部病灶除取样作诊断外,切忌挤压和外科手术切开引流,以防发生败血症和混合感染,肿胀部位可用冷敷法消肿。创面保持清洁,局部可用 0.1% 的高锰酸钾冲洗,外敷无刺激性的软膏,如硼酸软膏、青霉素软膏、磺胺软膏等。

10.4.3 免疫

免疫性一般认为免疫与机体产生了针对抗原的保护性抗体及吞噬细胞的吞噬功能增强有关。

10.4.4 预防

(1)免疫接种 目前有可使用的疫苗。推荐经常暴露于临床标本和培养物的工作人员接种疫苗。在炭疽流行区,对牛或者其他牲畜进行免疫接种是有必要的。我国目前使用的炭疽疫苗是 A16R 活疫苗,这种疫苗对炭疽实验感染有预防保护作用。但该种疫苗有以下缺点:①保护效果不完整,对吸入感染的保护效果较差;②保护时间较短需要多次接种;③疫苗菌株的遗传背景不完全清楚;④免疫产生的抗体与感染无法区分。

(2)被动免疫 炭疽抗血清作为免疫预防有一定效果,但动物蛋白在人体内的半衰期很短,5 天后浓度急速下降,1 周内已经基本排除,若用人源性免疫球蛋白则排除缓慢。应用动物抗血清还可能造成血清过敏,一般不推荐使用。

(3)其他 使用抗生素进行预防性治疗(如口服环丙沙星或者多西环素等)。

10.5 实验室危害

(1)感染事件:有 45 例发生感染,其中 5 例死亡,这些感染主要发生在从事炭疽研究的相关部门中。

(2)感染来源/样本:污染的土壤、血液、痰液、皮肤渗出物、粪便、血清,感染动物的兽皮、毛发、毛制品、骨及骨制品、组织,细菌培养物等。

(3)主要危害:皮肤直接或者间接接触培养物和污染的实验室表面;意外的刺伤"接种";暴露于感染的气溶胶;自然状态和实验状态感染的动物对实验室人员和动物护理人员构成危险。

(4)特殊危害:未查阅到相关资料。

10.6 防护措施

(1)防护要求

对炭疽芽孢杆菌进行涂片、分离培养等常规操作时,标本常为污染的土壤、血液、痰液、皮肤渗出物、粪便、血清等,这些标本中不含或仅含有极少量的炭疽芽孢杆菌,因此在生物安全二级实验室中即可进行,采取适当的防护措施。

当需要对炭疽芽孢杆苗进行质粒提取,染色体提取蛋白提取或菌株保存等需要细菌量较大时,一般操作使用的细菌浓应在 $10^9{\sim}10^{10}$ 以下,通常少于 1ml,如果出现意外情况,可能会引起发病。因此必须在生物安全三级实验室中进行,并使用高等级生物安全柜,所用离心机、混匀器等均需放置在安全柜内。

(2)个人防护

根据对所操作病原体的实验活动风险评估,选择和使用相应的个人防护装备。当操作现场收集或者实验感染的动物及皮肤可能直接接触感染性材料时,应当戴手套。当操作培养物和标本时应当穿紧束袖口和后系带的隔离衣。当有接触气溶胶危险性时,应当戴口罩,必要时戴面罩。

(3)其他防护要求

小心皮肤擦伤和恰当处理潜在污染物品。

10.7 危害处置/储存

10.7.1 危害处置

(1)实验室内部环境泄漏事故处理

1)事故处理前,应使气溶胶充分静置。

2)进入处理现场前,应做好恰当个人防护,最好是带有 HEPA 过滤器的全面呼吸器。

3)处理溅洒物时,应有避免再次产生气溶胶的措施;

4)使用纸巾轻轻覆盖溅出物,并将 2% 次氯酸钠倾倒在纸巾上,并保证作用时间充分(30 分钟)。

5)现场消毒一般遵循由四周到中心的顺序。

根据需要进行重复消毒。

6)按照规程处理废物。

(2)划伤或刺伤

1)即采取措施挤压受伤部位(如果手部损伤脱去手套以避免再污染),并对局部进行可靠消毒;

2)使用足量清水冲洗伤口 15 分钟。

3)按照规程安全撤离污染区域,进行局部包扎处理。

4)事后应将事故报告相关部门备案。

5)视情况隔离观察,并使用敏感抗生素进行治疗,口服推荐环丙沙星或多西环素。

6)处理的所有废物(包括冲洗废水)收集后进行灭菌处理。

(3)动物咬伤　参考"划伤或刺伤"作处理。

(4) 离心管破裂　分为非封闭离心桶内离心管破裂和可封闭离心桶内离心管破裂两种情况,前者视为发生气溶胶暴露事故,应立即加强个人防护力度,其处理原则如下

1) 如果离心机正在运行时发生破裂或怀疑发生破裂,应关闭离心机电源,停止至少 30 分钟,使气溶胶沉积。

2) 如果离心机停止后发现破裂,应立即将盖子盖上,并密闭至少 30 分钟。

3) 发生以上两种情况后应报告实验室负责人。

4) 随后加强个人呼吸保护并戴结实的手套进行清理。

5) 当清埋玻璃碎片时应使用镊子或夹子。

6) 所有破碎的离心管、玻璃碎片、离心桶、十字轴和转子都应放在无腐蚀性的,已知对炭疽芽孢杆菌具有灭活作用的消毒剂内。

7) 未破损的带盖离心管应放在另一个有消毒剂的容器中回收。

8) 离心机内腔应用适当浓度的同种消毒剂反复擦拭,然后用水冲洗并干燥。

9) 清理时使用的全部材料都应按感染性废物规程处理。

(5) 皮肤黏膜接触感染性物质

1) 立即停止工作,按照规程撤离至指定处理区域。

2) 使用碘伏或碘酒对污染部位实行消毒。

3) 对污染部位进行充分冲洗。

4) 按照规程报告相关部门备案。

5) 根据不同程度进行隔离观察和抗生素预防治疗。

(6) 确定或有证据怀疑吸入感染性物质气溶胶

1) 按规程立即撤离实验室。

2) 在指定区域进行隔离观察,并服用抗生素进行预防性治疗。

(7) 生物安全柜内少量溅洒

1) 让气溶胶静置下来,使用纸巾轻轻覆盖溅出物。

2) 在指定区域进行隔离观察,并服用抗生素进行预防性治疗。

3) 遵循由四周到中心的消毒顺序。

4) 保持消毒剂足够的作用时间。

5) 根据需要进行重复消毒。

不同意外事故的具体处理指南,请参考《实验室生物安全通用要求》(GB19489-2008)附录 C。

10.7.2　废物处理

通过蒸气压力灭菌、化学消毒法、焚烧或者通过气化的方法处理所有来自防护实验室的废物材料,达到去除污染的目的。一般通过蒸汽压力灭菌进行处理,当压力达到 0.12MPa,温度达到 121℃时,开始计时灭菌。有可疑炭疽污

染的物品时,需高压1小时,若无炭疽污染的物品,需高压30分钟。

10.7.3　菌(毒)种保存/样本保存

感染性物质储存的主容器应密闭、防渗漏;标签内容清晰、完整,至少包含唯一识别名称或编号或条码、样品容量、保存日期等内容,且与记录信息一致;感染性物质应存放在高致病性病原微生物菌种库或 BSL-3 菌种库中;相应的纸质记录或电子档案应注意保存。

10.8　运输要求

10.8.1　分类和 UN 编号

所有涉及埃博拉病毒的标本和培养物均属于 A 类感染性物质,联合国编号(UN 编号)均为 UN2814。采取 A 类感染性物质运输包装,具体包装要求符合 IATA《危险品规则》中包装说明 602。

10.8.2　运输审批要求

根据《人间传染的高致病性病原微生物实验室和实验室活动生物安全审批管理办法》要求,必须进行高致病性病原微生物运输审批,取得高致病性病原微生物许可证。

10.8.3　注意事项

严禁运输过程拆检,感染性材料应在 BSL-3 实验室中打开二级包装;机场—出发地/目的地之间的运输或公路运输过程中,应配备相应的个人防护装备,至少 2 名经过培训的专业人员参与押运。

10.9　监管/其他信息

10.9.1　法律法规、标准信息

《病原微生物实验室生物安全管理条例》

《人间传染的病原微生物名录》

《可感染人类的高致病性病原微生物菌(毒)种或样本运输管理规定》

《人间传染的高致病性病原微生物实验室和实验室活动生物安全审批管理办法》

《生物安全柜》(YY0569-2005)

《实验室生物安全通用要求》(GB19489-2008)

10.9.2　其他相关信息

相关人员有责任确保他们遵守所有国家的法律法规、技术标准,包括省、自治区、直辖市的。

11　组织胞浆菌(PSMS)

11.1　基本信息

(1)英文名称: *Histoplasma capsulatum*

(2) 中文名称：荚膜组织胞浆菌

(3) 英文简称：*H. capsulatum*

(4) 同义词：组织胞浆菌病、荚膜阿杰罗菌（*Ajecllomyces capsulatus*）。

(5) 病原体分类等级：根据《人间传染的病原微生物目录》规定，荚膜组织胞浆菌属于危险程度第二类的病原微生物。

(6) 分类学地位：爪甲团囊菌科（*Onygenaceae*），组织胞浆菌属（*Histoplasma*）。

(7) 病原体特征

荚膜组织胞浆菌荚膜变种（*H. capsulatum var. Capsulatum*）和荚膜组织胞浆菌杜波变种对人类致病；荚膜组织胞浆菌马皮疽变种对马致病。组织胞浆菌是双相真菌，在环境中呈菌丝相，沙堡氏培养基25-30℃培养形成白色棉花样菌落。该菌形成两类分生孢子。大分生孢子或梨形的齿轮状孢子，直径8~15pm，厚壁，有棘刺，具有鉴定意义；小分生孢子较小，直径2~4μm，表面光滑，为感染态。在37℃培养和组织中，该菌呈酵母相，表现为2~4μm大小的卵圆形出芽孢子，在巨噬细胞内外均可见到。在组织内该菌无荚膜，而有一圈未染色的空晕包绕。

单倍体基因组：22~32Mb，染色体数目：4~7条。

11.2　危害识别

11.2.1　致病性

肺部原发病灶和程度不等的系统感染：起病温和，流感样呼吸道症状，如发热、胸痛、干咳或痰少、头痛、厌食、呼吸不畅、关节和肌肉酸痛、寒战；5种临床型：无症状型、急性良性呼吸道型、急性播散型、慢性播散型、慢性肺型组织胞浆菌病；部分临床型具有致死性；无症状感染者对再感染具有部分免疫力。

11.2.2　地域分布

最常见于北美和中美洲，世界各个地区均有报道。美国的密西西比州和俄亥俄河谷是流行区。我国李瑛等于1955年在广州首次报道1例新加坡归国华侨的荚膜组织胞浆菌病例，张长法等于1991报道了1例荚膜组织胞浆菌杜波氏变种引起的感染。其间有多篇报道，但部分未经培养证实。

11.2.3　传染性

无人传人现象。

11.2.4　感染剂量

鼠类致死接种量为10个孢子。

11.2.5　传播途径

吸入空气中的分生孢子；感染性分生孢子较小（<5μm），易于空气播散和滞留于肺组织中。

11.2.6 传播媒介

无。

11.2.7 潜伏期

暴露后 3~18 天,通常 10 天内出现症状。

11.2.8 人畜共患病

是,但并不是直接引起动物致病。该菌在被鸟类或蝙蝠粪便污染的土壤中生长良好。

11.2.9 宿主范围

人、犬、猫、牛、马、小鼠、臭鼬、负鼠、狐狸和其他动物。

11.2.10 储存宿主

土壤(特别是含氮量较高的土壤)、蝙蝠洞穴和椋鸟栖息地,以及其他富含有机物的土壤和腐烂的树木。

11.3 稳定性和环境活力

(1)药敏敏感性:MIC_{90}:两性霉素 B 0.5~1μg/ml、伊曲康唑 0.06μg/ml、伏立康唑 0.015μg/ml、氟康唑 1μg/ml、泊沙康唑<0.007μg/ml;MFC_{90}:两性霉素 B 2μg/ml;卡泊芬净等棘白菌素类药物无效。

(2)消毒剂敏感性:对 3%~5% 福尔马林敏感。

(3)环境物理因子敏感性:湿热灭活(121℃,至少 15 分钟)

(4)体外存活能力:孢子耐干燥,可存活很长时间。

11.4 急救 / 医疗

11.4.1 检测

(1)培养:组织活检标本或体液标本可接种在沙堡弱培养基25℃培养,数周后形成菌丝型菌落,产生特征性分生孢子;播散型组织胞浆菌病患者血液标本使用裂解—离心系统(isolator tune)较常规血培养更敏感;痰或肺泡灌洗液使用氯化铵提高培养基 pH 有利于提高检出率;脑脊液培养通常无法生长。脑心浸液琼脂37℃培养,可形成光滑、潮湿的酵母样菌落。

(2)组织病理学检查:过碘酸希夫染色(PAS)或银染时,巨噬细胞内或细胞外发现独特的 2~4μm、卵圆形、基底较窄的出芽孢子;需结合临床排除其他疾病。

(3)抗体检测:乳胶凝集试验和免疫扩散试验早期(2~5 周)呈阳性;补体结合试验 6 周后呈阳性,滴度 1:32 时有意义,活动期 1:8 或 1:16 即有意义。尿液中检测阳性率较血液标本高。

(4)皮肤试验:组织胞浆菌皮肤试验。

(5)PCR:real-time PCR 和半巢氏 PCR。accuProbe 化学发光 DNA 探针可作为确定诊断的分子方法,特异性极高。

11.4.2　急救

对严重患者或播散性感染患者及早使用敏感抗真菌药物。两性霉素 B，尤其是脂质体用于治疗重症呼吸系统或播散型组织胞浆菌病；伊曲康唑用于治疗轻至中度呼吸系统或播散型组织胞浆菌病，口服溶液作为首选；氟康唑疗效较伊曲康唑差，作为二线治疗方案；伏立康唑、泊沙康唑临床应用资料较少；棘白菌素对组织胞浆菌病无效。

11.4.3　免疫

未查阅到相关资料。

11.4.4　预防

本病尚无有效疫苗进行防治，近期发现的针对热休克蛋白 60（Hsp 60）疫苗有望成功。主要防治措施为：①控制传染源，严格隔离疑诊病例和患者，应用敏感抗真菌药物治疗，对其排泄物及污染物品均严格消毒；②避免到流行区旅行；③严格标本采集程序，标本的分离和培养应在生物安全三级实验室中进行。

11.4.5　保护易感人群，加强个人防护，使用防护装备。

11.5　实验室危害

11.5.1　感染事件

本菌引起的实验室损害有明确的记录，共有 71 例报道，其中 1 例死亡，包括处理培养物时吸入孢子引起肺部感染，偶然接种后引起的皮肤局限性感染等。

11.5.2　感染来源 / 样本

感染性的分生孢子存在于产孢的培养物或流行区的土壤中；人或动物组织标本中的酵母型真菌。

11.5.3　主要危害

吸入感染性分生孢子、接触破损的皮肤或黏膜、偶然胃肠外接种。曾有在流行区采集和处理土壤进行研究的实验室人员中发生原发肺部感染的报道。

11.5.4　特殊危害

未查阅到相关资料。

11.6　防护措施

11.6.1　防护要求

大量活动操作：BSL-3；动物感染实验：ABSL-3；样本检测：BSL-2；非感染性材料的实验：BSL-1。

11.6.2　个人防护

用完整的实验防护服代替日常便服，实验防护服符合相应生物安全等级实验室的要求。

11.6.3　其他防护要求

未查阅到相关资料。

11.7　危害处置／储存

11.7.1　危害处置

(1) 实验室内部环境泄漏事故处理

1) 事故处理前,应使气溶胶充分静置。

2) 进入处理现场前,应做好恰当个人防护。

3) 处理溅洒物时,应有避免再次产生气溶胶的措施。

4) 使用 5% 苯酚溶液处理污染现场,并保证作用时间充分(30 分钟以上)。

5) 现场消毒一般遵循由四周到中心的顺序。

6) 根据需要进行重复消毒。

7) 按照规程处理废物。

(2) 划伤或刺伤

1) 立即采取措施挤压受伤部位,并对局部进行 2% 碘酊可靠消毒;

2) 使用足量清水冲洗伤口。

3) 按照规程安全撤离污染区域,进行局部包扎处理。

4) 事后应将事故报告相关部门备案。

(3) 采取措施进行

1) 针对不同种类离心桶采取不同的处理措施。

2) 及时关闭离心机电源。

3) 保持足够的静置时间,让气溶胶充分沉降。

4) 做好充足的个人防护后进行清理。

5) 遵循良好实验室操作规范处理现场。

(4) 皮肤黏膜接触感染性物质

1) 立即停止工作,按照规程撤离至指定处理区域。

2) 使用碘伏或碘酒对污染部位实行消毒。

3) 对污染部位进行充分冲洗。

4) 按照规程报告相关部门备案。

5) 根据不同程度进行隔离观察和抗真菌药物预防治疗。

(5) 或有证据怀疑吸入感染性物质气溶胶

1) 按规程立即撤离实验室。

2) 根据不同程度进行隔离观察和抗真菌药物预防治疗。

(6) 生物安全柜内少量溅洒

1) 采取有效措施避免二次产生气溶胶。

2) 使用高效消毒剂进行消毒。

3) 遵循由四周到中心的消毒顺序。

4)保持 5% 苯酚溶液足够的作用时间。

5)根据需要进行重复消毒。

不同意外事故的具体处理指南,请参考《实验室生物安全通用要求》(GB19489-2008)附录 C。

11.7.2 废物处理

通过蒸气压力灭菌 2 遍、化学消毒法、焚烧或者通过气化的方法处理所有来自防护实验室的废物材料,达到去除污染的目的。这些废物包括液体废物和固体废物。

11.7.3 菌(毒)种保存/样本保存

储存在封闭容器中,并贴上合适的标签。容器保藏在生物安全四级实验室中或者高危毒种库中。

11.8 运输要求

11.8.1 分类和 UN 编号

所有涉及埃博拉病毒的标本和培养物均属于 A 类感染性物质,联合国编号(UN 编号)均为 UN2814。采取 A 类感染性物质运输包装,具体包装要求符合 IATA《危险品规则》中包装说明 602。

11.8.2 运输审批要求

根据《人间传染的高致病性病原微生物实验室和实验室活动生物安全审批管理办法》要求,必须进行高致病性病原微生物运输审批,取得高致病性病原微生物许可证。

11.8.3 注意事项

严禁运输过程拆检,感染性材料应在生物安全二级实验室中打开二级包装;机场—出发地/目的地之间的运输或公路运输过程中,应配备相应的个人防护装备,至少 2 名经过培训的专业人员参与押运。

11.9 监管/其他信息

11.9.1 法律法规、标准信息

《病原微生物实验室生物安全管理条例》

《人间传染的病原微生物名录》

《可感染人类的高致病性病原微生物菌(毒)种或样本运输管理规定》

《人间传染的高致病性病原微生物实验室和实验室活动生物安全审批管理办法》

《生物安全柜》(YY0569-2011)

《实验室生物安全通用要求》(GB19489-2008)

11.9.2 其他相关信息

相关人员有责任确保他们遵守所有国家的法律法规、技术标准,包括省、

自治区、直辖市的。

参 考 文 献

［1］蔺英红, 范宁伟, 秦慧芳, 等. MSDS 及其在高校化学实验室的使用探析 [J]. 吉林化工学院学报, 2022, 39 (6): 33-36.

［2］秦凤竹, 韩丽娟. 化学品安全技术说明书管理探究. 安全, 2019, 40 (8): 4.

［3］吕琳, 胡泊. 化学品安全技术说明书在职业病危害评价中适用性. 中国职业医学, 2020, 47 (4): 4.

［4］佚名. 生物安全病原微生物安全数据单描述指南: 团体标准发布. 中国医药生物技术, 2023, 18 (1): 77-77.

［5］武桂珍. 高致病性病原微生物材料安全数据单. 北京: 中国协和医科大学出版社, 2011.

［6］BERNSTEIN J A. Material safety data sheets: are they reliable in identifying human hazards？ J Allergy Clin. Immunol, 2002, 110 (1): 35-38.

［7］Safety data sheet for chemical products: ISO 11014: 1994.

［8］NICASTRI E, KOBINGER G, VAIRO F, et al. Ebola virus disease: epidemiology, clinical features, management, and prevention. Infect Dis Clin North Am, 2019, 33 (4): 953-976.

［9］VERHAGEN J H, FOUCHIER R A M, LEWIS N. Highly pathogenic avian influenza viruses at the wild-domestic bird interface in Europe: future directions for research and surveillance. Viruses, 2021; 13 (2): 212.

［10］KODE S S, PAWAR S D, TARE D S, et al. A novel I117T substitution in neuraminidase of highly pathogenic avian influenza H5N1 virus conferring reduced susceptibility to oseltamivir and zanamivir. Vet Microbiol, 2019, 235: 21-24.

［11］KUMAR N, ACHARYA A, GENDELMAN H E, et al. The 2022 outbreak and the pathobiology of the monkeypox virus. J Autoimmun. 2022, 131: 102855.

［12］ISHAY Y, KESSLER A, SCHWARTS A, et al. antibody response to severe acute respiratory syndrome-Corona Virus 2, diagnostic and therapeutic implications. Hepatol Commun, 2020, 4 (12): 1731-1743.

［13］VAN HEUVEL Y, SCHATZ S, ROSENGARTEN J F, et al. Infectious RNA: human immunodeficiency virus (HIV) biology, therapeutic intervention, and the quest for a vaccine. Toxins (Basel), 2022, 14 (2): 138.

［14］HOWARD N C, KHADER S A. Immunometabolism during Mycobacterium tuberculosis Infection. Trends Microbiol, 2020, 28 (10): 832-850.

［15］CELLI J. The intracellular life cycle of Brucella spp. Microbiol Spectr, 2019, 7 (2): 10.

［16］BARBIERI R, SIGNOLI M, CHEVE D, et al. Yersinia pestis: the natural history of plague. Clin Microbiol Rev, 2020, 34 (1): e00044-19.

（吕火烊　胡庆丰　葛玉梅）

附录 1　安全记录表

实验室暴露个案登记表

编号：××××

<table>
<tr><td colspan="7" align="center">一．基本情况</td></tr>
<tr><td align="center">编号</td><td></td><td align="center">性别</td><td></td><td align="center">年龄 / 工龄</td><td align="center">职业</td><td></td></tr>
<tr><td align="center">工作单位</td><td colspan="6"></td></tr>
<tr><td align="center">发生时间</td><td colspan="3"></td><td align="center">发生地点</td><td colspan="2"></td></tr>
<tr><td align="center">暴露时从事何种实验活动</td><td colspan="6"></td></tr>
<tr><td colspan="7">是否接受过安全操作培训：</td></tr>
<tr><td colspan="7" align="center">二．暴露方式</td></tr>
<tr><td colspan="7" align="center">（一）接触暴露</td></tr>
<tr><td colspan="3">1. 皮肤　无破损□　有破损□</td><td colspan="2">2. 粘膜</td><td colspan="2" align="center">□</td></tr>
<tr><td colspan="3">3. 接触部位</td><td colspan="2">4. 接触面积</td><td colspan="2" align="right">cm²</td></tr>
<tr><td colspan="2">5. 暴露量和时间</td><td colspan="3">量小暴露时间短　□</td><td colspan="2">量大暴露时间长　□</td></tr>
<tr><td colspan="2">6. 污染物来源</td><td colspan="2">（1）血液　□</td><td colspan="2">（2）何种液体</td><td>（3）其他：</td></tr>
<tr><td colspan="7" align="center">（二）针刺或锐器割伤</td></tr>
<tr><td colspan="2">1. 何种器械</td><td colspan="2">（1）空心针　☑</td><td colspan="2">（2）实心针　□</td><td>（3）其他器械：</td></tr>
<tr><td colspan="2">2. 损伤程度、危险度</td><td colspan="3">表皮擦伤、针刺　低危　□</td><td colspan="2">伤口较深、器皿上可见血液
高危　□</td></tr>
<tr><td colspan="2">3. 污染物来源</td><td colspan="2">（1）血液　□</td><td colspan="2">（2）含血体液：</td><td>（3）其他：</td></tr>
<tr><td colspan="7" align="center">（三）其他方式</td></tr>
<tr><td colspan="3">致伤方式</td><td colspan="2">抓伤　□　咬伤　□　其他</td><td colspan="2">破损、出血　有□　无□</td></tr>
<tr><td colspan="7" align="center">三．暴露源严重程度</td></tr>
<tr><td rowspan="3" align="center">（一）
实验室标本</td><td colspan="3">1. 血液　□</td><td colspan="3">2. 何种体液：</td></tr>
<tr><td colspan="3">3. 其他：</td><td colspan="3">4. 病毒含量：滴度低　滴度高</td></tr>
<tr><td colspan="6">5. 其他情况：</td></tr>
<tr><td rowspan="2" align="center">（二）
来源于患者</td><td colspan="2">患者编号</td><td align="center">性别</td><td align="center">年龄</td><td colspan="2" align="center">确诊
时间</td></tr>
<tr><td colspan="2">感染病原体</td><td colspan="4"></td></tr>
<tr><td colspan="7">备注：</td></tr>
</table>

续表

四.暴露后紧急处理		
（一）皮肤	1. 清水冲洗　□	2. 是否用肥皂　是□　否□
	3. 是否挤出损伤处血液： 是□　否□	4. 消毒药物：
	5. 冲洗时间：　分钟	
（二）粘膜	1. 生理盐水　□	2. 清水　□
	3. 其它液体：	4. 冲洗时间：　分钟

备注：

五.评估			
（一）暴露源头严重程度	(1)轻度　□	(2)重度　□	(3)不明　□
		评估人	

六.暴露后预防性治疗方案	
1. 是否需要用药　　　　是□　否□	
2. 用何种药物及用量	(1)
	(2)
	(3)

3. 开始用药时间		4. 停止用药时间	

5. 因毒副作用修改治疗方案	

6. 副作用	

肝功能检查 肾功能检查	

续表

七.症状

暴露后 4 周内是否出现急性感染症状　　　　　是□　否□

何种症状		持续时间	

备注：

八.血清学检查（如果适用）					
	项目	日期	结果	项目	日期	结果
暴露后即刻						
6 周后						
12 周后						
6 个月						
12 个月						

备注：

九.结论	
1. 暴露后未感染（　　　　）□	2. 暴露后感染（　　　　）□

备注：

填表人：　　　　　项目负责人：　　　　　实验室主任：

填表时间：

编号：×××·×·×

实验室关键防护设备生物安全性能核查表

本部分基于 CNAS-CL05-A002《实验室生物安全认可准则对关键防护设备评价的应用说明》,条款号相同。

条款	核查内容	对应的安全管理体系文件名称、编号及章节/条款号	自查结果说明	备注
4　对设备检测机构的基本要求				
4.1	对实验室生物安全关键防护设备检测资质的要求			
4.1.1	检测机构或其母体组织应是否具有法人资格? 是否能独立、客观、公正地从事相关检测活动,并对其检测结果负责?			
4.1.2	检测机构是否通过实验室资质认定或认可? 注: 1. 如果检测机构通过实验室资质认定或认可,请填写资质认定证书号或认可证书号,4.2-4.5 条款填写 N/A(不适用) 2. 检测机构如果没有通过实验室资质认定或认可能够满足请核查 4.2-4.5 条款			
4.2	对检测设备的要求			
4.2.1	检测机构是否具有所需要的检测设备,并进行正常维护?			
4.2.2	检测设备是否按照相关要求进行检测、检定或校准?			
4.2.3	检测设备是否具有唯一性标识并建立设备档案?			
4.3	对检测方法的要求 检测机构是否优先使用国家标准、行业标准或国际、区域组织发布的方法? 非标方法是否进行了确认? 检测方法是否编制相应的程序?			

续表

条款	核查内容	对应的安全管理体系文件名称、编号及章节/条款号	自查结果说明	备注
4.4	对检测人员的要求。检测人员是否具备一定的专业背景或经过相关知识的培训?			
4.5	对检测报告的要求			
4.5.1	检测报告是否真实,结果准确?			
4.5.2	检测报告是否包括下列信息? a)标题 b)检测机构的名称和地址 c)检测报告的唯一性标识和每一页上的标识 d)客户的名称和地址 e)检测地点和检测日期 f)检测依据 g)检测人员的签字或等效的标识 h)检测单位或其母体组织公章			
4.6	关键设备检测前是否可靠消毒?			
RB/T199-2015 4.1	生物安全柜			
RB/T199-2015 4.1.1	是否在如下情况进行了检测? a)安装后,投入使用前(包括生物安全柜被移动位置后) b)更换高效空气过滤器或内部部件维修后 c)年度的维护检测			
RB/T199-2015 4.1.2	检测项目是否包括垂直气流平均速度、气流模式、工作窗口气流平均速度、送风高效过滤器检漏、排风高效过滤器检漏、柜体内外的压差(适用于Ⅲ级柜)、工作区洁净度、工作区气密性(适用于Ⅲ级柜)?			
RB/T199-2015 4.1.3	检测方法是否正确? 注:参照 RB/T199-2015 中 4.1.3 的要求			
RB/T199-2015 4.1.4	检测结果是否满足要求? 注:参照 RB/T199-2015 中 4.1.4 的要求			

条款	核查内容	对应的安全管理体系文件名称、编号及章节/条款号	自查结果说明	备注
RB/T199-2015 4.2	动物隔离设备			
RB/T199-2015 4.2.1	是否在如下情况进行了检测? a)安装后,投入使用前(包括动物隔离设备被移动位置后) b)更换高效空气过滤器或内部部件维修后 c)年度的维护检测			
RB/T199-2015 4.2.2	检测项目是否包括如下项目? a)非气密性动物隔离设备:工作窗口气流流向、送风高效过滤器检漏、排风高效过滤器检漏、动物隔离设备内外压差 b)手套箱式动物隔离设备:手套连接口气流流向、送风高效过滤器检漏、排风高效过滤器检漏、动物隔离设备内外压差、工作区气密性			
RB/T199-2015 4.2.3	检测方法是否正确? 注:参照 RB/T199-2015 中 4.2.3 的要求			
RB/T199-2015 4.2.4	检测结果是否满足要求? 注:参照 RB/T199-2015 中 4.2.4 的要求			
RB/T199-2015 4.3	独立通风笼具(IVC)			
RB/T199-2015 4.3.1	是否在如下情况进行了检测? a)安装后,投入使用前 b)更换高效空气过滤器或内部部件维修后 c)年度的维护检测			
RB/T199-2015 4.3.2	检测项目是否包括气流速度、压差、换气次数、笼盒气密性、送风高效过滤器检漏、排风高效过滤器检漏?			

条款	核查内容	对应的安全管理体系文件名称、编号及章节 / 条款号	自查结果说明	备注
RB/T199-2015 4.3.3	检测方法是否正确？ 注：参照 RB/T199-2015 中 4.3.3 的要求。			
RB/T199-2015 4.3.4	检测结果是否满足要求？ 注：参照 RB/T199-2015 中 4.3.4 的要求。			
RB/T199-2015 4.4	压力蒸汽灭菌器			
RB/T199-2015 4.4.1	是否在如下情况进行了检测？ a) 压力蒸汽灭菌器安装后，投入使用前 b) 更换高效过滤器或内部部件维修后 c) 年度的维护检测			
RB/T199-2015 4.4.2	检测项目是否包括灭菌效果检测、B-D 检测、压力表和安全阀检定、温度传感器和压力传感器校准(必要时)？			
RB/T199-2015 4.4.3	检测方法是否正确？ 注：参照 RB/T199-2015 中 4.4.3 的要求			
RB/T199-2015 4.4.4	检测结果是否满足要求？ 注：参照 RB/T199-2015 中 4.4.4 的要求			
RB/T199-2015 4.5	气(汽)体消毒设备			
RB/T199-2015 4.5.1	是否在如下情况进行了检测？ a) 气(汽)体消毒设备安装后，投入使用前 b) 主要部件更换或维修后 c) 定期的维护检测			

条款	核查内容	对应的安全管理体系文件名称、编号及章节/条款号	自查结果说明	备注
RB/T199-2015 4.5.2	检测项目是否包括模拟现场消毒、消毒剂有效成分测定？			
RB/T199-2015 4.5.3	检测方法是否正确？ 注：参照 RB/T199-2015 中 4.5.3 的要求			
RB/T199-2015 4.5.4	检测结果是否满足要求？ 注：参照 RB/T199-2015 中 4.5.4 的要求。其中 4.5.4 按照如下内容执行 按照《消毒技术规范》(2002)规定的方法进行判定 三、四级实验室设施设备投入使用前应对核心工作间及其排风高效过滤装置；关键设备(生物安全柜、动物隔离设备、独立通风笼具、负压解剖台)及其排风高效过滤装置的消毒效果应达到灭菌要求			
RB/T199-2015 4.6	气密门			
RB/T199-2015 4.6.1	是否在如下情况进行了检测？ a)安装后，投入使用前 b)实验室围护结构不能满足气密性要求或怀疑气密门有泄漏可能时 c)年度的维护检测			
RB/T199-2015 4.6.2	检测项目是否包括外观及配置检查、性能检查、气密性？			
RB/T199-2015 4.6.3	检测方法是否正确？ 注：参照 RB/T199-2015 中 4.6.3 的要求			
RB/T199-2015 4.6.4	检测结果是否满足要求？ 注：参照 RB/T199-2015 中 4.6.4 的要求			

条款	核查内容	对应的安全管理体系文件名称、编号及章节/条款号	自查结果说明	备注
RB/T199-2015 4.7	排风高效空气过滤装置			
RB/T199-2015 4.7.1	是否在如下情况进行了检测? a)安装后,投入使用前 b)对高效空气过滤器进行原位消毒后 c)更换高效空气过滤器或内部部件后 d)年度的维护检测			
RB/T199-2015 4.7.2	检测项目是否包括箱体气密性(适用于安装于防护区外的排风高效过滤装置)、扫描检漏范围(适用于扫描型排风高效过滤装置)、高效过滤器检漏?			
RB/T199-2015 4.7.3	检测方法是否正确? 注:参照 RB/T199-2015 中 4.7.3 的要求			
RB/T199-2015 4.7.4	检测结果是否满足要求? 注:参照 RB/T199-2015 中 4.7.4 的要求			
RB/T199-2015 4.8	正压防护服			
RB/T199-2015 4.8.1	是否在如下情况进行了检测? a)投入使用前 b)更换过滤器或内部部件维修后 c)定期的维护检测			
RB/T199-2015 4.8.2	检测项目是否包括外观及配置检查和性能检测? 外观及配置检查包括标识和防护服表面整体完好性;性能检测项目通常包括正压防护服内压力、供气流量、气密性、噪声			
RB/T199-2015 4.8.3	检测方法是否正确? 注:参照 RB/T199-2015 中 4.8.3 的要求			
RB/T199-2015 4.8.4	检测结果是否满足要求? 注:参照 RB/T199-2015 中 4.8.4 的要求			

条款	核查内容	对应的安全管理体系文件名称、编号及章节/条款号	自查结果说明	备注
RB/T199-2015 4.9	生命支持系统			
RB/T199-2015 4.9.1	是否在如下情况进行了检测？ a) 安装调试完成后，投入使用前 b) 系统关键部件更换维修后 c) 年度的维护检测			
RB/T199-2015 4.9.12	检测项目是否包括空气压缩机可靠性、紧急支援气罐可靠性、报警装置可靠性、不间断电源可靠性、供气管道气密性？			
RB/T199-2015 4.9.3	检测方法是否正确？ 注：参照 RB/T199-2015 中 4.9.3 的要求			
RB/T199-2015 4.9.4	检测结果是否满足要求？ 注：参照 RB/T199-2015 中 4.9.4 的要求。其中 4.9.4.3 c) 按照如下内容执行：气体温度湿度报警：温度在 18℃~26℃ 范围内可调			
RB/T199-2015 4.10	化学淋浴消毒装置			
RB/T199-2015 4.10.1	是否在如下情况进行了检测？ a) 安装后，投入使用前 b) 更换高效过滤器、内部部件维修后 c) 年度的维护检测			
RB/T199-2015 4.10.2	检测项目是否包括箱体内外压差、换气次数、给排水防回流措施、液位报警装置、箱体气密性、送风高效过滤器和排风高效过滤器检漏及消毒效果验证？			
RB/T199-2015 4.10.3	检测方法是否正确？ 注：参照 RB/T199-2015 中 4.10.3 的要求			
RB/T199-2015 4.10.4	检测结果是否满足要求？ 注：参照 RB/T199-2015 中 4.10.4 的要求			

续表

条款	核查内容	对应的安全管理体系文件名称、编号及章节/条款号	自查结果说明	备注
RB/T199-2015 4.11	污水消毒设备			
RB/T199-2015 4.11.1	是否在如下情况进行了检测? a)安装后,投入使用前 b)设备的主要部件(如:阀门、泵、管件、密封元件等部件)更换或检修后 c)年度的维护检测			
RB/T199-2015 4.11.2	检测项目是否包括如下项目? 对于热力污水消毒设备,现场检测的项目至少应该包括灭菌效果、安全阀和压力表检定、温度传感器和压力传感器校准(必要时) 对于化学污水消毒设备,现场检测的项目至少应该包括灭菌效果			
RB/T199-2015 4.11.3	检测方法是否正确? 注:参照 RB/T199-2015 中 4.11.3 的要求			
RB/T199-2015 4.11.4	检测结果是否满足要求? 注:参照 RB/T199-2015 中 4.11.4 的要求			
RB/T199-2015 4.12	动物残体处理系统(包括碱水解处理和炼制处理)			
RB/T199-2015 4.12.1	是否在如下情况进行了检测? a)安装调试验收时,投入试运行前 b)动物残体处理系统更换部件和维修后 c)年度的维护检测			
RB/T199-2015 4.12.2	检测项目是否包括灭菌效果、安全阀和压力表检定、温度传感器和压力传感器校准(必要时)、排放指标?			
RB/T199-2015 4.12.3	检测方法是否正确? 注:参照 RB/T199-2015 中 4.12.3 的要求			

填表说明:

"自查结果说明"应逐个条款进行描述,说明实验室的实际情况或实际采取的措施,当某条款不适用时用 N/A 表示。

不符合工作识别及纠正／纠正措施实施记录表

共　页；第　页　　　　　　　　　　　　表格编号：XXXXX

被审核部门		审核日期		陪同人员	
不符合事实简述	不符合工作来源：　□内审　□外审　□外部比对或能力验证　□其他 依据的文件／检测项目：＿＿＿＿＿＿＿＿＿＿＿＿＿＿＿＿＿＿＿ 不符合事实描述：＿＿＿＿＿＿＿＿＿＿＿＿＿＿＿＿＿＿＿＿＿＿ ＿＿＿＿＿＿＿＿＿＿＿＿＿＿＿＿＿＿＿＿＿＿＿＿＿＿＿＿＿＿ ＿＿＿＿＿＿＿＿＿＿＿＿＿＿＿＿＿＿＿＿＿＿＿＿＿＿＿＿＿＿ □ 不符合项,与生物安全管理体系文件＿＿＿＿规定不符合 □ 体系性不符合项　□ 实施性不符合项　□ 效果性不符合项 □ 严重不符合项(包括安全事故、严重差错)　□ 轻微不符合项(包括一般差错) □ 要求整改完成日期：　　年　　月　　日 观察人：　　　　被审核部门负责人签字确认：　　年　　月　　日				
产生不符合项的原因分析及造成的影响核查： 拟采取纠正／纠正措施： 责任人：　年　月　日　　　责任部门负责人：　　年　月　日					
纠正措施完成情况 责任人：　年　月　日　　　责任部门负责人：　　年　月　日					
纠正措施实施情况验证： 验证人／质管科：　　　　　　　　　　　年　月　日					

非标准方法、检测细则确认表

共　页;第　页　　　　　　　　　　　　　　　　表格编号: XXXXXX

非标准方法名称及编号:	
检测细则名称及编号:	
仪器设备	
环境条件	
人员技术状况	
方法验证结果	检测所负责人　　　　　　　　　　　年　月　日
技术管理层专业小组评定和批准意见	技术管理层专业小组负责人　　　　　　　年　月　日

注: 1. 专业小组指理化组、微生物组、毒理组。

2. 该表连同相关记录由质管科归档保存。

改进措施要求及实施情况表

共　页；第　页 　　　　　　　　　　　　　　　　　表格编号：XXXXXX

需改进部门		提出人	
需改进事实描述			
建议改进措施	提出人签名 / 日期：		年　月　日
改进措施批准	生物安全负责人签名 / 日期：：		年　月　日
改进措施跟踪验证情况	生物安全管理部门负责人签名 / 日期：		年　月　日
改进措施完成情况	责任部门负责人签名 / 日期		年　月　日

感染性材料接收登记表

编号：XXXX

样品编号	日期	时间	样品性质			样品名称	数量	保存		疾病相关信息	风险评估	许可信息	送交单位	送交人	接收人
			突发	常规	研究			方式	地点						

生物安全实验室感染性材料流向表

表格编号：XXXX

样品编号	日期	时间	样品名称	操作人	操作地点	工作内容	质量控制	总量	用量	余量	流向		结果	核对人
											保存地点	销毁方式		

生物安全实验室感染性材料统计表

项目名称：

表格编号：XXXX

种类	菌株、毒株（材料）名称	数量	保存形式	保管人

填表说明：

1. 统计范围包括菌种（包括带有重组质粒的菌株）、毒株（包括重组病毒）。

2. 种类请从"菌株、毒株"中选择其中之一。

实验室工作人员个人素质评价表

编号: **XXXX**

姓名		性别		出生日期		年 月 日	
毕业校系			专业		学位		
毕业校系			专业		学位		
毕业校系			专业		学位		
工作经历与从事病原微生物的情况							
是否已签署知情同意书: 是□ 否□			签署日期		年 月 日		

培训情况

培训次数	培训内容	培训地点	培训级别	考核成绩
1				
2				
3				
4				
5				

评价结论:

评价人		评价日期		年 月 日

管理评审计划表

共　页;第　页　　　　　　　　　　　　　　　　表格编号:XXXXXX

评审目的: 确保XXXX实验室的设施设备满足正常工作要求,管理体系适宜有效。
评审范围: 一、实验室的生物安全管理目标、方针实施情况。XX科室准备,汇报人XXX。 二、实验室运行情况报告。各实验室准备,汇报人XXX。 应包括以下内容: 1、体系运行情况:年度实验室工作,管理职责的落实情况,人员、技术、设施设备的变化、变更情况,设施设备的状态情况,监督检查情况;安全计划的落实情况、年度安全计划及所需资源、安全检查的情况。 2、体系文件修订情况。 3、内审与管理评审报告:上年度管理评审输出的落实情况、近期内审的结果及纠正措施、预防措施的实施情况分析。 4、外部评审不符合项的整改情况。 三、服务供应商的评价报告。后勤科室准备,汇报人XXX。 四、实验室职工健康状况、人员培训、能力评估报告。XX科室准备,汇报人XXX。 五、评审资料完成时间:XXXX 年 X 月 X 日
参加评审人员: 领导层、生物安全负责人、相关职能科室负责人、实验室负责人
所需文件: 管理评审汇报材料
评审日期: 　　　年　月　日
评审地点:

编制人:　　　　　　　　　　　　　　　　生物安全负责人:

管理体系内审不符合项汇总表

共　页；第　页　　　　　　　　　　　　　　　　表格编号：XXXX

编号	不符合项内容	纠正措施	责任科室	责任人	类型	纠正措施完成时间	整改佐证材料	验证情况

注：类型分①体系性不符合；　②实施性不符合；　③效果性不符合；
　　Ⅰ轻微不符合；　Ⅱ严重不符合。　　　年　　月　　日

实验室文件修改审批表

编号：XXXX

文件名称			文件编号	
修改内容	修改前		修改后	
执行日期				
编制人			日期	年　月　日
审核人			日期	年　月　日
批准人			日期	年　月　日

会议记录表

编号：XXXX

会议名称：	
时间： 年 月 日	地点：
主持人：	记录人：
出席人：	
缺席人：	
列席人：	
会议内容：	

共 页 第 页

会议记录附页

编号：XXXX

（略）

	记录人：

共 页 第 页

会议签到表

编号：XXXX

会议名称：						
时间：　　年　　月　　日　　　地点：						
姓名	科室	职务 / 职称	姓名	科室	职务 / 职称

实验室人员健康异常情况处理登记表

编号：XXXX

姓名		岗位	
异常发生时间		异常发生地点	
异常情况描述	描述人：　　　　　日期：		
处理意见	实验室主任：　　　　日期：		
采取的医疗措施及治疗后医疗评价	项目负责人：　　　　日期：		
重返实验室意见（包括重返时间）	实验室主任：　　　　日期：		

菌(毒)种使用安全管理责任书

编号: **XXXX**

实验科室:	
实验内容:	

为确保本实验菌(毒)种以及样品库使用与管理的安全,我科室指派 _____ 和 _____ 两位同志负责本实验过程中 _____ 菌(毒)种的使用与安全管理。保证严格遵守中心菌(毒)种以及样品使用安全管理的规定,实验中对所使用的菌(毒)种以及样品库做好全程双人双锁管理;每次实验都认真填写菌(毒)种以及样品库使用情况登记表;发现问题及时报告;实验结束时一定将剩余或留存的菌(毒)种以及样品库及相应的所有感染性材料按规定要求进行销毁,如实记录销毁过程,记录及时归档保存。

菌(毒)种安全管理记录:

责　任　人(签字): _____
责　任　人(签字): _____
项目负责人(签字): _____
实验室主任(签字): _____
_____ 年 ___ 月 ___ 日

实验室菌(毒)种以及样品使用登记表

编号：XXXX

实验内容						实验时间	
菌(毒)种以及样品名称及编号				领取人(2人)			
菌(毒)种以及样品包装单位及数量				领取时间			
实验起止时间				实验工作内容	实验工作结果	消毒处理量	留存数量	实验人员(签字)
月	日	时	分					
								1.
								2.
								1.
								2.
								1.
								2.
								1.
								2.
								1.
								2.
								1.
								2.
								1.
								2.
备注：								

注：1.实验工作内容：指培养、传代、动物接种、感染细胞，纯化、灭活、裂解、提取核酸等使病原体增殖或失去感染性的实验操作。

2. 实验工作结果：上述操作所使用含有菌毒种的材料，及其生成产物或消耗的数量。

3. 消毒处理量、留存量：写明估量单位及数量。

项目负责人(签字)：＿＿＿＿＿＿ 审核日期：＿＿＿＿年 ＿＿月 ＿＿日

实验室人员疫苗接种情况一览表

编号：XXXX

序号	新冠	乙肝	狂犬	出血热	卡介苗	流感	接种人姓名	接种时间
1								
2								
3								
4								
5								
6								
7								
8								
9								
10								
11								

管理体系内审报告

表格编号：×××××

审核目的	
审核范围	
审核依据	
审核日期	
审核组成员： 　　组长： 　　组员：	
不符合项统计	

续表

审核综述及审核结论：
要求
审核报告的分发范围：
审核组长（签名）： 　　　　　　　　年　月　日
批准人（生物安全负责人）：   　　　　　　　　年　月　日

附表　不符合项汇总表

编号	不符合项内容	责任科所	类型	纠正活动完成时间	验证人

普通冰箱温温度记录表

年份　　　　冰箱编号　　　　表格编号：××××

冷藏室温度范围　　　　冷冻室温度范围

日期	1	2	3	4	5	6	7	8	9	10	11	12	13	14	15	16	17	18	19	20	21	22	23	24	25	26	27	28	29	30	31
冷藏室																															
冷冻室																															
记录人																															
冷藏室																															
冷冻室																															
记录人																															
冷藏室																															
冷冻室																															
记录人																															

续表

日期	1	2	3	4	5	6	7	8	9	10	11	12	13	14	15	16	17	18	19	20	21	22	23	24	25	26	27	28	29	30	31
冷藏室																															
冷冻室																															
记录人																															
冷藏室																															
冷冻室																															
记录人																															
冷藏室																															
冷冻室																															
记录人																															

实验室_____年度人员培训计划表

编号：××××

序号	培训内容	参加人员	培训类型 / 培训方式	培训地点	培训时间

编制人：　　　　　　　　　　批准人：　　　　　　　　　　日期：

×××实验室日常工作监督记录

编号：××××

监督对象：		监督时间：		
监督项目：				
实验	检测方法和操作规程		符合□	不符合□
	个人防护及消毒灭菌		有效□	无效□
	样品提取与保管		符合□	不符合□
	其他		符合□	不符合□
环境和仪器	环境温湿度		符合□	不符合□
	仪器状态		正常□	不正常□
	仪器是否在检定周期内		是□	否□
	仪器是否需要进行运行检查		是□	否□
	仪器编号：			

续表

检测数据	是否带空白或对照样品	是□	否□
	原始记录审核	规范□	不规范□

试验耗材	是否符合要求	是□ 否□
		如否,注明耗材品种:
	蒸馏水是否符合要求	是□ 否□

纠正意见	

安全监督员(签字):　　　　　　　　　　　　　　　　日期:

三、四类菌种、毒种(株)及阳性样品销毁记录表

表格编号:××××

销毁菌种、毒种(株)名称	编号	销毁数量	销毁方法	销毁日期	销毁人签名	科室负责人签名

设备层系统检查维护记录表

表格编号:××××

维护项目	序号	内容	检查结果	问题描述	处理结果
电气系统	1	自控系统			
	2	强电系统			
机组风管系统	3	风阀			
	4	风管			
	5	风压差表			
	6	风机			
	7	空气滤材			

续表

维护项目	序号	内容	检查结果	问题描述	处理结果
水系统	8	水压			
	9	水温			
	10	水压力表			
	11	缓冲管			
	12	管阀管道			
	13	加湿器			
	14	有无漏水			
	15	整体运行			
	16				
	17				

维护日期：　　　年　　月　　日　　　维护人员：　　　　管理员：

XX 实验室维护维修记录

编号：××××

日期	工作人员	维护或维修原因	维护或维修内容	结果

生物安全培训及考核登记表

项目名称：　　　　　　　　　　　　　　　　　　　　编号：××××

培训目的			
培训内容			
培训教材			
培训方式	集中授课	培训教师	
培训时间			
参加人员	岗位	考核成绩	考核评估(合格/不合格)

记录人：_____　　　审核人：_____　　　日期：_____

485

实验室高致病性病原微生物风险评估记录表

编号：xxxx

项目		日期		
生物因子种类	①已知	②未知	③基因修饰	④未知传染性
来源				
传染性		证据		
致病性		证据		
传播途径		证据		
在环境中的稳定性		证据		
感染剂量		证据		
浓度		证据		
实验动物数据		证据		
预防		证据		
治疗		证据		
特定人群危害评估				
结论		证据		
生物安全分级操作建议		证据		
评估人： 年　　月　　日				
实验室主任意见： 年　　月　　日				
生物安全委员会论证意见： 年　　月　　日				

实验室实验材料清单

编号：XXXX

序号	材料名称	数量	用途	备注

实验人员：　　　　　　　　　　　　　　　　　　　　　　　　　年　　月　　日

实验活动审批表

编号：XXXXXX

项目名称	XXXX		起止日期	
项目来源		项目负责人	
申请人		申请时间	

实验活动内容及实验技术概述：

XXXXXX

实验方法：

XXXXXX

涉及危险材料清单：

□感染性材料：□样本(何种类型＿＿＿＿＿)　□菌(毒)株(名称＿＿＿＿＿)

　　　　　　　□接种培养物(病原微生物名称＿＿＿＿＿)　□其他＿＿＿＿＿

□化学品：□75% 乙醇　□含氯消毒剂(浓度为＿＿＿＿＿)　□其他化学品＿＿＿＿＿

□锐器：□移液器吸头　□剪刀　□注射器　□手术刀　□其他锐器＿＿＿＿＿＿＿＿

□其他：＿＿＿＿＿＿＿＿＿＿＿＿＿＿＿＿＿＿＿＿＿＿＿＿＿＿＿＿＿＿＿＿＿

使用仪器设备：

□生物安全柜　□高压灭菌器　□双扉高压灭菌器　□生物安全型离心机

□涡旋震荡仪　□二氧化碳培养箱　□倒置显微镜　□过氧化氢发生器

□其他：＿＿＿＿＿＿＿＿＿＿＿＿＿＿＿＿＿＿＿＿＿＿＿＿＿＿＿＿＿＿＿＿＿

生物安全防护级别及防护要求：

□三级生物安全防护　□二级生物安全防护

个人防护措施：

呼吸防护：□N95 医用型口罩(□ 1860 □ 9501)　□正压过滤式呼吸器(型号_____)

防护服：□手术衣　□隔离衣　□防护服(型号_____)　□倒背衣

手部防护：□乳胶手套　□丁腈手套　□单层　□双层

眼部防护：□眼罩　□面屏

脚部防护：□系带式靴套

实验人员名单及培训证明材料(可以附件形式)

人员姓名：_____　工作单位：_____

人员姓名：_____　工作单位：_____

人员姓名：_____　工作单位：_____

人员姓名：_____　工作单位：_____

人员姓名：_____　工作单位：_____

人员姓名：_____　工作单位：_____

人员姓名：_____　工作单位：_____

实验人员健康情况说明(课题合作人员情况可以附件形式)

实验人员知情同意情况说明(附件附上本人签名的知情同意书)

实验人员能力评估情况说明(附件附上实验室主任签署的人员能力确认评估表,课题合作人员可以附件形式附上学历及工作履历证明材料)

本室是否具备研究条件：

附件清单

1. 实验人员名单及上岗证复印件

2. 实验室主任签署的人员能力确认评价表

3. 实验人员签名的知情同意书

4. 外来课题合作人员所在机构盖公章的人员资质、身体健康状况及工作履历的证明材料

5. 课题合作协议

6. 实验室主任签署同意外来课题合作人员进入实验室开展活动的同意书

续表

项目负责人意见 签名 年　　月　　日	

实验室主任意见

签名
年　　月　　日

科信处意见(外来课题合作人员需科信处签署意见)

签名
年　　月　　日

生物安全委员会意见(半数人数为10)

□同意　□不同意	签名	年	月	日
□同意　□不同意	签名	年	月	日
□同意　□不同意	签名	年	月	日
□同意　□不同意	签名	年	月	日
□同意　□不同意	签名	年	月	日
□同意　□不同意	签名	年	月	日
□同意　□不同意	签名	年	月	日
□同意　□不同意	签名	年	月	日
□同意　□不同意	签名	年	月	日
□同意　□不同意	签名	年	月	日

生物安全委员会主任意见
经生物安全委员会论证,同意上述人员开展该项病原微生物活动

签名
年　月　日

XX 实验室实验人员本底血清留样登记表

项目名称：　　　　　　　　　　采血日期：　　　　　　　　编号：XXXX

姓名	岗位	上岗时间	血清留样时间	采血人	采血地点	保存地点	保存条件	保管人	备注

实验室防护口罩定性密合性测试记录表

编号：XXXXXX

姓名	测试时间	口罩型号	敏感性测试（使用试剂与喷雾次数）	密合性测试	测试结果	测试人

实验人员能力确认书

编号：XXXX

　　本实验室_____在参加 BSL-3 实验室实验活动工作前，经过生物安全培训和专业技术培训，经过考核符合其参加的实验活动的能力要求。目前上述人员其岗位等相关情况没有发生变化，因此，这些人员的资格和能力能够继续得到维持，特此确认。

项目负责人签字：　　　　　　　　实验室主任签字：
　　年　月　日　　　　　　　　　　年　月　日

实验室工作场所安全检查表

编号: XXXX

检查结果栏打 √ 或打 ×

序号	检查内容	检查结果					
		符合	基本符合	不符合	缺此项	不适用	问题及说明
1	应急装备						
	灭火器: 功能、有效期						
	警报体系						
	压力报警器						
	警示标志						
	撤离通道						
2	易燃物质						
	样本						
	废弃物处理						
3	设施技术夹层						
	监控装置						
	负压罩						
	安全柜						
	高压灭菌柜						
	离心机						
	CO_2 培养箱						
	双扉高压灭菌柜						
检查人员:		检查日期:			年	月	日

XXXX 实验室年管理评审报告

编号：XXXX

评审目的：	
评审主持人：	评审时间：
评审地点：	评审方式：
评审内容：	

评审参加人员：

评审人	部门	职务	评审人	部门	职务

评审结论和意见：

评审报告发放范围：

<h2 style="text-align:center">XX 实验室净化系统耗材更换记录表</h2>

编号：XXXX

品名	规格	批号	位置	更换数量	更换日期
初效过滤器	430 × 260 × 46				
	430 × 420 × 46				
	400 × 490 × 46				
中效过滤器	430 × 260 × 534				
	430 × 420 × 534				
	400 × 490 × 500				
高效过滤器	305 × 305 × 69				
	305 × 305 × 93				
	305 × 610 × 69				
	305 × 610 × 93				
	405 × 405 × 93				
	610 × 610 × 69				
	610 × 530 × 93				
	915 × 610 × 69				
	1220 × 610 × 69				
	610 × 610 × 160				
	792 × 1220 × 69				
	305 × 530 × 69				
加湿器	1334				
	6564				

更换人：　　　　　　　　　　　　　　　　　　复核人：

XX 实验室旧耗材去向表

编号：XXXX

日期	品名	数量	处理方式	复核人签字	备注

生物安全实验室管理体系内审检查表

被审核部门：生物安全管理部门　　　　　　　　　　　　　　表格编号：XXXX

本部分基于 GB19489：2008《实验室生物安全通用要求》，条款号相同。

条款	检查内容	检查方法	检查结果	检查结果评价（符合 / 不符合）
7.4　安全管理体系文件				
7.4.1　实验室安全管理的方针和目标				
7.4.1.1	在安全管理手册中应明确实验室安全管理的方针和目标。安全管理的方针应简明扼要，至少包括以下内容：	查安全管理手册		
a)	实验室遵守国家以及地方相关法规和标准的承诺；			
b)	实验室遵守良好职业规范、安全管理体系的承诺；			
c)	实验室安全管理的宗旨。			

条款	检查内容	检查方法	检查结果	检查结果评价 （符合／不符合）
7.4.1.2	实验室安全管理的目标应包括实验室的工作范围、对管理活动和技术活动制定的安全指标，应明确、可考核。			
7.4.1.3	应在风险评估的基础上确定安全管理目标，并根据实验室活动的复杂性和风险程度定期评审安全管理目标和制定监督检查计划。			
7.4.2　安全管理手册				
7.4.2.1	7.4.2.1 应对组织结构、人员岗位及职责、安全及安保要求、安全管理体系、体系文件架构等进行规定和描述。安全要求不能低于国家和地方的相关规定及标准的要求。			
7.4.2.2	应明确规定管理人员的权限和责任，包括保证其所管人员遵守安全管理体系要求的责任。			
7.4.2.3	应规定涉及的安全要求和操作规程应以国家主管部门和世界卫生组织、世界动物卫生组织、国际标准化组织等机构或行业权威机构发布的指南或标准等为依据，并符合国家相关法规和标准的要求；任何新技术在使用前应经过充分验证，适用时，应得到国家相关主管部门的批准。			

条款	检查内容	检查方法	检查结果	检查结果评价 (符合 / 不符合)
7.4.3　程序文件				
7.4.3.1	应明确规定实施具体安全要求的责任部门、责任范围、工作流程及责任人、任务安排及对操作人员能力的要求、与其他责任部门的关系、应使用的工作文件等。			
7.4.3.2	应满足实验室实施所有的安全要求和管理要求的需要，工作流程清晰，各项职责得到落实。			
7.4.4　说明及操作规程				
7.4.4.1	应详细说明使用者的权限及资格要求、潜在危险、设施设备的功能、活动目的和具体操作步骤、防护和安全操作方法、应急措施、文件制定的依据等。			
7.4.4.2	实验室应维持并合理使用实验室涉及的所有材料的最新安全数据单。			
7.4.4.3	急救定点医院的设置与有效性	定点救治协议是否在效期内，急救联系电话是否通畅有人接听		

内审员签名 / 日期：　　　　　　　　　被审核部门负责人签名 / 日期：

　　　　　　　年　月　日　　　　　　　　　　　　　　　年　月　日

实验室新冠病毒实验人员核酸抗体检测记录表

受控编号：XXXX

序号	姓名	样本类型	样本采集日期	检测日期	核酸检测结果	IgG 检测结果	IgM 检测结果	备注
1								
2								
3								
4								
5								
6								
7								
8								
9								
10								

实验室样本检测登记表

编号：XXXX

样品编号	送检日期	姓名	样品名称	样品情况	送检单位	检测项目	检测结果	报告编号	报告日期	备注

实验室样本接收登记表

编号：XXXX

编号	样品来源（或姓名）	数量	交样人	保管人	保存地点	保留期限	样品状况描述	处理	备注

实验室样品出库登记表

编号：XXXX

领取样品单位	日期	样品性质	领取样份数	领取样量（ml/份）	使用目的	流向	实验室主任签字	保管人员签字	取样人员签字

实验室样品入库登记表

编号：XXXX

送样单位	日期	样品性质	送样份数	送样量（ml/份）	样品采集来源	实验室主任签字	保管人员签字	送样人员签字

实验室实验清场记录

实验器具的清场　　　　　　　　　　　　　　　　　　　　　编号：XXXX

设施器具	消毒方式	其他消毒方法
BSC	0.1% 过氧乙酸擦抹□	
培养箱	0.1% 过氧乙酸擦抹□	
刀剪	1% 次氯酸钠擦抹 □　　0.1% 过氧乙酸擦抹 □　　75% 乙醇擦抹 □	
器皿	0.5% 次氯酸钠浸泡□	
注射器	1% 次氯酸钠擦抹 □　　0.1% 过氧乙酸擦抹 □　　75% 乙醇擦抹 □	
消毒时间	时　分　至　时　分	

实验现场的清场

部位	消毒方式	其他消毒方法
实验台面	1% 次氯酸钠擦抹 □　　0.1% 过氧乙酸擦抹 □　　75% 乙醇擦抹 □	
废弃物	1% 次氯酸钠擦抹 □　　0.1% 过氧乙酸擦抹 □　　75% 乙醇擦抹 □	
地面	1% 次氯酸钠擦抹 □　　0.1% 过氧乙酸擦抹 □　　75% 乙醇擦抹 □	
消毒时间	时　分至　时　分	

实验材料、记录的清场

项目	结果	结论
本次实验的剩余材料是否已全部清理	是 □　否 □	
本次工作的记录是否已全部清理	是 □　否 □	符合规定 □
清场结束后是否已悬挂清场合格证	是 □　否 □	

实验人员＿＿＿＿＿＿＿＿　　　复核人员＿＿＿＿＿＿＿＿

XX 实验室设备维护记录表

编号：XXXX

实验室区域	序号	仪器设备名称	维护检查结果		备注
			正常	不正常	
监控室	1	监控设备			
	2	语音对讲设备			
南面洗消间	3	水处理装置			
	4	双扉高压锅			
南面更衣室	5	个人防护用品是否齐备			
南面一缓	6	三洋蒸汽灭菌器			
南面半污染区	7	水处理装置			
	8	洗手装置			

实验室区域	序号	仪器设备名称	维护检查结果		备注
			正常	不正常	
南面东核心区	9	生物安全柜			
	10	落地式离心机			
	11	台式离心机			
	12	荧光显微镜			
	13	CO_2 培养箱			
	14	普通冰箱			
	15	三洋蒸汽灭菌器			
南面西核心区	16	生物安全柜			
	17	落地式离心机			
	18	台式离心机			
	19	CO_2 培养箱			
	20	普通冰箱			
	21	三洋蒸汽灭菌器			
北面洗消间	22	烤箱 A			
	23	烤箱 B			
	24	净化水装置			
	25	水处理装置			
	26	双扉高压锅			
北面更衣室	27	个人防护用品			
北面一缓	28	三洋蒸汽灭菌器			
北面半污染区	29	水处理装置			
	30	洗手装置			

续表

实验室区域	序号	仪器设备名称	维护检查结果		备注
			正常	不正常	
北面北核心区	31	生物安全柜			
	32	落地式离心机			
	33	台式离心机			
	34	显微镜			
	35	生化培养箱			
	36	普通冰箱			
	37	三洋蒸汽灭菌器			
北面南核心区	38	生物安全柜			
	39	落地式离心机			
	40	台式离心机			
	41	显微镜			
	42	生化培养箱			
	43	普通冰箱			
	44	三洋蒸汽灭菌器			

维护人员签名：
日期：　　年　　月　　日

XX 实验室维修情况登记表

编号：××××

故障日期	维修日期	原因	维修结果	维修人	保管人	备注

实验室意外事件报告记录表

共　页；第　页　　　　　　　　　　　　　　　　表格编号：××××

意外事件描述：   紧急处置措施描述：   　　　　　　　　　　　　　　　　记录人：　　年　月　日
实验室主任意见：   　　　　　　　　　　　　签名：　　年　月　日
生物安全办公室处理意见：   　　　　　　　　　　　　签名：　　年　月　日
生物安全委员会论证决议：   　　　　　　生物安全委员会成员签名：　　年　月　日
法人代表意见：(如有申诉时填写)   　　　　　　　　　　　　签名：　　年　月　日

注：本表填写一式二份，XX 实验室和生物安全办公室各一份。

实验室实验终末消毒记录

编号：××××

时间	
消毒部位	
消毒方法简述	
消毒剂	
消毒设备	

续表

消毒效果描述			
其他			
操作人员签名		记录人员签名	

实验室外来样本检测申请表

编号：××××

送检单位		联系电话	
样品名称		送检日期	
样品性状		数量	
样品保存要求与生物安全等级			
检测项目及要求			
检测依据			
拟定出报告时间			
样品与样品接受要求	□相符	□不相符	
是否具有检测条件(安全条件)			
送检人	联系方式	签名	
受理人		签名	

填表日期：　　　　　　　　　　填表人

实验室危险化学品使用申请表

编号：××××

名称		类别	
使用量		有效期	
用途		有无相应防护	

续表

计划使用起止时间	
使用人		项目负责人	
实验室意见	实验室主任签字： 年　月　日
生物安全管理办公室意见	签字： 年　月　日
生物安全负责人意见	签字： 年　月　日

实验室样品移交单

编号：××××

样品编号		样品名称	
样品性质		样品体积	
样品处理记录	处理方法		
实验项目			
制样要求			
防护要求			
申请评审人			
移交人		接受人	

医疗废弃物交接记录单

临时存放地点：××××　　　　　　　　　　　表格编号：××××

存放日期	废弃物种类	废弃物数量(包)	实验室无害化处理方法	存放人	交接日期	交接人	接收人

1、交接日期,交接人和接收人由后勤处和大地维康公司填写。

2、其他内容由各所垃圾清运人员填写。

预防措施要求及实施情况表

共 页;第 页　　　　　　　　　　　　　　　表格编号: × × × × × ×

潜在不符合工作发生部门	
潜在不符合事实描述: 　　　　　　　　　　　　　　观察人:　　　　　年　月　日	
建议预防措施: 建议完成日期:　　　　　　　观察人:　　　　　年　月　日	
办公室(质管科)意见: 　　　　　　　　　　　　　负责人:　　　　　年　月　日	
预防措施批准: 　　　　　　　　　　　安全负责人:　　　　　年　月　日	
预防措施完成情况: 　　　　　　　　责任部门负责人:　　　　　年　月　日	
预防措施跟踪验证情况: 　　　　　　　　　质管科负责人:　　　　　年　月　日	

附录 2　年度安全计划案例

XXXX 实验室

年度安全计划

编制人：_____

审核人：_____

批准人：_____

文件编号：_____

目　录

1. 目的

为了明确安全工作责任,使年度生物安全工作有计划地开展,保证实验室实验活动规范、有序和安全进行。

2. 适用范围

适用于 XXX 实验室_____年度的生物安全管理工作。

3. 职责

3.1　实验室主任负责组织对年度安全活动和目标进行策划,编制安全计划。

3.2　生物安全负责人负责年度安全计划的审定。

3.3　相关科室负责人负责相关职能工作的安全管理和年度安全工作的落实与实施。

3.4　项目安全监督员负责分管项目年度安全计划的日常实施的监督、检查。

4. 管理要求

4.1　安全和健康规定

对安全和健康,做出适宜性要求,并加以改进。

4.2　生物安全管理体系文件的适宜性

对文件的适宜性随时加以评审,有不适宜处,应经文件更改程序,加以修订。

4.3　安全教育及培训

根据体系要求组织开展安全教育培训和专业技能培训。

4.4　安全监督工作的开展

4.5　例行安全检查

实验室正式启用后,根据实验室开展实验活动的频次,定期开展安全检查,相关实验检验所生物安全监督员,应对每次实验活动最少开展一次安全监督检查,生物安全负责人应对安全检查开展情况进行监督。

4.6　菌、毒种及危险化学品

按照菌毒种管理制度和程序进行管理并不定期检查,生物安全实验室重点关注在实验室内部开展实验活动的生物样本和菌毒种及相关危险化学品的安全管理。

4.7　实验人员的健康监护

在开展高致病性病原微生物实验活动时,应对实验人员开展健康监护,如体温的测量、体征的观察、体检情况、本底血清的留样、疫苗的注射情况,均应逐一加以落实。

4.8　急救服务和设备

对急救物品每年至少检查一次,以保持完好,有缺失的药品、过期药品,应及时补充。设备有损坏,应及时维护、维修。

4.9   感染事故的调查

一旦发生意外感染事件应及时调查,做到"三不放过"。

a)事故的原因不查明,不放过;

b)事故得不到处理,不放过;

c)当事人得不到教育,不放过。

4.10   生物安全管理领导小组的评审   管理层应对生物安全实验室的安全工作,每年至少进行一次管理评审。

4.11   实验记录及统计

实验活动应及时如实记录,做到字迹清晰、信息齐全、格式规范、内容完整。对有关记录,应进行必要的技术统计。

4.12   确保安全计划的实施

应有安全工作计划和具体措施,确保安全责任和计划的有效实施。

5. 消防安全培训计划

实验室全体人员每年度应接受中心统一组织消防安全培训和演练。

并熟悉以下内容:

1)每个房间的显著位置和走廊里都应该有逃脱线路的指示。每人均应熟悉逃脱线路。

2)应定期检测消防报警系统,确保其功能正常并使所有人员熟知其运行。

3)对工作场所应配备的消防设施,练习使用,每人均应熟悉使用方法。培训实验室工作人员的防火意识、出现火灾后的应急反应、防火设备的使用。

4)应对实验室工作人员及建筑物内所有人员进行消防指导和培训。包括火险的识别及评估;制定减少火险的计划;失火时应采取的全部行动。

5)当火灾发生时,报警的方法及报告的程序。现场的实验室人员如何判断是否有能力和措施扑灭火情。如果有能力可以扑灭,则尽快扑灭。如果无能力扑灭时应立即安全有序地撤离。

6)熟悉所有的防火设备放置的位置。

6. 相关文件

《生物安全管理手册》

《安全手册》

7. 记录

各相关检验所根据各自开展的工作职能开展工作,并做好相关的工作记录,记录按照体系文件统一格式记录表记载,同时做好归档保存工作。

7.1　安全计划审核和检查表

7.2　工作场所安全检查表

8. 具体实施计划

8.1. 安全培训

_____月,进行_____培训。

8.2. 消防及紧急撤离演练

_____月进行演练,内容包括消防器材的使用,发生火灾时,正确的撤离方法及撤离路线演练。由实验室主任具体负责实施。

8.3. 人员健康监护

由人事部门负责具体实施人员健康体检,相关资料存入个人健康档案。

8.4. 实验技术安全技能培训

项目负责人负责组织进行实验人员新技术、安全技能培训,并形成书面记录进行归档。

8.5. 例行安全检查

实验室正式开展实验活动后,进行例行安全检查。内容包括实验活动的规范性、菌毒种保管情况、危险化学品保管情况、电气电路情况、对实验室警报系统进行检查和测试。由开展实验活动的实验室安全监督员负责具体实施。

8.6. 内部评审及管理评审

_____月,进行一次完整的内部评审及管理评审。内部评审由生物安全负责人负责具体组织实施。管理评审由法人代表负责组织实施。

8.7　人员资质评估

项目负责人负责对本项目实验人员进行资质和能力评估,尤其对新上岗人员的评估,决定是否同意进入实验室开展实验活动。

8.8　本地血清采集与保存

原则上每年应定期采取实验人员本底血清,根据实验室实际情况要求在每年第一次实验活动前采集本底血清。

8.9　免疫接种

项目负责人每年应在开展实验活动前一个月将需要接种的人员名单和疫苗种类和数量报实验室主任审批,实验室主任根据实验活动安排情况进行审定,疫苗接种由项目负责人组织实施。

8.10　设备设施的检定和自校

按照中心统一计划实施,由后勤负责组织实施,实验室管理员配合完成。

8.11　供应商资质评估

由后勤负责完成对相关防护用品及消毒用品供应商的资质评估,确保防护用品、消毒制剂的可靠有效。

8.12　设施设备维护运行

实验室管理员负责实验室日常管理与运行,设施维护由中心和第三方签定维护协议,合同方负责进行维护。

8.13　实验活动管理

实验活动的审批按照中心的规定程序进行审批,实验活动过程中的安全管理由实验检验所安全监督员负责管理,办公室负责监督。实验活动范围仅限于已备案的活动范围内。

8.14　防护用品的保障

根据实验活动开展情况 XX 实验室防护用品采购和责任人负责提出采购申请和规格要求,后勤处负责采购和验收。

8.15　签定知情同意书

对需要进入 XX 实验室的新上岗人员实验室主任应和其签订安全知情同意书。

8.16　消防器材管理

消防器材应定期进行检查,消防器材的更新由后勤处负责组织实施。

8.17　体系的修订

在体系的运行过程中如识别出相关的程序不符合安全管理要求时,应予以修订,另外,当发生人员、设施设备等变化、国家的法律法规、标准发生变化时应按照规定程序进行修订完善。

9. 工作要求

9.1　根据 GB19489-2008《实验室生物安全通用要求》要求,各相关科室根据各自职能,需要在年初制定具体的工作计划,并分解落实相关的职责和任务,并及时报生物安全管理办公室备案,相关检验所根据各自职能分别制定以下内容的工作计划:

9.1.1　风险评估计划;

9.1.2　文件修订和定期评审计划;

9.1.3　人员教育、培训及能力评估计划;

9.1.4　实验活动计划;设施设备校准、验证和维护计划;

9.1.5　危险品使用计划;

9.1.6　消毒灭菌计划;

9.1.7　废弃物处置计划;

9.1.8　设备淘汰、购置、更新计划;

9.1.9　学习计划(包括泄漏处理、人员意外伤害、设备设施失效、消防、应急预案等);

9.1.10　监督及安全监察计划;(包括核查表);

9.1.11　人员健康监督及免疫计划;

9.1.12　审核和评审计划;

9.1.13　外部供应与服务计划;

9.1.14　行业最新进展跟踪计划;

9.1.15　与生物安全委员会相关的活动计划;

9.1.16　年度工作安排的说明和介绍;

9.1.17　安全和健康管理目标。

9.2　请各项关科室按照安全年度计划的时间进度安排组织实施和落实,具体见附件 1;

9.3　各科室在开展实验活动过程中要按照要求做好相关记录,并及时整理归档保存。

附件 1　浙江省疾病预防控制中心 BSL-3 实验室年度工作任务分解表

序号	工作任务	责任检验所	责任人	时间与进度要求	备注
1	实验室年度工作安排与任务分解	办公室(质管科)		3 月底前,召集相关检验所分解工作任务,并明确要求	
2	安全与健康管理目标	人事处		建立健康档案,6 月底前组织职工体检	
3	风险评估与风险控制	各检验所		每年 7 月底前对病原微生物风险评估报告进行评审,对不适用的内容进行补充评估	
4	程序文件评审	办公室(质管科)		监督评审前组织对程序文件进行一次评审,并修订完善	
5	标准操作程序	各检验所		监督评审前组织对实验活动项目的实验操作进行评审,修订完善相关标准操作程序	
6	人员教育和培训	人事处、办公室(质管科)、实验检验所		人事处负责新上岗人员的上岗培训 办公室(质管科)负责生物安全体系培训 检验所负责所内人员的安全教育和专业技术培训	

续表

序号	工作任务	责任检验所	责任人	时间与进度要求	备注
7	设施设备校准、验证和维护	后勤处、办公室(质管科)		每年定期完成设施设备的检定、校准和维护。后期处负责设备的校准、检定及维护;实验室管理员负责设施设备的日常管理与维护。大型精密设备由外包合同方负责维护保养,由后勤处负责组织落实	
8	危险物品使用	检验所、办公室(质管科)		检验所提出使用申请,办公室(质管科)负责初审,中心领导审批。按照规定程序进行审批	
9	消毒灭菌	各检验所	实验人员	各检验所所负责实验活动过程中的实验室消毒,实验室管理员协助完成;终末消毒技术指导员负责对消毒工作的技术指导。要求每次实验前后进行常规消毒,实验活动阶段结束后要求进行终末消毒,并在消毒后形成记录,记录表单上要粘贴消毒指示条	
10	废弃物处置	各检验所	实验人员、实验室管理员	实验人员负责实验过程中产生的实验废弃物的消毒、包装及搬运到指定存放点,做好处置记录和交接手续;实验室管理员配合完成。要求在实验的当天或次日完成	
11	设备淘汰、购置和更新	办公室(质管科)、后勤处	实验室管理员	负责设备维修、更新的申请;后勤处负责设备的采购和维修的落实	
12	现场演练	各检验所	实验室主任、项目负责人	实验室主任负责组织现场演练,项目负责人负责组织本检验所相关人员参加演练,要求在监督评审前完成,并形成记录。每年确定 1~2 个主题	

续表

序号	工作任务	责任检验所	责任人	时间与进度要求	备注
13	监督及安全检查	各检验所、办公室(质管科)	生物安全监督员、项目负责人	BSL-3 实验室主任负责制定安全检查计划;各科生物安全监督员和 BSL-3 实验室管理员负责实验活动的安全监督;检验所负责人、生物安全负责人负责安全监督检查,要求监督、检查后形成记录,并归档保存	
14	人员健康监督和免疫接种	人事处、各检验所	相关管理人员	人事科负责实验人员健康监护的管理和免疫接种的审批;实验检验所负责实验活动过程中实验人员的健康监护和免疫计划的制定与免疫接种	
15	审核和评审	中心领导、办公室(质管科)		生物安全负责人负责安全计划的审批、内部评审活动的组织、组织开展管理评审;技管科负责内部评审、管理评审计划的制定和人员的组织及评审报告的编写	
16	外部供应和服务	后勤处		后勤处负责仪器设备、实验器材、防护用品、消毒用品供应商的确定和采购、验收及实验设施的建设、维护和管理	
17	行业最新进展跟踪	各检验所、办公室(质管科)	相关负责人	各检验所负责相关实验活动涉及的专业最新动态的跟踪;办公室(质管科)负责相关法律法规的动态变化,收集相关文本	